Festschrift

gewidmet

dem Director des kgl. pathologischen Instituts
der Universität Breslau

Herrn Geheimen Medizinalrath

Professor Dr. Emil Ponfick

zum

25jährigen Jubiläum als Professor ordinarius

von seinen Schülern.

Breslau, den 15. Januar 1899.

Redaction: Dr. Winkler.

Druck von Gebr. Unger in Berlin.

Inhalt.

Untersuchungen über das sogenannte Adenoma malignum, speciell dasjenige der Cervix uteri, nebst Bemerkungen über Impf-Metastasen in der Vagina.

Von Eduard Kaufmann, Basel.

(Hierzu Tafel I und II.)

Die Beobachtung eines bei der Section gefundenen ausgedehnten und in seiner Structur nicht ganz gewöhnlichen Carcinoms, das vom zurückgelassenen Cervixstumpf eines vor 5 Jahren supravaginal amputirten, myomatösen Uterus ausgegangen war, bildete den Ausgangspunkt für die folgende Mittheilung. Der Fall ist nicht nur von der klinischen Seite interessant. In höherem Maasse bemerkenswerth war der pathologisch-anatomische Charakter der Neubildung, welcher mit einigen derjenigen Fälle übereinstimmt, die mit unter der bei manchen Gynäkologen beliebten Bezeichnung Adenoma malignum cervicis[1]) figuriren, und

[1]) Die Literatur des Adenoma malignum cervicis findet sich, wie ich hoffe, vollständig in den folgenden Blättern berücksichtigt. Nur die

zwar meine ich speciell den Fall von Livius Fürst[1]) und den 1. Fall von Ruge-Veit[2]). Es sind das Fälle von Adenocarcinom (Carcinoma cylindrocellulare adenomatosum) oder glandulärem Carcinom, in welchem nebenbei auch solide krebsige Stellen (Carcinoma cylindrocellulare solidum) vorkommen. Auch unser Fall gehört in diese Kategorie, mit der Besonderheit, dass sich die Drüsen-Imitationen des Krebses in besonders starkem Grade cystisch ausdehnten, so dass man von Carcinoma cylindrocellulare partim cystadenomatosum, partim solidum sprechen muss. Die genaue Durchsicht der Literatur über das sogenannte Adenoma malignum der Cervix und im Allgemeinen, zeigte so deutlich den Mangel an Uebereinstimmung in der Auffassung des Begriffs Adenoma malignum, dass auch unter den als Adenoma malignum cervicis bezeichneten Geschwülsten sehr verschiedenartige Dinge zusammengeworfen sind. Zum Theil sind die Beschreibungen der histologischen Bilder aber auch so summarisch, dass Zweifel aufkommen müssen, ob in jenen Arbeiten gefällte Urtheile, wie z. B. „Das Epithel der Drüsenbildungen ist überall einschichtig", sich nicht nur auf kleinste Theile der Geschwulst beziehen, welche wirklich untersucht wurden, während an anderen Stellen vielleicht ein ganz anderer Charakter der Neubildung hervorgetreten wäre. Es erschien daher unvermeidlich, die Geschwulst in allen Theilen zu untersuchen und den histologischen Befund in grösster Genauigkeit zu geben und auch zu illustriren. Daran anknüpfend musste unter Berücksichtigung der Literatur Stellung genommen werden zu der Placirung des sogenannten Adenoma malignum im onkologischen System.

Es ergab sich, dass das Adenoma malignum als selbständige Species am besten aufzugeben ist und

Mittheilung von Smith (Dublin) „Ein Fall von malignem Adenom der Cervix; vaginale Hysterectomie", cit. und ref. im Centralblatt für Gynäkologie Nr. 2, 1896, war mir im Original (Med. moderne 1896, Nr. 69) nicht zugängig.

[1]) Ueber suspectes und malignes Cervix-Adenom. Zeitschrift f. Geb. u. Gyn. Bd. 14, 1888.

[2]) Zeitschrift f. Geb. u. Gyn. Bd. 7, 1882.

dass die als Ad. m. beschriebenen Geschwülste, speciell der Cervix, (wo wegen der relativ geringen Zahl der Mittheilungen eine genaue Revision der mikroskopischen Erhebungen noch möglich ist) zum Begriff des Adenocarcinoms (Carc. cylindrocellulare adenomatosum) gehören.

Der Befund zahlreicher, zum Theil infiltrirter, zum Theil knötchenförmig prominirender Metastasen in der Vagina gab die Gelegenheit, der Frage der Impf-Metastasen der Vagina etwas näher zu treten. Hätte man doch auch in unserem Fall ohne tiefergreifende anatomische Untersuchung jene Metastasen nach der so beliebt gewordenen und bequemen Auffassung gleichfalls leicht als Implantationen auffassen können.

Die Krankengeschichte, welche mir Herr Professor Küstner, Director der Königl. Universitäts-Frauenklinik in Breslau, gütigst zur Verfügung stellte und welche ich mit Erlaubniss des Herrn Geheimrath Fritsch (Bonn) folgen lasse, lautet:

Die 46jährige Frau Anna H. wurde am 10. October 1892 auf der Königl. Universitäts-Frauenklinik aufgenommen. Sie hat 2 normal verlaufene Entbindungen gehabt. Seit dem 17. Lebensjahre hat Patientin menstruirt. Die Menstruation war in Bezug auf Zeit und Dauer regelmässig bis April des Jahres.

Anamnese: Patientin bemerkte, dass ihr Leib seit April d. J. an Volumen zunehme. Da die Menstruation zugleich ausblieb, hielt sie sich für schwanger. Im October des Jahres befragte sie eine Hebamme, da ihr Leib an Volumen abzunehmen begann. Da die Hebamme keine Schwangerschaft erkennen konnte, veranlasste sie Patientin, Rath in der Klinik zu suchen. Damals bestanden keine Beschwerden von Seiten der Genitalien, sowie des übrigen Körpers. Der objective Befund ergab bei der äusseren Untersuchung: Patientin ist mittelkräftig. Das Abdomen ist halbkugelig hervorgewölbt. Im grossen Becken sind Resistenzen fühlbar. Scheideneingang weit. Urin eiweiss- und zuckerfrei.

Maasse:	1. grösster Leibesumfang	89 cm.
	2. Umfang in Nabelhöhe	80 „
	3. Sternum bis Nabel.	11 „
	4. Nabel bis Symphyse	24 „

Innere und combinirte Untersuchung: Die Scheide weit und klaffend, vordere Wand hervorgewölbt. Die Portio sieht nach hinten, ist verdickt und zerklüftet. Das Orificium uteri externum ist etwas geöffnet. In der Medianlinie ist ein Tumor fühlbar, der als der vergrösserte Uterus anzusprechen ist. Rechts bis nahe an die Beckenwand heranreichend, fühlt man einen harten, gut abgrenzbaren, mit dem Uterus im Zusammenhang stehenden Tumor von Faust-Grösse. Links ein ebensolcher Tumor; beide beweglich. Adnexa uteri nicht abtastbar. — Therapie. Am 12. 10. 92 Laparohysterectomia supravaginalis. Schnitt durch die Bauchdecken oberhalb des Nabels bis zur Symphyse. Es drängt sich das kindskopfgrosse Myom hervor. Es werden die linken Adnexa uteri schrittweise unterbunden und entfernt. Die rechten Adnexa werden der starken Blutung wegen mit einer Klemmpincette gefasst. Das Corpus uteri wird dicht an der Cervix amputirt. Alsdann werden die rechten Adnexa unterbunden und entfernt. Nach Toilette der Bauchhöhle wird letztere geschlossen.

Anatomische Diagnose: (Dr. Pfannenstiel) „Myoma uteri interstitiale. Der Uterus ist mit den Adnexen supracervical amputirt. Die Geschwulst gehört der rechten Hälfte der vorderen Wand an, ist fast kindskopfgross, ein typisches Fibromyom mit Vorwiegen der bindegewebigen Bestandtheile. Die Adnexe sind leicht vergrössert, sonst normal. Die Körperhöhle ist wenig vergrössert, liegt vorwiegend links hinter der Geschwulst. Die Schleimhaut ist dünn, blassgrau, mit weichen, röthlichen Schleimmassen bedeckt. Die Uteruswand ist hinten 2 cm dick, die Kapsel um das Myom ist an der Schleimhautseite 0,25 cm, im übrigen 1—2 cm dick."

Es hat sich also im Jahre 1892 um eine glatt verlaufene supravaginale Amputation des myomatösen Uterus gehandelt. Ueber den weiteren Verlauf habe ich nichts erfahren bis zum Tage der von mir ausgeführten Autopsie (6. April 1897 im Pathologischen Institut des Allerheiligen-Hospitals, Breslau).

Von dem Sectionsbefunde erwähne ich nur kurz, dass sich eine ziemlich ausgebreitete Lungentuberkulose fand, mit alter Spitzenaffection links und vielen gelatinös-pneumonischen und käsigen Heerden von lobulärer Ausbreitung, über beide Lungen verstreut. Das Herz war braun-atrophisch, die Halsorgane ohne Besonderheiten, die Milz klein, zähe, atrophisch. Beide Nieren waren in ihren Becken mässig ausgeweitet; das Parenchym blass, grauroth. Die Harnleiter werden im kleinen Becken von Geschwulstmassen eingeengt. Magen und Dünndarm ohne Besonderheiten. Leber verkleinert, Muskatnusszeichnung. Darm ohne Besonderheiten

In der Linea alba befindet sich eine lange glatte Narbe; an der peritonäalen Innenseite dieser, die Bauchdecken durchsetzenden Nahtlinie finden sich Netzstränge fest angewachsen. Aus dem Becken wölben sich grobhöckerige, derbe Geschwulstmassen von weisser Farbe hervor. Auf denselben sind das Coecum und zwei Ileumschlingen je mehrere Finger breit angewachsen; auch das S. Romanum ist auf den Geschwulstmassen fixirt. Die normalen Excavationen des Beckenraums sind beim Einblick in das Becken nicht mehr zu sehen. Es wird vielmehr bis zum Beckeneingang und einige Centimeter darüber Alles von den Geschwulstmassen vollkommen ausgefüllt. Auch die Harnblase lässt sich bei der Einsicht in das Becken nicht differenziren. Ein fast hühnereigrosser Geschwulstknollen, der bläulichgrau durchscheint und etwas fluctuirt, schiebt sich als Fortsatz rechts aus dem Becken nach aussen empor und liegt dem Coecum dicht an. Beim Einschneiden entleert sich aus diesem Knoten eine weiche, bräunlichgraue, trübe, geruchlose Masse, offenbar erweichtes Geschwulstgewebe, und die Wand der Höhle, welche nach der Entleerung sichtbar wird, und welche sich mit ihrem inneren Abschnitt dicht aussen an das Coecum anlehnt, zeigt sich mit denselben Massen belegt, während sie in den äusseren Zonen von etwas derberem Geschwulstgewebe von markiger Consistenz und von weisser Farbe eingenommen wird. Bei der Herausnahme der Beckenorgane, welche besonders links nur unter Durchschneidung von Geschwulstmassen möglich ist, mit welchen die Weichtheile an der Beckenwand infiltrirt sind, zeigen sich die benachbarten Lymphdrüsen, und zwar die lumbalen, sacralen, iliacalen und inguinalen, stark vergrössert, zum Theil untereinander verschmolzen und mit der Umgebung zum Theil verwachsen. Auf dem Durchschnitt erscheinen die Drüsen theils fast homogen, markig, weiss, theils maschig und kleincystisch-alveolär und wie mit Schleim oder Gallerte durchtränkt — Die Venae femorales und Aeste der Venen des Beckens sind thrombirt; die Thromben sind roth, bräunlich bis rostfarben. Die Harnblase, welche den Geschwulstmassen fest anhaftet, ist von geringem Kaliber. Ihre hintere Wand ist mit Geschwulstmassen infiltrirt, welche an der Innenfläche als flache Hügel und Höcker hervorragen. Die Mündungen der Ureteren sind frei. In ihrem weiteren Verlauf sind die Ureteren jedoch schwer zu sondiren, da sie im Becken von Geschwulstmassen umwachsen und eingeengt sind. — Die Vagina, etwa fingerlang, ist ziemlich weit und im Allgemeinen glatt; nur im oberen Theile der Vorderwand (oberen Wand) und besonders in der hinteren (unteren) Wand sieht man theils längliche Infiltrate, theils in grosser Zahl kleine und grössere, derbe Knötchen von weisser Farbe, welche zum Theil ganz oberflächlich zu liegen scheinen und den Schein von sogenannten „Impf-Metastasen“ erwecken könnten, zum Theil jedoch schon makroskopisch deutlich aus dem subvaginalen und perivaginalen Gewebe, in welchem sie die Hauptmasse bilden, durch die Vaginalwand hindurchgewachsen sind, so dass sie an deren Oberfläche erscheinen (s. Fig. I). Auch sieht man einzelne längliche, weisse Geschwulst-Infiltrate, welche, in ihrer Ausbreitung offenbar von Lymphbahnen abhängig, flach unter der Oberfläche der Vagina liegen oder sich bereits an deren Oberfläche durch eine leichte Vorwölbung bemerkbar machen. — Die länglichen Infiltrate und distincten Knötchen sind am dichtesten nahe der Cervix-Portio. Diese ist am oberen Ende der Vagina als daumendicker, weisslicher, weicher Geschwulstring sichtbar. Der dicke Ring, der verschieden stark, stellenweise fast 2 cm weit in die Vagina hineinragt, ist vielfach durch tiefe, von weichen, weissen Geschwultmassen umgebene Risse zerklüftet. Beim Touchiren ist es leicht, weiche Geschwulstmassen abzubröckeln. Ein offenstehendes Orificium externum ist nicht mehr vorhanden und es ist auch nur mit grösster Vorsicht möglich, mittelst Sonde und Messer ein von Geschwulstmassen umgebenes cervicales Cavum in der Richtung auf den muthmaasslichen Körper des Uterus festzustellen Dieses Cavum ist ungefähr 3,5—4 cm lang und hat aufgeschnitten eine Breite von 2—3 cm. Es wird fast vollkommen von weichen Geschwulstmassen umgeben. In den seitlichen Wandabschnitten sind aber noch streifig faserige, an Muskel-Bindegewebe erinnernde Gewebsbestandtheile zu erkennen, welche zwar auch von Geschwulstmassen durchwachsen und von solchen aussen umwachsen werden, jedoch immerhin von den rein weissen, weicheren Geschwulstbestandtheilen sich differenziren. Auch sind an der Innenfläche der Höhle hie und da, vor Allem nach dem Scheitel zu, etwas glattere Stellen zu sehen, welche kleincystisch und ähnlich wie ein Endometrium mit cystischen Drüsen aussehen. Offenbar handelt es sich hier um den durch die Cervix repräsentirten Rest der Gebärmutter. Die streifigen Reste der von Bindegewebe durchsetzten glatten Muskulatur convergiren oben nach der Mitte zu, sind hier sogar etwas vaginalwärts eingerollt und bilden den Abschluss der Cervicalhöhle; dieser Abschluss ist aber wenig vollkommen, da er vielfach nicht mehr muskulös, bezw. faserig ist, sondern nur von Geschwulstgewebe gebildet wird, das in die, das Becken ausfüllenden, mächtigen Geschwulstmassen übergeht.

Besonders bemerkenswerth ist noch das Verhalten der Wände des Cervicalportions-Stumpfes auf Durchschnitten, wie das Fig. I erläutert. Der in die Vagina (*V*) vorspringende und der an das Cavum cervicis (*C*) angrenzende Theil der Portio (*P*) ist zum grössten Theil von Cysten auf das Dichtigste durchsetzt, so dass das Gewebe ein vollkommen schwammiges, feinporiges Gefüge hat. Cysten finden sich auch in den tiefsten Schichten des Gewebes des Cervixstumpfes, und zwar einzelne von Linsengrösse. Auch innerhalb der soliden, knolligen Geschwulstmassen, welche die Cervix theilweise einnehmen und sich in das Parametrium und nach der Vagina zu fortsetzen, sind vielfach schon mit blossem Auge kleinste Cysten zu erkennen.

Die das Becken ausfüllenden knolligen Geschwulstmassen, in welche der Cervixstumpf oben und vor Allem seitlich übergeht, sind besonders rechts von vereinzelten grösseren, mit trübem, dickem, gelbbräunlichem oder glasig-wässerigem Inhalt gefüllten cystischen Räumen durchsetzt, welche stellenweise Kirschengrösse erreichen. Die Wände dieser Räume, deren Gestalt mehr oder weniger rundlich ist, sind nicht glatt, noch sind sie scharf begrenzt, sondern vielfach ragen von denselben unregelmässige flottirende Fortsätze in die Höhle hinein. Es handelt sich dabei nur um cystische Erweichungsheerde im Geschwulstgewebe. Der Mangel an epithelialer Bekleidung der Wand wurde an Abschabpräparaten schon bei der Section alsbald dargethan. Abgesehen von den genannten Hohlräumen macht das Geschwulstgewebe, wie zahlreiche Durchschnitte zeigen, einen im Ganzen soliden Eindruck und zeigt nur hie und da ein fein alveoläres Hohlraumsystem, das an einzelnen Stellen ein wabenartiges Gefüge angenommen hat und von grauweissen glasigen Massen erfüllt ist.

Die vordere Wand des stark zusammengepressten Rectum ist in ihren äusseren Schichten von weissen Geschwulstmassen infiltrirt. Dasselbe gilt von den anderen auf den Geschwulstknollen fixirten Theilen des Darms.

Ein Einbruch von Geschwulstmassen in die Blutbahn konnte makroskopisch nicht konstatirt werden. Dagegen fand sich eine blande Thrombose der Schenkelvenen und der Hypogastricae. — Der l. Nervus ischiadicus ist nicht direkt von Geschwulstmassen umwachsen, sondern wird nur von der das Becken ausfüllenden Geschwulst innerhalb des Beckens bedrängt, ebenso wie der gesammte Plexus sacro-coccygeus.

Da uns zur Zeit der Section nähere Angaben über die operative Vorgeschichte unseres Falles noch nicht zur Verfügung standen, war die Beurtheilung der Verhältnisse keine ganz leichte. Besonders liess der vielfach cystische Charakter der Geschwulstmassen zunächst daran denken, ob es sich nicht etwa um ein malignes (carcinomatöses) Kystom des Eierstocks handelte[1]). Als wir dann alsbald ein mikroskopisches Präparat aus dem Cervixstumpf anfertigten und uns hier ein ganz vorherrschend cystisch-adenomatöses, zum kleineren Theil solidkrebsiges Geschwulstgewebe entgegentrat, schien diese Vermuthung an Wahrscheinlichkeit noch zu gewinnen. Ich erwähne das ausdrücklich, weil es vor Allem das Hervorstechende unseres Carcinoms, den cystisch-adenomatösen Charakter so recht illustrirt.

Durch die bereits oben mitgetheilte Anamnese, sowie die genauere mikroskopische Untersuchung haben wir dann erst den wahren Sachverhalt kennen gelernt.

Mikroskopische Untersuchung.

Die zu untersuchenden Gewebsstücke wurden fast sämmtlich in Formol-Müller vor- und in Alkohol nachgehärtet.

[1]) Gebhard erwähnt (Zeitschrift f. G. 23. Bd. S. 443), dass es ihm sogar einmal gelungen sei in einem Fall, bei welchem der Primärheerd im Uterus klinisch vermuthet war, allein aus der histologischen Structur des Ausgekratzten die Diagnose auf primäres Ovarialcarcinom mit Metastasen im Uterus zu stellen. Leider giebt er aber nicht an, was uns doch am meisten interessiren müsste, wie denn die histologische Structur beschaffen war.

Ein kleiner Theil kam sofort in Alkohol. Gefärbt wurde mit Alauncarmin, mit Hämatoxylin-Eosin, nach van Gieson, sowie mit Orcëin-Thionin. Die einzelnen zur Untersuchung gelangten Stellen waren:

a) Der Cervicalstumpf. Derselbe wurde in allen Theilen untersucht. Das Gesammtresultat lässt sich, um das gleich vorweg zu nehmen, etwa so formuliren: Die vorliegende maligne epitheliale Geschwulst ist von dem stehengebliebenen cervicalen Rest des Uterus ausgegangen. Den Ausgangspunkt bildeten Drüsen des unteren Abschnittes der Cervix. Es ist jetzt nicht mehr sicher zu sagen, ob es nur Erosionsdrüsen der schon im Jahre 1892 als zerklüftet bezeichneten Portio oder vielleicht normale Drüsen der evertirten Cervicalschleimhaut waren, oder beide, welche den Ausgangspunkt für die Geschwulst abgaben.

Man findet jetzt noch in den oberen Abschnitten der Cervix, da wo der Stumpf endet, der Cervicalhöhle zu gelegen, einzelne Drüsen von atrophischem Aussehen, die durch breite Abschnitte des Grundgewebes von einander getrennt sind. Daraus darf man schliessen, dass der untere Theil der Cervix mit seinen Drüsen den Ausgangspunkt gebildet hat. Von jenen Drüsen als von dem, der Norm am nächsten stehenden Extrem ausgehend, kann man nun eine ausserordentlich reich, in fast endlosen Variationen gegliederte Kette von Bildern zusammenstellen, welche zunächst die Formen hyperplastischer Drüsen und eines Adenoms, mit oft vorwiegend cystischem Charakter zeigen und in letzterer Gestalt vor Allem den unteren, vaginalwärts gelegenen Theil der Portio einnehmen (s. Fig. I u. Fig. II oberhalb *U*). Das Bild der den Cervicalstumpf durchsetzenden cystisch-drüsigen Bildungen gleicht genau dem malignen Adenom der Cervix (und zwar dessen cystischer Form), wie es von den Gynäkologen beschrieben wird. Des Weiteren sieht man aber auch weniger hochstehende, durch zunehmende Unregelmässigkeit ausgezeichnete Drüsenbildungen, wie wir sie, neben vollkommen gelungenen Drüsen-Imitationen, beim Adenocarcinom (im Sinne von Carcinoma cylindrocellulare adenomatosum, d. h. Cylinderzellkrebs mit vorherrschender Tendenz zur Bildung von Drüsen-Imitationen, welche an den Typus der Ausgangsdrüsen — gleichgültig, ob wahrer oder falscher — erinnern, stellenweise recht vollkommen drüsig, oft aber nur sehr unvollkommen, stümperhaft gerathen oder hie und da gar zu soliden Zellhaufen werden) sehen, welches auch hier vielfach noch Zellen besitzt, denen Secretionsfähigkeit einer schleimigen Substanz zukommt, während an anderen Stellen das Geschwulstgewebe selbst ausgedehnter schleimiger Entartung verfallen ist (Colloidkrebs). Letzteres sind vor Allem die in Fig. II (rechts von *E*) sichtbaren grossalveolären Partien. An anderen Stellen sehen wir das Bild des Carcinoma solidum (d. h. ohne hohle drüsenartige Bildungen), welches wiederum hier den Typus des Carcinoma simplex, dort den des soliden Scirrhus, dort den des Medullarkrebses zeigt, der durch grossen Zellreichthum und Zurücktreten des die einzelnen Krebsnester trennenden Grundgewebes sich auszeichnet. Manche Stellen im soliden Krebs zeichnen sich durch ungewöhnliche Entwickelung einzelner Zellen zu mächtigen, zum Theil sehr kernreichen Riesenzellen aus. Ueberhaupt zeichnen sich viele Stellen des soliden Theils des Krebses durch eine ausserordentlich grobe Polymorphie der Zellen aus. Diese ungeheuere Wandlungsfähigkeit der epithelialen Neubildung, welche morphologisch so total verschiedene Typen producirt, lässt sich hier und da bei schwacher Vergrösserung schon in einem einzigen Gesichtsfelde demonstriren. An anderen Stellen dominirt dagegen der eine oder andere Typus. So war das Abwechseln zwischen cystisch veränderten und soliden Partien in dem Geschwulstgewebe ja schon makroskopisch deutlich in den verschiedenen Geschwulstbezirken. Das Gewebe des Cervixstumpfes erscheint makroskopisch zum grössten Theil wabenartig oder cystisch (s. Fig. I), das der Lymphdrüsen desgleichen (s. Fig. VI), während z. B. die Metastasen in der Vagina (s. Fig. I) makroskopisch wenigstens vorwiegend solid waren.

Es dürfte sich verlohnen, die verschiedenen Wandlungen der epithelialen Wucherung etwas genauer zu beschreiben. Soweit man von normalen oder einfach hyperplastischen

Drüsen an einzelnen Stellen der Cervix-Portio sprechen kann, zeigen dieselben einschichtiges, schmales, hohes, palissadenartig angeordnetes Epithel, mit basalständigem Kerne und hellem Protoplasmaleib. Die Kerne, nicht immer besonders streng in einer Ebene gelegen, sind meist durch ganz besonders intensive Färbbarkeit ausgezeichnet. Der Gestalt nach sind die Drüsen lang gestreckt oder gewunden, so dass oft im Schnitt nur reihenförmig hintereinander gelagerte Stücke der Windungen getroffen sind. Einzelne der Drüsen sind cystisch ausgedehnt, wobei das Epithel niedriger, offenbar durch den schleimigen Cysten-Inhalt plattgedrückt erscheint. Andere Drüsen sind stärker verzweigt, wodurch es zur Bildung von Fortsätzen kommt; die Drüse erhält dadurch im Ganzen ein traubiges Aussehen. Eine solche Anordnung bezeichnet man nach Gebhard[1]) am Uterus bekanntlich als evertirenden oder extraglandulären Typus der Drüsen. Aber auch Stellen mit invertirendem Typus fehlen nicht; wir sehen sowohl einzelne sägeförmige Drüsen, als auch vor Allem jene durch Schlängelung, Ausbuchtung und Einbuchtung in das Lumen der Drüse entstehenden unregelmässig stern- oder rosettenförmigen Figuren. Nur an wenigen Stellen sieht man in der Cervix solche Drüsen, von fibromuskulärem Gewebe umgeben, zu grösseren Gruppen (10—20) vereint und auch hier die einschichtigen Epithelien durch besonders starke Kernfärbung ausgezeichnet.

Es sind dies Bilder, die mit den von Knauss und Kamerer[2]) in ihrem Fall von Adenoma malignum cervicis abgebildeten (a. a. O. Fig. 3) genau übereinstimmen. Diese Art von Drüsenwucherung ist in unserem Fall jedoch nur an wenigen Stellen zu sehen und von relativ untergeordneter Bedeutung im Gesammtbild. Dagegen dominirt, wenn wir zur Betrachtung der „adenomatösen“, d. h. der drüsenähnlichsten, höchstorganisirten Bestandtheile des Adenocarcinoms übergehen, das Bild theils engerer schlauchartiger (an Kerntheilungsfiguren sehr reicher) theils cystisch-drüsiger

[1]) Zeitschr. f. Geb. und Gyn. 1894.
[2]) Zeitschr. f. Geb. und Gyn. 1896, XXXIV. Bd.

Hohlräume. Sie sind theils dicht aneinander gelagert, theils durch breitere Septen getrennt, welche in diffuser Weise oder in Form von Heerden, dicht kleinzellig infiltrirt sind. Diese drüsenartigen Bildungen und cystisch-drüsigen Hohlräume durchsetzen stellenweise die ganze Dicke der Cervix. Die Hohlräume sind der Hauptsache nach von einschichtigem, nachher noch genauer zu beschreibenden Epithel ausgekleidet und enthalten ein Secret, welches in Form von hyalinen Netzen oder feinen Fäden oder zusammenhängenden, von der Wand retrahirten Klumpen geronnen ist.

In dem schleimigen Inhalt der Cysten sind runde, durchsichtige Zellen, theils mit gut tingirten, theils mit nur schattenhaften, rundlichen Kernen, ferner stark tingirte Kernfragmente, sowie multinucleäre Leukocyten, alles in mässiger Menge, suspendirt. Die Gestalt der Hohlräume ist eine äusserst unregelmässige. Fig. II und III illustriren das. Besonders gut ist die Vertheilung der Hohlräume im Gewebe in Fig. II zu erkennen, welche bei Lupenvergrösserung (8fach) mit dem Edinger'schen Zeichenapparat angefertigt wurde. Hier sieht man drüsige Räume von verschiedenartigster Weite und Gestalt, theils länglich, schlauchartig, theils rund, theils traubig, theils sehr vielgestaltig. Oft ragen Leisten, einfach oder gegabelt oder geweihartig verästelt und an den Enden zugespitzt, in grössere Räume hinein. Diese Ausläufer sind Reste von Zwischenwänden von Hohlräumen, welche früher getrennt waren. Diese Hohlräume sind tief in die Wand der Cervix hineingeschoben. Am dichtesten liegen sie in den nach unten (U), vaginalwärts, gelegenen Theilen des Cervixstumpfes. Hier sind sie oft nur durch ganz schmale Septen getrennt, während sie nach oben zu zum grössten Theil enger werden und durch breitere Massen des Grundgewebes getrennt sind. Manche kleineren drüsigen oder Cystenräume liegen fast isolirt im Gewebe der Cervix (c_3) und sind bis an die Grenze des Schnittes, die schon in das paracervicale Gewebe fällt, vorgedrungen (c_2). Die bedeutendste Grösse erreicht die in Fig. II mit c_1 bezeichnete Höhle in der Tiefe der Wand der Cervix. Auch an dieser Höhle deuten Leisten an der Wand auf die Confluenz aus mehreren ursprünglich getrennten Hohlräumen hin. Man erkennt in diesem Hohlraum den homogenen, glasigen Inhalt, der sich in Folge von Schrumpfung bei der Härtung des Präparates etwas von dem epithelialen Wandbelag retrahirt hat.

Das Epithel der Hohlräume ist, wie bereits erwähnt, vorwiegend einschichtig, jedoch von wechselndem Aussehen. Vielfach ist es hoch cylindrisch, mit basalem, rundlichem, an anderen Stellen länglichem, zur Längsachse der Zelle parallel gerichtetem Kern (s. Fig. IIIb). Das ist an ganzen Complexen von drüsenartigen Epithelwucherungen zu sehen (s. Fig. IIIb). An anderen ist das Epithel niedrig, kubisch und der Kern rund bis viereckig und median im Zelleib gelegen oder sogar quer gestellt. Die Cylinderzellen sind in verschiedenen Abschnitten dieses (als Adenocarcinoma cysticum zu bezeichnenden) Geschwulstantheils äusserst verschieden hoch. Viele besonders hohe, birnenförmig nach oben sich verdickende Zellen verdanken diese Anschwellung einem in ihnen enthaltenen schleimigen Secret, welches hie und da als Tropfen in der Mitte der Zelle gelegen ist, oder am oberen Ende, so dass Becherzellen entstehen, oder den ganzen Leib der tonnen- oder eiförmig oder birnenförmig erscheinenden Zelle einnimmt. Auch kann man fädige glasige Massen oder Tropfen aus den Zellen austreten oder denselben aufliegen sehen. An manchen Stellen erheben sich hohe, birnenförmig anschwellende Zellen, zu büschel- oder fächerförmigen Figuren vereint, papillenartig aus dem Niveau der angrenzenden Cylinderzellen und ragen in das Cystenlumen hinein (siehe Fig. IIIa bei *a*). Wo sich hohe, birnenförmig anschwellende Cylinderzellen abwechselnd mit solchen finden, die sich nach oben eher verjüngen, liegen die Kerne oft nicht in einem Niveau; hier und auch an anderen Stellen, wo die Kerne der Cylinderzellen in ungleicher Höhe liegen, entsteht das Bild der Mehrzeiligkeit des Epithels, was Mehrschichtigkeit vortäuschen kann. Doch sei gleich hier bemerkt, dass es sich an einzelnen drüsenartigen Stellen der Geschwulst thatsächlich um auffallende Mehrschichtung von hohem Cylinderepithel handelt, wodurch ein sehr breiter Saum entsteht; diese Stellen sind aber relativ selten (s. Fig. IV bei *e*). Das Verhältniss der hohen Cylinderzellen von cervicalem Charakter zu den niedrigeren, hie und da kubischen Epithelien an der Wand der Cysten ist im Allgemeinen ein derartiges, dass der Epithel-Besatz in den grösseren Hohlräumen niedriger und dabei sehr ungleichartig, verkümmert ist. Jedoch sind selbst an der Wand der grossen Cyste (Fig. II, c_1) stellenweise noch sehr schöne hohe Cylinderzellen zu sehen. — Die oben erwähnte Tropfenbildung innerhalb von Zellen betrifft vielfach auch die niedrigen, mehr kubischen Exemplare. An manchen Stellen sind cylindrische und kubische Zellen in schleimiger Entartung, förmlicher Auflösung, begriffen.

So leicht es nun an zahlreichen, cystisch-drüsenartigen Räumen gelingt, ein einschichtiges, in vielen Cysten ausserordentlich regelmässiges, hoch cylindrisches, in anderen zum Theil kubisches einschichtiges Epithel zu constatiren, — was also Stellen vom Charakter des „reinen" malignen Adenoms, wie es Winter[1]) nennt, resp. dessen cystischer Modification, des „Adenoma malignum cysticum cervicis" sein würden, wie es noch jüngst C. Eckardt[2]) beschrieb, — ebenso unschwer gelingt es an anderen Stellen, zu zeigen, dass an dem bei schwacher Vergrösserung einschichtig erscheinenden Epithel stellenweise bei Anwendung stärkerer Vergrösserungen eine starke Polymorphie der Zellen und Mehrschichtigkeit besteht (s. Fig. IV bei a_1, a_2). Das ist besonders oft an engeren Drüsenschläuchen zu sehen, welche zwischen cystischen Räumen liegen. Trotzdem bleibt aber die Anordnung zunächst eine ganz drüsenähnliche und der Epithelsaum kann trotz polymorpher, mehrschichtiger Zusammensetzung so schmal sein, dass bei schwacher Vergrösserung der Eindruck von Einschichtigkeit erweckt wird. Das kommt daher, dass die in mehreren (2, 3) Schichten übereinander liegenden Zellen klein, sehr polymorph und eher polyedrisch oder rund, als cylindrisch erscheinen. Es muss betont werden, dass Stellen, wo es zur Mehrschichtung sehr hoher cylindri-

[1]) Diagnostik, II. Aufl., S. 250.

[2]) C. Eckardt, Zur Casuistik mehrfacher maligner epithelialer Neubildungen am Uterus. Arch. f. Gynäkol. Bd. 55. Heft 1, 1898.

scher Zellen kam, was man bei anderen Adenocarcinomen, so des Magens und Dickdarms, doch so häufig sieht, hier nur recht spärlich gefunden wurden (s. Fig. IV bei *e*). Mit dem Verlust der Uniformität und Einschichtigkeit der Zellen entfernen sich diese Partien des Adenocarcinoms schon etwas von dem vollendeten Typus bestgelungener Drüsen-Nachbildungen. Hierdurch verlieren die betreffenden Bezirke der Geschwulst aber auch das Charakteristicum, welches von manchen (z. B. Winter[1]), für das „reine" Adenoma malignum postulirt wird, nämlich die Einschichtigkeit, während freilich Andere, z. B. R. Krukenberg[2]), Mehrschichtung des Epithels und polymorphen Zellcharakter geradezu als Merkmale des malignen Adenoms hinstellen, ein sehr auffallender Gegensatz, der aber das Unsichere, Schwankende des Begriffs Adenoma malignum grell beleuchtet und darum schon hier hervorgehoben werden soll. Bei unserer Auffassung von dem sog. Adenoma malignum, die wir hier speciell an der Hand unseres Falles erläutern wollen, hat der Befund von ganz typischen und von atypischen Drüsenbildungen, die unmittelbar nebeneinander liegen, nichts Auffallendes. Es sind das nur Variationen, welche ein Adenocarcinom zu beliebigen Zeiten seines Wachthums immer wieder zeigen kann und mit denen gleichzeitig selbstverständlich auch ganz solide Wucherungen des Epithels auftreten können. — An anderen Stellen nun entfernt sich die Geschwulst mehr von dem Typus der Ausgangs-Epithelien und deren drüsiger Anordnung. Die epithelialen Wucherungen, sehr reich an Kerntheilungsfiguren, stellen dann complicirte, nur noch entfernt drüsenähnliche Bildungen dar, deren am häufigsten zu beobachtende Formen Fig. IV illustrirt. Von dem streckenweise noch exquisit cylindrischen und einschichtigen Wand-Epithel eines länglichen oder mehr rundlichen, engeren oder cystisch erweiterten Raumes erheben sich schmale Leisten oder Vorsprünge, die nur aus polymorphem Epithel bestehen, welches an vielen

[1]) Winter a. a. O.

[2]) R. Krukenberg, Zwei neue Fälle von Adenoma malignum der Cervixdrüsen. Monatsschrift f. Geb. u. Gyn. Bd. V. Heft 2.

Stellen auch den Wandbelag bildet. Indem diese Leisten hüben und drüben entstehen und dann miteinander verschmelzen, bilden sich Maschen oder Hohlräume, die sich offenbar unter dem Einfluss des Secretes, welches sich darin ansammelt, mehr und mehr abrunden. Indem in eng benachbarten Drüsen-Imitationen derselbe Vorgang sich wiederholt, entsteht ein äusserst feinwabiges Gefüge. Innerhalb der epithelialen Zellstränge, welche an den Schnitten oft wie ein feines Netz erscheinen, welches in einem grösseren „Drüsen"-raum ausgespannt ist, kommt es hie und da zu noch minutiöserer Hohlraumbildung, indem sich dicke hyaline Tropfen innerhalb der Zellen entwickeln, wodurch der Eindruck von Vacuolen entsteht.

An Fig. IV sieht man zugleich (bei *f*), wie sich aus dem Epithel ein verästelter epithelialer Zweig erhebt, der in den schleimigen Inhalt der Cyste hineinragt. — Jene vorhin erwähnten zierlichen, wabenartigen Drüsenwucherungen gehen nun vielfach eine schleimige Umwandlung ein. Es geht dann, wie Fig. IV zeigt (bei *c* und *d*), das innere, epitheliale Balkenwerk, in welchem viele helle runde Schleimtropfen auftreten, und ferner auch der epitheliale Wandbelag ganz oder nur stellenweise schleimig zu Grunde. Auch das meist stark kleinzellig infiltrirte Zwischengewebe, das die einzelnen drüsenartigen Räume septirt, verflüssigt sich vielfach schleimig, so dass hie und da Bilder ähnlich dem Gallertgerüst-Krebs entstehen, wie wir ihn in der Mamma sehen, während das gröbere Balkenwerk stehen bleibt. Es entstehen so grössere Höhlen mit schleimiger, homogen oder streifig geronnener Flüssigkeit; darin liegen Zellhaufen, oder man sieht verzweigte Stränge von äusserst polymorphem Epithel, mit ganz ausserordentlicher Ungleichheit, besonders auch der Kerne.

Die Epithelien enthalten vielfach runde Schleimtropfen. Manche dieser Zellen gleichen einem sehr dicken, Gallerte umschliessenden Siegelring mit halbmondförmigem, dunkelgefärbtem Protoplasma-Rest, in welchem ein enorm dicker Kern liegt. Viele Zellen sind durch ungewöhnliche Grösse, andere durch ungeheure, zuweilen mehrfache Kerne ausgezeichnet. Andere Kerne sind gelappt. Ferner sieht man in dem Inhalt der mit Schleim gefüllten Höhlen geschwänzte oder spindelförmige, vielfach in lange, zuweilen verzweigte Schleimfäden auslaufende Zellen, oft zu länglichen Strängen oder zu Maschen vereinigt. Das sind oft deutlich Reste der Zwischensubstanz. Ferner finden sich im Inhalt der Hohlräume Zellen, die im Zerfliessen begriffen sind, dann grosse Rundzellen, auch jene siegelringartigen, ferner farblose Kerne, stark tingirte Kernfragmente, sowie multinucleäre Leukocyten. An manchen Stellen der Geschwulst dominirt die schleimige Umwandlung complicirter Drüsen-Imitationen vollkommen. Das zeigt Fig. II bei *s*. In der unmittelbaren Umgebung kommen aber wieder cystische Räume mit gut erhaltenem Epithel und von einfach cystisch-adenomatösem Aussehen vor (Fig. II bei c_4). Auch engere, einfache, drüsenähnliche epitheliale Wucherungen kann man hier angrenzen sehen (s. Fig. II oberhalb der Höhle c_4), desgleichen solide krebsige Wucherungen.

Wenn wir uns nun zu den vorwiegend soliden Zellhaufen des Krebses wenden, so kann man Uebergänge von den Drüsen-Imitationen zu den soliden Zellnestern an vielen Stellen gut verfolgen. In Fig. III lässt sich an den Stellen *c* der Zusammenhang einfach drüsig aussehender Cystenräume mit benachbarten soliden Krebszellnestern erkennen. Es ist in dieser Figur ferner zu sehen, wie, offenbar bei dem weiteren Wachsthum der Cysten, einmal aus der Wand neue drüsenartige, hohle epitheliale Schläuche, das andere Mal solide Zellzapfen herauswachsen. Das ist, wie wir sehen werden, für die ganze Auffassung unserer Geschwulst von besonderer Wichtigkeit. — Innerhalb der soliden Zellhaufen des Krebses herrscht nun wieder die denkbar grösste Mannichfaltigkeit. Einmal sehen wir ganz grosse, durch sehr zahlreiche Mitosen ausgezeichnete Zellhaufen, an deren Rändern zuweilen noch hohe Cylinderzellen vorherrschen, während im Innern die Zellen polymorph und die Kerne ganz ungeordnet sind (Carcinoma cylindrocellulare solidum[1]). Es handelt sich hier nicht etwa um Trugbilder, welche durch Flächenschnitte, die die

[1]) Wie es Hauser in seiner klassischen Monographie „Das Cylinder-Epithelcarcinom des Magens und Darms. Jena 1890“ beschreibt.

Wandzellen eines Hohlraumes treffen, vorgetäuscht werden können. Bei den kleineren Krebsnestern geht der Cylinderzellencharakter zwar meist verloren, doch kommen auch sehr schmale Zellstränge vor, in denen die Epithelien, stellenweise wenigstens, vorwiegend einreihige, wandständige Kerne haben. Von ganz grossen Zapfen (wie sie in Fig. II z. B. zwischen der schleimig degenerirten Partie *s* und der grossen Cyste c_1 zu sehen sind) findet man alle Uebergänge bis zu den kleinsten fast einzelligen Reihen. Die mittleren soliden Zapfen liegen vielfach nach Art eines Carcinoma solidum simplex, zusammen, also durch relativ reichliches Zwischengewebe begrenzt. An anderen Stellen liegen grössere oder kleinere Zellnester so dicht beieinander, dass das Zwischengewebe auf feinste Septen, oft nur auf einzelne Fasern reducirt ist, die von den Epithelzellen fast verdeckt werden; dadurch entsteht das Bild des grossalveolären oder kleinalveolären Carcinoma medullare (s. Fig. V). An wieder anderen Stellen infiltriren schmale, sich verjüngende Epithelzapfen das Grundgewebe nach Art eines zellarmen Scirrhus, wobei grössere Partien des Grundgewebes zwischen den Zellnestern stehen bleiben. Manche Stellen sind ziemlich einheitlich in der einen oder anderen Art von den soliden Krebszapfen occupirt. Diese Stellen sind aber, mit Ausnahme der von dem grossalveolären Krebs eingenommenen, äusserst eng begrenzt.

In der Regel sieht man auf einem engen Gebiet die allerverschiedensten Typen der epithelialen Wucherung neben einander. Es wird nun speciell innerhalb der soliden Krebszapfen, d. h. derer, die den Drüsentypus gänzlich eingebüsst haben, das Aussehen noch dadurch vielfach variirt, dass im Innern schmaler, sonst solid aussehender Zapfen mittlerer Grösse schleimige Tropfen auftreten; manche Zapfen erscheinen dann wie von Schaumblasen durchsetzt (s. Fig. V*d*), andere, in denen grosse Tropfen confluiren, sehen etwa aus wie Drüsenschläuche mit Lumen (s. Fig. V*e*). Diese Verwechslung ist um so leichter, als auch durch Tropfenbildung im Lumen ganz kleiner Schläuche und Abplattung der Wandzellen durch das Secret ähnliche Bilder entstehen können (Fig. V*f*). Um so mehr differenziren sich aber richtige

Drüsen - Imitationen, theils mit sehr hohen Cylinderzellen, theils mit niedrigen Zellen (s. Fig. V), die einschichtig oder auch mehrschichtig (Fig. V*g*) einen engeren oder weiteren, einfacheren oder complicirteren Hohlraum bilden. — Noch einer Eigenthümlichkeit muss besonders gedacht werden, welche die Krebszellen vielfach, besonders in den tiefen Schichten des Cervixstumpfes darbieten. Dort sieht man nehmlich theils innerhalb von Zellnestern, theils hinter einander gelegen und zu Strängen vereint, theils aber auch isolirt zwischen andern Krebsnestern ganz enorm polymorphe protoplasmatische Zellmassen und riesenzellenartige Gebilde (*R*), meist mit unförmigem, diffus gefärbtem Riesenkern oder mehreren Kernen dieser Art, zum Theil mit maulbeerartig gelapptem Kern, mit theilweise diffuser dunkler Färbung desselben. Diese diffuse Färbung des Kerns, die Pyknose, ist der Ausdruck einer Kerndegeneration. Viel weniger häufig sieht man richtige Riesenzellen mit distinct gefärbten, isolirten, ungleich grossen Kernen (s. Fig. V*b*). Zellen mit diffus gefärbten grossen unförmigen Kernen und von auffallender Grösse liegen in grösserer Menge oft eng zusammen, so dass sie schon bei schwacher Vergrösserung als förmliche Heerde hier und da auffallen. Bei den stärkeren Vergrösserungen hat man den Eindruck, als ob manche der langen Zellen durch Verschmelzung von mehreren entstanden wären. Die Zellen sehen dann „syncytial" aus. Was die Dignität der riesenzellenartigen Gebilde angeht, so dürfte es sich um Degenerationsproducte, theilweise von ungewöhnlich stark wuchernden Zellen handeln. Die richtigen Riesenzellen, denen vielleicht ein gleiches Schicksal bevorgestanden hätte, konnten nicht als Fremdkörper-Riesenzellen angesprochen werden, da sich Dinge, die wirklich als Fremdkörper hätten wirken können, in ihrer Nachbarschaft nicht fanden; es liess sich vielmehr der continuirliche Uebergang von kleineren Epithelzellen des Krebses zu jenen grossen Zellen darthun, die demnach als epitheliale Riesenzellen oder, wie man sie nach dem Vorschlag von Hansemann[1]) vielleicht besser nennt, als Parenchym-

[1]) Die mikroskopische Diagnose der bösartigen Geschwülste. S. 82.

Riesenzellen aufzufassen sind, denen man in Carcinomen (wie auch in nicht epithelialen Tumoren) ja oft begegnet.

Wenn wir noch einmal betonen, dass sich alle die erwähnten vielgestaltigen Formen des Krebses durch alle Schichten des Cervixstumpfes in buntem Gemenge vertheilt finden, so hätten wir die Skizze der Veränderungen an der Cervix abgeschlossen. Nur sei noch erwähnt, dass sich als Ausbreitungswege des Krebses besonders in den tieferen Wandschichten die Lymphgefässe auf das Deutlichste kennzeichnen. In denselben findet man sowohl solide Zellhaufen, als auch mehr oder weniger vollkommene schlauchförmige und zum Theil auch cystische Drüsen - Imitationen. — An einzelnen Stellen war auch eine mikroskopisch kleine Vene mit einem Krebszapfen angefüllt zu sehen. — Ueber das specielle Verhalten der Kerntheilungen siehe S. 22.

b) Das Verhalten der Lymphdrüsen. Es kamen iliacale und inguinale Lymphknoten zur Untersuchung. Ueber den mikroskopischen Befund können wir uns kurz fassen. Fig. VI, gleichfalls bei Loupenvergrösserung (8fach) gezeichnet, lässt die Uebereinstimmung mit dem Haupttumor ohne Weiteres erkennen. In besonders deutlicher Weise tritt das Bild von typischen drüsenartigen Wucherungen, welche vielfach zu cystischen Räumen, wie in einem multiloculären Ovarialkystom, erweitert sind, uns entgegen, das völlig mit dem Befund in der Cervix übereinstimmt. Durch schleimige Umwandlung gehen die Septen vielfach verloren, oder es treten zwischen benachbarten Hohlräumen barrierenartige Leisten auf, welche als Reste von Scheidewänden stehen blieben (Fig. VI, bei *b*). Oft spitzen sich diese Leisten, welche gegabelt sein können, zu langen Schleimfäden zu Neben den grösseren Höhlen sieht man zahlreiche kleinere (Fig. VI, bei *a*), welche einen durchaus drüsenähnlichen Eindruck machen. Zuweilen liegt hier ein Schlauch dicht am anderen. Viele Schläuche haben ein einschichtiges hohes Cylinderepithel, andere haben mehrschichtiges Epithel, welches aber insgesammt nur einen schmalen Saum bildet, ähnlich wie das in dem Cervixstumpf des Näheren beschrieben wurde (s. S. 13). Ferner sieht man hier und da theils solide Krebsnester, theils solche von alveolärer Anordnung aber mit mehrfachen kleinen Hohlräumen oder einem einfachen, engen, mit Schleim gefüllten Lumen. Auch Riesenzellen fehlen nicht, wenn sie auch numerisch im Vergleich zum Cervixtumor sehr zurücktreten.

(Ueber das Verhalten der Kerntheilungen, welches für die Auffassung der Geschwulst von Wichtigkeit ist, siehe die zusammenfassenden Bemerkungen auf S. 22).

c) Stücke von dem Knollenconvolut in der rechten Beckenhälfte. Mehrere Stücke kamen zur Untersuchung. Viele derselben machen einen durchaus solid-krebsigen Eindruck; die Krebszellen sind theils in grossen und mittelgrossen, scharf begrenzten Alveolen eingelagert und sind dann meist sehr intensiv in den Kernen gefärbt und der Zelleib ist klein. Zum Theil liegen die Krebszellen aber auch in diffuser Weise zusammen, oft nur von wenigen Fasern von Bindegewebe durchzogen, so dass von einer alveolären Anordnung eigentlich nicht mehr die Rede ist; die Zellen sind sehr gross, undurchsichtig aber blass, die Kerne sehr verschieden stark gefärbt. Viele Zellen haben sich zu förmlichen Riesenzellen vergrössert, welche oft mehrere, sehr grosse diffus und tief gefärbte Kerne zeigen, dabei von der unregelmässigsten Gestalt, länglich, eckig, verästelt, rundlich, birnenförmig u. s. w. sein können.

In manchen kleinen Krebsnestern treten Vacuolen im Epithel oder auch richtige, von Epithel umgebene Hohlräume — also wieder Drüsen-Imitationen — auf. Sehr zahlreich sind Kerntheilungsfiguren zu sehen. Hier und da sieht man auch Blutungen in nekrotischem Gewebe. — An anderen Stellen begegnet uns ein derbes, fibröses Zwischengewebe von grosser Mächtigkeit, in welchem nur schmächtige Zellzapfen stecken. Es entstehen einem Scirrhus der Mamma täuschend ähnliche Bilder (van Gieson-Färbung). An wieder anderen Stellen dominirt Drüsenanordnung und Cylinderzelltypus der Krebselemente.

d) Die Wand des an das Coecum angrenzenden, durch Zerfall innerhalb der Geschwulst entstandenen Hohlraumes. Das Geschwulstgewebe hat hier nur noch an wenigen Stellen Aehnlichkeit mit den bei *c* beschriebenen Bildern.

An den meisten Stellen herrscht eine so dichte Anhäufung stark gefärbter, sehr polymorpher Zellen vor, dass man auf den ersten Blick und ohne Kenntniss aller der beschriebenen Uebergangsformen gar nicht an ein Carcinom, sondern eher an ein grosszelliges Rundzellensarcom denken möchte, Tumoren, die ja bekanntlich auch durch ungemein starke Polymorphie bis zur Bildung förmlicher Riesenzellen sich auszeichnen. Zellen letzterer Art mit trübem Protoplasma und einem Riesenkern mit Riesennucleolus oder mit mehreren Kernen bedeutender Grösse oder mit einer pyknotischen Riesenkernfigur treten vielfach auf. Es ist aber interessant, dass selbst an den („sarcomähnlichen") Stellen der eben beschriebenen Art, an denen sich das Carcinom am weitesten vom Typus seines Ausgangsepithels und dessen „adenomatöser" Anordnung entfernt hat, plötzlich einmal dicht daneben ein einfacher typischer Drüsenraum oder ein complicirter drüsenartiger Raum mit secundärer innerer Hohlraumbildung zu finden ist. Diese immer wiederkehrende Tendenz zur Bildung drüsenartiger epithelialer Wucherungen kennzeichnet eben das Adenocarcinom, mag es sich auch hier und dort in excessiver Wucherung so weit vom Grundtypus entfernt haben, dass das Bild eines Carcinoma solidum, medullare entsteht.

e) Die Metastasen in der Vaginalwand. In ihrer mikroskopischen Zusammensetzung bilden die knotigen oder länglichen Infiltrate und prominirenden Knoten und Knötchen, theils solide Nester, theils in unregelmässiger Weise von kleineren Hohlräumen durchsetzte alveoläre Zellcomplexe, theils exquisit „cystisch-adenomatöse" Gebilde, die oft so dicht bei einander liegen und dabei so ausgeweitet sind, dass ein förmliches Maschenwerk entsteht. Hier sind die Drüsen-Imitationen vielfach genau so vollendet, wie wir es in Fig. IIIb sehen; Einschichtigkeit hoher Cylinderzellen mit basal gestelltem Kern herrscht vollkommen vor. In einigen cystischen Drüsen-Imitationen befindet sich Blut. An manchen Zellsäumen ist eine vollständige Verschleimung eingetreten, so dass die mit Schleim gefüllten alveolären Hohlräume nicht mehr von Epithelien ausgekleidet sind. Die soliden Krebsnester sind von sehr verschiedener Grösse; oft infiltriren nur sehr schmale Zellzapfen die Spalten des Gewebes (Scirrhus). Auch die früher erwähnten gross- bis riesenzelligen Stellen sind in der Vagina, wenn auch nicht sehr reichlich, vorhanden. Zahllose, vor Allem auch grosse Lymphgefässe sind mit Krebsmassen, die theils solid, theils hohl, theils exquisit adenomatös sind, angefüllt. Auch gelang es sowohl bei der Färbung nach van Gieson, als besonders bei der Orceïnfärbung (Unna-Taänzer) auf elastische Fasern mit Krebsmassen angefüllte Venen zu finden, was in den äusseren (tieferen) Schichten des Vaginalgewebes fast an jedem Schnitt zu zeigen war. (Die Stücke waren ziemlich weit vorn aus der Vagina entnommen.) Es lassen sich reine Ausfüllungen mit gut gefärbten Krebsmassen, sowie carcinomatöse Venenthromben und ferner auch solche Stellen zeigen, welche einen Einbruch von Krebszellen in eine bereits thrombirte Vene darstellen.

Das Verhalten der Kerntheilungsfiguren in den Präparaten aus den genannten Stellen (a, b, c, d, e):

Kerntheilungen sind in den Epithelien der cystisch-adenomatös aussehenden Partien im Cervixstumpf (*a*) im Allgemeinen nicht sehr zahlreich, doch sind einige wohl an den meisten Hohlräumen zu sehen. Meist sahen wir die folgenden Figuren: Knäuel, Aequatorialplatte und Diaster. Vereinzelt kamen tripolare Mitosen zu Gesicht. Hier und da waren zwei Mitosen nahe benachbart. Das war auch z. B. in der Cyste *c*, Fig. II zu sehen. Die Diaster und Aequatorialplatten waren fast immer so gestellt, dass ihre Theilungsachsen parallel der Zellenbasis gelegen waren. Doch kamen vereinzelt auch Mitosen vor, deren Theilungsachsen senkrecht zur Zellenbasis standen; es kam das auch an Stellen vor, wo das Epithel noch durchaus einschichtig war. Bei paralleler Lagerung resultiren bekanntlich neben, bei senkrechter Lagerung über einander liegende Zellen; ersteres ist regulär, letzteres kommt in Carcinomen sehr oft vor. — Es fiel auf, dass an kleineren Drüsenbildungen, welche zwischen den grösseren Räumen in dem Cervixstumpf liegen, hier und da ein sehr grosser Reichthum an Mitosen besteht, deren oft 4—5 nahe bei einander liegen. — In sämmtlichen anderen Stellen (b, c, d, e), welche zur Untersuchung gelangten, waren sehr viele Kerntheilungen zu sehen. Besonders sei das noch von den ausserordentlich typisch „cystadenomatös" aussehenden Stellen in den Vaginaltumoren, sowie von den „cystadenomatösen" Stellen in den Lymphdrüsen hervorgehoben. An letzterer Stelle konnte ich oft auf engem Raum dicht bei einander liegend 4—5 Mitosen notiren, welche in Bezug auf ihre Form und Lagerung der Theilungsachsen zur Zellenbasis die allergrössten Verschiedenheiten zeigten. Es sei betont, dass vor Allem die Mitosen in denjenigen Partien gesucht und festgestellt wurden, welche durch möglichst vollkommene Drüsenähnlichkeit, meist ganz deutliche Einschichtigkeit sich auszeichneten.

Die histologische Stellung unserer Geschwulst.

Indem wir dazu übergehen, die histologische Stellung unserer Geschwulst zu charakterisiren, sei daran erinnert, dass an den Cylinderzellen der Cervixdrüsen und Erosionsdrüsen einfache hyperplastische Wucherungsvorgänge (*a*) vorkommen, und dass richtige Geschwülste, Adenome (*b*) und Carcinome (*c*) von den Epithelien dieser Drüsen ihren Ausgang nehmen können. Eine einfache Hyperplasie (*a*), bei der sich die Drüsen vergrössern und in ihrer Gestalt verändern, was natürlich nur unter Verdrängung des Nachbargewebes möglich ist, ist gegenüber dem Adenom so abzugrenzen, dass man erstens die grössere Intensität der Drüsenwucherung, die zu einem dichten Nebeneinanderliegen der in ihrer groben Architectur viel willkürlicher gestalteten, normalen Drüsen unähnlicheren Drüsenbildungen oder wenigstens zu einem völligen Vorherrschen der Drüsen auf einem circumscripten Territorium führt, wodurch sich die Neubildung geschwulstartig gegen die Umgebung differenzirt, als Charakteristicum des richtigen Adenoms (*b*) gegenüber der einfachen Drüsenhyperplasie aufstellt. Zweitens gilt als histologisches Kriterium des Adenoms die Uebereinstimmung des einschichtigen Cylinderepithels der Drüsenformationen mit dem Ausgangsepithel der Cervicaldrüsen. Die Drüsenbildungen sind „typisch"; jedoch ist diese Uebereinstimmung meist nur annähernd vollständig. Auch die einfache Hyperplasie zeigt schon kleine Variationen,

Atypien, im histologischen Aufbau gegenüber ganz normalen Drüsen. Beim Adenom zeigen die Drüsenbildungen in Folge der stärkeren Wucherungsvorgänge am Epithel im Ganzen wie auch im Detail eine weit grössere Unähnlichkeit mit dem Typus des Ausgangsepithels, als wir sie bei der einfachen Hyperplasie sehen. So leicht demnach im Allgemeinen auch die Unterscheidung von Hyperplasie und Adenom zu sein scheint, so ist das doch darum zuweilen schwierig, weil man alle Uebergänge von einfacher Hyperplasie bis zur Geschwulstbildung sehen kann, wodurch in gewissen Phasen eine Abgrenzung kaum möglich wird. — Das Carcinom (*c*), welches von den Cylinderzellen der Drüsen seinen Ausgang nimmt (Drüsenepithelcarcinom) kann bei seinem Wachsthum zwei verschiedene Hauptwege einschlagen: Einmal büssen die Zellen der Neubildung alsbald den Charakter ihrer Ausgangszellen ein, sie werden ganz atypisch, statt cylindrisch ganz polymorph, und sind nicht mehr zu drüsigen Gebilden, sondern zu soliden Haufen zusammengelagert. Durch diese alsbald eintretende, mehr oder weniger vollständige Entfernung der neuentstehenden Zellen von dem Cylinderzellcharakter und der Anordnung des Drüsenepithels (stärkste Anaplasie im Sinne Hansemann's) kennzeichnet sich die besonders hohe Malignität dieses Carcinoma solidum. Das andere Mal haben die Cylinderzellen der Geschwulst bei deren Wachsthum die ausgesprochene Tendenz, Drüsenbildungen zu produciren, welche mehr oder weniger vollkommen gerathen. (Carcinoma cylindrocellulare adenomatosum, Adenocarcinom, Drüsenepithelkrebs mit gewahrtem Drüsentypus.) Die am besten gerathenen, höchst organisirten Drüsenwucherungen können im Einzelnen noch fast vollkommen den adenomatösen gleichen, während die nächst unvollkommeneren — atypischeren — durch vielfache Formveränderungen an den epithelialen Zellen (Polymorphie) das seltene Auftreten von Becherzellen bis zu völligem Fehlen derselben, und auch durch eventuelle Mehrschichtigkeit sich von jenen schon viel stärker unterscheiden. Mehr und mehr kann sich die epitheliale Wucherung von dem Drüsentypus entfernen, wobei einmal die Mehrschichtigkeit besonders hervortreten kann, während ein anderes Mal oder auch an einer anderen Stelle derselben Geschwulst besonders starke Wucherungen von den epithelialen Wandzellen ins Innere der Drüsenräume selbst stattfinden, wodurch die Drüsen-Imitationen ein maschiges, sehr zierliches Aussehen erhalten (s. Fig. IV). Ferner können nun auch Uebergänge von hohlen, hochorganisirten oder weniger vollkommenen Drüsen-Imitationen zu soliden Epithelnestern entstehen, die manchmal mehr, manchmal weniger zahlreich auftreten. Das ist an verschiedenen Stellen derselben Geschwulst oft sehr verschieden. An manchen Stellen kann der Typus des soliden Carcinoms sogar allein zum Ausdruck gelangen. Betrachtet man jedoch den Gesammteindruck der histologischen Bilder, so rechtfertigt das Vorherrschen einer Drüsenbau imitirenden Architectur den Namen **Adenocarcinom**. Es ist sehr begreiflich, dass innerhalb der Adenocarcinome sehr verschiedene Abstufungen der histologischen Bilder bestehen, welche durch die mehr oder weniger hohe Vollkommenheit der Drüsennachbildungen und die dadurch bedingte grössere oder geringere Aehnlichkeit mit dem Adenom zu Stande kommen. Auch die Qualität des Krebses, der Grad seiner Malignität, die sich durch Hinfälligkeit, Neigung zum Zerfall der Zellen, durch Progredienz auf die Umgebung, die er destruirt, sowie durch Metastasenbildung kennzeichnet, wird sich verschieden verhalten, und die am höchsten organisirten, drüsenähnlichsten Krebse wachsen im Allgemeinen langsamer, produziren stabilere drüsenartige Gebilde, sind relativ gutartiger als Krebse mit atypischeren Drüsen-Imitationen. — Man muss nun die Möglichkeit zugeben, dass ein Adenocarcinom auch so entsteht, dass eine Geschwulst zuerst als Adenom besteht und nun secundär krebsig wird. Wie haben wir uns den Uebergang vorzustellen? Von einer völligen Umwandlung eines Adenoms zu einem Carcinom in der Art, dass mit einem Mal alle Drüsenbildungen, die bis dahin typisch waren, atypisch werden, Polymorphie, eventuell Mehrschichtigkeit zeigen oder gar zu soliden Zapfen sich umwandeln, braucht nicht immer die Rede zu sein, obwohl es ja an sich ganz gut denkbar ist; denn wenn wir annehmen, dass einzelne

Theile, Zellen des Adenoms, provocirt durch Einflüsse, die uns in ihrem Wesen ganz unbekannt sind, ein excessiveres Wachsthum anheben, atypisch und zu Krebszellen mit ihren sonstigen Kriterien werden können, so müssen wir es folgerichtig auch für alle anderen Zellen gleicher Dignität zugeben. Man kann sich den Uebergang aber auch so vorstellen, und dafür sprechen u. A. Umwandlungen von Adenomen zu Carcinomen, wie wir sie besonders in der Mamma sehen, dass die Zellen eines einzelnen Theiles des Adenoms bei ihrem Weiterwachsthum nicht mehr in der Weise wie bisher ganz langsam Drüsen produciren, sondern schneller wachsen, atypisch werden, zu Haufen sich anordnen und dann, was sich an der Mamma besser wie am Uterus beobachten lässt, die Membrana propria durchbrechend, in die Umgebung, die Gewebsspalten eindringen. Es können dann sehr gut eine gewisse Zeit lang typische Drüsenbildungen, die eben nicht jenen Reiz zur Krebsentwickelung empfingen, neben soliden krebsigen Stellen sich erhalten. Man könnte also wohl für gewisse Fälle „vom Adenom als von der Vorstufe für eine typische krebsige Neubildung", nehmlich für das Adenocarcinom, sprechen, wie das z. B. Orth[1]) thut. Es muss jedoch betont werden, dass die Entscheidung, ob ein Adenom die Vorstufe eines Adenocarcinoms bildete, histologisch dadurch (auch hier an der Cervix) sehr erschwert wird, dass sich während der weiteren Entwickelung des Adenocarcinoms natürlich immer wieder ziemlich oder sogar sehr vollkommene Drüsen - Imitationen bilden können, während dicht daneben ganz stümperhafte Imitationen oder gar ungeordnete, solide Zellhaufen entstehen. So kann der Schein erweckt werden, als handle es sich bei den vollkommenen Drüsen-Imitationen vielleicht um Reste eines in der Umwandlung begriffenen Adenoms. Doch ehe wir auf die Frage des Hervorgehens eines Adenocarcinoms aus einem Adenom, die für unseren Fall später noch speciell geprüft werden muss, noch weiter eingehen, müssen wir die Frage des sog. Adenoma malignum erörtern. Es haben nehmlich vor allem Gynäkologen,

[1]) Lehrb.

aber auch einige pathologisch-anatomische Schriftsteller diesen Ausdruck in Gebrauch. Besonders spielt er auch in der Literatur der malignen Tumoren der Cervix eine Rolle. Die Bezeichnung Adenoma malignum, von deren Unzweckmässigkeit später noch die Rede sein wird, wird in sehr verschiedenem Sinne gebraucht. So nennt, um Gynäkologen anzuführen, Gebhard [1]) das maligne Adenom ein wirkliches Adenom, während Ruge [2]) und Winter [3]) es als Carcinom bezeichnen.

Nach C. Ruge [4]) ist das Adenoma malignum ein Carcinom mit bestimmter Zellgestalt und eigenthümlichem Bau, der auch in den Metastasen wiederkehrt [5]) und charakterisirt sich durch die Gestalt der epithelialen Elemente, wie durch die eigenartige Anordnung derselben. Indem wir von den unwesentlichen Verschiedenheiten, welche die Anordnung der Drüsenwucherungen zeigen kann, absehen, ist nun nach Ruge das Adenoma malignum durch einschichtiges, fast gleichmässiges Epithel von dem Adenocarcinom unterschieden; letzteres ist durch Polymorphie und Mehrschichtigkeit der Zellen ausgezeichnet. Das A. m. soll jedoch zu dem Adenocarcinom oft Uebergänge zeigen. Winter [6]) erkennt zwar die unbedingte Zugehörigkeit des A. m. zum Begriff Carcinom an, spricht aber in „descriptivem" Sinn von „reinem" malignen Adenom — Carcinom mit einschichtigem Epithel — welches gerade durch diese Bezeichnung das mikroskopische Aussehen wiedergeben soll, im übrigen aber jederzeit an einzelnen Stellen oder im gesammten Präparat Uebergänge zum mehrschichtigen Carcinom zeigen kann. Letzteres nennt Winter „Drüsenkrebs".

[1]) Zeitschr. f. G. u. G. 33. Bd. Ueber das maligne Adenom der Cervixdrüsen.

[2]) Zeitschr. f. G. u. G. 31. Bd. 1895.

[3]) a. a. O.

[4]) a. a. O.

[5]) In der Literatur des sog. Adenoma malignum cervicis ist jedoch kein Fall zu finden, in dem das zuträfe, da von Metastasen nirgends die Rede ist.

[6]) a. a. O.

Leider wird auch die Bezeichnung „Drüsenkrebs" in durchaus verschiedenem Sinne gebraucht. Einmal (*a*) wird sie descriptiv aufgefasst = Carcinoma (cylindrocellulare) adenomatosum, Adenocarcinom. — Das andere Mal (*b*) soll die Bezeichnung genetisch besagen, dass ein Carcinom von drüsigen Organen ausgeht. Ribbert (pathol. Hist.) gebraucht den Ausdruck z. B. in diesem Sinne; als Typus des Drüsenkrebses stellt er das Carcinoma mammae auf, bekanntlich das Urbild des Carcinoma solidum drüsiger Organe. — Wieder andere (*c*) gebrauchen den Ausdruck sogar für krebsige Infiltration von Lymphdrüsen (z. B. Goldmann a. a. O.).

Nach meiner Meinung wäre es dringend angezeigt, den Ausdruck ganz aufzugeben, ohne den man sehr gut fertig werden kann. Dasselbe würde sich betreffs des Ausdrucks „glandulärer" Krebs oder „Glandularkrebs", „Carcinoma glandulare" empfehlen, worunter z. B. Birch-Hirschfeld den von „wahren" Drüsenzellen ausgehenden Krebs (Drüsenzellenkrebs) versteht, der in 2 Formen auftreten kann, einmal mit drüsenartigem Bau (Adenocarcinom), das andere Mal mit Bildung solider Krebskörper (C. glandulare solidum). Ich befürchte, in der letzten Bezeichnung ist das „glandulare" begriffsverwirrend, da man doch denken muss, dass das 1. Adjectiv ebenso morphologisch, descriptiv gemeint ist, wie das 2. (solidum). Viel einfacher wird sicher die Ausdrucksweise, wenn man das „glandulare" weglässt und die betreffende Drüse einfach selbst nennt, also statt solidem Glandularkrebs der Mamma einfach Carcinoma mammae solidum sagt.

Das was Winter unter Drüsenkrebs versteht, ist zwanglos in unserem Adenocarcinombegriff unterzubringen. Winter betont ausdrücklich, dass beide Krebsarten, die specifisch nicht unterschieden sind („malignes Adenom ist so gut Carcinom wie der sog. Drüsenkrebs"), in einander übergehen können, wobei Umwandlung des einschichtigen Epithels in Mehrschichtung stattfindet. „Es können in einem ursprünglich mehrschichtigen Carcinom neue Epithelmassen einschichtige Anordnung erhalten, und es kann sich auch ein Carcinom mit einschichtigem Epithel in ein Carcinom mit mehrschichtigem Epithel verwandeln, was auch gelegentlich beim cervicalen Adenoma malignum geschieht." Aber es bleibt, wie Winter betont, auch dann hier das Bild trotzdem ein von der gewöhnlichen Form abweichendes: „Die Drüsen erweitern sich freilich etwas, aber die Mehrschichtung und Umbildung in polymorphes Epithel ist so gering und gleichmässig schmal, dass bei schwacher Vergrösserung der Beobachter meist noch den Eindruck von einfachen Drüsen erhält." — Gebhard dagegen vertritt den Standpunkt, dass das Adenoma malignum etwas von Carcinom Verschiedenes, ein wirkliches Adenom sei. S. 446 sagt Gebhard: Das Wesen dieser Erkrankung besteht in einer schon vor Beginn der wirklichen carcinomatösen Degeneration, d. h. bevor sich die Drüsenepithelien schichten, einsetzenden, so excessiven Drüsenwucherung, dass die dadurch entstandene Gewebszunahme schon an und für sich einen geschwulstartigen und malignen Charakter trägt. Gebhard schlägt vor, mit dem Namen Adeno-Carcinom diejenigen Geschwülste zu belegen, bei welchen sich „im Adenom schon carcinomatöse Degenerationen entwickeln". Im Uebrigen sieht auch Gebhard in der Einschichtigkeit der Epithelien ein Hauptcharakteristicum des Adenoma malignum. Es sei noch erwähnt, dass die Bezeichnung Adenoma malignum zuerst von C. Schroeder[1]) für maligne epitheliale Geschwülste des Uterus angewandt worden ist, welche von „drüsenähnlichem" Bau sind und sich dadurch von dem Carcinom, für welches man damals noch solide Zapfen, von gewucherten Zellen vollgestopfte Alveolen, als einzig massgebendes Charakteristicum allgemein postulirte, unterscheiden sollten. Auch in Ziegler's Lehrbuch fand der Begriff des malignen Adenoms wohl in Folge derselben Voraussetzungen Eingang. Virchow's[2]) Ansichten und vor Allem Waldeyer's[3]) Arbeiten über das Carcinom waren für diese Anschauungen massgebend. Während nun bereits Birch-Hirschfeld[4]) die Bezeichnung „malignes Adenom" und „destruirendes Adenom" mit Recht perhorrescirte, haben besonders die Arbeiten Hauser's[5]) uns so genau mit den Modificationen des Cylinderzellkrebses bekannt gemacht, dass es nachgerade überflüssig erscheint, die alten Ausdrücke noch weiter mit zu schleppen, die zur Klarheit nicht beitragen. Während Ziegler (Lehrbuch, V. Aufl.) noch eine scharfe Trennung von Adenom und Carcinom der Schleimhaut als

[1]) Handb. d. w. Geschlechtsorgane.

[2]) Dieses Archiv Bd. 111.

[3]) Dieses Archiv Bd. 41 u. 55 und Volkmann's Samml. kl. Vortr. Nr. 33.

[4]) In Eulenburg's Real-Encykl., Wien 1885.

[5]) a. a. O.

nicht möglich bezeichnete, hat Hauser, der das Adenom als eine typische epitheliale Geschwulst präcisirt, die weder die Neigung besitzt, in das Nachbargewebe vorzudringen, noch Metastasen zu machen, für jene unzweckmässig als „maligne Adenome“ bezeichneten Geschwülste den Namen adenomatöser Cylinderepithelkrebs vorgeschlagen, da die „malignen Adenome“ sich hinsichtlich der Art des Wachsthums, des Uebergreifens auf das Nachbargewebe und der Metastasenbildung in keiner Weise selbst von den bösartigsten übrigen Krebsformen unterscheiden. — Man sieht, dass wir mit unserer obigen Definition des Adenocarcinoms vollkommen auf Hauser's Standpunkt stehen. Auch Winter's Definitionen entfernen sich wenig davon, so dass wir dieselben unbedingt theilen würden, wenn Winter den Ausdruck Ad. m. consequenter Weise dann auch ganz über Bord geworfen hätte. Wenn Winter dies nicht that, so liegt das offenbar daran, dass er den so besonders auffallend reinen adenomatösen Charakter, der in den Publikationen über das Ad. m. immer hervorgehoben wird, besonders betonen wollte. Es wäre in der That vielleicht ganz nützlich wenn man den Grad der Vollendung der Drüsenähnlichkeit in der Nomenclatur eines adenomatösen Cylinderzellkrebses zum Ausdruck bringen würde. Man könnte dann ja das sog. Adenoma malignum als hochadenomatösen Cylinderzellkrebs (Adenocarcinom Ia.) bezeichnen. Aber auch ohne diese Bezeichnungen wird man vollkommen damit auskommen, wenn man die Fälle von Ad. m. cervicis, deren es ja überhaupt nur wenige giebt, und wofern sie wirklich maligne Eigenschaften haben, als hochentwickelte adenomatöse Cylinderzellkrebse bezeichnet. Diese Forderung ist auch von Gynäkologen deutlich ausgesprochen worden (so von Zweifel und Leopold, Gynäk. Congr., Bonn).

Vor Allem scheinen mir auch Fälle wie der vorliegende, der alle Uebergänge von den typischsten einschichtigen, secernirenden Drüsenbildungen, die meist cystisch dilatirt sind, zu dem soliden medullaren Krebs zeigt, und zwar — was von besonderer Wichtigkeit ist — dies Verhalten nicht nur im Primärtumor sondern auch in den Metastasen (in der

Vagina und in Lymphdrüsen) zeigt, die unzertrennliche Zugehörigkeit des hochadenomatösen Cylinderzellkrebses (malign. Adenoms der genannten Autoren) zu weniger hochorganisirten Formen des adenomatösen Cylinderzellkrebses unzweifelhaft zu beweisen. Wir glauben nehmlich, unsere Geschwulst füglich so auffassen zu müssen: die als cystisch-adenomatöser Cylinderzellkrebs, zum Theil auch als solider, theilweise colloider Krebs aufzufassende Geschwulst ging von den Drüsen der Cervicalportion aus. Es ist nicht unwahrscheinlich, dass sich die Geschwulst zunächst längere Zeit im Gewebe der Portio ausbreitete, unter Vorherrschen des hochadenomatösen Typus. Dafür scheint das vorwiegend cystische, maschige Gefüge des unteren Theiles des Cervicalstumpfes (s. Fig. 2) zu sprechen, und es lässt sich auch die Thatsache, dass wir gerade hier relativ wenig Kerntheilungen fanden, damit gut vereinbaren. Hochadenomatöse cystische Wucherungen sehen wir nun aber nicht nur am unteren Ende der Portio, wo man sie vielleicht zunächst gar für in hohem Grade einfach-hypertrophirte Cervicaldrüsen halten könnte, sondern im ganzen Cervicalstummel.

So wird es nun von den Autoren auch genau zur Kennzeichnung des sog. Adenoma malignum verlangt, und es könnte die Frage aufgeworfen werden, ob die jetzt vielfach evident krebsige Veränderung in der Portio nicht so aufzufassen sei, dass ein Adenom oder ein destruirendes, cystisches Adenom der Cervix da war, das später erst „richtig krebsig" wurde, sodass wir jetzt überall zwischen den drüsig-cystischen Bildungen ganz atypische bis solide Krebsgebilde sehen. Diese Auffassung hätte ganz verführerisch sein können, wenn wir nur die Cervix zu untersuchen Gelegenheit gehabt hätten. Der Befund derselben typischen cystisch-drüsigen Wucherungen in Metastasen und Lymphdrüsen, wo sie uns innig vermischt mit atypischeren Bildungen begegnen, lässt jenen Einwurf jedoch rein hypothetisch erscheinen; denn auch der Einwand, dass diese Drüsenbildungen in Vagina und Lymphdrüsen eben noch Metastasen des zuerst bestehenden Adenoma malignum wären, ist ganz von der Hand zu weisen. Man müsste ja annehmen, dass sie zeitlich früher entstanden wären als die Metastasen des Carcinoms, und dagegen spricht schon der Befund ausserordentlich zahlreicher Mitosen (s. S. 22 u. 23) und ferner der innige, untrennbare Zusammenhang, das glatte Uebergehen hochdrüsiger in atypische Modificationen des Cylinderkrebses. Sind sie aber zugleich mit den atypischen Wucherungen in den Lymphdrüsen entstanden, so gehört die Geschwulst schon nicht mehr zum „malignen Adenom", oder man müsste dann einwenden: die hochadenomatösen Metastasen des Ad. malignum sind nachher an Ort und Stelle atypischer, zu Carcinom geworden, ein Einwand, der sich nicht der Widerlegung lohnt, da die Möglichkeit eines solchen Vorganges, trotzdem er mit fast dogmatischer Sicherheit ausgeprochen wird, nicht bewiesen ist[1]). Wir werden daher wohl in der Annahme nicht fehl gehen, dass es sich hier um immer wiederkehrende Variationen innerhalb einer Geschwulst handelt, die mehr oder weniger weit ihren höchsten Typus verlässt, sodass auch in den Metastasen theils exquisit drüsige, theils ganz atypische Wucherungen entstehen, während z. B. in den von den Seiten des Cervixstumpfes ins Becken emporwachsenden grossen Knollen (s. S. 20) die ausserordentlich zellreichen

[1]) Wenn Florenzo D'Erchio (Beitrag zum Studium des primären Uteruskrebses, Zeitschrift f. Geb. u. Gyn. 38. Bd. 1898) das Adenocarcinom als ein Carcinom definirt, das sich aus dem Drüsenepithel eines bösartigen Adenoms (wie der Autor sagt: nach Ruge - Gebhardt) entwickelt, so ist diese Definition nach meiner Meinung sehr misslungen. Ist doch die Annahme dieser nachträglichen krebsigen Umwandlung vollkommen willkürlich und sind Umwandlungsbilder, welche zu dieser irrigen Auffassung führen, doch eben nur so zu verstehen, dass ein Adenocarcinom (in unserem Sinne) an einer Stelle mehr an der anderen weniger vollkommene Drüsenimitationen produzirt, so dass sich Uebergangsbilder leicht genug finden lassen. Wäre man aber berechtigt, daraus zu folgern, dass dieselben als Uebergänge von einer selbständigen bösartigen Geschwulst, einem maglignen Adenom, in eine andere Geschwulst, ein Carcinom, aufzufassen seien, so könnte man wohl ebenso leicht Bilder finden, welche umgekehrt den Uebergang von Carcinom in (bösartiges) Adenom darthun würden, womit dann freilich die Unterscheidung von gutartiger und bösartiger epithelialer Geschwulst aufhören müsste.

Geschwulstmassen sich am weitesten und in grösster Ausdehnung von ihrem drüsigen Urbild entfernen. Aber es ist sehr charakteristisch, dass auch hier stellenweise der schönste drüsige Typus, wie er im Adenoma malignum vertreten sein soll, wiederkehrt.

Wenn wir noch mit einigen Worten auf die Frage des „Adenoma malignum" der Gynäkologen eingehen, so können wir ernste Zweifel nicht unterdrücken, ob ein reines sog. Adenoma malignum wirklich öfter vorkommt. Es ist schon sehr auffallend, dass von allen Autoren hervorgehoben wird, wie leicht das Adenoma malignum (corporis), das dem Carcinom prognostisch völlig gleichwerthig ist, in Carcinom übergehe und dass der Ausgang der Neubildung in Carcinom stets zu erwarten sei (Ruge, Hofmeister, Gusserow, Zweifel, Gebhard, Winter). Dazu wird, wie Gessner (Zeitschr. f. G. u. G., 34. Bd. 1896) unumwunden zugiebt, die Diagnose Adenoma malignum (corporis) recht oft vor der Exstirpation mikroskopisch gestellt, während bei der späteren Untersuchung des exstirpirten Uterus die Neubildung als Adenocarcinom bezeichnet wird. Das liegt einmal daran, dass es mit der Feststellung, ob wirklich überall einschichtiges reguläres Epithel ist, nicht genau genug genommen wird, was an schnell angefertigten und darum nicht immer sehr vollkommenen Präparaten auch nicht ganz leicht zu entscheiden ist, das andere Mal daran, dass entweder nicht tief genug kürettirt wird. sodass nur oberflächliche Schichten, die oft vielleicht höher adenomatös sind als die tieferen, zur Untersuchung gelangen oder, dass aus verzeihlichem Mangel an Zeit nicht genug verschiedene Stellen der Auskratzung untersucht werden. Ich kann ausdrücklich versichern, dass mir noch nie ein „Adenoma malignum" uteri begegnet ist, sondern dass ich bei genauer Untersuchung vieler verschiedener Stellen neben verführerisch vollkommenen Drüsenimitationen stets auch so deutlich krebsige, d. h. entweder mehrschichtige, polymorphzellige oder gar solide Stellen gefunden habe, dass die Diagnose Adenocarcinom sicher gestellt werden konnte. Dabei fehlt es mir wahrlich nicht an Gelegenheit, Auskratzungen untersuchen zu müssen.

Angesichts dieser Auffassung ist es nicht uninteressant, dass in den 37 Fällen von Probecurettement, welche Gessner (a. a. O.) anführt, die Diagnose Adennoma malignum 16 mal vor der Totalexstirpation gestellt wurde, sich aber nachher, am total exstirpirten Uterus nur in einem Falle vielleicht bestätigte. Da man aber selbst diesen Fall, über den es nur ganz kurz heisst „mikroskopisch sind geringe Reste des malignen Adenoms in die Muskulatur sich hineinstreckend, noch zu erkennen", kein allzu grosses Gewicht wird beilegen können, so wird man wohl in der Annahme nicht fehl gehen, dass thatsächlich in keinem Fall die Diagnose Adenoma malignum noch nach der Exstirpation zu Recht bestanden hat. Eine Nothwendigkeit, die Bezeichnung Adenoma malignum beizubehalten, scheint mir nach solchen Resultaten nicht gerade vorzuliegen. Sehen wir die bisherigen Mittheilungen über malignes Adenom der Cervix etwas genauer an, so wollen wir zunächst prüfen, wie viele davon mit Wahrscheinlichkeit als wirklich reine maligne Adenome im Sinne von Ruge, Winter und Gebhard bezeichnet werden dürfen. Gebhard konnte in seiner Arbeit (1895) 6 zum Theil nur sehr ungenügend beschriebene (so der zweite Fall von Ruge-Veit) „sichere" Fälle von malignem Cervixadenom in der Literatur finden, das sind zwei von Ruge-Veit, einer von Livius Fürst, zwei von Williams, einer von Broese. Gebhard (a. a. O.) scheidet dann selbst den ersten Fall von Ruge-Veit (a. a. O.) und denjenigen von Livius Fürst (a. a. O.) aus, da es, wie Gebhard sagt, einmal ein „Adenocarcinom" (im Sinne von Mischgeschwulst, adenomatöse und solide rein krebsige Stellen) das anderemal, nämlich in dem Fall von Fürst „fast ein reines Carcinom" war. Wir halten beide Fälle für Carcinoma cylindrocellulare, partim adenomatosum (im Falle Fürst cystadenomatosum) partim solidum. —

Die Abgrenzung des Begriffs „reines" malignes Adenom von Carcinom (oder Adenocarcinom) setzt die genaue Bestimmung voraus, wo der histologische Punkt ist, wo das maligne Adenom aufhört und das Carcinom (oder Adenocarcinom) anfängt. Die Antworten darauf sind sehr verschieden. Ruge und Winter betonen die streng gewahrte Einförmigkeit und Einschichtigkeit; für Gebhard ist die Einförmigkeit weniger wichtig, während die Mehrschichtigkeit für Adenocarcinom entscheidend zu sein scheint, mit der Einschränkung freilich, dass er für seinen 2. Fall, wo stellenweise Mehrschichtigkeit thatsächlich bestand, das Fehlen solider epithelialer Zapfen zu Gunsten der Diagnose Adenoma malignum gegenüber Adenocarcinom in's Feld führt. Amann (Diagnostik) bezeichnet die Proliferation erst dann als atypisch, wenn sie haufenartige Bildungen liefert. In malignen Adenomen kann nach dieser Auffassung also die grösste Polymorphie und Mehrschichtigkeit bestehen; wofern keine „atypische i. e. haufenartige" Proliferation anhebt, ist es kein Carcinom (Adenocarcinom). Auch Abel (Diagnostik) ist dieser Auffassung. In dem Lehrbuch von Schröder-Hofmeier finden wir diese Ansicht gleichfalls vertreten. Auch Knauss und Camerer (a. a. O.) bezeichnen im Gegensatz zum malignen

Adenom solche „aus Drüsen sichtbar hervorgegangenen Neubildungen“ als Adenocarcinom, welche solide Krebszapfen bilden, eine Ansicht, welche diese Autoren auch in der erwähnten Arbeit von Gebhard enthalten finden. Die Engherzigkeit der veralteten Vorstellung, dass der Krebs nur durch solide Haufen charakterisirt sei, haben wir jedoch oben schon genügend gekennzeichnet. Legen wir aber mit Ruge, Winter u. A. einen besonderen Werth auf die überall vorhandene Einschichtigkeit, (das Einzige, was überhaupt nur ernstlich discutabel ist), so scheiden wieder einige Fälle aus, so der Fall II von Gebhard, ferner der Fall II von Krukenberg (a. a. O.). Die Abbildung (Fig. 3) von Fall I von Gebhard zeigt auch kein Bild, wie es von dem Ad. mal. verlangt werden müsste; die polymorphen, unordentlich gelagerten Epithelien mit so vorgeschrittener Degeneration sehen vielmehr wie alte hyperplastische Drüsen aus. Was kennzeichnete den Fall überhaupt als malignen? Doch davon später mehr. Auch Fall I von Krukenberg scheidet aus den reinen Fällen aus. Nach Krukenberg handelt es sich um ursprünglich malignes Cervixadenom sensu strictori (welches in diesem Stadium aber nicht histologisch untersucht wurde) mit allmählichem, im Laufe von ein oder zwei Jahren erfolgten Uebergang in ein Adenocarcinom. Die Daten dieses Falles lauten im Auszug: Die Frau, 45. jähr., consultirte 1895 einen Gynäkologen wegen sehr heftiger atypischer Blutungen. Angeblich inoperables, sich auf das linke Parametrium erstreckendes Portiocarcinom, besonders der hinteren Lippe. Keine mikroskopische Diagnose. Excochleation mit Ausbrennung, Chlorzinkätzung. 1896, 21. Juni an der hinteren Lippe eine halbmondförmige, den äusseren Muttermund begrenzende, an der breitesten Stelle etwa $^1/_2$ cm messende, ziemlich glatte aber fleischrothe Zone. Bei der behufs Probecurrettement vorgenommenen Dilatation fällt die leichte Dehnbarkeit der Cervix auf. Die Curette befördert aus der Wand der Cervix zahlreiche, über bohnengrosse, weisslich markig aussehende Bröckel zu Tage. Die vorhin erwähnte fleischrothe Partie an der hinteren Lippe fällt dem scharfen Löffel völlig zum Opfer, aber auch die vordere Lippe wird vom Canal aus zum Theil auf eine kürzere Strecke unterminirt. Mikroskopische Untersuchung ergiebt Adenocarcinoma cervicis; 2 Tage darauf Totalexstirpation (noch 11. 1. 97 war Patientin frei von Blutungen, Ausfluss, Unterleibsstörungen). Der mikroskopische Befund wich, wie Krukenberg hervorhebt, von den gewöhnlichen Bildern des Krebses der Cervixdrüsen erheblich ab. Die sehr gute mikroskopische Beschreibung lässt das auch erkennen. Es handelt sich nehmlich um einen sehr hoch organisirten adenomatösen Cylinderzellkrebs mit vielfach sehr typischen Drüsen-Imitationen, der andererseits aber auch Mehrschichtigkeit und solide Epithelzapfen zeigt. Der hochorganisirte Charakter, der so viele Drüsenbildungen zu Stande kommen lässt, ist das Besondere dieser Krebsform und aller „ächten“ sog. malignen Adenome und erklärt es auch, dass die Geschwulst bei ihrem Wachsthum mitunter relativ langsam von der Stelle kommt. Sehen wir die beiden

Fälle von Williams [1]) an und berücksichtigen dabei, dass dieser Autor unter Krebs im Gegensatz zum Adenom nur solche Wucherungen epithelialer Zellen versteht, durch welche sich Zellnester, Zellzapfen und Zellstränge bilden, die im proliferirenden Bindegewebe Aufnahme finden, so ist es von vornherein nicht so unbedingt als sicher anzusehen, dass wirklich in den beiden Fällen (in dem einen, 49jähr. Frau, war die ganze Cervix in eine Drüsenmasse verwandelt, die einen grossen Tumor bildete, der auch bereits sowohl den vorderen als den hinteren Scheidenansatz ergriffen hatte — im anderen, 44jähr. Frau, war die ganze Cervix von einer eine halbe Mannesfaust dicken, wie die Oberfläche eines Blumenkohls anzufühlenden Geschwulst eingenommen, die auf die hintere Vaginalwand übergriff) überall nur einschichtiges Epithel vorhanden war. Drüsenähnlich und vielleicht auch scheinbar oder wirklich einschichtig mögen die epithelialen Massen ja an den untersuchten Stellen gewesen sein. Dass freilich diesem Punkt eine besondere Aufmerksamkeit geschenkt worden wäre, ist a priori nicht anzunehmen, da Williams das Adenocarcinom in dem Sinne, wie wir und Andere es auffassen, nicht kennt, sondern ja nur Adenom, das ist Drüsenbildungen, und Carcinom, das sind solide Zellverbände, unterscheidet. Wir können daher mit den Fällen von Williams als Beweisstücken für das Vorkommen eines wirklichen Ad. m. nicht rechnen. — Der Fall von Knauss und Camerer (a. a. O.) ist histologisch sicher als ein progredient maligner erwiesen. Es handelte sich um eine 46jähr. Frau; an der Insertionsstelle eines October 1893 abgetragenen haselnussgrossen (harmlosen) gestielten Polypen findet sich am 29. Nov. eine halbkugelige weiche Neubildung, welche mit etwas vorgebauchter Oberfläche ca. 1 cm dick ist, 4 cm Länge hat, die rechte Wand der Cervix einnimmt, auf dem Schnitt Hohlräume zeigt, die nach unten enger und spärlicher werden und aus denen Schleim vorquillt. Eine 0,5 cm dicke Schicht aussen ist makroskopisch gesund. Mikroskopisch drang die Neubildung jedoch weiter in die Wand der Cervix und namentlich auch des Uterus vor. Hier findet der Verfasser mitten in gesunder Muskelschicht kleine Hohlräume wie Drüsenquerschnitte, dann aber auch „einzelne kleinste Nestchen, nur bestehend aus vielleicht einem halben Dutzend epithelialer Zellen — die ersten Keime der fortschreitenden Neubildung. Wenn es sich hier nicht um Flächenschnitte von Drüsen-Imitationen, sondern wirklich um solide Zellnester gehandelt hat, so ist auch dieser Fall zum Theil ein Carcinoma solidum, also auch unrein; denn man ist doch sicher nicht verpflichtet, die Hypothese von Knauss und Camerer, dass jene soliden Zellnester die ersten Keime von den Drüsenräumen des Adenoms bildeten, anzuerkennen.

Im Fall von Broese [2]) handelte es sich um einen wallnussgrossen Polypen, der von der Cervicalschleimhaut ausging (54jähr. Frau). Der

[1]) Ueber den Krebs der Gebärmutter. S. 28.

[2]) Zeitschr. f. Geb. u. Gyn. 31. Bd.

Polyp zerfiel unter den Fingern und bei der mikroskopischen Untersuchung zeigt sich, dass der Tumor aus „reinem Adenomgewebe“ bestand. Nach der vorliegenden Beschreibung ist aber nicht klar, was denn der Geschwulst die Kriterien einer anatomisch malignen verlieh. Wenn auch klinisch sehr wohl Malignität vorlag, so braucht die Geschwulst, nach dem was wir in der Mittheilung erfahren, doch nichts anderes als wie unter irgend welchem Einfluss (Entzündung, Blutung, Thrombose) zerfallendes, polypöses, histologisch gutartiges Adenom gewesen zu sein. — Ein von Schuchardt[1]) kurz erwähnter Fall kann wegen der zu spärlichen Details auch nicht zur Stütze der sog. malignen Adenome der Cervix dienen. - Der Fall von Sänger[2]) ist auch kein „reines“ malignes Adenom im obigen Sinn, ist aber auch sonst nicht beweisend. Es heisst „die drüsigen Wucherungen zeigen theils einschichtiges, theils durch Wucherung der Ersatzzellen mehrschichtiges Epithel ohne Durchbrechung der Membrana limitans und ohne Ausfüllung zu geschlossenen Alveolen.“ Die weichen Wucherungen nahmen die ganze Cervix ein und quollen zum äusseren Muttermund hervor. Dabei war die Wand der Cervix makroskopisch von der Neubildung nicht ergriffen, während mikroskopisch ein Eindringen der Neubildung nur an einzelnen Stellen und nur in den obersten Schichten der Muscularis cervicis als vorhanden zu constatiren war. Da nach Sänger's Auffassung eine krebsige Veränderung an den Drüsen nicht bestanden hat, so kann sich die Annahme einer malignen Geschwulst histologisch nur auf jenes minimale Eindringen in die Muscularis gegründet haben. Das darf aber bei der bekanntlich so unbestimmten Grenze der Cervicaldrüsen nach unten nicht als Beweismoment angesehen werden. Auch hier kann, wenn man jene Drüsenwucherungen nicht für carcinomatös halten will (was sich bei der Knappheit der Angaben nicht gerade besonders sicher entscheiden lässt), nur ein histologisch gutartiges, diffus polypöses Adenom angenommen werden, das klinisch natürlich sehr wohl (durch Blutungen und dadurch veranlasste Kachexie) bösartig gewesen sein kann, so dass die Totalexstirpation wohl indicirt war.

Der Sänger'sche Fall leitet zu der Frage über, in wie weit denn die sog. malignen Adenome der Cervix wirklich maligne waren, und worauf sich anatomisch die Diagnose gründete. Wir sehen von der klinischen Malignität ab, die ja auch (in Folge von Entzündung, Zerfall, Blutung) einem histologischen gutartigen Gewächs zukommen kann, und betrachten nur die anatomischen Merkmale. Als ein Hauptmerkmal der Malignität wird der Befund von in die Tiefe vorgedrungenen

[1]) Weitere Erfahrungen über die paravaginale Amputation. Arch. f. Chir. Bd. LIII, Heft 3, S. 473.

[2]) Centralbl. f. Gyn. Nr. 45, 1896, S. 1154 u. 1155.

Drüsencomplexen bezeichnet, so dass die Cervicalwand an der betreffenden Stelle tief von der exquisit typisch-drüsigen Neubildung durchsetzt, von ihr substituirt wird. Das Kriterium für Malignität kann aber hier an der Cervix nur mit sehr grosser Reserve anerkannt werden. Vergegenwärtigen wir uns nur, welche Verschiedenheit betreffs des Tiefenwachsthums der Drüsen in der Cervix herrscht und dass bei chronischen Entzündungen, bei manchen sog. Erosionen, vor Allem bei lacerirten Ectropien (besonders in der Schwangerschaft) eine massenhafte und tiefgreifende Drüsenwucherung, eine Durchwucherung von regulär neugebildeten Drüsenschläuchen durch das Portiogewebe, beobachtet werden kann. Also allein schon eine Hyperplasie der Drüsen kann zu einer Durchsetzung des Portiogewebes führen. Nehmen wir nun an, dass eine solche Drüsenhyperplasie sich zu einem geschwulstartigen Wachsthum steigern kann, so entsteht ein Adenom, dessen, im Vergleich zur Hyperplasie dichte, mehr eine einheitliche Geschwulstmasse darstellende Drüsenmassen nun von Haus aus auch in der Tiefe des Gewebes sitzen.

Die Massen des Adenoms werden sich dann bei ihrem weiteren Wachsthum sowohl nach oben (flächenartig oder als Polyp) als auch nach unten ausbreiten können. Eine maligne Geschwulst wäre das aber noch nicht, sondern davon wäre erst die Rede, wenn die typisch-drüsige Geschwulst sich fortschreitend und destruirend über das Gebiet der Cervix hinaus ausbreiten würde. Hat die Drüsenwucherung, sei es Hyperplasie oder Adenom, die Neigung cystisch zu werden, so ist noch viel weniger bereits vorhandenes Drüsenmaterial und sicher gar nicht immer ein Adenom nöthig, um einen grossen Theil des cervicalen Gewebes mit kleincystischen Räumen dicht zu durchsetzen. Auch hier ist darum im anatomischen Sinn von Malignität natürlich noch keine Rede.

Von diesem Gesichtspunkt aus kann man auch berechtigten Zweifel erheben, ob der Fall von C. Eckardt[1]) (72jähr., sehr kräftige Frau mit solidem Carcinom des Fundus uteri und „malignem" cystischem Adenom der Cervix) als ein maligner zu bezeichnen ist. Ich muss ihn für ein einfaches cystisches Adenom halten, dessen üppiger Ausbreitung jedenfalls die atro-

[1]) a. a. O.

phische Beschaffenheit des senilen Portiogewebes zugute kam. Auch klinisch kann die Geschwulst der Cervix kaum als maligne bezeichnet werden. — Der I. Fall von Gebhard[1]) könnte, was seine geringe Ausbreitung angeht, die sich auf den unteren Theil der Cervix beschränkte, gleichfalls ganz gut ein Adenom sein, desgleichen der Fall von Hoffert (G. Klein[2]) trotz des Hineinreichens des Neoplasmas in die zwei oberen Cervixdrittel. (36jähr. Frau; Complication mit Portiocarcinom [Platten-Epithelkrebs] im untersten Theil.)

Die klinische Seite der Frage soll hier zwar nur flüchtig gestreift werden; jedoch weiss ich mich im Einverständniss mit sehr erfahrenen Gynäkologen, wenn ich behaupte, dass auch klinisch der Sitz von Drüsenwucherungen tief im Cervical-Gewebe noch nicht als maligner anzusehen ist, wenn die Wucherung nicht fortschreitet. Es folgt daraus, dass mit einem mikroskopischen Präparat, wenn dasselbe der Cervix entnommen, das Bild des „reinen malignen Adenoms“ bietet, für die klinische Beurtheilung nicht viel gewonnen ist. Es wird sich in solchen Fällen empfehlen, an recht zahlreichen und guten Präparaten festzustellen, ob die Drüsenbildungen wirklich überall „rein adenomatös“ sind (und dann handelt es sich eben um ein Adenom), oder ob sich nicht doch jene, oben öfter erwähnten Atypien (Polymorphie, Mehrschichtigkeit) in grösserer Ausdehnung finden lassen, welche dazu berechtigen, die drüsenartigen Wucherungen als Adenocarcinom zu bezeichnen.

Zum Schluss noch einige Worte über die klinische Seite unserer Beobachtung. Obwohl mir die eingehendere Beurtheilung der klinischen Nutzanwendungen, welche etwa aus diesem Falle zu ziehen wären, natürlich ferner liegt, wird zunächst auf die Frage noch eingegangen werden müssen, ob das Carcinom erst nach der Amputation des Uterus entstanden ist oder zur Zeit derselben, also vor 5 Jahren, vielleicht bereits bestand oder gewissermassen im Werden begriffen war. Und weiter wäre zu fragen, müsste man, wenn die Portio damals sicher gesund war, die Möglichkeit, dass sich dort später ein Carcinom entwickeln könnte, so stark berücksichtigen, dass man darum die Totalexstirpation hätte wählen müssen? In der Krankengeschichte vom Jahre 1892 wird die Portio zwar als verdickt und zerklüftet bezeichnet, doch glaube ich, dass daraus nicht der Schluss gezogen werden muss, dass die Portio bereits von einer

[1]) a. a. O.
[2]) Ueber malignes Cervix-Adenom. In.-Diss. München 1897.

malignen Neubildung eingenommen war. Nach meiner Meinung bestand damals ein zerklüftetes Lacerationsectropium, das, wie Breisky betonte, wohl nicht selten den Ausgangspunkt für ein Carcineom abgeben mag und im vorliegenden Fall als der Ausgangspunkt unserer Geschwulst anzusehen ist, das aber damals noch keine Kriterien einer malignen Wucherung besass.

Es ist möglich, dass auch eine Probeexcision behufs histologischer Prüfung nichts anderes als Erosionsdrüsen nachgewiesen haben würde. Möglich aber auch, dass ein auffallender Reichthum an Drüsen bestand und dass die Drüsenwucherungen eventuell tiefer, als man es vielleicht für normal halten möchte, in das Gewebe der Portio eindrangen. Aber wo ist da die Grenze markirt, und wem wäre es nicht bekannt, welche Verschiedenheit betreffs des Tiefenwachsthums der Drüsen an der Cervix herrscht und — was bereits oben betont wurde — wie bei chronischen Entzündungen, aber auch vor Allem bei lacerirten Ectropien (besonders in der Gravidität) eine massenhafte und tiefgreifende Drüsenbildung sich etablirt, ohne dass man darum von maligner Drüsenwucherung reden darf? Dazu ist man nur berechtigt entweder, wenn die Drüsenwucherung schon rein histologisch den Stempel der Malignität an sich trägt (ausgeprägte Mehrschichtigkeit polymorpher Zellen), oder wenn klinisch deutlich eine progrediente, destruirende Geschwulst vorliegt.

Man darf wohl das Facit ziehen, dass angesichts der damaligen Lage der Dinge die Amputation vollkommen berechtigt war, sofern man ihr aus klinischen Gründen vor der Totalexstirpation den Vorzug geben zu müssen glaubte. Man konnte dem Stumpf damals nicht ansehen, was noch daraus werden würde, und wenn man ihn noch als gesund befand, so erwartete man die eventuelle spätere Entwickelung eines Carcinoms an ihm um so weniger, als ja im Allgemeinen der Cervixstumpf nach der Amputatio uteri sich so stark involvirt, dass er fast schwindet, wobei das obere Vaginalende gleichfalls atrophirt, wie im Senium. — Ich möchte hier noch eine Beobachtung anfügen, deren Mittheilung mir Herr Medicinalrath Küstner in Breslau freundlichst gestattete. In einem Falle von Amputatio uteri myomatosi mit starker Ausbreitung in die Ligamente bei einem Fräulein (Lehrerin) von 43 Jahren, fand ich zwei Tage später bei der Section ein verjauchtes, cavitäres Cervixcarcinom, welches sich erst nach Aufschneiden des engen Orificium externum präsentirte, für die klinische Beobachtung aber nicht zugängig gewesen war. Der Befund war nach verschiedenen Richtungen hin von Bedeutung. Zunächst, weil uns der mit der zerfallenden Geschwulst behaftete Stumpf eine natürliche Erklärung für das Zustandekommen der septischen Peritonitis gab, welcher die Patientin erlag. Besonders lehrte der Befund aber auch, dass die richtige Beurtheilung der wahren Beschaffenheit des zu conservirenden Stumpfes gelegentlich so schwierig sein kann, dass sie zur Unmöglichkeit wird. Wie sehr sich aber die Bevorzugung der Amputatio uteri vor der Totalexstirpation in ähnlichen Fällen unmittelbar oder im eventuellen weiteren Verlauf rächen muss, das liegt auf der Hand. Jedoch möge es der Entscheidung der Kliniker überlassen bleiben, ob es erlaubt ist, aus dieser und der oben mitgetheilten Erfahrung am Sectionstisch allgemeinere Folgerungen für die Wahl des operativen Verfahrens bei der Radicaloperation von Myomen des Uterus zu ziehen.

Anhang.

Bemerkungen über die sog. Impf-Metastasen der Vagina.

Die Metastasen in der Vaginalwand in dem Falle von Adenocarcinom (vergl. S. 5) interessirten uns besonders im Hinblick auf die Frage der sog. Impf-Metastasen. Luden doch die zahlreichen knötchenförmigen, scheinbar der Vagina aufgepfropften Metastasen zunächst zu der Annahme ein, dass es sich hier wohl um eine Implantation losgelöster Zellmassen der zerfallenden krebsigen Cervix handeln möchte. Doch liess sich an einer genügenden Anzahl von Durchschnitten schon makroskopisch unzweifelhaft feststellen, dass die Entstehung der vaginalen Metastasen auch hier auf dem natürlichsten, gerade für Carcinome typischen Wege [1]), nehmlich durch Propagation auf dem Lymphweg, sich vollzogen hatte. Fig. 1 lässt schon erkennen, dass einmal ein directer, grober Zusammenhang eines Theils der Vaginalknoten mit den cervicalen bezw. paracervicalen Hauptgeschwulstmassen besteht. Mikroskopisch liess sich dann ferner zeigen, dass krebsig injicirte Lymphgefässe allenthalben in der Vagina, sowohl in den subepithelialen als in den mittleren, und in besonders auffallender Dicke in deren tieferen Schichten vorkommen. Es ist nicht schwer zu verfolgen, wie im Anschluss an diese Wege hier und da besonders in der hinteren (unteren) Vaginalwand grössere carcinomatöse Zellcomplexe entstanden,

[1]) Dass die Metastasirung bei Carcinomen am zeitigsten und häufig ausschliesslich auf dem Lymphweg geschieht, besteht auch auf Grund der interessanten Arbeit von Goldmann: „Anatomische Untersuchungen über die Verbreitungswege bösartiger Geschwülste. Beitr. z. klin. Chir. XVIII, 3. 1897“ zu Recht.

die allmählich das Vaginalgewebe nach dem Vaginalschlauch zu durchwuchsen, um dann nach Emporheben und Zerstörung des Deckepithels an der freien Oberfläche zu erscheinen, wo sie dann als falsche Impf-Metastasen sich präsentiren. Es wird daher in dem vorliegenden Falle zum Verständniss des Zustandekommens der Metastasen in der Vagina die Annahme des retrograden Transportes auf dem Lymphweg zwar vollkommen genügen, da wir die Lymphgefässe mit Krebsmassen gefüllt und die Hauptbahn nach dem Becken zu durch die dort entwickelten Geschwulstmassen als verschlossen betrachten können. Doch wäre auch angesichts der im Bezirk der Vaginalknoten gefundenen krebsigen Füllungen von Venen (s. S. 22) die Frage zu ventiliren, ob nicht auch retrograder Transport in den Venen erfolgt sein könne.

Der retrograde Transport in der Venenbahn wäre hier auf folgende Weise zu denken: Im Bereich des Cervicalcarcinoms oder seiner Umgebung erfolgte ein Einbruch von Krebsmassen in Venen des Plexus uterinus, welche nach der Amputatio uteri noch da waren. Von hier lösten sich Massen los, welche in der offenen Bahn des Plexus vaginalis durch einen von der Vena hypogastrica her wirkenden Druck (der nur gering zu sein braucht: Bauchpresse, Hustenstösse), der sich entweder direct auf die Venen des Plexus uterinus oder durch die kurzen Venae uterinae (den gemeinsamen Stamm des Plexus utero-vaginalis) hindurch fortsetzte, rückläufig in der Vaginalwand weiter transportirt wurden; da, wo sie sich festsetzten, entstanden Metastasen.

Es gelang ohne grosse Mühe krebsig gefüllte Venen in der Gegend des Cervicalstumpfes nachzuweisen und leicht waren auch viele offene Aeste des Plexus vaginalis in der Höhe des Uebergangs von Vagina in Cervix zu finden. Wenn demnach auch die Bedingungen zum retrograden Venentransport gegeben waren und wenn derselbe auch — wie der Befund krebsig gefüllter Vaginalvenen beweist — thatsächlich zur Metastasirung benutzt wurde, so tritt doch der Venenweg im Vergleich zu dem auf das Dichteste occupirten Lymphweg an Bedeutung völlig zurück. Den retrograden Transport auf dem Venenweg erwähnte ich aber darum etwas genauer, weil er bei der Beurtheilung von Vaginalmetastasen bei Uteruscarcinom im Allgemeinen eine noch zu geringe Berücksichtigung findet.[1]) Was die Ausbreitung auf dem Lymphweg angeht, so ist besonders für die Entstehung der Vaginalmetastasen nach Uteruscarcinom auf die Möglichkeit eines retrograden Transportes in einer der gewöhnlichen entgegengesetzten Richtung hinzuweisen, wobei noch besonders zu berücksichtigen ist, dass die Metastasirung auch so erfolgen kann, dass die als Transportbahn dienende Lymphbahn discontinuirlich mit Krebsmassen ausgefüllt ist, dass eine auch mikroskopisch freie Strecke zwischen Tumor und Metastase bestehen kann, wo die Lymphbahn offen ist. Diese Umkehr der Stromrichtung sehen wir, wie uns vor Allem Untersuchungen von v. Recklinghausen gelehrt haben, dann, wenn Hindernisse, hier durch den Collumkrebs gegeben, in die Strombahn eingeschaltet sind.

Vergegenwärtigt man sich diese zahlreichen Möglichkeiten der Entstehung von Vaginalmetastasen, so wird man mit einiger Skepsis an die sog. spontanen Impfmetastasen der Vagina herantreten.

Sehen wir uns nur z. B. die Beweisführung von Emil Fischer[2]) an, der u. A. die Aufmerksamkeit auf die angebliche Entstehung multipler secundärer Krebsknoten in der Vagina durch Ueberimpfung losgelöster Theile von einem Corpuscarcinom lenkte. Stückchen von dem krebsigen Corpus und die excidirten Metastasen in der Vagina stimmten histologisch überein. Haupttumor und Metastasen waren durch eine breite Zone „normalen“ Gewebes von einander getrennt. Darum, so folgert Fischer, sind die secundären Knoten als Implantationsmetastasen aufzufassen. Den Schluss halten wir jedoch nicht für zulässig; denn die Behauptung, dass die Verbindungsstrecke gesund, „normal“ war, ist eine Muthmassung nur nach dem klinischen Befund. Es ist vielmehr, da das Collum bereits durch die Geschwulstmassen fixirt war (so dass auch darum die Totalexstirpation unmöglich war) durchaus wahrscheinlich, dass eine anatomische

[1]) Wie ich sehe, hat auch Pick (Berl. Klinische Wochschrift Nr. 49, 1897) auf die Möglichkeit einer retrograden Embolie in Vaginalvenen in den Fällen hingewiesen, wo sich vaginale Metastasen bei den vielumstrittenen malignen Tumoren der Chorionzotten fanden (so in den Fällen von Apfelstedt, Neumann, Pick).

[2]) Zur Entstehung secundärer Scheidenkrebse bei primärem Gebärmutterkrebs. Zeitschr. f. Geburtsh. u. Gyn. XXI. Bd. 1891.

Untersuchung einen Zusammenhang von Haupttumor und Metastasen nachgewiesen haben würde, der durch gröbere oder vielleicht auch nur mikroskopische Stränge in der Tiefe des bei der klinischen Untersuchung vielleicht als ganz normal erscheinenden vaginalen bezw. des paravaginalen und paracervicalen Gewebes (wie in unserem Fall) hergestellt wurde. Die Wege, welche diese Carcinomstränge nehmen und auf welchen sie sich, retrograd, ausbreiten, zeigt unser Fall ja auf das Deutlichste. Diese lymphatischen Wege sind so ausserordentlich reichlich vorhanden, dass man in Fällen, wie in dem erwähnten von Fischer, um so sicherer auf ihnen die vorgezeichnete Bahn für die Metastasen erblicken muss, als von einer genauen oder mikroskopischen Untersuchung, durch welche das ausgeschlossen worden wäre, ja nicht die Rede ist.

Auch für das oft citirte Beispiel von „Impfmetastase“, nehmlich Carcinomknoten in der Nähe der Urethralmündung bei Corpuscarcinom, wie es Kaltenbach[1]) zuerst berichtet, ist der sichere Beweis nicht erbracht; denn wenn es heisst, dass „die sämtlichen zwischenliegenden Gewebe vollkommen gesund waren“, so ist das eben doch nur so zu verstehen, dass makroskopisch nichts Pathologisches bemerkt wurde. Aber auch hier ist wieder an retrograden Transport zu denken, worauf auch v. Herff (Naturforscherv. Braunschweig 1897) hinweist: wenn einmal die Lymphgefässe des Uterus und des Vaginalgewölbes durch Carcinom verschlossen oder durch Operation in Wegfall gekommen seien, so schlage der Lymphstrom andere Wege ein und besonders gefährdet sei dann der Urethralwulst — Auch von 4 anderen klinischen Beobachtungen von Portio- und Cervixcarcinom mit angeblicher Transplantation von Geschwulstkeimen auf entferntere Vaginalpartien, welche Fischer anführt (a. a. O. S. 190), ist auch nicht ein einziger auch nur entfernt als Impfmetastase bewiesen. Denn wer sagt denn, um nur einen dieser Fälle wörtlich herauszugreifen („69jähr. Frau. Inoperables Cervixcarcinom. Grosses carcinomatöses Ulcus der hinteren Vaginalwand, vom Cervixcarcinom durch breite Zone normal aussehenden Gewebes getrennt“), dass hier nicht vielleicht sogar ganz grobe makroskopische oder mikroskopische Verbindungen im paravaginalen Gewebe bestanden haben? Der ausschliessliche Sitz der Metastasen an der hinteren (unteren) Vaginalwand lässt Fischer an die Möglichkeit der Entstehung durch „herabgefallene“ Carcinomkeime denken. In unserem Falle sehen wir wieder, dass gerade hier die praeformirten breiten Strassen von der Cervix und dem paracervicalen Gewebe in die Vaginalwand sich finden.

Ohne auf die Frage der Impfmetastasen im Allgemeinen weiter einzugehen, möchte ich daran erinnern, dass ich bereits an anderer Stelle[2]) speciell bei Erwähnung der Impfmetastasen

[1]) Berl. Klin. Wochenschr. 1889 Nr. 18.

[2]) E. Kaufmann, Lehrb. d. spec. pathol. Anatomie. Berlin, Georg Reimer. 1896. S. 729.

vom Corpus auf die Cervix oder gar umgekehrt, betonte, dass man den Beweis zu erbringen habe, dass erstens die ganze Strecke zwischen primärem Tumor und Metastasen auch mikroskopisch keinen Zusammenhang durch Krebsstränge zeigt und dass zweitens auch ein discontinuirlicher Zusammenhang durch Verschleppung von Krebspartikeln auf dem Lymphweg — wobei auch der retrograde Transport zu berücksichtigen ist — auszuschliessen ist. Auch ist in allen Fällen die mikroskopische Untersuchung der Blutgefässe, speciell der Venen, nicht zu unterlassen, und auch hier ist der retrograde Transport zu berücksichtigen. Mit der Forderung strengerer anatomischer Beweise werden die Beobachtungen wenigstens von spontanen Impfmetastasen jedenfalls wohl etwas seltener werden. Uebrigens macht sich ja auch in Kreisen der Gynäkologen bereits eine unverkennbare Reaction gegen das starke Anwachsen der Fälle von Impfmetastasen geltend.[1])

Meine Bedenken richten sich, wie ich ausdrücklich bemerken möchte, vor Allem gegen die zu leichtgläubige Annahme von spontanen Impfmetastasen, während natürlich nicht geleugnet werden soll, dass Partikel von Carcinomen, die zufällig bei operativen Eingriffen abgelöst und mit Haken, Nadel oder Messer in die gesunde Tiefe eines genügend ernährten Gewebes — hier der Vagina — eingebettet werden, dort gelegentlich als echte Impfmetastasen sich weiter entwickeln können. So gut wie das für normale Epidermiszellen sicher ist, wie wir das an den traumatischen Epithelperlen und Epithelcysten besonders an den Händen (Fingern) sehen,

[1]) Ich verweise z. B. auf die Verhandl. d. Naturforscherv. zu Braunschweig 1897, auf die skeptische Haltung von v. Herff, die ablehnende von J. Veit und die Bemerkungen von Sänger, der die Annahme einer Inoculation, Implantation in dem Umfang, wie Winter sie hinstellte, zur Erklärung der Carcinomrecidive für mindestens unnöthig hält. Nach Sänger's Ansicht entstehen fast alle Recidive aus sitzen gebliebenen Resten (Lokalrecidive) oder aus auf dem Lymphweg weiter verstreuten Herden (Infectionsrecidive von Thiersch) während Implantationsmetastasen — wenn auch ihr Vorkommen absolut sicher gestellt sei — doch nur ein seltener Vorgang seien.

ebenso wird das für lebensfähige Krebszellen zuzugeben sein. Doch theile ich vollkommen die Bedenken, z. B. von Sänger, Impfmetastasen bezw. Impfrecidive an solchen Stellen anzunehmen, wo notorisch die zahllosen, vom Krebs bevorzugten Bahnen liegen, so in den Parametrien. Aber auch spontane Impfmetastasen in der Vagina halte ich nach dem, was bis jetzt von Mittheilungen vorliegt, für höchst zweifelhaft.

Ein Beitrag zur Kenntniss der syphilitischen Mastdarmgeschwüre.

Von Prof. Dr. Karl Schuchardt in Stettin.

(Hierzu Taf. III.)

Zu den traurigsten Capiteln menschlichen Leidens und zugleich den dunkelsten Gebieten der Pathologie gehören gewisse, hauptsächlich beim weiblichen Geschlechte vorkommende, mit Schwielen-, Fistel- und Stricturbildung verbundene Mastdarmgeschwüre. Ihr Aussehen, wie sie sich gewöhnlich bei der Section darstellen, hat Ponfick[1]) mit folgenden Worten meisterhaft beschrieben: „Die Verschwärung beginnt gewöhnlich einige Centimeter oberhalb der Analöffnung, nimmt bald nur den unteren, bald zugleich auch den mittleren Abschnitt des Mastdarms ein, lässt aber bezeichnender Weise gerade den Analring selber und dessen Umgebung unversehrt. Das meistens durchaus circulär gestaltete Ulcus ist ausgezeichnet durch die bestimmte, nicht selten völlig lineare Abgrenzung, sowie die Glätte und Reinheit der Ränder, welche scharf geschnitten, wenig unterminirt und weder geschwollen noch gerötet zu sein pflegen. Der tief in das Gewebe hineingreifende Grund wird theils von einer sehnenähnlich weissen Schicht — der Submucosa — theils von den

[1]) Breslauer ärztliche Zeitschrift 1884, Nr. 6.

quer verlaufenden Bündeln der Muscularis gebildet und zeigt, in Folge der Dürftigkeit und Hinfälligkeit der aus beiden hervorspriessenden Granulationen, auffallend wenig von dem körnigen Aussehen sonstiger Geschwürsflächen. Nur an einzelnen Stellen bemerkt man unregelmässige Gruben und Löcher, welche sich häufig als die Ein- oder Ausgänge von Fisteln erweisen, die durch die Muscularis hindurch in das paraproktale Fettgewebe dringen, um nach mannichfach gewundenem, zuweilen spitzwinklig umbiegendem Verlaufe bald blind zu endigen, bald zur Seite oder hinterwärts vom Anus zum Vorschein zu kommen. Immer aber ist die Wand des Rectums in der ganzen Länge des Defectes sehr verdickt und in einem so hohen Grade speckig-schwielig verhärtet, dass vor Allem hierdurch jene bedeutende Verengerung des Lumens entsteht, aus welcher die beschwerlichsten Symptome des Leidens entspringen. Die Ausdehnung dieser Strictur entspricht bald nur dem mittleren, die tiefste Zerstörung aufweisenden Theile des Defectes, bald ist fast in der ganzen Länge des Geschwürs eine allerdings nicht ganz gleichmässige Beschränkung der Passage vorhanden. Häufig fehlt es daneben in den Partieen des Darmrohres oberhalb der Stenose auch nicht an mancherlei Ausbuchtungen und Knickungen, welchen bald die Kothstauung, bald pseudomembranöse Adhäsionen mit den Nachbartheilen, vorzüglich der Gebärmutter, bald auch beide Momente im Verein, ihren Ursprung verdanken."

Ueber die Natur dieser merkwürdigen Mastdarmgeschwüre ist bisher immer noch keine volle Einigung erzielt, obgleich seit den Arbeiten Gosselins'[1]) und v. Baerensprung's[2]) eine fast unübersehbare Literatur über diesen Gegenstand erschienen ist.[3]) Während man zwar von Alters her annahm,

[1]) Gosselin, Recherches sur les rétrécissements syphilitiques du rectum. Archives de médecine 1854.

[2]) v. Baerensprung, Die bei Syphilitischen beobachteten Krankheiten des Mastdarmes. Charité-Annalen 1855.

[3]) S. die Arbeiten von
Monnot, Charles, Contribution à l'étude du syphilome ano-rectal. Thèse, Paris 1882.
Juliusburger, Beiträge zur Kenntniss von den Geschwüren und Stricturen des Mastdarms. Breslau 1884.

dass dies Leiden einer venerischen Erkrankung im weitesten Sinne des Wortes seinen Ursprung verdanke, glaubten die Einen, dass es sich dabei mehr um die Folgen örtlicher Ansteckung handle (Gosselin's „Chancre anal", Desprès's „phagedaenischer Mastdarmschanker"), während die Anderen eine constitutionelle Ursache, eine wirklich syphilitische Infection annehmen. Auch unter denjenigen, welche die syphilitische Natur der Krankheit anerkannten, gab es über ihre Pathogenese verschiedene Meinungen. Einige leiteten sie von syphilitischen Primäraffecten (Schanker, Comdylomen), Andere von zerfallenden und vernarbenden gummösen Schleimhautgeschwüren ab, andere endlich behaupteten, dass auch eine fortschreitende syphilitische hyperplastische Infiltration der Darmwand ohne Ulceration zur narbigen Schrumpfung des Mastdarmes führen könne (Fournier's „Syphilome ano-rectal"). Im Allgemeinen war aber doch wohl die Mehrzahl der Aerzte von der syphilitischen Natur des Leidens überzeugt, bis neuerdings von pathologisch-anatomischer Seite her Zweifel an der Richtigkeit dieser Auffassung auftauchten.

Diese entstanden hauptsächlich dadurch, dass die Anatomen nur höchst selten in die Lage kamen, die erste Entwickelung der Krankheit zu beobachten. Bei ihrem natürlichen Ablaufe sind in der That, wie dies Ponfick treffend schildert, meist nur ganz veraltete Processe im Darme auf dem Sectionstische aufzufinden, die ihren specifischen Charakter längst eingebüsst haben und einfach chronische torpide Geschwüre darstellen. Dieser Mangel an positivem anatomischem Beweismateriale erschütterte allmählich die alte Lehre von der syphilitischen Natur jener Krankheit, zumal die bei Syphilis bewährten Medikamente sich gegen die Mastdarmstricturen meist als gänzlich unwirksam erwiesen. Man übersah dabei, dass auch viele andere der tertiären Periode der Syphilis angehörenden Erkrankungen einer Behandlung durch Quecksilber oder Jodkali unzugänglich sind, weil diese Mittel nur das specifisch-syphilitische Infiltrat beseitigen, das in den späteren Stadien innerhalb der reaktiven Bindegewebs-wucherungen ganz zu Grunde gegangen ist. Indem man nun nach anderen Erklärungen für die Entstehung der „sogenannten syphilitischen Mastdarmgeschwüre“ suchte, beschuldigte man allerlei traumatische und mechanische Vorgänge (Coitus praeternaturalis, Verletzungen durch Clysma, Kothstauung) und vor Allem die gonorrhoische Infection der Mastdarmschleimhaut als die Ursache der Geschwüre und Verengerungen. Was die drei erstgenannten Schädlichkeiten anbelangt, so ist es wenig wahrscheinlich, dass Verletzungen des Mastdarmes, selbst wenn allerlei septische Vorgänge dabei mit im Spiele sind, so umfangreiche, ausgesprochen bösartige und fortschreitende Gewebsveränderungen erzeugen sollten, wie wir sie ausser bei Syphilis sonst nur bei Tuberculose, Actinomykose und bösartigen Neubildungen entstehen sehen. Aus demselben Grunde ist es auch höchst gewagt, die Koprostase, welche ja wohl bisweilen oberflächliche folliculäre Geschwürsbildungen im Darme zu erzeugen vermag, für jene tiefgreifenden und malignen Zerstörungen des Mastdarmes verantwortlich zu machen, zumal aus der klinischen Beobachtung mit Sicherheit hervorgeht, dass die Stauung der Kothmassen im Darme zwar die weitere Entwickelung der Geschwürsbildungen und Verengerungen ungünstig zu beeinflussen im Stande ist, aber für ihre erste Entstehung in keiner Weise maassgebend ist. Denn der Gang der Dinge ist gewöhnlich der, dass man, wenn Schmerzen beim Stuhlgange und Eiterabgang aus dem Mastdarme zu einer genauen Untersuchung desselben Veranlassung geben, dicht oberhalb des Sphincter flache Geschwüre vorfindet, die sich im Laufe der nächsten Wochen und Monate allmählich nach oben hin ausdehnen. Eine Verengerung des Mastdarmes ist in diesem Anfangsstadium noch durchaus nicht vorhanden, vielmehr ist der Process noch völlig auf die Schleimhaut und Submucosa beschränkt. Auch pflegen im Beginne des Leidens viel eher Durchfälle zu bestehen als eine Stauung der Kothmassen, die sich erst im weiteren Verlaufe, in Folge der Schmerzhaftigkeit der Stuhlentleerungen und der allmählichen Ausbildung der Verengerung hinzugesellt.

Wenn demnach Nickel[1]) die Koprostase als den letzten Grund der „sogenannten syphilitischen Mastdarmgeschwüre“ bezeichnet, so verwechselt er Ursache und Wirkung. Bekanntlich führt selbst die Colotomie trotz der gänzlichen Ableitung der Fäkalmassen von dem erkrankten Darmabschnitte zwar oft einen erheblichen zeitweisen Nachlass der Eiterung und eine vorübergehende Besserung herbei, fast niemals aber eine wirkliche Ausheilung des Processes, der vielmehr seinen verderblichen Gang trotzdem, wenn auch vielleicht etwas langsamer weiter nimmt.[2]) Ich beobachtete sogar, dass die Anfangs noch auf den Mastdarm beschränkten Geschwüre nach der Colotomie die ganze Flexura sigmoides ergriffen und schliesslich die Colotomiewunde selbst der Sitz gummöser Ulcerationen und weitgehender specifischer Unterminirungen der Bauchhaut wurde.

Sehr viel mehr Beachtung für die Aetiologie jener Geschwüre verdient unstreitig die gonorrhoische Infection der Mastdarmschleimhaut, über deren verhältnissmässig häufiges Vorkommen wir namentlich durch die in Albert Neisser's Klinik ausgeführten systematischen bacteriologischen Untersuchungen Aufschluss erhalten haben[3]). Wir müssen die Gonorrhoe als Ursache von Mastdarmverengerungen um so mehr in Betracht ziehen, als uns ja der analoge Vorgang von der Harnröhre her genügend bekannt ist. Nach einer chronischen Gonorrhoe entstehen nicht nur hochgradige Verengerungen mit bindegewebiger Entartung der Harnröhrenwand, sondern mitunter sogar so umfangreiche Schwielen in der Umgebung der Harnröhre, dass sie selbst eine bös-

[1]) Nickel, Paul, Ueber die sogenannten syphilitischen Mastdarmgeschwüre. Virchow's Archiv 1892. Bd. 127, S. 279.

[2]) Der Fall von Thiem (Verh. d. D. Gesellsch. f. Chir., XXI Congr., 1892. I, S 49), der durch die Colotomie dauernd geheilt und bei dem der künstliche After später wieder geschlossen wurde, steht bisher einzig da. S. auch die Discussion über die Vorträge von Knecht und Vf. in der Freien Vereinigung der Chirurgen Berlins. 1894. 8. Jan. u. 12. Febr.

[3]) Neuberger, Ueber Analgonorrhoe. Archiv für Dermatologie und Syphilis. 1894.

artige Geschwulst vortäuschen können [1]). Die Möglichkeit, dass durch die Thätigkeit des Gonococcus, unmittelbar oder durch Vermittelung durchgebrochener Abscesse der Bartholin'schen Drüsen und Rectovaginalfisteln (Poelchen)[2]), Geschwüre, Narben und Verengerungen des Mastdarmes entstehen können, ist demnach nicht von der Hand zu weisen. Doch ist meines Erachtens der sichere Nachweis bis jetzt noch keineswegs erbracht, dass hierdurch wirklich ähnliche Darmstricturen, wie die syphilitischen entstehen können. Es gelang zwar Frisch [3]), in einem von ihm beobachteten Falle von Mastdarmtripper nicht nur ulceröse Processe in der Schleimhaut aufzufinden, sondern auch in dem Geschwürssekrete und in Schnitten des ulcerösen Gewebes die Gonococcen nachzuweisen. Neuberger konnte jedoch diesen Befund nicht bestätigen. Es liegt demnach vorläufig noch kein Grund vor, aus dem einen positiven Befunde allgemeine Schlussfolgerungen zu ziehen, und selbst wenn sich bei der Untersuchung excidirter Partikelchen aus dem Geschwürsgrunde, wie sie diese beiden Forscher vornahmen, öfters Gonococcen vorfinden sollten, würde damit noch nicht der Beweis geliefert sein, dass nicht gleichzeitig auch eine syphilitische Erkrankung des Darmes vorgelegen habe. Warum soll nicht eine Combination von Syphilis und Gonorrhoe vorkommen, indem sich auf einem syphilitischen Geschwüre Gonococcen nachträglich ansiedeln?

Ein sicherer Beweis für die syphilitische oder nichtsyphilitische Natur der Krankheit kann nur durch eine Untersuchung des erkrankten Darmrohres in seiner ganzen Dicke erbracht werden, und zwar, da wir bei der Syphilis vorläufig auf die histologischen Kriterien allein angewiesen sind, durch den Nachweis des specifischen Granulationsgewebes und der Gummata. Ein

[1]) Schuchardt, Karl, Ueber Callusgeschwülste der männlichen Harnröhre. Deutsche med. Wochenschr. 1890, Nr. 45.

[2]) Poelchen, Ueber die Aetiologie der stricturirenden Mastdarmgeschwüre. Virchow's Archiv Bd. 127, S. 182.

[3]) Frisch, Ueber Gonorrhoea rectalis. Verh. der Würzburger phys.-med. Ges. N. F. Bd. XXV.

brauchbares Material zu derartigen Untersuchungen ist uns erst zugänglich geworden, seitdem die Chirurgie, angesichts der mangelhaften Erfolge der früheren Behandlungsmethoden, dazu übergegangen ist, den ganzen erkrankten Darm zu exstirpiren [1]) und dadurch auch die früheren Stadien des Leidens der anatomischen Untersuchung zugänglich gemacht hat. Auf Grund meiner eigenen operirten und anatomisch untersuchten Fälle habe ich bereits in früheren Veröffentlichungen [2]) mich bemüht, die alte Lehre von der syphilitischen Natur der Mastdarmgeschwüre wieder in ihr Recht einzusetzen, weil ich stets gummöse Veränderungen schwerer Art in dem erkrankten Darme hatte nachweisen können. Die weiteren Erfahrungen, die ich auf jenem Gebiete seitdem sammeln konnte, haben mich in meiner Anschauung noch mehr bestärkt, zumal sie neuerdings eine erfreuliche Bestätigung durch Rieder [3]) gefunden haben, der seiner Arbeit

[1]) J. Israel und Küster, Chirurgen-Congr. 1883. — Riegner, Ueber Exstirpation des Mastdarmes wegen ausgedehnter Verschwärungen. Bresl. ärztl. Zeitschr. 1884, S. 25. — Körte, Schuchardt, Verh. d. freien Vereinigung d. Chir. Berlins. 1884, 8. Jan. u. 12. Febr. — Sick, Ueber Exstirpation d. Rectums bei syphilitischer Erkrankung. Jahrb. d. Hamburger Staatskrankenanstalten 1890. — Lange, F., Ueber die hohe Mastdarmresection und -Amputation, insbesondere bei specifischen Ulcerationen und ihren Folgezuständen. Festschr. f. Esmarch. Leipzig und Kiel 1893. — Herczel, E., Ueber die Behandlung hochsitzender luetischer Mastdarmstricturen mittelst der Kraskeschen sacralen Exstirpation. Wiener med. Wochenschr. 1892, Nr. 27. — Schede, M., Ueber die Resection des Mastdarmes bei den stricturirenden Geschwüren desselben. Chirurgen-Congress Berlin 1895. — Quénu, E., Traitement des rétrécissements syphilitiques du rectum par l'exstirpation. Bull. et mém. de la soc. de chir. de Paris. T. XVII, S. 140.

[2]) Velhagen, Carl, Beitrag zur Kenntniss der syphilitischen Mastdarmgeschwüre. Diss. Greifswald 1889. — Schuchardt, Karl, Ueber Mastdarmsyphilis. Deutsche med. Wochenschr. 1889, Nr. 52. — Schuchardt, Karl, Pathologie der Mastdarmsyphilis. Berl. klin. Wochenschr. 1894, Nr. 41.

[3]) Rieder, R., Zur Pathologie und Therapie der Mastdarmstricturen. Verhandl. d. D. Ges. f. Chirurgie. Berlin 1897, S. 400. S. a. Esmarch, Friedrich, Die Krankheiten des Mastdarmes und des Afters. Deutsche Chirurgie, Lief. 48, 1887, wo ein von Heller

das grosse Material der Hamburger Staatskrankenhäuser zu Grunde gelegt hat. Angesichts dieser übereinstimmenden positiven Ergebnisse müssen wohl die Zweifel an der syphilitischen Natur der Krankheit verstummen, wenngleich natürlich nicht ausgeschlossen ist, dass ausnahmsweise auch andere Ursachen zu ähnlichen Mastdarmgeschwüren und -Verengerungen führen können und dass die oben besprochenen mechanischen und infectiösen Momente vielleicht auch als Gelegenheitsursachen bei der Entstehung der syphilitischen Mastdarmgeschwüre eine gewisse Rolle spielen.

Wenngleich nun im Allgemeinen die Frage der syphilitischen Natur des Leidens hiernach wohl als im positiven Sinne beantwortet betrachtet werden darf, so erscheint es mir doch wünschenswerth, auf seine erste Entwickelung noch genauer einzugehen, als ich dies in meinen bisherigen Veröffentlichungen gethan habe, zumal auch in Rieder's Arbeit die frühesten Stadien der Mastdarmsyphilis weniger berücksichtigt worden sind.

Der neue von mir operirte Fall von Mastdarmsyphilis im ersten Stadium, den ich dieser Arbeit zu Grunde lege, stimmt in Bezug auf den geradezu pathognomonischen Befund mit meinen drei früher beschriebenen Fällen vollkommen überein. Seine klinische Geschichte ist um so beweisender, als es sich um eine Kranke aus gebildeten Kreisen handelt und die ausschliesslich syphilitische Ursache des Leidens absolut sicher zu Tage liegt.

Frau X., 30 J. (Privatpraxis), ist seit $2^1/_2$ Jahren verheirathet. Der Mann hat 1888 eine luetische Infection durchgemacht und ist damals zuerst vergeblich mit Sublimat-Einspritzungen, darauf, als die secundären Erscheinungen nicht zurückgehen wollten, mittelst Schmierkur behandelt worden und seitdem ganz gesund geblieben bis auf leichten Haarausfall. Eine Gonorrhoe hat niemals bestanden. Patientin wurde im ersten Jahre ihrer Ehe gravid und kam im 7. Monate mit einem schlecht entwickelten Kinde nieder, das nach einigen Wochen starb. Im Frühjahre 1895 bemerkte sie auf beiden Vorderarmen einen Hautausschlag, der unter örtlicher Anwendung von Unguentum praecipitati unter Hinterlassung

genau untersuchter Fall mit gummösen Knoten in der Darmwand mitgetheilt wird. Der Fall ist ausführlich beschrieben in der Dissertation von J. Brandis, Ein Fall von Dickdarmsyphilis, Kiel 1884.

pigmentirter Narben ausheilte. Im Sommer desselben Jahres begannen Erscheinungen von Seiten des Mastdarmes, Eiterabgang, Schmerzen beim Stuhlgange, behinderte Entleerung, und die sonst sehr kräftige Patientin kam erheblich herunter.

Die Untersuchung des Mastdarmes am 2. 12. 95 ergab an dem vorderen Umfange des Afters einige weiche lappige Papillome. Der untere Theil der Mastdarmschleimhaut ist vollkommen narbig entartet und verengert sich trichterförmig nach oben bis zu einer etwa anderthalb Fingerglied über dem After gelegenen Strictur. Diese ist so eng, dass man nur einen kleinen Theil der Kuppe des Zeigefingers hindurchführen kann, doch gewinnt man dabei den Eindruck, als ob die Schleimhaut oberhalb noch im Ganzen gesund sei. Nur an einer kleinen Stelle scheint bereits Narbenbildung oberhalb der Strictur stattgefunden zu haben. Auch die Untersuchung durch die Scheide steht hiermit in Uebereinstimmung, indem oberhalb der Strictur keine erheblichen Verhärtungen in der Mastdarmwand nachgewiesen werden können. Aus diesem Grunde wird bei der am 3. 12. 95 vorgenommenen Operation nur ein 7—8 cm langes Stück des Mastdarmes exstirpirt, und zwar in der Weise, dass zunächst der After sammt den erwähnten Papillomen umschnitten und die Darmwand mit Schonung des Sphincter herausgelöst wird. Dann wird vom hinteren Afterrande ein Längsschnitt zur Steissbeinspitze geführt und theils von diesem, theils vom Septum recto-vaginale aus, die Auslösung des unteren Mastdarmabschnittes bis $1^1/_2$ Querfinger oberhalb der Strictur vollzogen. Darauf wird der Mastdarm in seiner vorderen Wand bis über die Strictur hinaus längs gespalten. Nachdem hierauf die über der Verengerung liegenden Abschnitte des Darms genau untersucht werden konnten, zeigte sich, dass die Schleimhaut noch mindestens 3 Finger breit weiter über die Grenze hinaus, die zunächst zur Exstirpation bestimmt war, die Zeichen der beginnenden gummösen Schleimhaut-Erkrankung in ausgezeichneter Weise darbot. Namentlich die pathognomonischen blaurothen, linsengrossen Knötchen fanden sich hier in wechselnden Abständen über die Innenfläche der Schleimhaut vertheilt, auch für das Gefühl deutlich kenntlich. Ausserdem war die ganze Schleimhaut im Zustande der Schwellung und auch die Submucosa schien bereits leicht verdickt zu sein. Trotz dieses Befundes wurde jedoch der ursprüngliche Operationsplan beibehalten, in der Ueberlegung, dass eine radicale Entfernung des gesammten erkrankten Darmstückes einen ungleich grösseren Eingriff erfordern und sich functionell sehr viel ungünstiger gestalten würde, während es jetzt hauptsächlich darauf ankam, die Strictur zu beseitigen, und man hoffen konnte, die noch ganz jungen specifischen Infiltrate durch eine energische Hg-Kur vielleicht doch zu beseitigen. Schliesslich wäre ja als letztes Mittel noch die spätere Entfernung eines weiteren Mastdarmstückes übrig geblieben. Es wurde also der vordere Winkel des oberen Mastdarmendes in die Hautwunde eingenäht und der Mastdarm schrittweise circulär abgeschnitten und überall fest mit der Haut vernäht. Das Bauchfell kam dabei nicht zu Gesicht. — Glatter Wundverlauf. Entlassen am 17. 12. — 31. 1. 96. Patientin stellt sich wieder vor, nachdem sie zu Hause im Ganzen 30 Inunctionen à 3 gr. Uguent. hydrargyr. cin. gemacht hat. Sie hat sich sehr erholt, hat jeden Tag ohne Beschwerde dicken Stuhlgang und vollkommene Continenz. Am Mastdarmeingange finden sich noch einige blutende Granulationen, namentlich rechts ein Granulationsknopf, der bereits mehrere Male abgeschnitten ist, aber immer wieder nachwächst. Die Mastdarmschleimhaut ist völlig weich. Die specifischen Knoten sind kleiner und härter geworden, wie kleine Sandkörner zu fühlen. Pat. soll jetzt Jodkali nehmen und sich mit Balsam. Peruvianum verbinden.

Die nächsten 2 Jahre fühlte sich Pat. im Allgemeinen körperlich stets wohl, wenn auch eine mässige Eiterung aus dem Mastdarm fortbestand. Der Stuhlgang war regelmässig und von breiiger Beschaffenheit. Am 12. Mai 98 erkältete sich Pat. beim Wäscheaufhängen. Tags darauf Frösteln, angehaltener Stuhlgang. Nach Ol. Ricini traten starke Schmerzen und Auftreibung des Leibes auf, später auch Icterus und Albuminurie, Brechreiz und Aufstossen, leichte Oedeme. Bei der Aufnahme in das Krankenhaus am 20. 5. war der Leib stark aufgetrieben, nicht druckempfindlich. Auf hohe Wassereingiessung gehen zahlreiche Flatus ab. Stuhlgang erfolgt nur wenig. Temperatur: 39,3 im Mastdarm. Puls schlecht. Leichte Somnolenz. Tod am Nachmittage.

Sectionsbefund. Gut genährte Leiche. Starkes Fettpolster. Erheblicher Icterus. Keine Oedeme. Bauch stark meteoristisch. In der Bauchhöhle viel flüssiges, stark gelbliches Exsudat. Darmschlingen hier und da mit fibrinösen Belägen bedeckt. Dünn- und Dickdarm hauptsächlich durch Gas aufgebläht, mit nur wenig dünnflüssigem Inhalte. Gummöse Neubildungen finden sich am Bauchfell nicht vor. Beim Herausnehmen der Beckenorgane ergiebt sich, dass das den Mastdarm umgebende Bindegewebe in erheblichem Umfange, zum Theil bis auf eine Breite von 5 cm in eine weiche, zerfliessliche, leicht icterische Eitermasse verwandelt worden ist. Die seiner Zeit durch die Operation entfernte untere Mastdarmpartie ist durch eine ziemlich glatte, für einen Finger bequem durchgängige Narbe ersetzt worden. Oberhalb derselben finden sich, etwa 10 cm weit nach aufwärts reichend, eine Anzahl flacher, fast nur auf die Schleimhaut sich beschränkender Geschwüre mit eigenthümlich serpiginösen Rändern. Der Grund derselben ist glatt, weisslichgelb mit eingesprengten rothen Streifen, die Ränder der Geschwüre schiefrig gefärbt. Diese blaugraue Färbung setzt sich, etwas schwächer werdend, auch auf die umgebende, noch unversehrte Schleimhaut eine Strecke weit fort. Die Geschwürsbildung nimmt dicht oberhalb der narbigen Verengerung etwa $^4/_5$ des Mastdarm-Umfanges ein, während nach oben die flachen Geschwüre in Form fingerartiger spitzer Verschmälerungen endigen. Etwas oberhalb findet sich noch ein erbsengrosses, isolirtes kleineres Geschwür mit ziemlich scharfen schiefrigen Rändern, in dessen Grunde einige graue Knötchen sichtbar sind. Eine Verengerung des von der Geschwürsbildung befallenen Darmabschnittes ist nicht vorhanden. Der übrige Darmkanal ist frei von Veränderungen. In der ziemlich grossen Leber findet sich ein linsengrosser grauweisser Knoten, der als Gummi anzusprechen ist. Die Nieren sind gross, icterisch, und zeigen eine starke Verfettung der Rindensubstanz. Die übrige Section wurde nicht ausgeführt.

Epikrise. Wie schon bei der Operation zu erkennen war, hatte die Exstirpation des Mastdarmes nicht völlig im Gesunden stattgefunden. In dem zurückgebliebenen kranken Darmtheile waren flache Geschwürsbildungen eingetreten, von verhältnissmässig gutartigem Charakter und ohne jede Neigung zur Strikturbildung. 2 Jahre lang hatte ein örtlich und allgemein befriedigender Zustand bestanden, bis eine von den Darmgeschwüren ausgehende akute Infektion durch periproktitische Phlegmone und Peritonitis dem Leben rasch ein Ende machte. Durch eine nochmalige höher hinaufreichende Mastdarmexstirpation vor dem Eintritt der Katastrophe hätte vielleicht eine völlige Heilung, freilich mit Verlust des Sphincter, erzielt werden können.

Das exstirpirte Mastdarmstück hat im Ganzen eine Länge von 7 cm (s. Fig. 1). Etwa die Hälfte hiervon wird durch die Striktur eingenommen (III). Im Bereiche derselben ist die Schleimhaut gänzlich verloren gegangen und durch ein theils grauweisses, theils röthlichgraues Narbengewebe ersetzt worden. Die Innenfläche des Darms ist an dieser Stelle zum Theil auffallend glatt, zum Theil mit tiefen Gruben und strahligen Einsenkungen versehen. Die Dicke der Darmwand beträgt $^1/_2$—1 cm. Im oberen Drittel des Präparates, oberhalb der Striktur, ist die Darmwand sehr erheblich verdickt $1^1/_2$—2 cm und ungewöhnlich blutreich (I). Ganz besonders hyperämisch ist die Schleimhaut, in der sich zahlreiche dunkel-blaurothe 2—4 mm grosse halbkuglige über die Oberfläche hervorragende Knötchen vorfinden. Zwischen den Knötchen finden sich vielfach kleine Blutaustritte. An der Grenze zwischen der verhältnissmässig noch wohl erhaltenen, jedoch mit Knoten durchsetzten Schleimhaut und dem narbig veränderten unteren Mastdarmabschnitte befindet sich eine etwa 1 cm breite Zone (II), wo die gummös infiltrirte und hyperämische Schleimhaut zum Theil noch erhalten, zum Theil jedoch schon fettig entartet ist, was sich durch zahlreiche röthlich gelbe Flecken zu erkennen giebt. In dieser Zone finden sich nach unten zu auch bereits einige narbige Stellen.

Zur mikroskopischen Untersuchung wurden unmittelbar nach der Operation Stücke des exstirpirten Darmes in Formol fixirt und später in Paraffin eingebettet. Besondere Rücksicht wurde auf die merkwürdigen blaurothen Knoten genommen, von denen ein besonders typisches Exemplar in Serienschnitte zerlegt wurde. Nach Veröffentlichung der von Rieder benutzten Färbungsmethode durch

Weigert[1]) habe ich Gelegenheit genommen, die von Rieder[2]) gewonnenen interessanten Ergebnisse einer Nachprüfung zu unterwerfen. Ich will im Voraus bemerken, dass ich seine Angaben, was den syphilitischen Prozess im Darme betrifft, grösstentheils vollkommen bestätigt gefunden habe.[3])

Da in allen Fällen von frühzeitig zur Beobachtung kommender Mastdarmsyphilis ein Fortschreiten des geschwürigen Processes vom After aus nach oben klinisch mit Sicherheit zu erkennen ist, so haben wir das erste Stadium der Krankheit in denjenigen Theilen des Darmkanals oberhalb der Striktur zu suchen, die sich durch hochgradige Hyperämie der Darmwand, namentlich ihrer Schleimhaut und durch die Bildung der von mir als pathognomonisch angesehenen blaurothen Knötchen in der Schleimhaut auszeichnen, (I. Fig. 1.)

Die mikroskopische Untersuchung dieses Gebietes ergiebt nun, dass die Schleimhaut hier gänzlich in ein eigenthümliches Granulationsgewebe umgewandelt ist, welches theils aus leukocytenähnlichen Elementen, theils aus grösseren epithelioiden Zellen besteht und vielfach helle, länglich gestreckte Lücken zwischen sich frei lässt (s. Fig. 2). Diese senkrecht zur Darmoberfläche stehenden Lücken sehen zunächst fast wie Reste Lieberkühn'scher Drüsen aus, doch überzeugt man sich bei genauerer Untersuchung, dass es Bluträume sind, die aber einer selbständigen Wandung gewöhnlich entbehren, vielmehr unmittelbar von den hier meist spindelförmigen Zellen des Granulationsgewebes begrenzt und zum Theil mit rothen Blutkörperchen angefüllt sind. Vielfach finden sich in diesen Räumen auch Netzwerke von Fibrin, die sich von dort aus in das benachbarte Gewebe hinein eine Strecke weit fortsetzen. Elastische Fasern, durch die Rieder-

[1]) Weigert, C., Ueber eine Methode der Färbung elastischer Fasern. Centralbl. f. allg. Pathologie und pathologische Anatomie. IX. 1898. Nr. 8/9.

[2]) Rieder a. a. O. und Beiträge zur Histologie und pathologischen Anatomie der Lymphgefässe und Venen. Centralbl. f. allg. Pathologie und pathologische Anatomie. IX. 1898. Nr. 1.

[3]) Für die Anfertigung der mikroskopischen Präparate bin ich meinen Herren Assistenten Dr. Bunge u. Dr. Rathcke zu Danke verpflichtet.

sche Färbung nachweisbar, finden sich in der Granulationsschicht nicht vor.

Die darüber liegende, der Submucosa angehörende Schicht bietet bei der Betrachtung mit schwacher Vergrösserung zweierlei Bestandtheile dar, ein helleres, mehr streifiges, anscheinend fibröses Gewebe und zellige Anhäufungen, die sich theils in langgestreckten Zügen, theils in unregelmässigen Haufen, theils endlich in der Form grösserer und kleinerer Knoten (Gummata) anordnen. Diese letzteren sind öfters central aber auch manchmal excentrisch von einem oder mehreren grösseren meist venösen Blutgefässstämmen durchsetzt und zeigen auch sonst keine gleichmässige Zusammensetzung, sondern gewöhnlich mehrere Stellen stärkerer Tinktion im Centrum und an der Peripherie.

Die gröberen Blutgefässe der Submucosa liegen meist in kleinen Gruppen zusammen; sonst ist von Gefässen nicht viel zu sehen, nur fällt auf, dass die anscheinend fibröse Schicht von zahlreichen unregelmässigen kleinen Längsspalten durchsetzt ist.

Um so überraschendere Aufschlüsse über die Zusammensetzung dieses Gewebes gewährte die Anwendung der Riederschen Färbung, die für das Studium der syphilitischen Entzündungen nicht warm genug empfohlen werden kann. Schon bei schwacher Vergrösserung sieht man zahlreiche blauschwarz gefärbte elastische Fasern in dem fibrösen Gewebe vertheilt. Betrachtet man das Präparat mit Hülfe von Oelimmersionslinsen, so ist man überrascht von dem grossen Reichthum an elastischen Fasern, sowohl in dem fibrösen Gewebe als in den noch zelligen granulationsähnlichen Massen.

Wenn wir zunächst von den letzteren ausgehen, so kann man auf das Deutlichste wahrnehmen, dass das scheinbar solide Granulationsgewebe aus einzelnen Zellenterritorien zusammengesetzt ist, welche blutgefüllte venöse Stämme einschliessen, deren innere Umrisse noch völlig wohlerhalten sind. Hier besteht also das Granulationsgewebe wesentlich aus einer perivasculären Zellenwucherung, und es entstehen dadurch manchmal Bilder, wie wir sie bei gewissen Formen von Angiosarcomen antreffen.

Auch die von Rieder beschriebenen meso- und endovasculären Wucherungen sind oft in deutlichster Weise sichtbar. Mitunter ist ein Zellhaufen nur noch dadurch als ein umgewandeltes Blutgefäss erkennbar, dass er von concentrischen Lagen elastischer Fasern durchsetzt ist, welche die ursprüngliche Wand des Gefässes markiren, während sie durch unregelmässige Zellenwucherungen von aussen und innen her mehr oder weniger auseinandergedrängt und verschoben sind. Die zelligen Wucherungen bestehen aus dicht aneinanderliegenden ziemlich grossen unregelmässig geformten Zellen, deren Protoplasmafortsätze namentlich im Lumen der Gefässe sich öfters in communicirenden Ausläufern miteinander verbinden, und runden oder spindelförmigen Kernen.

In den mehr fibrösen Theilen des Gewebes rücken die Zellen weiter auseinander und werden durch ein mehr oder weniger reichliches helles, homogenes oder schwach streifiges Zwischengewebe getrennt, das von zahlreichen kleinen und grösseren Spalträumen durchsetzt ist. Schliesslich finden sich nur noch Reste von Zellen als verstreute runde oder spindelförmige Kerne. Ueberall findet sich jedoch eine reichliche Durchsetzung dieses Gewebes mit elastischen Fasern vor, so dass wohl kaum ein Zweifel möglich ist, dass auch dieses Gewebe aus Gefässwucherungen hervorgegangen ist, in denen die zelligen Elemente allmählich zu Grunde gegangen sind.

Von den gummösen Bildungen im eigentlichen Sinne, die als förmliche Knoten sich darstellen, ist noch Folgendes zu erwähnen. Abgesehen davon, dass sie sich häufig an grössere Blutgefässe, namentlich Venen, anschliessen, oder von ihnen durchsetzt sind, gehen in ihrer Bildung oft auch die Wandungen grösserer Gefässe auf, in ähnlicher Weise, wie dies von dem Granulationsgewebe beschrieben wurde. Wo dies der Fall ist, besteht die gummöse Neubildung meist aus grossen unregelmässig rundlichen oder spindelförmigen Zellen mit bläschenförmigen runden Kernen, zwischen denen zahlreiche elastische Fasern unregelmässig eingelagert sind. An solchen Stellen ist demnach die Gefässwand durch Wucherung ihrer einzelnen Bestandtheile völlig auseinander gesprengt worden.

Abgesehen von den grösseren Blutgefässen ziehen aber auch zahlreiche dünnwandige Capillaren durch die Gummata hindurch, kenntlich durch ihre blassere Färbung und ihre regelmässig geordneten spindelförmigen Zellkerne. In diesen feinsten Gefässen finden sich keine elastischen Fasern.

Die Hauptmasse der in dem Gewebe sich befindenden Zellen steht somit, wie ich in Uebereinstimmung mit Rieder feststellen konnte, in einem innigen Zusammenhange mit den Blutgefässen. Hierzu kommt noch ein wechselnder Gehalt des Gewebes an Leukocyten, die sich stellenweise, besonders in der Umgebung nekrobiotischer Herde, zu dichteren Anhäufungen zusammenfinden und hierdurch am gefärbten Präparate die eigenthümliche ungleichmässige Zeichnung vieler Gummata, die dunklen Stellen im Inneren derselben hervorrufen. Eine ausgesprochene Verkäsung ist in den vorliegenden Präparaten nicht zu beobachten. Man findet nur herdweise die Färbbarkeit einzelner Zellkomplexe herabgesetzt, hie und da wohl auch einzelne Zellen gar nicht mehr färbbar.

Zu erwähnen ist endlich noch, dass sich auch vielkernige meist ziemlich kleine Riesenzellen in den gummösen Knoten verstreut vorfinden. Die Kerne derselben sind meist in unregelmässiger Weise durch den Zellleib vertheilt.

Von ganz besonderem Interesse sind noch die innerhalb der Schleimhaut als dunkelblaurothe rundliche Knötchen erscheinenden, für das Frühstadium der Mastdarmsyphilis pathognomonischen Bildungen. Ihre feinere Zusammensetzung stellt Fig 3 bei schwacher Vergrösserung dar. Die eigenthümliche Betheiligung der Blutgefässe, durch welche sich der ganze Process auszeichnet, nimmt hier ganz besonders sonderbare Formen an, indem sich dieselben zu einem reichverzweigten Netzwerke von Capillaren und kleinen Venenstämmen entwickeln, die mit einer Telangiektasie stellenweise die grösste Aehnlichkeit hat. Einzelne Venen, an der Basis des Knotens, sind geradezu in kleine Varixknoten umgewandelt und strotzend mit Blut angefüllt. Durchweg sind auch hier die Venenwände im Zustande starker Zellenwucherung. Das zwischen ihnen, sowie den ectatischen Capillaren gelegene Gewebe besteht zunächst aus epithelioiden Zellen, zwischen denen verstreute Leukocyten in wechselnder Menge, Fibrin-Exsudation und rothe Blutkörperchen anzutreffen sind. In der Submucosa finden sich, wie die Abbildung zeigt, mehrfach geschwulstförmige kleine Gummiknoten. Man kann hiernach diese merkwürdigen Gebilde als gummöse Telangiektasien der Schleimhaut bezeichnen, und sie durch eine besonders hochgradige Steigerung jener specifischen Gefässerkrankung erklären, durch welche sich die syphilitische Granulationsbildung vor allen anderen Vorgängen auszeichnet.

Um die Ergebnisse unserer Untersuchung nochmals zusammenzufassen, so beginnt die syphilitische Erkrankung des Mastdarmes anatomisch damit, dass sich die Schleimhaut in ein eigenthümliches Granulationsgewebe umwandelt, welches, wie alle syphilitischen Neubildungen, in innigen Beziehungen zu den Blutgefässen steht und zum Theil als eigenthümlich umgewandelte Gefässwandungen anzusehen ist. Pathognomonisch für dies erste Stadium der Krankheit sind die merkwürdigen blaurothen, prominirenden Knötchen an der Oberfläche der erkrankten Schleimhaut, die wir als gummöse Telangiektasien gekennzeichnet haben. Gleichzeitig mit der Entwickelung des Granulationsgewebes und der Telangiektasien in der Schleimhaut findet eine Absetzung specifischen Gewebes und gummöser Knoten in der Submucosa und den tieferen Schichten des Darmes statt. Durch den auf Nekrobiose beruhendem Zerfall des specifischen Gewebes entstehen zunächst oberflächliche, oft serpiginöse Geschwüre, weiterhin tiefe mit narbiger Schrumpfung verbundene Substanzverluste und Stricturen.

Die eigenthümlichen blaurothen Knötchen finde ich zuerst beschrieben von Huët[1]), der sie als das erste Stadium der

[1]) Huët, Ueber syphilitische Affectionen des Mastdarms mit Abbildungen in Behrend's Syphilidologie. Neue Reihe. Bd. II. S. 1. Erlangen 1860. Die Abbildungen sind in v. Esmarch's Krankheiten des Mastdarmes und des Afters, Deutsche Chirurgie, Lief. 48. S. 94 u. 95 wiedergegeben.

gummösen Schleimhautinfiltration aufgefasst hat. Uebereinstimmend mit meinen Befunden sind ferner die Schilderungen, welche einige französische Autoren von den frühen Stadien der Mastdarmsyphilis gemacht haben. Abgesehen von der älteren treffenden Beschreibung Gosselin's liefert namentlich Hamonic[1]) unter der Bezeichnung „Rectite proliférante“ ein gutes Bild der Veränderungen, welche die Darmschleimhaut im ersten Stadium der Mastdarmsyphilis erleidet. Die Schleimhaut verliert ihre Geschmeidigkeit, fühlt sich härter an als gewöhnlich, ihre Innenfläche ist uneben, übersät mit kleinen Buckeln, sodass sie durch ihre körnige Oberfläche dem tastenden Finger ein ganz eigenartiges Gefühl darbietet.

Erklärung der Abbildungen.

Tafel III.

Fig. 1. Syphilitisches Mastdarmgeschwür, etwa ein halbes Jahr nach dem Beginn des Leidens exstirpirt. 30jähr. Frau. Natürliche Grösse.

- I. Hyperämische und granulirte Schleimhaut mit den pathognomonischen blaugrauen Knötchen (gummösen Telangiectasien).
- II. Verfettung und Zerfall des gummösen Gewebes.
- III. Narbige Retraction.
- × Elephantiastischer Knoten der Afterhaut.

Fig. 2. Mikroskopischer Schnitt durch die Darmwand (Schwache Vergrösserung). Erklärung im Text.

Fig. 3. Gummöse Telangiectasie der Mastdarmschleimhaut (Schwache Vergrösserung). Erklärung im Text.

[1]) Hamonic, Sur la rectite proliférante. Thèse Paris 1885; s. a. Jacquinot a. a. O. S. 19.

Die Geschwülste der Gartner'schen Gänge.

Von Privatdocent Dr. Gustav Klein in München.

Sowohl beim männlichen als beim weiblichen Embryo kommt es zur Bildung von 2 Gangpaaren, welche die Verbindung der Keimdrüsen (Hoden, Eierstöcke) und Nebenkeimdrüsen (Nebenhoden, Nebeneierstöcke) mit dem Sinus urogenitalis herstellen. Diese zwei Gangpaare sind:

1. Die Wolff'schen Gänge, welche beim Manne zu den Vasa deferentia werden, beim weiblichen Fötus jedoch unter normalen Verhältnissen zu Grunde gehen und nur in pathologischen Fällen persistiren; bleiben sie beim Weibe im postfötalen Leben bestehen, so bezeichnet man sie als die Gartner'schen Gänge.

2. Die Müller'schen Gänge; sie gehen beim Manne unter normalen Verhältnissen schon im fötalen Leben bis auf ein kleines distales Stück zu Grunde; dieses distale Stück findet sich fast stets postfötal im Bereiche des Caput gallinaginis als Vagina masculina, Weber'sches Organ (Sinus pocularis, fälschlich als Uterus masculinus bezeichnet). In pathologischen Fällen können auch von den Müller'schen Gängen postfötal beim Manne grössere Strecken persistiren; solche Beobachtungen sind besonders bei Thieren wiederholt gemacht worden, z. B. von Leuckart, welcher bei männlichen Lämmern Uterus und Scheide fand. Selten finden sich beim Manne grössere Strecken der Müller'schen Gänge persistirend. Einen der bemerkenswerthesten Fälle dieser Art hat 1860 von Franqué beschrieben, welcher bei einem männlichen Individuum (Hoden und Nebenhoden, Vasa deferentia) Scheide, Uterus und Tuben mit Fimbrien und Ostium abdominale fand.

Beim Weibe persistiren die Müller'schen Gänge und

aus ihnen entwickeln sich die Tuben, der Uterus und die Scheide.

Bis zu diesem Punkte der Darstellung sind heute wohl alle Untersucher einig, nachdem auch Nagel (23) seine frühere Theorie aufgab, dass die Scheide nicht von den Müller'schen Gängen, sondern vom Sinus urogenitalis abstamme.

Scheinbar liegen also die Dinge jetzt sehr einfach: Beim Manne persistiren unter normalen Verhältnissen die Wolff-schen Gänge (Vasa deferentia) und es atrophiren die Müller-schen Gänge; beim Weibe persistiren umgekehrt die Müller-schen Gänge (Tuben, Uterus, Scheide) und es atrophiren die Wolff'schen Gänge.

Sowie man aber von diesen normalen Verhältnissen auf das Studium der pathologischen Persistenz der beiden Gangpaare übergeht, findet man in der Literatur die grösste Verschiedenheit der Anschauungen, ja Darstellungen, welche einander geradezu widersprechen.

Besonders gross ist die Verwirrung in einem Punkte, nehmlich in der Lehre von der Persistenz der Wolff-schen Gänge beim Weibe, also der Gartner'schen Gänge und ihrer Abkömmlinge.

Diese Frage kann natürlich nur auf Grund der normalen Verhältnisse und ihrer Entwickelung gelöst werden. Davon ausgehend wird sich erst feststellen lassen, an welchen Stellen sich im Genital-Apparat des Weibes persistirende Theile der Wolff'schen Gänge und ihre Abkömmlinge finden können.

A. Verlauf der Wolff-Gartner'schen Gänge beim Weibe.

Nach Entwickelung der Müller'schen Gänge findet man beim weiblichen Embryo zunächst die Wolff'schen Gänge noch in ganzer Länge, also von der Urniere neben den Müller'schen Gängen bis herab zum Sinus urogenitalis. Wenn sich die Müller'schen Gänge zu Tuben, Uterus und Scheide umbilden, wäre also zu erwarten, dass die Wolff'schen Gänge vor ihrer Atrophie und im Falle der Persistenz noch entlang und im Bereiche der Tuben, des Uterus und der

Scheide verlaufen. Thatsächlich nimmt die Mehrzahl der Autoren an, dass der proximale Theil der Wolff'schen Gänge im Ligamentum latum unterhalb der Tuben bogenförmig zum Uterus hinzieht und in der Höhe des Orificium internum uteri oder etwas darüber sich in die Muskelsubstanz des Uterus einsenkt.

Aber schon für diese proximale Strecke der Gartner'schen Gänge, ihre gelegentlich persistirenden Theilstrecken und die sich daraus entwickelnden Geschwülste herrscht keine Einheit der Darstellung. So will Kossmann (16 u. 17) die Tumoren des Ligamentum latum im Bereich der Tube nicht auf die Wolff'schen sondern auf die Müller-schen Gänge zurückführen, und zwar vorwiegend als Neben-Tuben und ihre Derivate deuten. Zweifellos trifft diese Deutung für jene Tumoren zu, welche in der Tubenwand selbst sich entwickeln. Viele im Ligamentum latum sitzende Organrudimente und ihre Geschwülste sind jedoch — abgesehen von den Nebeneierstöcken selbst und ihren Abkömmlingen — auf die Wolff'schen Gänge zurückzuführen.

Eine andere Abweichung findet sich in v. Recklinghausen's Monographie (30) „Die Adenomyome und Cystadenome der Uterus- und Tubenwandung, ihre Abkunft von Resten des Wolff'schen Körpers." Wie schon der Titel sagt, leitet er diese Geschwülste nicht von den Wolff'schen Gängen, sondern vom Wolff'schen Körper ab.

Nun ist aber wohl der allgemeine Sprachgebrauch der, als Wolff'schen Körper den proximalen drüsigen Theil der Urniere, also das Parovarium zu bezeichnen, als Wolff-schen Gang jedoch nur den Ausführungsgang. Das Parovarium, der persistirende Wolff'sche Körper, liegt — daher hat es seinen Namen — neben dem Eierstock, und seine Abkömmlinge können höchstens im Bereiche des proximalen Theils der Tube, nicht primär im Tubenwinkel und in der Uteruswand liegen. Im Tubenuteruswinkel und in der Uteruswand sind dagegen die Reste und Abkömmlinge des Wolff'schen Ganges zu erwarten.

Noch grösser wird die Verschiedenheit der Darstellung

für die distale Strecke der Wolff-Gartner'schen Gänge, also im Bereich der Scheide und des Hymen.

Zwar stimmen alle Untersucher darin überein, dass die Müller'schen Gänge neben den Wolff'schen Gängen den Sinus urogenitalis erreichen. Aber schon der von den meisten Autoren gebrauchte Ausdruck „münden" ist für das distale Ende der Müller'schen Gänge unzutreffend; denn die Müller-schen Gänge erreichen zunächst nicht mit offenem Lumen den Sinus urogenitalis, sondern an dieser Stelle besitzen sie einen epithelialen Endpfropf, welcher gerade die Mündung des Lumens in den Sinus eine Zeit lang verschliesst.

Dieser epitheliale Endpfropf ist in der Literatur für das distale Ende der Wolff'schen Gänge von Bedeutung geworden. Nagel (24) lässt nehmlich aus ihm die ganze Scheide sich entwickeln, und er folgert daraus: Die distalen Enden der Wolff'schen Gänge reichen bis zum Sinus urogenitalis neben dem epithelialen Endpfropf der Müller'schen Gänge herab; sobald aber dieser Endpfropf sich distal streckt und unter Bildung eines Lumens zur Scheide wird, bleiben die Wolff'schen Gänge im Wachsthum zurück, sie können sich distal nicht im Bereiche der ganzen Scheide, sondern höchstens bis zum obersten Theil der Scheide, dem Scheidengewölbe, wahrscheinlich aber nur im Bereiche des Uterus finden. Es gäbe also nach Nagel keine Tumoren der Gartner'schen Gänge neben der Scheide und im Hymen.

Die Anschauung Nagel's lässt sich in zweifacher Weise widerlegen. Einerseits entwicklungsgeschichtlich: Die Scheide entwickelt sich nehmlich nicht nur aus dem epithelialen Endpfropf der Müller'schen Gänge, sondern auch — und zwar zum grössten Theile — aus dem mit Lumen versehenen, also thatsächlich röhrenförmigen distalen Stück der Müller-schen Gänge. Man sieht bei Säugern und beim Menschen nach Verschmelzung der Müller'schen Gänge in ihrem mit Lumen versehenen distalen Theile, nicht am epithelialen Endpfropfe, die Portio sich entwickeln, wie dies u. A. schon Tourneux (33) beschrieben und abgebildet hat. Sind also auf Grund entwicklungsgeschichtlicher Ueberlegung die Wolff-schen Gänge schon bis zum Ende der Scheide, d. h. neben der Scheide bis zum Sinus urogenitalis herab zu suchen, so erhält diese Anschauung den thatsächlichen Beleg durch folgende Beobachtung:

Im Genital eines neugeborenen Mädchens waren mit Hülfe mikroskopischer Serienschnitte (12) die Wolff-Gartner'schen Gänge von den Parovarien unterhalb der Tuben im Ligamentum latum bis zum Uteruskörper zu verfolgen. Der rechte Gang senkte sich oberhalb des Orif. int. ut. in die Uterus-Substanz ein und verlief darin bis in die Cervix, wo er blind endete. Der linke Gang zog im Parametrium bis dicht an den Uteruskörper, war hier auf eine kurze Strecke atrophirt, erschien aber bald darauf wieder in der Uterus-Substanz oberhalb des Orif. int. ut. und zog in der seitlichen Uterus-Wand durch die Cervix bis in die Portio, bog hier nach oben um, übersetzte mit einer zweiten Krümmung das Scheidengewölbe und verlief neben der Scheidenwand ununterbrochen bis in den Hymen, in dessen freiem Rande er mündete.

Was aus entwicklungsgeschichtlichen Gründen theoretisch zu erwarten war, zeigte sich also thatsächlich in diesem Präparate eines neugeborenen Mädchens: Wenn der distale Theil der Wolff'schen Gänge beim Weibe persistirt, verläuft er neben der Scheide bis zur Vulva, und zwar endet er im freien Rande des Hymens.

Bei älteren Föten hatten auch schon früher Beigel, Dohrn (5a), van Ackeren (1a) u. A. Reste der Wolff-schen Gänge neben der Scheide, letzterer sogar bis zum Hymen hinab gefunden. Ferner hatten Groschuff und ich (11) (wie denn diese Untersuchungen auch im übrigen von Karl Groschuff und mir gemeinsam angestellt wurden) im Genital eines $4^1/_2$ Monate — post partum — alten Mädchens die Gartner'schen Gänge vom oberen Drittel der Scheide bis in den Hymen herab auf Serienschnitten verfolgt. Nagel, dem ich in Wien diese Präparate demonstrirte, bestritt, dass es sich um die Wolff-Gartner'schen Gänge handle, da in diesem letzten Falle nicht ihr Zusammenhang mit dem Parovarium nachzuweisen war. Auf Grund der Beobachtung beim neugeborenen Mädchen ist nun aber auch die Deutung der beim $4^1/_2$ Monate alten Mädchen gefundenen Gänge klargelegt.

Somit ergiebt sich Folgendes: Die Wolff'-Gartnerschen Gänge verlaufen vom Parovarium im Ligamentum latum unterhalb der Tube bogenförmig bis zum Uterus; sie senken sich in der Höhe des Orif. int. ut. oder darüber in die Muskelwand des Uterus ein und verlaufen in der Uterussubstanz seitlich durch die Cervix bis in die Portio; hier biegen sie um, ziehen über das Scheidengewölbe und verlaufen neben der Scheide bis in den Hymen.

Die persistirenden Wolff'schen Gänge sind bekanntlich schon längst beschrieben worden, bevor noch die Wolff'schen Gänge des Weibes als die Homologa der männlichen Vasa deferentia erkannt waren. Der Ruhm, den persistirenden Wolff'schen Gang des Weibes gefunden zu haben, gebührt Malpighi. Er beschrieb 1681 (22) in einem Briefe an Jakob Spon diese Gänge bei der Kuh, und zwar verfolgte er sie vom distalen Scheiden-Ende bis hinauf zur Gegend des Ovarium. Mit Recht nehmen deshalb Negrini (27) und Ferraresi (56) die Priorität der Entdeckung für ihren Landsmann Malpighi in Anspruch, während die Gänge nach einem späteren Untersucher die Gartner'schen benannt wurden. Gartner (7) hatte sie bei der Kuh (1822) und beim Schwein vom distalen Scheiden-Ende bis in die Nähe der Ovarien verfolgen können.

Da nun Nagel die Möglichkeit bestreitet, dass die persistirenden Wolff'schen Gänge neben der Scheide bis herab zur Scheidenmündung verlaufen, so muss er folgerichtig annehmen, dass die von Malpighi und Gartner gefundenen paravaginalen Canäle nicht die persistirenden Wolff'schen Gänge sind; mit anderen Worten, er kommt zu dem Paradoxon, dass die von Gartner beschriebenen Gänge gar nicht die Gartner'schen sind.

Während später auch durch andere Untersucher das Vorkommen solcher Gänge bei verschiedenen Säugern festgestellt wurde, nahm man für das menschliche Weib die Möglichkeit einer Persistenz der Wolff'schen Gänge im Bereich der Scheide nur theoretisch an, und erst die beiden von Groschuff und mir untersuchten, oben beschriebenen Präparate erbringen den Beweis, dass der ganze distale Abschnitt der Wolff-Gartner'schen Gänge auch beim menschlichen Weibe neben der Scheide bis herab zur Scheidenmündung postfötal persistiren kann.

B. Bau der Gartner'schen Gänge.

Nach Entwicklung der Müller'schen Gänge behält der Wolff'sche Gang noch deutlich zwei Schichten: 1. Ein kubisches bis niedrig-cylindrisches Epithel mit grossen Kernen, so dass bei Kernfärbung und schwacher Vergrösserung das Epithel dunkel erscheint, dunkler als das Epithel der Müller-schen Gänge. — 2. Eine Muskelschicht.

Falls die Gänge auch postfötal persistiren (Gartner'sche Gänge) wechselt ihr Epithel zwischen einschichtig kubischem bis zweischichtigem; im letzteren Falle ist dann die obere, centrale Schicht meist niedrig-cylindrisch, die basale rundlich. Bei streckenweiser Atrophie kommt es zu theilweiser Epithel-Nekrose, das Epithel sieht schollig aus und kann ganz zu Grunde gehen; das Gleiche ist in Cysten der Gartner'schen Gänge der Fall. Die Muskulatur ist besonders stark im Ligamentum latum und in der Uterus-Substanz, weniger in der paravaginalen, am wenigsten in der hymenalen Strecke entwickelt. Sie ist in der Hauptsache eine mittlere Ring-Muskelschicht, welche zwischen zwei schwächeren Längsmuskelschichten liegt.

Bei dem wechselnden Charakter des Epithels ist in zweifelhaften Fällen auf Grund der Epithel-Untersuchung eine Entscheidung nicht möglich, ob es sich um Reste oder Abkömmlinge der Müller'schen oder Gartner'schen Gänge handle. Ebenso bietet die Muscularis dafür nicht den von Kossmann gesuchten Anhaltspunkt, da sowohl die Müller-schen als die Wolff'schen Gänge eine Muscularis besitzen.

Die Entscheidung wird nur durch die Topographie, und zwar besonders durch die gegenseitigen Lageverhältnisse eines Gangrudimentes oder eines Tumors zu Tube, Uterus, Scheide und Hymen gegeben.

Drüsiger Bau der Wolff-Gartner'schen Gänge.

Bemerkenswerth sind die häufigen und oft äusserst zahlreichen, drüsen- oder schlauchähnlichen Sprossen des distalen Theiles der Gartner'schen Gänge. Schon Malpighi kannte sie und Gartner hat beim Schwein im paracervicalen und paravaginalen Theil der Gänge massenhafte Drüsen makroskopisch beschrieben und abgebildet (vgl. Bullinger 5a).

Negrini (27), später Groschuff und ich (12) konnten diese Drüsen bei der Kuh in ausserordentlicher Menge auch mikroskopisch nachweisen, und zwar am zahlreichsten im cervicalen Theil und im Bereich der oberen Scheidenhälfte.

Auch beim Menschen bildet der distale Theil der Gartner'schen Gänge drüsenähnliche Sprossen und Schläuche; der im Lig. lat. liegende Theil der Gänge besass beim neugeborenen Mädchen keine Verästlungen oder Sprossen; im Uteruskörper traten die ersten Verzweigungen auf und in der Cervix und Portio waren sie so massenhaft, dass im Querschnitt der Portio das Bild eines „Wurzelstockes" gegeben war. Neben dem Scheidengewölbe finden sich beim neugeborenen Mädchen noch zahlreiche Sprossen, neben den zwei unteren Dritteln der Scheide beim neugeborenen und beim $4^1/_2$ Monate alten Mädchen nur vereinzelte und kurze Sprossen.

Auch von Meyer (21) sind in der Cervix solche drüsige Schläuche beschrieben und richtig als Abkömmlinge der Gartner'schen Gänge gedeutet worden, wenn er auch den Beweis für diesen Ursprung nicht geführt hat.

Diese Drüsen der Gartner'schen Gänge bilden die Homologa der Drüsen im distalen Theile der männlichen Vasa deferentia. Man kann sogar noch einen weiteren Vergleich anstellen: Beim Manne sind die Drüsen der Vasa deferentia im distalen Theil an einer Stelle zu einem grösseren Drüsen-Apparat angehäuft, nehmlich in den Samenblasen. Auch beim Weibe findet sich eine besonders reiche Drüsenbildung im distalen Theil der Gartner'schen Gänge, nehmlich — wie oben beschrieben — im Bereiche der Cervix und Portio, bei Kuh und Schwein auch noch im Bereiche der Scheide.

Eine Homologie der Samenblasen des Mannes mit diesen gehäuften Drüsen der Gartner'schen Gänge des Weibes kann jedoch nicht ohne Einschränkung angenommen werden: es fehlt nehmlich diesem weiblichen Drüsen-Apparat das centrale Reservoir und die physiologische Function, welche die Samenblasen besitzen. Mit dieser Einschränkung könnte man die in Cervix, Portio und neben der Scheide gehäuften Drüsen der Gartner'schen Gänge als die Homologa des Drüsentheils der männlichen Samenblasen bezeichnen.

Die Annahme einer solchen Homologie ist nicht neu. Zwar schreibt 1852 Leuckart (20), welcher zahlreiche Fälle von Persistenz der Müller'schen Gänge beim männlichen Lamme beobachtet hat, in einer Tabelle der homologen Theile des männlichen und weiblichen Genitals: Mann — Vesicula seminalis, — Weib — vacat. Aber schon früher hat Kobelt (1847) in seiner Arbeit über den „Nebeneierstock des Weibes" folgende interessante Mittheilung gemacht (S. 34/35): „Solche drusige (drüsige?) Anhänge von grösserem Umfange und dickeren Wandungen kommen öfter auch am Scheidenstücke des Ganges vor und sind z. B. von J. Hunter bei zwitterhaften Kühen für die Samenbläschen, sowie der Gang selbst für den Samenleiter gehalten worden." Und Kobelt fügt (S. 35) eine eigene Beobachtung hinzu: Etwa 3 Zoll oberhalb der Mündung in die Scheide befanden sich (bei einem zwitterhaften Rinde) an beiden Gängen zwei gelappte Ausstülpungen, welche leicht für Samenbläschen hätten gelten können."

Die von ihm citirte Stelle J. Hunter's habe ich bisher noch nicht im Original finden können.

Nach Untersuchungen an Säugern hat auch Rieder (32) im oberen Theil der Scheide und neben der Cervix zahlreiche Ausbuchtungen der Gartner'schen Gänge gefunden und die Anschwellungen als Homologa der Samenbläschen gedeutet. Beim Menschen jedoch ist nach ihm „der Gartner-sche Gang nach Ablauf der Embryonalperiode niemals vollständig erhalten." Diese Annahme ist irrig, wie das geschilderte Genital eines neugeborenen Mädchens zeigt. Und das gleiche Genital berechtigt zum Vergleiche zwischen den Samenblasen des Mannes und den in Cervix, Portio und Scheidengewölbe gehäuften Drüsen der Gartner'schen Gänge des Weibes.

Man könnte einwenden, dass beim Manne die Samenblasen mehr distal an den Wolff'schen Gängen sich finden als diese Drüsen an den Gartner'schen Gängen des Weibes. Diesem Einwand kann in zweifacher Weise begegnet werden: Auch beim Manne sitzen die Samenblasen nicht an der Mündung der Vasa deferentia, sondern nur nahe der Mündung. Und bei der ganz verschiedenen Entwickelung der Ausführungswege der männlichen und weiblichen Keimdrüsen sind Unterschiede im Längen-Wachsthum von secundärer Bedeutung. Andererseits giebt es thatsächlich Fälle, in welchen auch bei männlichen Thieren, wenn zugleich Scheide und Uterus persistiren, die Samenblasen nicht am Ende der Scheide, sondern neben dem Scheidengewölbe und der Cervix liegen. Der lehrreichste Fall dieser Art ist ebenfalls von Leuckart beschrieben und abgebildet worden: Bei einem 8 wöchentlichen männlichen Lamm waren Uterus und Scheide („Weber-sches Organ") vorhanden. Eine deutliche Portio war nicht ausgebildet, aber die Scheide „zeigte Querrunzeln, der Uterus nach der Länge verlaufende Falten und zwischen ihnen — lag eine starke ringförmige Falte", die rudimentäre Portio. Bei diesem Lamm nun sassen die Samenblasen nicht, wie gewöhnlich, nahe dem distalen Ende der Vasa deferentia, sondern höher oben, und zwar gerade neben dem unteren Theil des Uterus und dem oberen Theil der Scheide, also dort, wo bei weiblichen Säugern und beim menschlichen Weibe in den beschriebenen Fällen die stärkere Ausbildung von Drüsen der Gartner'schen Gänge zu beobachten war. Der entwickelungsgeschichtliche Zusammenhang lässt sich gerade bei dem von Leuckart geschilderten Genital eines männlichen Lammes klar erkennen. Durch die abnorm umfangreiche Persistenz der männlichen Scheide und des Uterus sind die Samenblasen höher oben geblieben; wenn die Vagina masculina — wie gewöhnlich — nur als kurzer, rudimentärer „Sinus pocularis" persistirt, kommen auch die Samenblasen an ihre gewöhnliche Stelle nahe dem Ende der Vasa deferentia zu liegen.

Es muss hier auf eine von Bland Sutton (4) irrtümlich aufgestellte Homologie hingewiesen werden: Er hielt die paraurethralen Gänge des Weibes für die Homologa der männlichen Samenblasen. Bekanntlich findet man im Septum urethro-vaginale des Weibes Drüsen-Apparate, welche bisher den Namen „paraurethrale Gänge oder Lacunen, Skene-sche Drüsen“ führten. Aber schon Regnier de Graaf hat 1677, Leuckart 1852, in neuerer Zeit Aschoff (3) und zuletzt haben Groschuff und ich darauf hingewiesen, dass diese paraurethralen Gänge die Prostata-Drüsen des Weibes seien. Allerdings fehlte bis vor Kurzem für das menschliche Weib der Nachweis des distalen Stückes der Gartner'schen Gänge, und so sprachen Kocks (15) u. A. die paraurethralen Gänge als distales Stück der Gartner'schen Gänge an. Bland Sutton hielt sie für die Homologa der Samenblasen. Thatsächlich sind diese paraurethralen Gänge aber nicht Theile der Wolff'schen Gänge und nicht Homologa der Samenblasen, sondern der Prostata-Drüsen; den Nachweis dafür haben Groschuff und ich 1895 entwickelungsgeschichtlich erbracht und das von den Prostata-Drüsen des Weibes unabhängige distale Stück der Gartner'schen Gänge konnten wir überdies an dem beschriebenen Genital eines neugeborenen und eines 4½ Monate alten Mädchens nachweisen. Bland Sutton's Annahme wird dadurch widerlegt.

C. Geschwülste der Gartner'schen Gänge.

Für die Geschwulstbildungen aus den Gartner'schen Gängen ist Dreierlei von Bedeutung:

1. der Verlauf der Gänge,
2. ihr Bau,
3. die Art ihrer Rückbildung.

Verlauf und Bau wurden schon beschrieben. Ueber die Rückbildung lässt sich Folgendes feststellen: Unter normalen Verhältnissen atrophiren die Urnierengänge beim Weibe vollständig. Ihre Persistenz ist pathologisch. Die

Atrophie beginnt schon bald nach Entwickelung der Müller-schen Gänge und ist meist bis zum Ende des Fötallebens beendet.

Die Atrophie schreitet im Allgemeinen von der Mitte zum Sinus urogenitalis und zum Pavorarium vor, jedoch nicht gleichmässig, sondern meist sprunghaft; einzelne Abschnitte atrophiren, während zwischen ihnen längere oder kürzere Stücke eine Zeit lang oder dauernd bestehen bleiben. Besonders deutlich sieht man das am mehrfach erwähnten Genital eines neugeborenen Mädchens, ferner bei Schweinen und Kühen, und die meisten Untersucher haben bei diesen Säugern auch darauf hingewiesen. Gleichsam als Schulfälle können jene zahlreichen Beobachtungen beim Schwein und Kalb gelten, in welchen das Lig. lat. geradezu Perlschnüre von kleinsten Rudimenten der Gartner'schen Gänge besitzt (Gartner, Tafel I, i, i, i, i; Tafel IV, Fig. II, B; ferner Groschuff und ich); diese können die Anlage für Cysten bilden.

Aus der Untersuchung des Baues der Gartner'schen Gänge und der Art ihrer Rückbildung ergiebt sich, dass sowohl für epitheliale als musculäre Neubildungen die Grundlage gegeben ist, und dass sie sowohl in der Form uniloculärer, kugelförmiger als länglicher, vielbuchtiger Cysten, als in der Form adenomatöser oder papillärer oder carcinomatöser Geschwülste, sowie als Tumoren nach dem Typus der Myome oder endlich als Combinationsgeschwülste (Cystadenome, Adenomyome) auftreten können. Nimmt man die Möglichkeit der Entstehung von Sarkomen aus glatter Muskulatur an, so wäre auch die Bildung von Sarkomen aus den Gartner'schen Gängen nicht auszuschliessen. Immerhin sind Sarkome und Carcinome bisher noch nicht mit Sicherheit darauf zurückgeführt worden; weitere Untersuchungen werden vielleicht auch solche Fälle nachweisen. Der unten zu beschreibende Fall von Adenom des Gartner'schen Ganges mit carcinomatösen Stellen ist nicht einwandsfrei.

Topographisch betrachtet wird man Tumoren der Gartner'schen Gänge finden können: im Ligamentum latum, in der Muskelwand des Corpus sowie der Cervix und Portio uteri, neben der Scheide und im Hymen.

Für alle diese Stellen liegen schon zahlreiche Beobachtungen vor:

1. Geschwülste der Gartner'schen Gänge im Ligamentum latum. Nur so lange sie klein sind, wird man sie von den häufigen Cysten der Parovarien unterscheiden können. Es wurde schon erwähnt, dass ihre kleinsten Anfänge sich z. B. häufig im Lig. lat des Schweines als einzelne oder perlschnurähnlich an einander gereihte Cysten finden. Vergrössern sich diese Cysten, so entfalten sie das Lig. lat. und man kann später nicht mehr sicher entscheiden, ob sie vom Gartner'schen Gang oder vom Parovarium ausgehen. Meist sind die Cysten kugelig, uniloculär, mit 1—2 schichtigem Epithel ausgekleidet, oft ist das Epithel nekrotisch oder ganz verloren gegangen. Der Inhalt ist anfangs zäh-glasig, in grösseren Cysten dünnflüssig, eiweissarm, klar oder getrübt. Cysten der Parovarien können papillomatöse Stellen zeigen, wie ich dies auch jüngst in einem von Herrn Dr. Sandner operirten Falle sah. Bei Cysten der Gartner'schen Gänge hat Amann jun. papillomatöse Stellen gesehen. Deshalb sind Cysten der Gartner'schen Gänge nicht ohne Weiteres als gutartig zu betrachten und operativ — wenn möglich — radical zu entfernen.

2. Geschwülste der Gartner'schen Gänge in der Uterus-Substanz. Sie sind in mehrfacher Art beobachtet worden:

a) Cysten. Kleine Cysten können in der Muscularis uteri an der Lebenden der Untersuchung entgehen und sie werden als Nebenbefunde bei Obductionen oder nach operativer Entfernung des Uterus in der Seitenkante des Organs beschrieben (z. B. von Burckhardt 5b).

Grössere Cysten buchten die Uteruswand vor, und zwar anscheinend am häufigsten, jedoch nicht ausschliesslich, in's Ligamentum latum hinein.

Klinisch verdienen diese Cysten ein besonderes Interesse, wenn sie eine solche Grösse erreichen, dass sie zu operativen Eingriffen nöthigen. Es sind mehrfach Fälle dieser Art beschrieben worden (Amann 1b), wenngleich nicht immer der Ursprung der Cysten klargelegt werden konnte. In einem

Falle, den ich (13) operirt habe, handelte es sich um einen das kleine Becken fast ausfüllenden, dünnwandig cystischen Tumor, der von der Seitenkante des im 3. Monat schwangeren Uterus ausging und so innig mit seiner Muscularis zusammenhing, dass nur zwei Möglichkeiten bestanden – entweder den Tumor sammt gravidem Uterus zu exstirpiren, oder einen Theil der Tumorwand, soweit er untrennbar mit dem Uterus zusammenhing, zurückzulassen. Ich entschied mich wegen der bestehenden (ersten) Gravidität für das Letztere, und die Frau gebar rechtzeitig ein lebendes, kräftiges Mädchen. Jetzt, einige Jahre nach der Operation, ist an der Uteruskante aber ein apfelgrosser Tumor neuerdings nachweisbar, und es ist nicht ausgeschlossen, dass später doch noch die radicale Entfernung des Uterus sammt Tumor erfolgen muss.

In diesem wie auch in manchen von anderen Untersuchern beschriebenen Fällen reichten die Cysten noch ein Stück weit neben der Scheide herab. Besonders deutlich ist dies bei einem vielbuchtigen, cystischen Tumor des Gartner-schen Ganges der Fall, den ich aus der Würzburger Frauenklinik (10) (Professor Hofmeier) beschreiben konnte. Er stellt den Uebergang der dünnwandigen Cystome zu den zahlreichen Fällen von

b) Cystomyomen, Adenomyomen und Cystadenomen dar, welche Breus, Pick (29a) und besonders v. Recklinghausen in seiner bekannten Monographie zusammengestellt und durch neue, eingehend untersuchte Fälle vermehrt haben. Die von Letzterem beschriebenen adenomatösen Stellen entsprechen ganz dem „Wurzelstocke“ in Cervix und Portio des neugeborenen Mädchens.

c) Reine Adenome können aus den Gartner'schen Gängen wohl ebenfalls entstehen; dies ist im Vorhinein deshalb anzunehmen, weil diese Gänge Drüsen besitzen. Die von Meyer (21), Groschuff und mir beschriebene reiche Drüsenbildung beim Weibe in Cervix und Portio, sowie neben dem Scheidengewölbe kann mit der beschriebenen Einschränkung als Homologon der männlichen Samenblase gedeutet, jedoch auch als Grundlage oder Anfang eines Adenoms betrachtet werden. Eine Grenze zwischen benigner Persistenz der

Drüsen und maligner Degeneration ist hier kaum zu ziehen, da ja die Persistenz an sich schon pathologische Bedeutung hat.

d) Adenocarcinom und Carcinom der Gartnerschen Gänge. Ein sicherer Fall dieser Art ist bisher noch nicht beschrieben worden. Auch der folgende Fall ist nicht eindeutig.

Bei einer 50jährigen Frau bestand seit einem Jahre ein Exsudat im Douglas'schen Raume; in der hinteren Cervixwand hatte sich eine Fistel gebildet, welche Eiter entleerte. Die im klaffenden Orif. ut. ext. zum Theil sichtbare Cervixwand und die hintere Portiolippe waren derb, an der Oberfläche kleinhöckerig, bei Berührung blutend. Weil Verdacht auf eine maligne Neubildung bestand, wurde durch Herrn Dr. Sandner mit scharfem Löffel die suspecte Cervixwand excochleirt. Das Gewebe erwies sich dabei als auffallend derb, so dass nur kleine Stückchen gewonnen wurden. Diese Stückchen enthielten in reichlichem, infiltrirten Bindegewebe zweierlei epitheliale Gebilde: 1. lange, mehrfach getheilte Schläuche mit kubischem oder sehr niedrigcylindrischem Epithel, meist mit einer eigenen Muscularis; 2. Drüsen mit theilweisem Uebergang des Cylinder-Epithels in mehrschichtiges. — Die unter 1. beschriebenen Schläuche glaubte ich in dieser Art in Cervixtumoren noch nicht beobachtet zu haben, ich musste die Diagnose offen lassen; die unter 2. beschriebenen epithelialen Wucherungen waren auf Drüsenkrebs verdächtig, jedoch waren sie nicht mit Sicherheit als Carcinom anzusprechen, so dass beschlossen wurde, zunächst den Verlauf abzuwarten. Nach Verlauf eines Jahres hatte zwar unter Rückbildung des Exsudates die Eiterung aufgehört, aber die hintere Cervixwand war wieder kleinhöckerig und bei Berührung leicht blutend sichtbar. Es wurde neuerdings excochleirt. Das mikroskopische Bild war dasselbe wie im Jahre vorher, und jetzt erst fiel mir plötzlich auf, dass die hier vorhandenen langen Schläuche mit kubischem Epithel und eigener Muscularis genau dem Bilde der Gartner'schen Drüsenschläuche entsprachen, welche v. Recklinghausen in den Adenomyomen und Groschuff und ich beim neugeborenen Mädchen in Cervix und Portio beobachtet haben.

Die Bilder entsprachen einander so vollständig, dass uns keine andere Deutung übrig blieb als die eines Adenoms des Gartner'schen Ganges. Ob es sich um eine benigne Persistenz solcher Drüsenschläuche oder um eine maligne Degeneration handelt, ist zunächst noch unentschieden, auch können die carcinomatösen Stellen, die nach beiden Excochleationen gefunden wurden, sowohl von den Schläuchen des Gartner'schen Ganges, als von Cervixdrüsen auszugehen. Es wäre also hier zwar nicht sicher eine carcinomatöse, Degeneration des Gartner'schen Ganges nachgewiesen; wohl aber scheint in diesem Falle zum ersten Male an der Lebenden durch Excochleation von Geschwulstgewebe die Diagnose auf Adenom bezw. Adenomyom des Gartner'schen Ganges möglich gewesen zu sein.

3. Geschwülste der Gartner'schen Gänge neben der Scheide.

Am häufigsten treten sie in der Form von Cysten auf; solche Cysten sind auch schon wiederholt auf die Gartnerschen Gänge zurückgeführt worden. Sie sitzen meist seitlich neben der Scheide, können jedoch auch mehr nach vorn oder hinten zu liegen kommen; Groschuff und ich haben bei Föten wiederholt Reste der Wolff'schen Gänge nicht nur seitlich, sondern seitlich vor oder hinter der Scheide gefunden. Auch liegen bekanntlich die Wolff'schen und Müller'schen Gänge durchaus nicht immer in einer geraden Linie neben einander, sondern meist sind die Müller'schen Gänge beim Menschen wie bei Säugern schon nach ihrer ersten Entwickelung mehr seitlich nach vorn oder hinten neben die Wolff'schen Gänge gerückt. Das kann sich nach Umbildung der Müller'schen Gänge zu Scheide und Uterus natürlich auch in der nicht genau seitlichen Lage der Tumoren geltend machen, welche aus den Wolff-Gartner'schen Gängen entstehen.

Die Cysten der Gartner'schen Gänge entwickeln sich nach dem Orte des geringsten Widerstandes, also im Uterus meist nach dem Peritoneum oder in das Ligamentum latum hinein, bei paravaginalen Cysten in das Scheidenlumen hinein.

Mit Unrecht hat man vaginale Cysten auf Scheidendrüsen zurückgeführt; denn die Scheide besitzt keine Drüsen.

Adenomyome der Scheide und zwar nahe dem Scheidengewölbe haben v. Herff (9) und Pfannenstiel (29) beschrieben und mit Recht auf den Gartner'schen Gang zurückgeführt.

4. Geschwülste der Gartner'schen Gänge im Hymen.

Im Hymen sind bisher anscheinend nur einfache Cysten der Gartner'schen Gänge beobachtet worden. Da der Hymen auf der Aussenseite den Bau der Aussenhaut zeigt, ist es nicht ausgeschlossen, dass sich in ihm auch andere, von den Gebilden des Ektoderms ausgehende Tumoren finden. Im einzelnen Falle wird es nicht stets möglich sein, die Genese klarzustellen; Epithel und Inhalt entscheiden nicht. Verfehlt ist auch der Versuch Palm's (28), Hymencysten dadurch auf den Gartner'schen Gang zurückzuführen, dass eine Fortsetzung solcher Cysten proximal in den Gartner'schen Gang gesucht wird. Ein solcher Zusammenhang könnte sich ausnahmsweise vielleicht finden; aber meist wird er fehlen — denn es kam eben zur Bildung einer Cyste, weil nur ein kurzes Stück des Gartner'schen Ganges, nicht der ganze Gang persistirte, und weil eben dieses Stück sich zur Retentionscyste umbildete.

Für die Cohnheim'sche Lehre von der Ursache der Geschwulstbildung stellen die Tumoren der Gartner'schen Gänge eine wichtige Grundlage dar.

Literatur.

1a. van Ackeren, Entw.-Gesch. d. weibl. Sexual-Organe, Diss. in., Leipzig 1888.

1b. Amann jr., Sitzungsberichte der Münch. Gyn. Ges., Sitzung v. 9. Juli 1896, Monatsschr. f. Geb. u. Gyn. Bd. V, S. 204 u. 252.

2. Derselbe, Internat. gynäk. Congress in Genf, 1896, ref. i. d. Monatsschrift f. G. u. G., 1896.

3. Aschoff, Ein Beitrag zur normalen u. pathol. Anat. der Schleimhaut der Harnwege und ihrer drüsigen Anhänge. Virchow's Archiv, Bd. 138, 1894.

4. Bland Sutton, Journ. of Anat. and. Phys., 1885, Vol. XX, S. 432 ff.

5. Breus, Ueber wahre Epithel führende Cystenbildung in Uterusmyomen. Wien, 1894.

5a. Bullinger, Ueber den distalen Theil der Gartner'schen Gänge. — Diss. in, München 1896.

5b. Burckhardt, Cyste des linken Gartner'schen Ganges. Monatsschrift f. Geb. u. Gyn., V. 616.

5c. Dohrn. Ueber die Gartner'schen Kanäle beim Weibe, Arch. f. Gyn., 21. Bd., 1883.

5d. Ferraresi, Canali di Gartner o di Malpighi, Atti della soc. Ital. di Ostetricia. Roma, 1897, Vol. III.

6. Franqué, v., Beschreibung eines Falles von sehr hoher Entwickelung des Weber'schen Organs. — Scanzoni's Beitr. zur Geburtskunde u. Gynäk., Würzburg, 1860, 4. Bd., S. 24 ff

7. Gartner, Anatomisk Beskrivelse over et ved nogle Dyr-Arters Uterus. — Danske videnskabernes Selskabs Afhandlinger. — Kjöbenhavn, 1824, Förste Deel, S. 277 ff.

8. Groschuff und Klein, s. Klein.

9. Herff, v. Gynäkologen-Kongress in Leipzig, 1897.

10. Klein, Gustav, Cyste des Wolff'schen Ganges. Zeitschr. f. Geb. u. Gyn., 1890, 18. Bd.

11. Derselbe, Congress der Dtsch. Gynäk. Ges. in Wien, 1895.

12. Derselbe, Congress der Dtsch. Gynäk. Ges in Leipzig, 1897.

13. Derselbe, Sitzungsberichte der Münch Gyn. Ges., 9. Juli 1896, ref. in Monatsschrift f. Geb. u. Gyn. Bd. V, S. 204 u. 251.

14. Kobelt, Der Neben-Eierstock des Weibes u. s. w. Heidelberg, 1847.

15. Kocks, Arch. f. Gyn., 20. Bd., S. 487.

16. Kossmann, Zur Pathol. der Urnierenreste des Weibes. Monatsschr. f. Geb. u. Gyn., 1895, I.

17. Derselbe, Ueber accessorische Tuben u. Tubenostien. Zeitschrift f. Geb. u. Gyn, 1894, Bd. 29.

18. Derselbe, Centralbl. f. Gyn., 1894, S. 809, 1036 u. 1249.

19. Derselbe, Centralb. f. Gyn., 1895.

20. Leuckart, Das Weber'sche Organ u. seine Metamorphosen. Illustr. medicin. Zeitg., München, 1852, 2. Heft.

21. Meyer, Robert, Ueber die Genese der Cyst-Adenome u. Adenomyome des Uterus. Zeitschr. f. Geb u. Gyn., Bd. 37, Heft 2.

22. Malpighi, Dissertatio epistolica ad Jakobum Sponium, 1681.

23. Nagel, Ueber die Entwickelung des Uterus u. der Vagina b. Menschen. Arch. f. mikr. Anat., 1891, Bd. 37.

24. Derselbe, Ueber die Entwickelung der Müller'schen Gänge beim Menschen. Sitzungsber. der Berliner Akad. d. Wiss., 1887—1892.

24. Derselbe, Die weibl. Geschlechtsorgane. Handb. der Anat. des Menschen. 7. Bd., 2. Theil, Jena, 1896.

25. Derselbe, Centralbl., f. Gyn., 1894, S. 1038.

26. Derselbe, Centralbl. f. Gyn., 1895.

27. Negrini, Contributo alla Anatomia dei Canali di Malpighi (detti di Gartner) nella vacca. — Parma, Battei, 1896.

28. Palm, Eine Hymenalcyste u. s. w. Arch. f. Gyn., Bd 51, Heft 3.

29. Pfannenstiel, Ueber die Adenomyome des Genitalstrangs. Dtsch. gynäk. Ges., 1897, Leipzig.
29a. Pick, Ein neuer Typus des voluminösen paroophoralen Adenomyoms. Arch. f. Gyn. 54. Bd. 1. Heft.
30. Recklinghausen, v., Die Adenomyome u. Cyst-Adenome der Uterus- und Tubenwandung, ihre Abkunft von Resten des Wolff'schen Körpers. Berlin, Hirschwald, 1896.
31. Regnier de Graaf, Opera omnia, Lugdun. Batav., 1677.
32. Rieder, Ueber die Gartner'schen (Wolff'schen) Kanäle beim menschl. Weibe, Virchow's Archiv 1884, 96. Bd.
33. Tourneux et Legay, Développement de l'Utérus et du Vagin. — Journ. de l'Anat. et de la Physiol., Paris, 1884, 20. Jahrg., S. 330 ff.

Ueber Atresia ani congenita

nebst Mittheilung eines Falles von Atresia ani urethralis, mit congenitaler Dilatation und Hypertrophie der Harnblase, doppelseitiger Ureteren-Erweiterung und Hydronephrose, Uterus masculinus und Klumpfüssen.

(Aus dem Kgl. Pathologischen Institut in Breslau.)

Von Dr. med. Arthur Dienst,
Assistent am Königl. Pathologischen Institut.

(Hierzu Tafel IV.)

Die angeborenen Verschliessungen und abnormen Ausmündungen des Mastdarmes sind Bildungsfehler, welche verhältnissmässig oft vorkommen.

Sie haben deshalb schon frühzeitig die Aufmerksamkeit der Chirurgen auf sich gelenkt. Bereits Paul von Aegina (um 650 n. Chr.) sagt: „Pueris recens natis anus ex natura aliquando imperforatus reperitur, eo quod membrana est obstructa. Auch Albukasis (gest. 1106 n. Chr.) erwähnt bereits in seiner Schrift „De chirurgia“ l. II, c. 79 diese Missbildung. Fabriz von Hilden (um 1650 n. Chr.) berichtet: „Honesta quaedam matrona Genevensis filium peperit, qui clauso ano excrementa per ductum urinarium simul et urinam excernebat.“

Für diese Anomalie der Entwicklung, die man kurz mit dem Namen „Atresia ani congenita" bezeichnet, giebt uns Flachs (3) folgende Erklärung: „Sub atresia seu imperforatione ani congenita vitium intellegimus, cuius natura in eo posita est, ut primae formationis vitio aliquo intestini recti apertura vel omnino nulla adsit, vel saltem loco solito non reperiatur."

Schon daraus, dass dieser Bildungsfehler bereits in alten Zeiten öfters beschrieben worden ist, sind wir berechtigt, den Schluss zu ziehen, dass es nichts so gar Seltenes sein werde. Einen guten Ueberblick, um über das Maass seiner Häufigkeit ein Urtheil zu gewinnen, gewähren uns die von Brisken (4) gemachten statistischen Angaben. Er berichtet nehmlich: „Zoehrer in Wien (Oesterr. medic. Wochenschrift 1842, No. 34) beobachtete unter 50 000 Kindern nur zweimal und Collins (System of mid wifery p. 509) auf der Entbindungsanstalt zu Dublin unter 16 654 Kindern nur einmal eine solche Missbildung. Auch konnte Moreau trotz seiner vierzigjährigen Wirksamkeit an der Maternité in Paris nur 4 Fälle beobachten, während im Hospital für kranke Kinder von Guersant, in einem Zeitraume von nur 8 Jahren, nicht weniger als 26 Kinder wegen dieses angeborenen Leidens behandelt wurden. Giraldès operirte im Laufe eines Jahres 10 Kinder, die mit Atresia ani geboren waren, und berichtete am 14 Juli 1875 der Société de chirurgie, er habe schon mehr als hundert Patienten wegen des gleichen Fehlers operirt. Lernon theilt dagegen in einer Dissertation mit, in der Maternité in Paris seien vom 1. Juli 1871 bis zum 30. Juni 1885 20 600 Kinder geboren, von denen nur 5 mit Atresia ani behaftet waren. Auch in der Bonner chirurgischen Klinik wurden in dem Zeitraum von 1881—1887 nicht weniger als 13 Fälle dieser Missbildung sowie ein Fall von Atresia ani incompleta cum fistula recto vaginali beobachtet. Anger sah unter 2000 Neugeborenen einen Fall; Dunkal unter 3000 Neugeborenen 5 Fälle; Teinturier unter 73 000 7 Fälle; so dass nach den drei letzten Beobachtern im Mittel unter 6000 Kindern eins mit einer solchen Missbildung behaftet sein würde. Curling (Congenital imperfections of the rectum. Medico-chirurgical

Transactions Vol. XVIII. 1860) und Bodenhammer (On congenital mal formations of the rectum and anus. New York 1860) konnten neuerdings mehr als 100 Fälle zusammenstellen; ebenso auch im Anschluss an diese Cripps (Imperforate anus and rectum in infants. St. Bartholomeus Hospital Reports Vol. XVIII)."

Anknüpfend an eine einschlägige Beobachtung, welche eine Reihe interessanter Momente darbietet, ist es meine Absicht, in vorliegender Arbeit die Atresia ani congenita gestützt auf die Lehren zu beleuchten, welche uns die moderne Entwicklungsgeschichte an die Hand giebt.

Mein hochverehrter Chef, Hr. Geheimrath Professor Dr. Ponfick hatte die Güte, mir einen nach vielen Richtungen hin interessanten Fall von „Atresia ani congenita" zur Veröffentlichung zu überlassen.

Der in Rede stehende Neugeborene zeigt einmal die schweren Veränderungen, welche bei dem genannten Leiden der uropoetische Apparat bereits im fötalen Leben erlitten hat, dann aber veranschaulicht er auf das Schlagendste, wie eine Frist von wenigen Tagen nach der Geburt hinreicht, um im Darmtractus selbst die allerschwersten Complicationen hervorzurufen. Die Veröffentlichung eines Krankheitsfalles, welcher die jenem Bildungsfehler zukommenden Erscheinungen in so typischer Weise verkörpert, dürfte für das Verständniss seines Wesens nicht unwillkommen sein. Zunächst möge hier der Verlauf nach der Geburt wiedergegeben sein.

„Der 3 Tage alte Paul Gasse aus Schönborn wurde normal geboren. Am 2. Tage bemerkten die Eltern und die Hebamme, dass der Leib stark angeschwollen war und das Kind keinen Stuhl entleert hatte. Beim Untersuchen fanden sie Afterverschluss; vorher waren sie nicht darauf aufmerksam geworden. Am 16. III. 96., am 3 Tage nach der Geburt, wurde das Kind zur Klinik gebracht. Unterwegs und in der Klinik Erbrechen grün gefärbten Darminhalts.

Status: Schwächliches Kind, starke Auftreibung des Abdomens, untere Thoraxapertur stark fassförmig erweitert.

Lungengrenzen nach oben verschoben. Herzstoss in der Mittellinie unterhalb des proc. xiphoideus. Ueber dem Abdomen überall heller tympanitischer Schall bis auf eine Dämpfung, die vom Nabel bis zur Symphyse etwa zwei Finger breit reicht. Daselbst ein fester, rundlicher Tumor fühlbar, der mit dem Nabel fest verwachsen scheint. Es besteht

Atresia ani. Aus der Urethra häufiger Abgang von geringen Quantitäten hellen Urins, meist tröpfelnd.

Die Haut des Penis und des Scrotum sclerotisch verdickt.

Die Beine gekreuzt am Leib gehalten, beiderseits Klumpfüsse und Genua vara.

16. III. 96. 12 Uhr Mittags Operation: Durch Eingehen vom Damm aus lässt sich kein Darm finden. Es wird deshalb zur Anlegung eines Anus praeternaturalis in der linken Inguinalgegend geschritten. Bei Eröffnung des Peritoneums kommt Luft aus der Bauchhöhle, die letztere sinkt zusammen; ausserdem faeculant riechendes braungelbliches Exsudat. Es prolabirt ein Gebilde, das als geblähte Darmschlinge angesehen wird. Vernähung derselben mit den Bauchdecken. Bei der Eröffnung der Schlinge ergiesst sich eine reichliche Menge heller urinähnlicher Flüssigkeit im Strahl. Die eingeführte Sonde gelangt in einen Hohlraum, der sich bis zur rechten Seite des Abdomens erstreckt; die Sonde ist anscheinend unter dem oben erwähnten Tumor. Der Schnitt wird nach oben verlängert. Man findet peritonitische Auflagerungen zwischen den Darmschlingen. Es gelingt, den durch Meconium äusserst stark gefüllten Dickdarm aufzufinden. Derselbe wird circulär mit der Haut vernäht. Anlegung eines Anus praeternaturalis. Das Meconium fliesst langsam heraus, da die Darmperistaltik bereits erloschen ist. Verband. Während der Operation ab und zu Erbrechen grünlich gefärbten Darminhalts. Nach der Operation hört das Erbrechen auf. Ernährung des Kindes mit verdünnter Sahne. Es erholt sich wenig. Abends 10 Uhr Exitus.

Die Tags darauf von Herrn Dr. Balack vorgenommene Section des Kindes ergab als wesentliche Befunde folgendes:

38 cm lange Kindesleiche männlichen Geschlechts, von schwachem Knochenbau, sehr schwächlicher Musculatur und sehr geringem Fettpolster. Die Füsse zeigen die Sohle nach innen und den äusseren Fussrand nach unten gekehrt, gleichzeitig sind sie plantarwärts flectirt. Ober- und Unterschenkel bilden beiderseits einen nach innen offenen Winkel von etwa 160°. Die Kniegelenke sind dabei nach aussen abgewichen. Der Thorax erscheint kurz, die untere Apertur verbreitert. Das Abdomen unförmlich erweitert, dabei schwappend. Die Haut darüber schlaff und hier wie am übrigen Körper in Falten abhebbar; dabei trocken, graugelb bis grüngelb gefärbt. Die Gelenke, überall leicht beweglich, nirgends eine Spur von Totenstarre.

Am Nabel ein etwa 10 cm langes Stück mumificirten Nabelschnurrestes. Derselbe ist von normaler Dicke und Beschaffenheit und lässt in seinem Gewebe 3 Gefässlumina erkennen. Zwei von ihnen haben, bei einem Umfang von $3^1/_2$ mm, eine dicke Wandung, sind gelbweiss verfärbt und geben sich dadurch als Arterien zu erkennen; das dritte Gefäss ist zartwandig, mehr bläulich gefärbt und weiter als die beiden anderen Gefässlumina, die Vene.

Die Vorhaut des 2 cm langen Penis, leicht oedematös, bedeckt die

Eichel; nach Durchtrennung derselben findet sich das Praeputium mit dem hinteren Rande der Glans leicht verwachsen. Die äussere Harnröhrenöffnung hat an normaler Stelle eine normal grosse Ausführungsöffnung, auch sonst zeigt beim Katheterisiren die Harnröhre keine Verengerung oder Verlegung ihres Lumens. Untere Penisnaht, Perineal- und Scrotalraphe ohne Besonderheit. Im Scrotum sind keine Hoden fühlbar. Eine Analöffnung ist nicht sichtbar und auch durch keine Delle oder grubige Einziehung markirt. Dafür findet sich im Perineum, etwa $1^1/_2$ cm hinter dem Scrotum beginnend, eine durch Knopfnähte vereinigte, frische Operationswunde von 3 cm Länge. Eine ebensolche, aber nicht durch Nähte geschlossene sondern klaffende, in der linken Regio hypochondriaca und iliaca, die sich in der Richtung der vorderen Axillarlinie 5 cm lang von unten nach oben erstreckt. Aus dieser entleeren sich grünlichbraune schleimige zähflüssige Massen. In der Tiefe der Wunde sieht man zwei, offenbar in Eingeweideröhren führende, kreisrunde Oeffnungen, deren Ränder mit der Haut der Bauchwunde durch Nähte vereinigt sind. Die untere dieser Oeffnungen zeigt einen Durchmesser von 2,5 cm, senkt sich trichterförmig in die Tiefe und ist von glatter Schleimhaut ausgekleidet. Beim Sondiren derselben gelangt man caudalwärts in einen unterhalb des Nabels liegenden Hohlraum, cranialwärts gleitet die Sonde zugleich nach links und hinten, nach der Nierengegend, ebenfalls in einen präformirten Eingeweidegang. Die obere Oeffnung stellt einen muldenförmig vertieften Hohlraum dar, ist etwa markstückgross, ebenfalls mit Schleimhaut ausgekleidet. Im Bereich dieser letzteren Wundhöhle zeigen sich zwei etwa für eine bleistiftstarke Sonde durchgängige Oeffnungen, je eine am unteren und oberen Ende der Wunde; beide führen in dasselbe Darmstück und sind von einander 2 cm entfernt.

B a u c h h ö h l e: Bei der Eröffnung der Bauchhöhle zeigt sich dieselbe angefüllt mit etwa 200 ccm einer gelbgrünbraunen, mit Flocken untermischten übelriechenden, eingedickten Flüssigkeit. Die Darmserosa hat ihren spiegelnden Glanz verloren, ist mattglänzend, stark injicirt. Der vorderen Bauchwand liegt ein, mit dem Nabel in Verbindung stehendes, tumorartiges (Fig. 1 *bl*) Gebilde an, das von Peritoneum überzogen erscheint. Es beginnt im kleinen Becken hinter der Symphyse, zeigt hier an seinem Grunde symmetrisch gelegen, seitlich und rückwärts zu, je eine trichterförmige, mit dem spitzen Ende nach hinten zu gerichtete Ausstülpung (Fig. 1 *b*I und *b*II), oberhalb deren es sich etwas verjüngt, um dann langelliptisch bis über den Nabel hinauf zu steigen, den es mit seinem Fundus (Fig. 1 *f*) um etwa $3^1/_2$ cm überragt, einem Kleeblatt oder besser dem Treffass der französischen Karte ohne Stiel im Groben vergleichbar. Ein kurzer derber, $1^1/_2$ cm langer Bindegewebsstrang (Fig. 2 *l v m*) zieht vom Nabel aus subperitoneal nach der vorderen Wand des Tumors hin, um sich daselbst in der Mittellinie, $3^1/_2$ cm unterhalb des oberen Poles, zu inseriren. Die Umgebung zeigt lockeres Bindegewebe. Vom Nabel aus ziehen ausserdem zwei scharf markirte Peritonealfalten (Fig. 1 *A n*) nach dem lateralen Grunde des Tumors hin, indem sie dabei über die beiden symmetrisch gelegenen, an dem hinteren und seitlichen Teil des Tumors befindlichen, trichterförmigen Ausbuchtungen (b_1 b_2) hinweggleiten. Den Inhalt dieser Peritonealfalten bildet jederseits ein $3^1/_2$ mm im Umfang haltendes Blutgefäss, offenbar die Art. umbilicalis, die sich weiter von da bis in die jederseitige Art. hypogastrica verfolgen lässt. Hinter dem Grunde dieses Gebildes liegt eine durch Inhalt stark aufgetriebene Darmschlinge, von galliggrüner Farbe, im kleinen Becken, die, erst nach oben und rechts steigend (Fig. 1, *R*), dann umbiegend (Fig. 1, *fl s*), quer durch das Abdomen zum unteren Ende des Colon descendens (Fig. 1, *c d*) zieht, offenbar Flexura sigmoides und oberes Rectum. Am Ende des Colon descendens ist die Darmschlinge mit dem oberen Theil der Bauchwunde durch Naht vereinigt. Eine dort eingeführte Sonde dringt bequem nach oben in das Colon descendens und medianwärts in die erwähnte Schlinge (*fl s*), während die in die untere sichtbare Oeffnung der Bauchwunde eingeführte Sonde quer durch das Abdomen bis in die linke seitliche Ausbuchtung (b_1) am Grunde des Tumors (*bl*) führt.

Die Dünndarmschlingen sind meteoristisch aufgetrieben, zeigen überall starke Gefässinjection in der Serosa, stellenweis eine hauchartige Trübung. Beim Emporheben der letzten Ileumschlinge quillt aus dem Coecum schleimig braungrüner Inhalt aus vier bis linsengrossen Oeffnungen mit fetzigen Rändern; diese zeigen keinerlei Entzündungserscheinungen ihrer Wandpartieen.

Nach Entfernung der nur mit geringen schleimigen Massen angefüllten Dünndarmschlingen und Präparation der Nieren sieht man die linke Niere (Fig. 1, *N*I) als vergrössertes, schwappendes Organ vor sich. Das Nierenbecken ist beträchtlich erweitert, der etwa kleinfingerdicke Ureter (*U*I) zieht in reichlichen Schlangenwindungen nach der linken seitlichen Ausbuchtung des Tumors, um in dessen Wand aufzugehen. Am unteren Rande der Bauchwunde ist seine laterale Wand mit deren Rändern durch Nähte vereinigt, und ist von der unteren in der Wunde sichtbaren Oeffnung der Ureter nach oben und unten sondirbar.

Die rechte Niere zeigt eine gelappte Oberfläche, auch ihr Becken ist erweitert, wenn auch weniger als links, der bleistiftdicke Ureter (Fig. 1, U_2) zieht gleichfalls in Schlangenwindungen nach abwärts, um sich in der rechtsseitigen Ausbuchtung des Tumors zu verlieren.

Nach Spaltung der Symphyse wird die Harnröhre aufgeschnitten; man gelangt dabei in den oben beschriebenen Tumor, die vergrösserte und deformirte Harnblase, die bis zum Fundus gespalten wird. Ihre Wand ist am Fundus etwa 9 mm dick, am Grunde etwa 5 mm. Die Schleimhaut ist hyperämisch, am Fundus gefaltet, am Boden und in den Ausbuchtungen glatt (vergl. Fig. 2). Die Pars prostatica urethrae erscheint mit in das Cavum der Blase hineingezogen, die Pars membranacea bedeutend erweitert, Caput gallinaginis (Fig. 2, *c g*) am Boden der Blase deutlich erkennbar. In den seitlichen Ausbuchtungen sieht man mehrere kleinere flache Recessus (Fig. 2, *Rec.*): in der Tiefe, trichterförmig, die Einmündungsstelle der Ureteren (Fig. 2, *U* I *U* II), deren rechte für weiblichen Katheter, die linke dagegen fast für den kleinen Finger durchgängig ist. Eine kleine trichterförmige Einziehung (Fig. 2, *D*) sieht man im Blaseninneren an der Stelle, wo der bereits erwähnte, vom Nabel nach der vorderen Fläche der Blase gehende, 1$^1/_2$ cm lange feste Bindegewebsstrang (Fig. 2, *l v m*) inserirt.

Während der in die obere Oeffnung der oberen Wundhöhle sich öffnende Darmtheil (Fig. 1 *c*, *d*) einen Umfang von 3,5 cm hat, zeigt der in das untere Ende der oberen Wundhöhle ausmündende Darmtheil (Fig. 1 *fl*, *s*), unmittelbar vor dem Eintritt in die Wundhöhle einen Umfang von 4,3 cm; unter allmählicher weiterer Umfangszunahme seiner Wandung liegt der ad maximum dilatirte, 10 cm im Umfang haltende Theil des Darmes (Fig. 1 *R*), der dem oberen Rectum zum Theil schon mit angehört, im kleinen Becken, in einer nischenartigen Vertiefung der hinteren Harnblasenwandung, in deren Mitte (Fig. 1 *F*). Die obere Grenze dieser Mulde bleibt 5 cm vom Scheitel des Tumor entfernt. Ihre untere Grenze, dem Boden des Douglas'schen Raumes entsprechend, liegt zwischen den beiden bereits erwähnten trichterförmigen Ausbuchtungen der hinteren seitlichen Blasenwandung. Von hier aus beginnt der am stärksten ausgebuchtete Darmtheil sich conisch zu verengern; sein trichterförmig gestalteter Theil liegt zwischen den medianen Wänden der beiden Blasenausbuchtungen einerseits und zwischen Kreuzbein und Blasengrund andererseits und erstreckt sich von hier als feiner nur noch 1 mm im Durchmesser haltender Gang noch 2 cm weit nach vorn, nach der Prostatagegend, wo er, bindegewebig verschlossen, in unmittelbarer Nähe des Colliculus seminalis unter dem Blasengrunde, in fibröses Gewebe eingehüllt, sein Ende erreicht. Zu beiden Seiten dieses feinsten Darmendkanals sieht man zwei weitere etwa 1—2 mm im Durchmesser haltende Gänge, die ihrerseits, im Caput gallinaginis sich spitzwinklig vereinigend, sich in der Pars prostatica urethrae öffnen und sonach, da dieser Teil der Harnröhre hier, wie erwähnt, in das Harnblasenlumen hineingezogen ist, auch ihrerseits in das letztere einmünden. Die Länge derselben beträgt beiderseits 13 mm; sie sind ausgekleidet von einer $^1/_2$ mm hohen gefalteten Schleimhaut. Sie bildet ringförmige, der Wandung concentrische Erhebungen, so dass dadurch der Innenraum des elliptisch gestalteten Hohlgebildes gerippt erscheint.

Diese Schleimhaut zeigt im mikroskopischen Bilde, auf bindegewebiger Grundlage sich aufbauend, eine mehrschichtige Lage länglicher, annähernd ovaler Zellen, in deren Mitte der kleine Kern liegt; bedeckt sind dieselben oben mit mehreren Lagen grosser Plattenepithelien. Das Bild ist in allen Theilen dieser beiden Gänge vollkommen gleich.

An der Innenfläche der vorderen Bauchwand, seitlich des Tumors liegt jederseits ein etwa kirschkerngrosser, etwas abgeplatteter, dunkelblaurother Körper von elastischer Consistenz (Fig. 1 H_1, H_2), an kurzem Strange beweglich suspendirt: die Hoden; der linke liegt nahe dem vorderen unteren Rande der Bauchwunde. Dieselben haben, bei einer Länge von 6 mm, eine Breite von 2 $^1/_2$ mm, während der Nebenhoden eine Länge von 8 mm und eine Breite von 1 mm aufweist. Vom Schwanz des Nebenhodens zieht ein feinster fadenförmiger Strang jederseits quer über die Mitte der hinteren Wand der beiden symmetrischen Ausbuchtungen am Blasengrunde, in dichtes Bindegewebe gelagert, verläuft dann weiter in der Furche, die zwischen dem unteren und medianen Theil der jederseitigen seitlichen hinteren Blasenausbuchtung und den sich konisch zuspitzenden Teil des Rectumblindsackes gelegen ist, um sich endlich beiderseits in der unteren Hälfte der lateralen Wand der am Caput gallinaginis ausmündenden spindelförmigen Hohlgebilde zu verlieren.

Von jener Stelle, wo sich das strangförmige Gebilde in der lateralen Wand der spindligen Hohlräume verliert, wird ein Stück zur mikroskopischen Untersuchung entnommen.

Durch letztere wird die Annahme bestätigt, dass dieser fibröse Strang dem Vas deferens entspricht. Dagegen lassen sich nirgends Drüsengänge oder Gewebsarten finden, welche als der Prostata oder den Samenbläschen angehörig angesehen werden können.

Magen zeigt blassrothe Schleimhaut, wenig dünnflüssigen Inhalt. Die Dünndarmschleimhaut ist lebhaft injicirt, der spärliche Inhalt schleimiggallig. Im Coecum die vier erwähnten Oeffnungen, deren Ränder keinerlei besondere Reaction zeigen.

Leber und Milz ohne Besonderheiten, ebenso Pancreas.

Brusthöhle: Lage der Brusteingeweide normal. Herz von normaler Grösse und Beschaffenheit. Lungen hyperämisch, lufthaltig bis auf einzelne dunkelblaurothe Partieen, die unter dem Niveau der Oberfläche liegen. In den grösseren Bronchien grünlicher Schleim, etwas Röthung. Halsorgane ohne Besonderheiten, ebenso Gehirn.

Soviel geht ohne Weiteres aus der Beschreibung des Krankheitsfalles hervor, dass es sich dabei um einen angeborenen Afterverschluss handelt. In wie weit die anderen Bildungsfehler, die derselbe aufweist, mit der Atresia ani congenita in Zusammenhang zu bringen sind, wird keine grossen Schwierigkeiten mehr bereiten, wenn wir uns erst mit der Entstehungsweise, dem Krankheitsbild dieser Anomalie, sowie ihren Folgen genauer beschäftigt haben.

Wenden wir uns also zunächst zu der Frage nach der Entstehung dieser traurigen Missbildung, so müssen wir offenbar auf die gesammte Entwickelungsgeschichte des Digestionstraktus zurückgreifen. Und zwar werden wir, da es sich um Verschliessung bezw. abnorme Ausbildung der Ausgangsöffnung des Darmkanals in seiner embryologischen

Beziehung zum Urogenitalapparat handelt, lediglich die Entstehungsweise dieser beiden Gebilde, Darmendtheil und Urogenitalapparat zu betrachten haben. Hierbei können wir, ohne dass das Verständniss darunter leidet, von einer genaueren Schilderung der Entstehungsweise der Nieren, der Ureteren, der Geschlechtsdrüsen und der Vasa deferentia absehen, zumal uns eine solche vom eigentlichen Thema allzuweit abführen würde. Es kämen also lediglich in Betracht: Die Harnblase, die Urethra, die Ausführungsgänge der weiblichen Genitalien, soweit deren Beschreibung zum Verständniss unbedingt nothwendig ist, und in seinem Verhältniss zu diesen drei Gebilden der Darm resp. das Rectum.

Ich glaube, dabei auf die Einzelheiten der Entwickelungsgeschichte dieser Gebilde etwas genauer eingehen zu müssen, weil in allen bisherigen Arbeiten über Atresia ani zwar eine Erklärung für das Zustandekommen dieser Missbildung an der Hand der Entwickelungsgeschichte gesucht wird, die Anschauungen der jüngsten Zeit aber sich mit den nur wenige Jahre zurückliegenden vielfach nicht mehr ganz decken.

Bei Schilderung der entwickelungsgeschichtlichen Vorgänge halten wir uns im Wesentlichen an die Arbeiten folgender Autoren:

Es sind das die Arbeiten von P. Reichel (5), besonders aber von Born (6), Schultze (7) und Keibel (8).

Nach Ansicht der früheren Autoren, schreibt Reichel, wuchert auf der centralen Seite der Beckenhöhle vor Vollendung des Abschlusses der Darmrinne zum Darmrohr die Allantois als Ausstülpung des Entoderms und der Darmfaserplatte zwischen Amnion und Dottersack hervor; aus ihrem Stiele bildet sich Harnblase und Urachus; durch Tiefertreten der Vereinigungsstelle von Allantois und Darm theilt sich die Cloake — so heisst der gemeinsame Raum, in den Darm, Allantois und die Ausführungsgänge der Harn- und Geschlechtsorgane einmünden — in den vorderen Sinus urogenitalis und den Mastdarm; nach aussen öffnet sie sich mittelst Durchbruches einer ihr von aussen entgegenwachsenden Ektodermeinstülpung.

Der heutige Stand der Wissenschaft lässt diese Auffassung

als ungenau und theilweise unrichtig erscheinen. Gehen wir nun auf die moderne Anschauung noch etwas genauer ein.

Bei einem menschlichen Embryo in der dritten Woche findet sich oberhalb seines Schwanztheiles (wenn wir uns den Fötus in aufrechter Stellung vorstellen) ein in dorso-ventraler Richtung ziemlich ausgedehnter, von Entoderm ausgekleideter Hohlraum, in dessen oberes Ende hinten der Enddarm, dicht davor das etwas trichterförmig verbreiterte intraembryonale Ende der Allantois einmünden. Dieser als Kloake bezeichnete Hohlraum wird ventralwärts nur durch eine dünne aus Ento- und Ektoblast bestehende Epithelmembran, die sogenannte Cloaken- oder Aftermembran, abgeschlossen und enthält ausserdem in seinen seitlichen Partieen, ganz dicht über der Cloakenmembran, jederseits die Einmündungsstelle des Wolff'schen Ganges. Dieser gewöhnlich kurzweg Cloake genannte Theil des Enddarms wird nach Born und Anderen richtiger als entodermale Cloake bezeichnet, im Gegensatz zu einem späteren von der Ektoblastseite her gebildeten Cloakenantheil. Diese entodermale Cloake verlängert sich kaudalwärts in den in dieser Zeitperiode noch gut ausgebildeten Schwanzdarm.

Zwischen Darm und Allantois erheben sich nun bei der weiteren Entwickelung zwei wallartige Erhebungen des Mesoderms, die Rathke'schen Falten. Ihre oberen Enden liegen zu beiden Seiten der Einmündungsstelle des Darms, in dessen Wand sie direkt übergehen, an der dorsalen Wand der Kloake.

Um dieselbe Zeit tritt ein unverhältnissmässig starkes Wachsthum des ventralen Bezirkes der entodermalen Cloake ein, so dass dadurch die Einmündungsstellen der Wolff'schen Gänge jederseits mehr dorsalwärts verschoben erscheinen; zugleich zweigt sich vom unteren Ende des Wolff'schen Ganges jederseits ein von dessen dorsaler bald nach der lateralen hinteren Seite übergehender birnenförmiger Anhang, die Nierenknospe, ab; ihr Stiel ist die Anlage des Ureters, das birnenförmige Ende die der Niere. Der Schwanzdarm ist zu dieser Zeit bereits in der Rückbildung begriffen und verschwindet sehr bald bis zum hinteren Rande der Cloakenmembran hin ganz.

Es findet nun ein Weiterwachsen der Rathke'schen Falten in der Weise statt, dass sie weiter nach unten, gleichzeitig aber auch medianwärts, sich vorschieben und in der Mittellinie sich vereinen. So kommt es zur Bildung einer frontal gestellten Mesodermscheidewand, dem sogenannten Septum Douglasii. Dieses wandelt die bis dahin offene Darmrinne in einen geschlossenen Kanal um, den Mastdarm, und grenzt ihn vom vorderen Abschnitt der Cloake, die zum Sinus urogenitalis wird, mehr und mehr ab. Dabei werden die Einmündungsstellen der Wolff'schen Gänge dem ventralen Abschnitt zugetheilt. Beim weiteren Tiefertreten dieser Scheidewand nähert sich das Septum Douglasi mehr und mehr dem Boden der Cloake, bis es schliesslich von ihm nur noch durch eine enge Spalte, den Reichel'schen Cloakengang, getrennt wird.

Während diese Vorgänge sich im Bereich der entodermalen Cloake vollziehen, haben sich indess Mesodermpartieen zwischen Leibesnabel und oberen Theil der Cloakenmembran von den Seiten her eingeschoben. Dadurch wird die ursprünglich bis zum Leibesnabel reichende Aftermembran relativ verkürzt.

Jetzt schieben sich die seitlichen Körperwände neben der Cloakenmembran gegen die Mittellinie hin vor. Dieses Vorwachsen ist am stärksten dicht vor und neben dem vorderen Ende der Cloakenmembran und nimmt von da in kaudaler Richtung bis dicht hinter das Ende der Cloakenmembran hin allmählich ab. Infolge dessen grenzt um diese Zeit die ventrale Wand der entodermen Cloake nicht mehr an die Oberfläche, sondern liegt am Grunde eines Höckers, den die meisten Autoren als Genitalhöcker bezeichnen. Im Gegensatz zu ihnen benennt Retterer diesen Höcker „Cloakenhöcker", ein Name, der nach Born um so glücklicher gewählt erscheint, als diese höckrige Anschwellung ausser dem späteren Genitalhöcker auch noch die Genitalwülste, die Genitalfalten und die Analumgebung enthält.

Von der ventralen Wand der entodermalen Cloake aus geht eine ektodermale, hohe aber schmale Epithelplatte quer durch die hintere Hälfte des Höckers hindurch noch weiter ventralwärts bis zu seiner ektodermalen Ueberkleidung: die ektodermale Cloakenplatte (Born). Ihr Entdecker Tourneux benannte sie Bouchon cloacal, Retterer Conduit cloacal, Reichel Cloakenseptum. — Sie kommt dadurch zu Stande, dass beim oben erwähnten Vorwachsen der seitlichen Körperwände gegen die Mittellinie der Cloakenmembran hin, diese seitlichen Mesodermwülste, die von Ektoderm bedeckt sind, mit den Ektodermflächen immer näher, bis zur Berührung, aneinander rücken und die ektodermalen Zellen überdies noch in Wucherung gerathen. Auf diese Weise kommt es, nach Born, zur Bildung eines virtuellen, von Ektoderm austapezierten Spaltes, der von der Oberfläche des Cloakenhöckers bis zur Aftermembran reicht. Immer jedoch muss man dabei berücksichtigen, dass es sich um keine eigentliche Ektodermeinstülpung handelt — aus einer solchen richtigen Einstülpung liess man, wie im Beginn dieser Abhandlung erwähnt wurde, nach der alten Anschauung den Endtheil des Mastdarmes sich bilden — sondern dass diese Einstülpung erst durch Erhebung des sie begrenzenden Randes entsteht, dass sie stets epithelial verschlossen ist und dass der Grund der Einstülpung niemals durch Mesoderm von der entodermalen Cloake abgeschlossen ist. Gerade auf den letzteren Punkt ist bei der Erklärung des Zustandekommens der Atresia ani das Hauptgewicht zu legen.

Jetzt wächst das Septum Douglasi auch noch durch den Cloakengang hindurch und verwächst so mit dem Boden der entodermalen Cloake.

Auf diese Weise wird die letztere in zwei hintereinander liegende, vollständig getrennte Kanäle zerlegt: in Harnblase und entodermalen Sinus urogenitalis (ventralwärts) und entodermalen Mastdarm (dorsalwärts). Entgegen der älteren Ansicht von Rathke, Mihalkowics u. a. m., nach der die Harnblase aus dem Anfangstheile der Allantois hervorgehen sollte, nehmen wir nunmehr auf Grund neuerer Untersuchungen ihre Entstehung aus dem ventralen Theile der entodermalen Cloake an, eine Thatsache, die beim Menschen nachzuweisen, zuerst Keibel gelang.

Während Born der Meinung ist, dass einerseits vielleicht

nicht die Harnblase in ihrer ganzen Ausdehnung aus diesem ventralen Abschnitt der entodermalen Cloakenanlage hervorgehe, dass vielleicht ihr Scheitel doch der Allantois entstamme, lässt er andererseits nicht nur die Blase — d. h. nur bis zum Scheiteltheil, wie eben hervorgehoben wurde —, sondern auch noch die männliche Urethra bis zum Caput gallinaginis und die weibliche Urethra, beim Manne auch noch den Rest der Pars prostatica und die ganze Pars membranacea daraus hervorgehen.

Aus dem dorsalen Theil der entodermalen Anlage entsteht der grössere obere Abschnitt des Mastdarms. Dieser dorsale Abschnitt zeichnet sich schon, ehe er zum Mastdarm wird, durch die Höhe seines Epithels vor dem ventralen aus.

Indem sich nun die Mastdarmscheidewand in den hinteren unteren Theil der ektodermalen Kloake weiter vorschiebt, wird die Cloakenmembran in zwei Theile zerlegt, in einen vorderen, die Urogenitalmembran und einen hinteren, die Analmembran (Keibel). Letztere bezeichnet somit die Grenze zwischen ento- und ektodermalem Gebiet des Rectum. Der durch die Einsenkung der Mesodermschicht herausgeschnittene dorsale untere Theil der ektodermalen Cloakenplatte bekommt sogleich als Fortsetzung des entodermalen Mastdarms eine Lichtung, und diese Lumenbildung schreitet zeitweise rascher vorwärts als die Abgrenzung des Epithelstranges. Das Lumen greift dabei ventralwärts um den unteren Theil des Septum herum. Schliesslich erreicht die frontale Scheidewand die Oberfläche des Embryo. Damit hat sich der primäre Darm gebildet und öffnet sich der ektodermale Mastdammantheil nach aussen.

Bevor jedoch der Mastdarm sich nach aussen geöffnet hat, ist inzwischen der obere nicht von der Kloakenplatte durchsetzte Theil des Cloakenhöckers unverhältnissmässig stark ventralwärts zum Geschlechtshöcker ausgewachsen, der Anlage des Penis, bezw. der Clitoris. Zugleich verlängert sich auch die ektodermale Cloakenplatte und zieht bis zum vorderen Rande des Genitalhöckers als eine den Geschlechtshöcker senkrecht in seiner ganzen Länge von der Unterseite her einschneidende Epithelplatte. Tourneux, der diesen

Vorgang zuerst nachgewiesen hat, bezeichnet den nach Abtrennung des Mastdarms übrig bleibenden Rest der ektodermalen Cloakenplatte plus deren eben erwähnter Fortsetzung bis zum vorderen Rande des Genitalhöckers als Lam. urogenitale, Born ebenso als Urogenitalplatte. Neben dem Genitalhöcker wachsen um diese Zeit die seitlichen und hinteren Abschnitte des Cloakenhöckers ventralwärts vor und so entstehen die mesodermalen Genitalwülste, die Anlage des Scrotum resp. der Labia maiora. Ihre einander zugewandten Flächen vereinigen sich jedoch nicht, sondern stehen in einer nach hinten seichter werdenden Furche von einander ab; in der Tiefe dieser Furche ist die Mastdarmöffnung gelegen, weiter nach vorn von ihr der untere Rand der frontalen Mesodermscheidewand und am meisten nach vorn der untere Rand der Cloakenplatte. Diese Furche bezeichnet Reichel als Dammfurche. Nach Born wäre diese Furche plus der Cloakenplatte als ektodermale Kloakenanlage zu bezeichnen, zum Unterschied von der bereits erwähnten entodermalen Cloake.

Jetzt weichen die Epithelien der Urogenitalplatte von der Oberfläche her nach der Tiefe auseinander und führen zur Bildung einer Rinne, der sogenannten Urogenitalrinne oder Urogenitalspalte. Diese „Entfaltung“ der Rinne, wie Reichel diesen Vorgang benennt, geht in der Richtung von hinten nach vorn, d. h. von der herabwachsenden Mesodermscheidewand nach dem Genitalhöcker hin. Durch mediane Spaltung wird der als Sinus urogenitalis inzwischen vom Mastdarm abgetrennte Theil der Cloake nach aussen eröffnet, was nach Reichel bei menschlichen Embryonen von 18 bezw. 20 ccm Steissnackenlänge statt hat, d. h. bei 7—8 Wochen alten Föten.

Erst nach dem Beginn der Entfaltung der Urogenitalplatte öffnet sich der Mastdarm nach aussen und kommt der primäre Damm zur weiteren Entwickelung. Es legen sich nehmlich nun in Verlängerung der schon gebildeten Cloakenscheidewand die mit verdickten Epithelmassen bekleideten Seitenwände der Cloakenfurche an einander und verschmelzen. Die hinter der Verschmelzungsstelle gelegene Oeffnung ist der definitive Anus, die Verschmelzungsstelle selbst repräsentirt den Damm. Die Entstehung desselben aus 2 von den Seiten her wachsenden und drängenden Falten ist in der Raphe perinei zum Ausdruck gekommen. Damit ist die Dammbildung beendet. Mit dem Herabwachsen der frontalen Scheidewand geht auch ein Herabsteigen einer Ausbuchtung des Peritoneums, die sich in dieselbe hinein erstreckt, Hand in Hand.

Soweit sind diese Vorgänge bei beiden Geschlechtern gleich. Von diesem Zeitpunkt an aber macht sich ein Unterschied je nach dem Geschlecht geltend.

Nach Schultze öffnet sich beim weiblichen Fötus die in den Sinus urogenitalis führende Urogenitalplatte in ihrer ganzen Länge vom Damm bis zu dem Geschlechtshöcker und bleibt als offene Spalte bestehen. Der Genitalhöcker wird zur Clitoris, aus den scharffaltig hervortretenden Rändern der Urogenitalrinne werden die kleinen, aus den Genitalwülsten die grossen Schamlippen. Der zwischen den Falten der Urogenitalrinne, d. h. den späteren kleinen Schamlippen, gelegene äussere Theil des Sinus urogenitalis ist entsprechend seiner Entstehung aus der Urogenitalplatte ektoblastischer Herkunft. Indem das untere, die Mündung der Ureteren aufnehmende Ende der Harnblase sich zur Urethra verlängert, die zur Vagina gewordenen kaudalen Enden der Müller'schen Gänge sich unter Bildung des Septum urethro-vaginale im Verhältniss zur Urethra bedeutend ausdehnen und die Wolffschen Gänge sich zurückbilden, kommt es zu den bleibenden Verhältnissen. —

Bei dem männlichem Geschlecht verwachsen (im Beginne des 4. Monats) unter zunehmender Länge des zum Penis werdenden Geschlechtshöckers die freien, lippenförmig gewulsteten Ränder vom Damme aus nach vorn an der Unterseite der Penis-Anlage mit Ausnahme des an der Spitze des Penis gelegenen Endes. So wird der Sinus urogenitalis zu dem langen Canalis urogenitalis, der also (mit Ausnahme des oberen Endes) ektoblastischer Herkunft ist. Die Geschlechtswülste vereinigen sich in der Mittellinie und bilden das Scrotum mit der die Verwachsung dauernd ausdrückenden Raphe.

Nachdem wir in Vorstehendem die normalen Entwickelungsvorgänge bei der Entstehung des unteren Endes des Darmes und des Urogenital-Apparates kennen gelernt haben, wenden wir uns nun zu den pathologischen Veränderungen, die diese Theile erleiden und durch welche das Zustandekommen der Atresia ani zu erklären ist.

Es kann vorkommen, dass die Rathke'schen Falten sich gar nicht oder nur ganz rudimentär bilden und dementsprechend keine Trennung der ursprünglichen Cloake bewirken können. Dann müssen Mastdarm, Harnblase, Wolff-sche und Müller'sche Gänge in einen Hohlraum münden und die Verhältnisse bestehen bleiben, wie sie normaler Weise bei einem menschlichen Embryo von erst 4 — 6 Wochen liegen. Demnach lassen sich die Fälle von wirklicher Cloakenbildung leicht als einfache Hemmungsbildungen ansprechen und die Zeit ihrer Entstehung in die 4.—6. Woche des Fötallebens zurückverlegen.

Mastdarm und Urogenital-Apparat sind dabei nicht nach aussen geöffnet; äussere Genitalien fehlen vollkommen oder sind nur ganz rudimentär angedeutet. Kinder, welche mit einer derartigen Missbildung behaftet zur Welt kommen, sind nicht andauernd lebensfähig. Einzelne Fälle werden in der Literatur zwar berichtet, wo solche Individuen sogar ein höheres Alter erreicht haben. Die merkwürdigste dieser Curiositäten theilt uns Bartholinus (9) mit, wo ein 40jähriger Mann von Geburt an ohne Penis, ohne Harnröhre und ohne After stets regelmässig verdaute und nach beendeter Verdauung „per cornu ori impesito" die Exkremente erbrach, also auch den Urin. Der üble Geschmack im Munde soll dann durch einen angenehm schmeckenden Trank, den er stets bei sich führte, beseitigt worden sein.

Dieser und andere ähnliche Fälle aus alter Zeit müssen wohl in's Gebiet der Sage verwiesen werden. Neuere derartige Beobachtungen giebt es jedenfalls nicht.

Von den in der Literatur erwähnten hierher gehörigen Beispielen wollen wir nur einen von Voll (10) erwähnten Fall citiren: Bei einem 40 cm langen männlichen Fötus war keine Spur von Anal- [illegible] noch Urethralöffnung, Penis rudimentär,

Raphe perinei nur angedeutet. Blase und Mastdarm standen durch einen engen Gang in Verbindung, in den ausserdem ein Uterus masculinus mündete.

Des Weiteren kann die Anlage der Rathke'schen Falten zwar regelrecht sich bilden; dabei können diese aber doch nur theilweise und unvollkommen zum Septum Douglasii verschmelzen, oder sie verwachsen zwar in normaler Weise medianwärts unter einander, treten aber nicht tief genug, erreichen den Boden der ursprünglichen Cloake nicht. Dementsprechend müssen verschieden grosse Communicationswege zwischen dem dorsalen und ventralen Theil der entodermalen Cloake erhalten bleiben. Der geringste Grad der hierdurch entstehenden Missbildungen wäre das Bestehenbleiben des Reichel'schen Cloakenganges. Sonst würden wir lediglich hierzu die mehr oder minder weiten Communicationswege zwischen Rectum einerseits und Blase und Harnröhre anderseits zu rechnen haben, letztere soweit sie aus dem Sinus urogenitalis entsteht. Demnach wären die Communicationswege bei der sogenannten Atresia ani vesicalis und urethralis als wirkliche Reste der ursprünglichen Cloake anzusehen, und die Missbildung liesse sich leicht als Hemmungsbildung erklären. Doch da bei dieser Form der Missbildung stets auch der Anus bindegewebig verschlossen ist, kommen wir mit der Annahme einer reinen Hemmungsbildung hier nicht mehr aus. Es muss hier Mesoderm in atypischer Weise das Endothelrohr des Mastdarmes durchwachsen haben; denn Bindegewebe (Mesoderm) grenzt, wie wir sahen, normaler Weise niemals an das Entoderm des Mastdarmes. Vielmehr wächst der entodermale Mastdarm beim Eintritt in die ektodermale Cloakenanlage normaler Weise in der nur aus Ektoderm bestehenden Cloakenplatte weiter; es grenzt also an das Entoderm des Mastdarmes nur Ektoderm, niemals Mesoderm.

Am einfachsten liesse sich der Vorgang so erklären, dass im Bereich der ektodermalen Cloakenanlage das Endothelrohr des Darmes vom Mesoderm des Septum Douglasii durchtrennt und durchwachsen wird, d. h. es kommt zum bindegewebigen Mastdarmverschluss.

Somit überschreitet die Scheidewandbildung, die oben

gehemmt wurde, unten ihr normales Maass. Es hätte hier also eine Hemmungsbildung im Bereich der entodermalen Cloakenanlage stattgefunden, eine abnorme Verwachsung im Bereich der ektodermalen Anlage.

Es fällt demnach die Genese dieser Missbildung ebenfalls in eine recht frühe Entwickelungsperiode, etwa in die 4.—6. Woche des Fötallebens.

Die Communicationsöffnung ist dabei nach Frank (11) in der Regel eng; manchmal ist der Gang in Obliteration begriffen, so dass nur ein Stück desselben, gegen welches der Rectumblindsack spitz zuläuft, offen gefunden wird, seine Mündung in die Blase oder Urethra bereits verschlossen ist. Als Ausgang der gänzlichen Obliteration des Cloakenganges bleibt bisweilen nur eine straffe Anheftung des Darms an die Blase bestehen.

Die Atresia vesicalis und urethralis findet sich fast nur beim männlichen Geschlecht. Beim weiblichen Geschlecht soll sie, nach Angabe vieler Autoren, gar nicht vorkommen, da die aus den Müller'schen Gängen sich bildenden inneren Genitalorgane zwischen Mastdarm und Blase liegen. Das ist nach Frank nicht ganz richtig. Derartige Missbildungen kommen trotzdem auch beim weiblichen Geschlecht vor, jedoch nur bei Verdoppelung von Vagina und Uterus oder bei fehlenden inneren Genitalien. Hierher gehört der von uns später zu erwähnende Ahlfeld'sche Fall (Archiv der Heilkunde Bd. 18, S. 185).

Die Diagnose des Bestehens einer solch abnormen inneren Fistel wird man durch Abgang des Meconiums aus der Urethra feststellen können. Ist der aus der Urethra entleerte Urin stets trübe und übelriechend, so wird man an eine abnorme Communication zwischen Mastdarm und Blase zu denken haben, weil hier das periodisch entleerte Meconium Zeit hat, sich in der Urinflüssigkeit zu zertheilen. Wird jedoch unabhängig von der Urinentleerung Meconium aus der Urethra entleert oder geht nur zeitweise mit dem Urin Meconium ab, so wird man an eine Einmündung der Fistel in den Blasentheil der Urethra zu denken haben. In letzterem Falle wird der Urin nur als Spülflüssigkeit benutzt und schiebt bei seiner

Entleerung das in der Harnröhre befindliche Meconium vor sich her, ist in der Zwischenzeit aber klar und von normaler Beschaffenheit.

Da, wie oben erwähnt wurde, diese Communication in der Regel eine enge und die Meconium-Entleerung dadurch eine unvollkommene wird, ist bei Einmündung des Darms in die Blase oder den Blasentheil der Urethra stets in Folge fauliger Zersetzung eine Cystitis zu befürchten. Jedenfalls sind weite Oeffnungen in die Blase oder Urethra selten. Eichmann hat einen derartigen Fall beobachtet, wo ein Mädchen mit Atresia ani vesicalis 17 Jahre alt wurde. Sie litt aber stets an Harnbeschwerden und starb schliesslich an Anämie und Entkräftung. Page berichtet von einem 34jähr. Mann mit Atresia ani, der seine Fäces per Urethram durch eine im 10. Lebensjahre angelegte Fistelöffnung vor dem Scrotum entleerte.

Merkwürdiger Weise werden in allen Abhandlungen über Atresia ani die Fälle, in denen eine abnorme Ausmündung des blind endigenden Mastdarms in Scheide oder Uterus statt hat, denen der eben behandelten Atresia ani urethralis und vesicalis genetisch vollkommen gleichgestellt. Auch Frank erklärt die Entstehung dieser Missbildung, der sogenannten Atresia ani vaginalis, bezw. uterina analog der der Atresia ani urethralis und der Atresia ani vesicalis: als Persistenz von Cloakenresten, mithin als Hemmungsmissbildung. Das ist jedoch mit den entwickelungsgeschichtlichen Thatsachen nicht vereinbar.

Ich habe bereits erwähnt, dass die Wolff'schen und Müller'schen Gänge in die ursprüngliche Cloake einmünden, und zwar zunächst ziemlich nahe der Aftermembran, also ventralwärts. Der durch unverhältnissmässig starkes Wachsthum der Cloakenwandung zwischen dieser Einmündungsstelle der Wolff'schen und Müller'schen Gänge und der Cloakenmembran gelegene Cloakentheil, in welchen auch der inzwischen entstandene Urnierengang mündet, wird nun durch die jetzt herabwachsende mesodermale Scheidewand dem ventralen Theil der Cloake zugetheilt. Es giebt also im fötalen Leben, ausser zur Zeit des Bestehens der ursprünglichen

Cloake keinen Zeitpunkt, in dem normaler Weise der dorsale Theil der entodermalen Cloake (d. h. Mastdarm) und die Müller'schen Gänge communiciren. Darum kann auch die Atresia ani vaginalis und Atresia ani uterina niemals eine Hemmungsbildung sein; die einzige als Hemmungsbildung erklärbare abnorme Communication zwischen Mastdarm und Müller'schen Gängen wäre eben nur das abnorme Bestehenbleiben der ursprünglichen Cloake. Wir dürfen demnach, da wir doch in letzter Linie die Rathke'schen Falten als Ursache der Missbildung ansprechen müssen, den Schluss ziehen, dass eine abnorme fötale Verwachsung derselben mit den Müller'schen Gängen und dem Mastdarm stattgefunden haben wird, vielleicht schon eine atypische Auftheilung des die Müller'schen Gänge enthaltenden Cloakenabschnittes.

Wenn wir aber erst eine Verwachsung, eine Aberratio evolutionis, seitens der Mesodermwand annehmen, braucht es uns nicht zu befremden, dass hierbei auch der Anus bindegewebig verschlossen gefunden wird, d. h., dass die abnorme fötale Verwachsung sich hierbei von der entodermalen Cloakenanlage auf die ektodermale fortgesetzt hat.

Die Anomalie mit abnormer Ausmündung des Rectumblindsackes in Uterus und Vagina findet sich ziemlich selten. Bei den meisten der unter der Form der Atresia ani vaginalis in der Literatur beschriebenen Beispiele münden die Fistelgänge des Rectum in das Vestibulum vaginae und gehören gar nicht zu der relativ seltenen Missbildungsform, von welcher eben die Rede ist. Jene Fisteln des Vestibulum bei weiblichen Individuen sollen später besprochen werden.

Sehr selten ist die Einmündung des Rectum in den Uterus. Eine solche abnorme Einmündung ist von Esmarch beobachtet und von H. Becker (12) in einer Inaugural-Dissertation beschrieben worden. Auch Förster und Kussmaul erwähnen einen solchen von Bednar (3) beobachteten Fall. Letzterer wird auch bei uns an anderer Stelle mitgetheilt werden.

Ebenfalls selten ist die Einmündung des Rectum in die Scheide. Deshalb wollen wir aus den Literaturbeispielen zwei hierher sicher passende Missbildungen erwähnen:

Krain (13) erwähnt ein 3 Jahre altes Mädchen, wo der After bei der Geburt durch eine Hautleiste markirt war und bald nach derselben auf operativem Wege ein Anus angelegt wurde. Oberhalb des Hymens fand sich an der hinteren Wand der Scheide eine in den Mastdarm führende Oeffnung, durch die eine $2^1/_2$ Linien dicke Bougie eingeführt werden konnte.

Rosner (Krakau, 14) beschreibt einen Fall von Atresia ani, bei dem durch Kothstauung ein Geburtshinderniss entstand. Bei einer 24jähr. I. para fand sich anstatt des Afters eine seichte Vertiefung, welche blind endete. In der Mitte der hinteren Scheidenwand, 4 cm oberhalb des Scheideneingangs, war eine in das Rectum führende Fistelöffnung.

Schon aus dem letzten Beispiel geht hervor, dass mit diesem Leiden behaftete Individuen ein höheres Alter erreichen können. Das liegt daran, dass diese Fistelgänge relativ weit sind und demnach die Entleerung des Mastdarmes ohne grosse Schwierigkeit daraus erfolgen kann.

Morgagni erwähnt eine Jüdin, die mit diesem Leiden über 100 Jahre alt wurde.

Selbst solche Fälle sind beobachtet, wo der Mastdarm mit seinem normal functionirenden Schliessmuskel in die Scheide einmündete und eine periodische willkürliche Kothentleerung in die Scheide erfolgte. Einen solchen Fall erwähnt Ricord:

Bei einer 22 jähr. 3 Jahre lang verheiratheten Frau fand sich dies Uebel. Die Stuhlentleerung erfolgte periodisch und ohne Störung aus der Vagina, so dass der Mann dieser Frau nach einer dreijährigen Ehe noch keine Ahnung ihres Leidens hatte.

Die Diagnose einer solchen Missbildung würde sich aus dem Entleeren von Koth aus der Vagina unschwer stellen lassen. Obgleich die Vagina gegen derartige abnorme Reizungen relativ unempfindlich zu sein scheint, wird man doch schon aus kosmetischen Gründen, selbst wenn keine augenblickliche Indicatio vitalis vorliegt, sich zur operativen Abhülfe dieses Leidens entschliessen müssen.

Bereits anlässlich der Besprechung der Atresia ani vesicalis und urethralis ist betont worden, dass sich der bindegewebige Verschluss des Mastdarms dort nur durch eine atypische Verwachsung des Septum Douglasi mit dem Endothelrohr des Darmes erklären lasse.

Dementsprechend muss für die relativ einfachsten Fälle unserer Missbildung, der sogenannten Atresia ani und Atresia ani et recti, bei denen das Mastdarmende bindegewebig abgeschlossen ist und ohne Nebenausmündung blind endigt, dieselbe Erklärungsweise aufrecht erhalten werden. Dass dabei das Analende des Mastdarms sich bereits nach aussen geöffnet hatte und erst eine secundäre Verwachsung eintrat, scheint nach dem Befund der hierbei immer vorhandenen Schliessmuskeln wahrscheinlich zu sein. Bei den Fällen, wo vom Rectumblindsack ein derber fibröser Strang zur Analgegend zieht, dürfen wir wohl ohne Weiteres annehmen, dass sie einer späteren Verwachsung ihre Entstehung zu verdanken haben und dass der Strang als Rest des ursprünglich normal angelegten Darmes anzusehen sei.

Bei der Atresia recti dürfte eine atypische Durchwachsung des Endothelrohrs des Darmes vom Mesoderm des Septum Douglasii im Bereich der entodermalen Cloakenanlage in den meisten Fällen für die Entstehung dieser Missbildung verantwortlich zu machen sein. Jedoch wäre, nach Reichel, bei dieser Form der Missbildung noch eine andere Entstehungsweise denkbar.

Wenn nehmlich der bindegewebige Verschluss des Rectum an der Grenze von ento- und ectodermaler Cloakenanlage erfolgt ist, kann es sich auch dabei nur um eine einfache Hemmungsbildung handeln.

Tourneux hat bei Embryonen vom Schwein und Schaf gezeigt, dass die mesodermale Scheidewand den Boden der Cloake schon erreicht, den Reichel'schen Cloakengang schon durchwachsen, d. h. zu einer Trennung der Cloake in dorsalen und ventralen Theil geführt hat, zu einer Zeit, wo die Cloake sich noch nicht nach aussen geöffnet hat. Reichel gelang es bei zwei menschlichen Embryonen nachzuweisen, dass die Oeffnung des Darmes zeitlich später erfolge als die des Sinus urogenitalis. Das Darmende war nehmlich noch verschlossen, während der Sinus urogenitalis durch theilweise Entfaltung der Urogenitalplatte mit der Aussenwelt schon in Verbindung stand.

Nach Reichel wäre es daher wohl denkbar, dass in diesem Stadium, wo sich das Rectum noch nicht nach aussen öffne, der Sinus urogenitalis aber bereits nach aussen münde, ein Stillstand der weiteren Entwicklung eintreten könne.

Wir würden nun eine Atresia recti vor uns sehen und für ihr Zustandekommen eine Hemmungsmissbildung verantwortlich zu machen haben. Freilich müsste hierbei auch die ektodermale Cloakenanlage auf dem Stadium dieser Zeit dauernd erhalten bleiben.

Die Namen dieser Typen des congenitalen Mastdarmverschlusses, die als Atresia ani, Atresia ani et recti und Atresia recti im Gebrauch sind, lassen sich jedoch nur als Grenzbezeichnungen aufrecht erhalten; denn es combinirt sich, die Verwachsung des Anus mit der Verwachsung des Rectum in verschiedenen Variationen.

Der Name Atresia recti ist nur für die Fälle bezeichnend, wo eine wohlgebildete Analportion vorhanden ist, die Bezeichnung Atresia ani nur für jene passend, wo der Anus lediglich in seinem ektodermalen Theil durch Bindegewebe verschlossen ist, der bindegewebige Verschluss aber nicht über die Aftermembran nach oben reicht. Geschieht letzteres, ist Mesoderm auch noch in den entodermalen Mastdarmtheil hinübergewuchert, so wird die Atresia ani et recti resultiren. Schon daraus erhellt, dass der Unterschied zwischen den beiden letzteren Typen ein rein gradueller ist und sich mancherlei Uebergangsformen finden müssen.

Der Analverschluss bei Atresia ani ist, wenn die Verwachsung des Mesoderms mit dem Mastdarm tief unten stattgefunden hat, dünn. Das mit Meconium gefüllte blinde Darmende wölbt sich beim Schreien und Drängen des Kindes als blauschwarzer Tumor in der Dammgegend. Wegen dieser durchscheinend dünnen Membran spricht man in solchem Falle von einer Atresia ani membranacea.

Hat die Verwachsung höher oben stattgefunden, so kann die verschliessende Membran derb und dick sein. Man fühlt durch sie das Rectum nicht hindurch. Der Anus ist in diesen Fällen glatt oder besitzt eine Raphe oder eine wulstförmige, eine hahnenkammartige Mesodermwucherung. Auch erscheint er leicht in Falten gelegt.

Am dicksten wird natürlich die Verschlussmembran bei der Atresia ani et recti sein; oft zieht dann ein derber fester Bindegewebsstrang mit oder ohne Lumen in der bindegewebig abgeschlossenen Partie des Beckens vom hochstehenden Rectumblindsack nach der Analgegend hin.

Dagegen ist bei Atresia recti die Analportion nach aussen offen, der Sphinkter normal entwickelt. Gegen die Tiefe verengt sie sich trichterförmig und endet in verschiedener Länge blind. Ueber ihr liegt, durch Bindegewebe von verschiedener Dicke getrennt, der Rectumblindsack.

Die Diagnose ist in diesen Fällen nicht schwer zu stellen. Es fällt der Umgebung bald auf, dass das Kind keinen Stuhl unter sich lässt, dass die Windeln nur von Urin benetzt werden, und bei alsdann vorgenommener Untersuchung zeigt sich, dass die Afteröffnung fehlt

Schwieriger gestaltet sich schon die Untersuchung bei der Atresia recti, wobei das Rectum hoch oben endet, die Analöffnung aber normal erscheint.

Hier wird man erst beim Sondiren die Ursache der Kothverhaltung, den Bindegewebswulst, feststellen können. Die Prognose ist natürlich bei vollkommenem Mastdarmverschluss wegen der Kothverhaltung eine sehr ernste.

Tritt nicht rechtzeitig Hülfe ein, so gehen die Kinder unter den Erscheinungen des Ileus zu Grunde.

Endlich wären noch die Formen der Missbildung zu besprechen, bei denen vom blinden Ende des Mastdarmes ein abnormer Fistelgang sich in die Perineal-, Scrotal- und Suburethral-Gegend erstreckt oder noch weiter nach vorn bis zum Präputialsack hinzieht, beim Weibe in die Dammgegend und die Vulva führt.

Bei dieser Missbildung zeigt sich der Anus meist durch eine dünne und oberflächliche Bindegewebsschicht verschlossen; indess begegnet man auch dabei öfter strahligen Narbenzügen, einer Verlängerung der Raphe perinei auf die Analgegend und wulstförmigen Bildungen. Die Fistelöffnungen finden sich bei männlichen Individuen im Perineum, in der

Scrotalraphe an der Unterseite des Penis; sogar im Präputialsack; bei weiblichen Individuen im Perineum und der Vulva. Hierbei ist jedoch zugleich zu betonen, dass diese Fisteln, wenn sie ihre Mündungsstelle an der Unterseite des Penis haben, mit dem Lumen der Harnröhre in keinerlei Communication stehen und dass sie nichts mit denjenigen zu thun haben, die sich bei Hyprospadia penis finden. Ueberhaupt sind diese an und für sich engen Fisteln meist ziemlich oberflächlich gelegen. Beim Sondiren gelangt man meist dicht unter der Haut nach dem Analblindsack. Niemals führen sie höher nach oben in Theile, die aus der entodermalen Cloakenanlage sich gebildet haben Sie liegen also in ihrer ganzen Ausdehnung lediglich im Bereich der ectodermalen Cloakenanlage und werden deshalb von Frank als „äussere" Fisteln bezeichnet.

Fragen wir uns nun nach dem Grund der Entstehung dieser Fisteln, so deuten die atypischen Bindegewebs-Wucherungen in der Analgegend und schon der blosse bindegewebige Analverschluss deutlich an, dass hier eine atypische, abnorme Verwachsung stattgefunden haben muss. Und zwar wird sich diese, da hierbei nirgends eine Abnormität an Theilen der entodermalen Cloakenanlage zu entdecken ist, lediglich auf die ectodermale Cloakenanlage beschränkt haben.

Die schleimhautähnliche Auskleidung der Fistelgänge gleicht am meisten der schleimhautähnlichen Auskleidung des Uebergangstheiles der Analportion, die ja ectodermalen Ursprungs ist. In der That vermag sie diese genetische Beziehung denn auch, trotz noch so langer Dauer, nicht zu verleugnen; denn sobald derartige Fistelgänge operativ gespalten werden, nimmt deren Mucosa sogleich den Charakter der Cutis an: das Epithel verhornt.

Nichts desto weniger kommen wir bei dem Bemühen, die in Rede stehende Missbildung zu erklären, keineswegs aus mit der Annahme einer blossen Verwachsung.

Es zeigt sich nehmlich, dass ein vom Mastdarmblindsack ausgehender Fistelgang, der streckweise auch als offene Rinne zu Tage treten kann, bald oberflächlicher, bald tiefer gelegen, in der Medianlinie, entsprechend der Spalte zwischen den beiden ursprünglichen Hälften des Dammes nach vorn zieht, um sich dort an irgend einer Stelle zu öffnen, oder dass er sich zwischen dem, aus den ursprünglichen Genitalwülsten hervorgegangenen Gebilde, dem Hodensack, bezw. den grossen Schamlippen erstreckt. Jedenfalls entspricht der Verlauf dieser Fistelgänge dabei stets dem der ursprünglichen Cloakenfurche.

Somit bieten sich hier ähnliche Verhältnisse, wie sie normaler Weise im fötalen Leben bestehen. Auch hier liegt der Anus, nachdem er sich nach aussen geöffnet und der primäre Damm sich gebildet, ehe er sich zum definitiven Damm erhoben hat, im Grunde einer Rinne, die sich von ihm bis nach dem Geschlechtshöcker hin erstreckt, der Cloakenfurche. — Schon hieraus geht hervor, dass bei diesen Formen der Atresia ani ähnliche Verhältnisse bestehen geblieben sind, wie sie im fötalen Leben vor der Verwachsung der seitlichen Mesodermfalten zum Damme vorhanden waren.

Eine Erklärung für das Zustandekommen dieser letzten Form der Missbildung lässt sich demnach dahin geben, dass das Wachsthum des Mesoderms in der ektodermalen Cloakenanlage, welches hinten in der Analgegend zu einer atypischen Durchwachsung des Endothelrohrs des Darms, mit anderen Worten zu einer Ueberschreitung seines normalen Maasses geführt hat, vorn im Bereiche der Cloakenfurche gleichzeitig eine Hemmungsbildung erlitten hat.

Der Vollständigkeit halber möchte ich hinzufügen, dass es Fisteln der letzteren Art auch bei vollständig normal ausgebildetem After giebt. Diese müssen dann als reine Hemmungsbildungen aufgefasst werden.

Die Diagnose der Atresia ani mit derartigen äusseren Fisteln macht keine Schwierigkeiten.

Die Fistelkanäle sind meist eng und führen früher oder später zur Kothverhaltung. Deshalb wird zur Vermeidung späterer übler Folgen eine Operation auch hier am Platze sein, trotzdem, dass auch hier Fälle bekannt sind, bei denen die damit behafteten Individuen ein hohes Alter erreicht haben.

Falls unsere Darstellung richtig ist, so lässt sich nach

dem Vorhergehenden die Entstehung der verschiedenen Formen der Atresia ani auf dreifache Weise erklären.

Sie verdanken ihre Entstehung einmal einer reinen Hemmungsbildung, dann einer abnormen Verwachsung fötaler Gewebsspalten und drittens einer Combination dieser beiden ursächlichen Momente.

Als reine Hemmungsbildung wäre aufzufassen die Persistenz der ursprünglichen Cloake und unter Umständen die Atresia recti, wenn sich nehmlich die bindegewebige Verwachsung auf die Grenze zwischen ento- und ektodermaler Cloakenanlage beschränkt.

Durch Verwachsung fötaler Gewebsspalten wären die Atresia ani, die Atresia ani et recti, die Atresia recti mit obiger Einschränkung, ferner die Atresia ani vaginalis und die Atresia ani uterina enstanden zu denken. — Bei der Atresia ani hat sich die abnorme Verwachsung allein in der ektodermalen Cloakenanlage ausgebreitet; bei den übrigen Formen dieser Gruppe haben diese abnormen Wachsthumsvorgänge sowohl in der entodermalen wie in der ektodermalen Cloakenanlage stattgefunden.

Der Rest der hierher gehörigen Missbildungen liesse sich aus einer Combination von Hemmungsbildung einerseits und Verwachsung fötaler Gewebsspalten andererseits herleiten. Bei der Atresia ani urethralis und vesicalis hätte die Hemmungsbildung allein im Bereich der entodermalen Cloakenanlage Platz gegriffen, bei der Atresia ani mit äusserer Fistelbildung dagegen, d. h. der sogenannten Atresia ani perinealis, scrotalis, suburethralis, vulvaris würde sie sich durchaus auf die ektodermale Cloakenanlage beschränkt haben.

Fast von allen Autoren wurde die Atresia ani mit ihren verschiedenen Complicationen bisher als reine Hemmungsbildung angesehen.

Cruveilhier kam der Wahrheit bereits näher, indem er die Missbildung als fötale Verwachsung bereits offener Kanäle auffasste. Nach v. Esmarch sollten abnorme Druckverhältnisse und fötale Entzündungszustände die Schuld an ihrer Entstehung tragen. Ahlfeld zog fötale Peritonitis, Intussusception, Verschlingung des Darmrohrs, Lannelongue Syphilis der Eltern in Rechnung, allerdings ohne seine Ansicht durch entsprechende Befunde zu belegen. Als fötale Verwachsung erklärt auch Frank ihr Zustandekommen, obwohl er bei einzelnen Formen speciell der Atresia ani uterina und vaginalis ohne Hemmungsbildung nicht auskommt. Nach Marchand (15) ist die Atresia ani keine einfache Hemmungsbildung, sondern sie entsteht durch eine abnorme bindegewebige Verwachsung oder durch einen vollständigen Defekt des unteren Endes des Darmes. Born (6) giebt hinsichtlich der Entstehung der einfachen Atresia ani folgende Erklärung: „Es muss eine Aberratio evolutionis angenommen werden, — wenn man nicht zu der immer zur Hand liegenden Erklärung, durch eine geheimnissvolle intrauterine Erkrankung mit Durchtrennung des Epithelrohres des Darmes als Folge, seine Zuflucht nehmen will. Bei manchen Fällen freilich scheint diese Annahme unvermeidlich.“ Endlich betont Keibel (8), dass die angeborene Verschliessung des Mastdarms nicht als eine durch Entwicklungshemmung hervorgegangene Missbilduug anzusehen sei, sondern dass zu ihrer Erklärung nachträgliche Verwaschsung herangezogen werden müsse, während die abnormen Ausmündungen des Mastdarmes vielfach als Hemmungsbildungen aufzufassen seien. „Ueber die Entstehungsursachen“, sagt König (16), „ist uns nichts bekannt, und jede Speculation in dieser Richtung vorläufig nutzlos; doch wissen wir, dass der Fehler bisweilen erblich vorkommt.“

Er beobachtete nehmlich einen Knaben, dessen Vater, ebenso wie ein Bruder, mit derselben Missbildung geboren worden war. Wutzer (17) berichtet ebenfalls von einer Familie, in der von zehn Kindern drei diese Missbildung zeigten. Hadra (18) erwähnt sogar eine Familie, innerhalb deren in verschiedenen Generationen sechs Fälle dieser Anomalie zur Beobachtung kamen. Ferner erwähnt Brisken (4) in seiner Inauguraldissertation, dass in der Göttinger Klinik ein Knabe wegen dieses Leidens operirt wurde, dessen Bruder, Vater und Oheim väterlicherseits mit dem gleichen Uebel behaftet zur Welt kamen. Auch dürfte ein Bericht des Dr. B. Ritter nicht ohne Interesse sein, nach welchem ein Individuum, welches wie sein Vater mit Hypospadia geboren war, einen mit Atresia ani behafteten Sohn zeugte. Dabei fand sich eine abnorme fistulöse Ausmündung des blind verschlossenen Darmendes an der unteren Fläche des Penis ohne Communication mit der Urethra. Im Einklang damit steht die Angabe von v. Esmarch, dass der Fehler in einigen Gegenden auffallend viel häufiger vorzukommen scheine als in anderen. Denselben Eindruck gewinnt man, wenn man die von Brisken aufgestellte und zu Beginn dieses Aufsatzes wiedergegebene Zusammenstellung bezüglich der Häufigkeit des Vorkommens des congenitalen Mastdarmverschlusses in Betracht zieht.

Endlich ist es bemerkenswerth, dass die Atresia ani bei denselben Personen nicht selten von anderen Bildungsanomalien begleitet wird. So erwähnt Drescher (20) zwanzig Fälle von Atresia ani vaginalis und schreibt zum Schluss: „Bei der Durchsicht dieser zwanzig Fälle von Atresia ani fällt auf, dass fast bei allen die Atresia ani noch mit Missbildungen in anderen Körperregionen complicirt ist." Ferner erinnert Schütz (31) an einen von Dr. Kramer im Jahre 1835 zu Aschersleben beobachteten Fall, wo ein Kind mit Atresia ani congenita einen Ueberfluss von Fingern und Zehen aufwies. Brisken (4) hebt von begleitenden Missbildungen Hypospadie, Uterus bicornis, mangelhafte Ausbildung anderer Theile des Darmkanals, abnorme Zustände der Harnleiter und Nieren, namentlich Hydronephrose, Blasenspalte, Hermaphroditismus und ähnliche Missbildungen hervor, sowie Offenbleiben des Foramen ovale. Auch Uterus masculinus ist dabei beobachtet worden.

Welche traurige Folgen diese Missbildung für den damit Behafteten nach sich ziehen muss, ist leicht ersichtlich. Es stauen sich in den ersten Lebenstagen die aufgenommenen Nahrungssäfte und das Meconium im unteren Theil des Darmes an. Das Kind wird unruhig, der Bauch durch die aus den Zersetzungsproducten entstehenden Gase aufgetrieben. Der Leib ist hart und giebt tympanitischen Schall. Das Zwerchfell wird durch die meteoristisch geblähten Darmschlingen nach oben, nach der Brusthöhle zu gedrängt und die Respirationsoberfläche dadurch verkleinert. Langsame, oft unterbrochene Athmung ist die Folge. Vergebens bemühen sich die Kinder, den Darminhalt durch Drängen zu entleeren. Bald kommt es zum Erbrechen, wobei anfangs nur die genossene Milch, schliesslich auch der Darminhalt, das Meconium, entleert wird. Geht die Zersetzung der Fäcalmassen unaufhaltsam weiter, so entsteht Entzündung des Darmes, Enteritis mit folgender Peritonitis; ja vermöge der enormen Ausdehnung der kindlichen Gedärme durch Gase kann ein Platzen der letzteren mit Erguss des Inhalts in die Bauchhöhle erfolgen.

Tritt nicht rechtzeitig operative Hülfe ein, so erfolgt in den ersten 4—6 Tagen, bisweilen unter Convulsionen, meist unter Collapserscheinungen der Tod.

Nicht viel besser als die mit vollständigem Mastdarmverschluss behafteten Individuen sind die Kinder daran, deren Rectumblindsack mit anderen Organen durch Fistelgänge verbunden ist. Da diese Fistelgänge, wie oben erwähnt, meist sehr eng sind, weite Oeffnungen zu den Seltenheiten gehören, wird leicht eine Verstopfung ihrer Ausmündung durch consistentere Kothmassen erfolgen und hierdurch ein vollständiger Mastdarmverschluss herbeigeführt werden.

Daher ist eine Beseitigung aller dieser Missbildungsformen durch operativen Eingriff gewiss dringend geboten. Die oben aufgeführten Fälle, in denen mit dieser Missbildung behaftete Individuen auch ohne diesen Eingriff längere Zeit gelebt, ja sogar ein höheres Alter erreicht haben, vermögen die Unterlassung eines solchen offenbar nicht zu rechtfertigen.

Der Zweck der Operation ist, nach Sprung (22), dem Darminhalt einen Weg nach aussen zu verschaffen, um vor allen Dingen das Kind am Leben zu erhalten. Die nächste Aufgabe wird sein, diesen Zweck in möglichst vollkommener Weise zu erreichen, indem man sich bemüht, den After an einer für das fernere Leben und das dauernde Wohlbefinden des Patienten möglichst günstigen Stelle anzulegen, d. h. an seinem normalen Ort, und so die natürlichen Verhältnisse soweit als irgend möglich wieder herzustellen.

Schon die ältesten Chirurgen sahen ein, wie nothwendig

es sei, die fehlende Afteröffnung an der für sie bestimmten Stelle anzulegen. Doch geschah dies in recht unvollkommener Weise. Von der Afteröffnung aus wurde nach der Richtung hin, wo man das blinde Darmende vermuthete, ein Troicart von möglichster Dicke oder ein Bistouri eingestossen, um so dem Meconium einen Ausweg zu verschaffen. Indess hatte diese Operationsmethode, wie leicht verständlich, grosse Schattenseiten. Einmal liess es sich nehmlich gar nicht vermeiden, dass man dabei den Darm verfehlte, dafür aber Verletzungen der Harnblase, des Bauchfells oder anderer wichtiger Theile erzeugte. Traf man ihn, so wurde beim Herausziehen der Kanüle die Peritonealfläche nur allzuleicht durch Darmflüssigkeit benetzt oder das Beckenfettgewebe kam mit letzterer in Berührung: Zwischenfälle, die naturgemäss eine Peritonitis bezw. septische Entzündung des Beckenfettgewebes im Gefolge hatten.

Daher nahm man schon früh zu anderen Operationsverfahren seine Zuflucht. Wenn der Blindsack des Rectum hoch zu liegen schien, gab man den Versuch, ihn von unten zu erreichen, bald auf und schritt zur Enterotomie

Diese Methode, so alt sie an und für sich ist, wurde doch erst in neuerer Zeit, und zwar durch Littré wieder angeregt, indem er rieth, den Dickdarm in einer der beiden Leistengegenden zu eröffnen und dort einen Anus praeternaturalis anzulegen. Aus Furcht vor der hier nöthigen Baucheröffnung wurde von Callisen der Vorschlag gemacht, die Colotomie in der Lendengegend auszuführen. Amussat hat durch diese Methode die Kinder mit Imperforatio ani congenita mit Erfolg operirt

Beide Methoden werden auch in der jetzigen Zeit noch geübt, jedoch nur dann, wenn es nicht möglich ist, den blind endigenden Darm von unten, vom Perineum aus, zu erreichen. Denn, dank der Kenntniss der Antiseptik, braucht man sich heute vor einer Verletzung des Peritoneums garnicht mehr so wie früher zu scheuen. Natürlich wird man vorher Alles aufbieten müssen, um den Darm von unten her zu erreichen und den künstlichen Anus an der normalen Stelle anzulegen. Denn gewiss wäre es unverzeihlich, wollte man den Anus, wenn er sich an normaler Stelle anbringen lässt, nicht dort anlegen. Wenn man die Schattenseiten bedenkt, welche sowohl die Colotomia iliaca wie lumbalis mit sich bringen: den beim Anus praeternaturalis so häufig vorkommenden Prolaps der Darmwand, die Excoriationen der benachbarten Hautdecken, die fortwährende Neigung der geschaffenen Oeffnung sich zu verengern, sowie das zeitlebens nothwendige Tragen eines Kothrecipienten, so wird man sich zu dieser Operation nur im äussersten Nothfalle entschliessen dürfen.

In den Fällen, wo der Anus nur durch eine dünne Membran verschlossen ist, genügt oft schon das blosse Einbohren mit dem Finger, um den abnormen Verschluss zu beseitigen, sonst macht man mit dem Messer einen einfachen Kreuzschnitt und resecirt später dessen seitliche Zipfel.

Ist jedoch die abschliessende Membran dicker oder die ganze ektodermale Mastdarmanlage bindegewebig verwachsen, so gewährt die Dieffenbach'sche Methode Hoffnung auf Herstellung eines dem normalen analogen Afters. Diese Methode besteht kurz darin, dass das Kind auf den Rand des Operationstisches in Steissrückenlage gebracht wird. Die Schenkel werden stark abducirt und gebeugt. Am besten wendet man kein Narcoticum an, da die Kinder beim Schreien die Operation durch Herabdrängen des Darmendtheiles erleichtern. Ein Messerschnitt spaltet die Haut von der Mitte des Dammes bis zur Spitze des Steissbeines; dann dringt man mit seichten Messerzügen allmählich in die Tiefe, bis man auf den mit Meconium gefüllten Darm gelangt. Nachdem noch die bindegewebigen Verwachsungen in der Umgebung des Darmes mit dem Finger oder Scalpellstiele gelöst sind, wird der Darm vorsichtig herabgezogen und durch zwei Nähte an den beiden Wundwinkeln fixirt. Nun erst wird der Darm durch einen Längsschnitt eröffnet und die Darmschleimhaut mit der äusseren Haut vernäht. Auf diese Weise ist es am ehesten möglich, einen den normalen Verhältnissen analogen After zu erhalten, zumal sich gezeigt hat, dass die Schliessmuskeln des Afters wohl stets vorhanden sind.

Schon weit schwieriger als bei dem blossen Verschluss des Afters gestaltet sich die Operation, wenn die Afteröffnung zwar vorhanden ist, aber der Mastdarm oberhalb dieser blind endigt. Je weiter das blinde Darmende vom Anus entfernt ist, um so schwerer wird naturgemäss die Auffindung des Darmes sein müssen. Ist der Rectumblindsack nur durch eine dünne bindegewebige Verwachsung von dem blind endigenden Analtheil des Mastdarmes getrennt, und kann man besonders beim Schreien des Kindes das blinde Darmende auf dem Finger fühlen, so genügt eine einfache Eröffnung der Trennungsmembran mit dem Messer und eine nachherige Umsäumung des Wundrandes. Unangenehm ist dabei die Neigung zu narbiger Schrumpfung; eine Nachbehandlung zur Erzielung der Dilatation mittelst Bougies ist daher angebracht.

Liegt der Rectumblindsack hoch oberhalb der vorhandenen Analportion, so räth v. Esmarch, das Steissbein zu reseciren, die Schleimhaut des unter der Verschliessungsstelle gelegenen Darmtheiles unter Schonung der Sphinkteren abzutragen, das blinde Darmende vor die äussere Wundöffnung herabzuziehen und dann erst zu eröffnen und die Ränder der Schleimhaut des Rectum mit denen der äusseren Haut zu vernähen.

Die grösste Schwierigkeit bietet die Operation in den Fällen, wo das Rectum ganz fehlt oder nur als fibröser Strang erhalten ist. Dann endet das blind auslaufende Colon am häufigsten in der Gegend des obersten Kreuzbeinwirbels, ist durch Meconium stark ausgedehnt und pendelt frei an einem ziemlich langen Mesenterium. Zumeist ist dabei das Becken verengt. Und doch muss man auch hier zunächst den Versuch machen, den Darm von unten zu erreichen. Nach Katheterisation der Blase wird genau in der Mittellinie von der Wurzel des Scrotum, bezw. der hinteren Commissur der Vulva, bis hinter das Steissbein ein Messerschnitt durch Haut und Unterhautfettgewebe angelegt. Das im Wege stehende knorpelige Steissbein wird entfernt. Dann dringt man stumpf präparirend in die Tiefe vor, bis man den Beckeneingang erreicht hat. Ist man so bis auf das Bauchfell vorgedrungen, ohne den Blindsack des Darmes zu finden, so eröffnet man dasselbe in der Mittellinie und erweitert den

Schnitt mit der Kornzange soweit, dass man den Finger einführen kann. Derselbe sucht die Verwachsungen des blinden Darmendes von seiner Umgebung zu lösen. Dann wird der Darmblindsack vermittelst zweier feiner langer Fröhlich-scher Zangen möglichst weit nach hinten und vorn zu fixirt und mittelst eines nicht zu feinen Troicarts zwischen den beiden Zangen eröffnet. Hat man nach Entfernung des Stilets und durch häufige Einspritzungen in die Canüle für die Entleerung des Darminhaltes gesorgt, so wird der nun leichter herabziehbare Darm, in dem noch immer die Canüle steckt, durch langsames stetes und vorsichtiges Ziehen an den fixirenden Zangen bis zur Hautwunde herabgezogen. Nunmehr werden, nach Entfernung des Troicarts, der Einstich in den Blindsack nach hinten und vorn durch das Messer vergrössert und die Ränder der Darmöffnung mit denen der Hautwunde vernäht. Kann man in solchen Fällen auch nach Spaltung des Peritoneums den Blindsack des Darmes nicht erreichen, so räth Macleod, die Bauchhöhle in der Mittellinie zu spalten, den Darmblindsack von seinen Verwachsungen zu lösen und auf dem durch die vorausgegangene Operation präformirten Wege nach dem Damme hinabzudrängen.

Sind alle Bemühungen, den Blindsack von unten zu erreichen, erfolglos, dann bleibt, um das Leben des Kindes zu retten, nichts anderes übrig, als einen Anus praeternaturalis nach Littré oder Callisen anzulegen.

Von mehreren Chirurgen ist nun der Versuch gemacht worden, von diesem Anus praeternaturalis aus, mit Hülfe von Sonden, den Darmblindsack allmählich gegen die normale Afterstelle hinzudrängen. In der That gelang es auf diesem Wege Krönlein, sieben Monate, nachdem er in der linken Inguinalgegend einen Anus praeternaturalis angelegt hatte, mit Hülfe der Proctoplastik, an normaler Stelle eine gut funktionirende Analöffnung zu schaffen.

Weniger anzurathen ist das Verfahren von Demarquay. Er giebt den Rath, von dem Anus praeternaturalis aus, mit Hülfe einer Pfeilsonde, den Damm zu durchbohren, einen Faden, an dem eine Metallkugel befestigt ist, durchzuziehen und so den Blindsack des Darmes allmählich nach dem Damme zu ziehen, bis er von hier aus leicht zu erreichen sei.

Endlich noch einige Worte über die Behandlung der Atresia ani mit abnormen Communicationsöffnungen.

Bei der Einmündung des Rectum in die Blase, Harnröhre oder oberen Scheidentheil ist nach v. Esmarch das operative Verfahren wegen des Hochstandes des Rectum ein sehr schwieriges, doch räth er auch hier unbedingt zur Vornahme der Proctoplastik.

Bei Einmündung des Rectum in der Vulva benachbarte Scheidentheile haben verschiedene Chirurgen von der abnormen Einmündungsstelle aus den Vorhof und den ganzen Damm gespalten. So entsteht eine Cloake, die später durch Perineoplastik zu beseitigen ist. Dieffenbach präparirt in solchen Fällen das Darmende von der hinteren Wand der Scheide ab, zieht es nach hinten und befestigt es an normaler Stelle.

Die äusseren Fisteln werden bei Atresia ani am besten auf einer feinen Hohlsonde in ihrer ganzen Länge mit dem Messer gespalten, wonach ihre Schleimhaut bald die Eigenschaft der äusseren Haut annimmt.

Versuchen wir nun, mit Hülfe der eben ausführlicher geschilderten Vorgänge bei der Atresia ani congenita, zunächst die Entstehungsweise unseres Präparates abzuleiten und es unter eine bestimmte Form dieser Missbildung zu klassificiren.

Aus dem Fehlen des Anus und des an seiner Stelle sich findenden Bindegewebes erhellt ohne Weiteres, dass hier eine Atresia ani congenita vorliegt. Damit allein kommen wir hierbei jedoch nicht aus. Wir sehen, dass sich das blindsackartig ausgeweitete Rectum zunächst konisch verengt und dass es dann, als 1 mm im Durchmesser haltender Gang, von hier noch 2 cm weiter nach vorn zieht, um in unmittelbarer Nähe des Caput gallinaginis, blind verschlossen, zu endigen. Darum gehen wir wohl nicht fehl, diesen engen Gang als das ursprüngliche Verbindungsstück zwischen Mastdarmende und Sinus urogenitalis anzusehen, d. h. als Reichel'schen

Cloakengang. Würde dieser ohne Unterbrechung bis zur Pars prostatica der Harnröhre offen geblieben sein, so würden wir daraus den berechtigten Schluss ziehen können, dass hier eine abnorme Hemmungsbildung vorliegen müsse, da doch im extrauterinen Leben der Reichel'sche Cloakengang normaler Weise obliterirt ist. Und doch kann dieser enge Gang, der, vom Rectum ausgehend, unmittelbar vor der Pars prostatica der Harnröhre endet, als nichts anderes gedeutet werden. Wir erwähnten bereits, dass eine mehr oder weniger ausgebildete Obliteration dieses Fistelganges oft beobachtet wird. Ist dies aber der ursprüngliche Reichel'sche Cloakengang, so muss auch in unserem Falle eine Hemmungsbildung vorliegen; denn die Persistenz des Reichel'schen Cloakenganges ist eben als solche zu deuten.

Auch die beiden spindelförmigen, zwischen Harnblase und Mastdarm gelegenen und im Caput gallinaginis sich öffnenden Hohlgebilde, in deren lateralen Partieen sich jederseits zwei feinste vom Schwanz des Nebenhodens ausgehende und mikroskopisch als Vasa deferentia sich kennzeichnende Stränge verlieren, dürften ihre Entstehung einer Hemmungsbildung zu verdanken haben. In anbetracht der Einmündung dieser beiden spindeligen Hohlräume in den aus dem Sinus urogenitalis hervorgegangenen Theil der Harnblase einerseits und anderseits daraus, dass sich mit ihnen die Vasa deferentia, d. h. die Wolff'schen Gänge vereinen, sind wir, auf Grund der voraufgegangenen entwickelungsgeschichtlichen Thatsachen, wohl berechtigt, den Schluss zu ziehen, dass diese beiden Hohlgebilde als Reste der Müller'schen Gänge aufzufassen seien. Daraus, dass diese Müller'schen Gänge beim männlichen Geschlecht normaler Weise bis auf kleinste Rudimente verschwinden, hier aber Hohlgebilde von 13 mm Länge aus ihnen hervorgegangen sind, lässt sich nur folgern, dass zunächst sie selbst in abnormer Grösse und Ausdehnung erhalten geblieben sein müssen und dass ihr normaler Weise eintretendes Kleinerwerden gehemmt und gehindert worden ist.

Ist diese unsere Auffassung von der Entstehung der fraglichen Hohlgebilde aus Resten der kaudalen Enden der

Müller'schen Gänge richtig, so werden wir berechtigt sein, in ihnen ein Analogon der Vagina zu sehen und dies um so mehr, als auch die Schleimhaut, wie die mikroskopische Untersuchung zeigt, vollkommen der vaginalen Mucosa entspricht. Schon im makroskopischen Bilde deuten die ringförmigen concentrisch mit der Wandung verlaufenden Erhebungen der Schleimhaut, wodurch die ganze Innenfläche der Hohlgebilde gerippt erscheint, darauf hin, wie berechtigt eine solche Annahme sei. Dementsprechend würde dieses Gebilde als Uterus masculinus anzusprechen sein.

Jedenfalls wird das abnorme Erhaltenbleiben der Müllerschen Gänge bei diesem männlichen Fötus unsere Annahme nur um so berechtigter erscheinen lassen, dass eine Hemmungsbildung im Bereich der entodermalen Cloakenanlage bestanden hat, zumal noch der Uterus masculinus getheilt erscheint, ein Zeichen dafür, dass auch die normaler Weise stattfindende Verschmelzung der Müller'schen Gänge gehemmt wurde.

Nun ist, wie bereits hervorgehoben wurde, in unserem Falle auch der Anus bindegewebig verschlossen gefunden worden. Für die Erklärung der Entstehung dieser Missbildungsform nahmen wir eine abnorme Verwachsung fötaler Gewebsspalten an.

Bei dem in Rede stehenden Knaben kommt also als ursächliches Moment gleichzeitig eine Hemmungsbildung in Betracht und eine abnorme fötale Verwachsung. Hierbei ist jedoch zu bemerken, dass sich erstere durchaus auf die entodermale Cloakenanlage beschränkt hat.

Als Produkte gemeinsamen Auftretens dieser beiden Ursachen, und zwar unter Beschränkung der Hemmungsbildung auf die entodermale Cloakenanlage, lassen sich lediglich die Atresia ani vesicalis und urethralis deuten. Zu der letzten Form muss dabei mit eingerechnet werden die Erhaltung des Reichel'schen Coakenganges, eine Anomalie, die zugleich den geringsten Grad einer Hemmungsbildung im Bereiche der entodermalen Cloake darstellt. Denn da dieser Gang in die Urethra führt, müssen wir die Formen der Atresia ani, in denen der Reichel'sche Cloakengang mehr oder weniger erhalten geblieben ist, zur Klasse der Atresia ani urethralis rechnen. Demnach ist die fragliche Missbildung als eine Atresia ani urethralis zu bezeichnen, zugleich aber dabei zu bemerken, dass der enge Gang der vom Rectum - Blindsack ausgehend, sich bis dicht vor die Pars prostatica der Harnröhre verfolgen lässt, als Reichel'scher Cloakengang aufzufassen sei.

Die Zeit der Entstehung dieser Missbildung dürften wir etwa in die 6. Woche des Fötallebens verlegen. Denn gerade unmittelbar vor dem Durchwachsen des Reichel-schen Cloakenganges muss in unserem Falle das Septum Douglasi eine Hemmungsbildung erlitten haben, vor einer Phase also, die um die 6. Woche des Fötallebens eintritt.

Nicht minder deutlich sind bei dem kleinen Patienten die Folgen zum Ausdruck gelangt, welche eine Atresia ani congenita nach sich zieht. Eben diese sollen jetzt den Gegenstand unserer Betrachtung bilden.

Aus der Krankengeschichte des Neugeborenen entnehmen wir, dass er bereits die Erscheinungen einer Peritonitis darbot, als er zur Operation kam. Lediglich von schneller Hülfe konnte also noch etwas zu erhoffen sein. Als es daher nicht gelang, das blinde Darmende vom Damm aus zu erreichen, musste um so unbedenklicher zur Littré'schen Operation die Zuflucht genommen werden, als das Kind jeden Augenblick zu kollabiren drohte. Dass jene allerdings nur in äusserstem Nothfalle vorzunehmende Operation unter den obwaltenden Umständen dringend indicirt und zur Laparatomie die höchste Zeit war, das ergab sich sogleich nach Beginn der Operation mit einer fast erschreckenden Klarheit. Alsbald entströmten nehmlich Gas, sowie übelriechende, theils bräunlich-grüne, theils schon fäkulente Massen aus der Bauchhöhle. Sobald das aber geschehen, ward es auch einleuchtend, eine wie geringe Aussicht auf Erfolg die operative Hülfe jetzt noch zu gewähren vermochte. Sei es nun, dass sich der Operateur dessen ungeachtet noch einen gewissen Erfolg versprach, jedenfalls nichts unversucht lassen wollte, sei es, dass er nur in anerkennenswerther Weise dem Kinde die letzten qualvollen

Stunden des dem Tode bereits verfallenen Lebens erleichtern wollte, kurz, er schritt zur Anlegung eines Anus praeternaturalis. Freilich musste er dann die erstbeste Darmschlinge eröffnen, welche sich ihm gerade darbot, ehe es zu spät wurde. Es war ein klein fingerdickes, prall gefülltes Eingeweiderohr, das ihm zuerst in's Auge fiel. In solchem Drange der Umstände ist es sicherlich verzeihlich, dass er den in solch veränderter Form ihm in den Weg kommenden Ureter, ein zum Kaliber einer Darmschlinge erweitertes Rohr, ergriff und aufschnitt. Durch das dem epikritischen Betrachter wohl verständliche Ausbleiben des erwarteten Erfolges, des Hervordringens charakteristischen Darminhalts, liess er sich nicht aus der Fassung bringen. Rasch eröffnete er ein zweites Eingeweiderohr, das Endstück des Colon ascendens, um aus ihm sofort Meconium hervorquellen zu sehen.

Wie die nachherige Section lehrte, war das Kind bereits vor der Operation unrettbar verloren gewesen; denn schon hatte die Atresia ani die schwersten Veränderungen an der Wand der Darmtractus hervorgerufen.

Auf diese soll jetzt näher eingegangen werden.

Zunächst fiel bei der Section die hauchartige Trübung und starke Gefässinjection der Darmschlingen auf, ohne Zweifel Anzeichen einer bereits bestehenden Peritonitis. Zwischen den Därmen fand sich ausserdem graubraune, fäkulent riechende Flüssigkeit mit feinknolligen Beimengungen: unstreitig Meconium, das in die Bauchhöhle getreten war. Der Dickdarm zeigte sich äusserst stark dilatirt, namentlich in den unteren Partieen, und stark mit Meconium angefüllt. Diese Ausdehnung liess sich nur durch einen abnormen Druck erklären, der von Innen her auf ihren Wandungen lastete. Jetzt freilich war ein solcher nicht mehr zu erkennen, vielmehr quoll bei der Section das Meconium aus den angeschnittenen Därmen zwar reichlich, aber doch nur langsam hervor. Im Coecum zeigten sich an 4 linsengrossen Stellen Substanzverluste durch die ganze Dicke der Darmwand. Sie liessen an ihren fetzigen Rändern keinerlei Röthe oder sonstige Reaktionserscheinungen erkennen, sondern boten das gleiche Aussehen wie die benachbarten Darmpartieen. Sonach konnten diese keine Producte einer langwierigen Entzündung, sondern mussten plötzlich entstanden sein; überdies deutet die zerfetzte Beschaffenheit der Ränder der Wunde darauf, dass letztere als Risswunde aufzufassen sei. Somit werden wir in den 4 linsengrossen Oeffnungen des Coecum die Austrittspforte des Gases aus dem Darm und zugleich dessen Eintrittspforte in's Abdomen zu erblicken haben.

Offenbar war es hier also zu einer Durchbrechung der Darmwandung in Folge starken Druckes, d. h. zu einer spontanen Ruptur gekommen.

Mit dieser bei Artresia ani congenita nicht gerade häufigen Complication wollen wir uns nun im Folgenden noch etwas näher beschäftigen.

In der mir zugänglichen Literatur habe ich nämlich im Ganzen nur vier Beobachtungen gleicher Art finden können.

Die beiden ersten sind von T. B Curling (23) veröffentlicht worden. Unter den hundert Fällen von Atresia ani, die er zwecks operativer Besprechung statistisch zusammenstellt, war der zunächst hier in Betracht kommende vierundneunzigste ursprünglich von Pretty (24) beschrieben worden.

Die Anusöffnung jenes Knaben bestand nur in einer flachen Einstülpung, während das Colon ascendens als Blindsack am Promontorium endete. Es wurde die Punktion versucht, das blinde Ende des Darmes jedoch nicht erreicht. Der Tod trat 24 Stunden nach diesem Eingriff, 82 Stunden nach der Geburt ein durch Ueberausdehnung des Colon ascendens und Ruptur.

Der zweite Fall wurde Curling aus Bere-Regis von seinem Schüler Lys mitgetheilt. Ohne Vornahme einer Operation erfolgte dabei der Tod am vierten Tage nach der Geburt.

Bei der Section zeigte sich eine Ruptur des blinden Darmendes und Eintritt von Meconium in die Peritonealhöhle.

Leider ist das Alles, was wir bei Curling darüber finden.

Ueber die dritte Beobachtung wird bei Bednar (25) berichtet:

Bei einem 4 Tage alten Mädchen fand sich der Anus verschlossen; an seiner Stelle zeigte sich nur eine deutlich markirte Hautleiste. Die Gebärmutter war zu einem mannesfaustgrossen, mit Meconium angefüllten Sacke ausgedehnt, die Scheide fehlte. Das Meconium war durch eine, an der hinteren Wand des Uterus befindliche Oeffnung eingetreten, welche gleichzeitig die Mündung des Colon descendens darstellte. Als Todesursache fand sich eiterige Perforationsperitonitis. Es war eine Darmruptur an zwei linsengrossen Stellen unweit der rechten Colonflexur erfolgt. Bednar giebt ausdrücklich an, dass diese in Folge übermässiger Ausdehnung des Darmes durch Meconium entstanden war.

Die vierte einschlägige Beobachtung endlich findet sich

bei Ludewig (26), der sie zum Gegenstand seiner Inaugural-Dissertation gemacht hat.

Ein zwei Tage altes Mädchen kam mit den charakteristischen Erscheinungen der Kothverhaltung bei vollständigem Mastdarmverschluss in die Greifswalder chir. Klinik. In der Gegend der Analöffnung war weder beim Pressen noch beim Schreien des Kindes eine Vorwölbung bemerkbar. Der Urin liess normales Verhalten erkennen, insbesondere keine Beimengung von Meconium. Sofort nach der Einbringung des Kindes in die Klinik traten zu den vorherigen Erscheinungen Erbrechen, Krämpfe und Schluchzen hinzu, die Haut wurde immer kühler und unter den Erscheinungen allgemeinen Collapses, bevor noch eine Operation unternommen werden konnte, erfolgte der Exitus letalis.

Bei der Autopsie strömte aus der stark aufgetriebenen Bauchhöhle Gas und Meconium. Die Dickdarmschlingen waren sehr stark dilatirt in Folge Anfüllung mit Kindspech, während die Dünndarmschlingen fast leer waren. In der Mitte der Bauchhöhle sah man eine enorm aufgetriebene Dickdarmschlinge liegen. Diese zeigte, durch ein Divertikel veranlasst, eine winklige Knickung. Leider kann man aus der gegebenen Schilderung nicht recht erkennen, um welchen Theil des Dickdarmes es sich handelt. Jedenfalls wird aber das Colon transversum gemeint sein. Das Rectum endete 5 cm oberhalb der Analöffnung blind, war bindegewebig verschlossen und im Uebrigen stark mit Meconium gefüllt. Die unterhalb des Divertikels gelegenen Darmpartieen liessen Einrisse der Serosa und der Längsmusculatur erkennen, so dass auf grössere Strecken hin die Darmwand nur noch von der Mucosa, Submucosa und der freiliegenden Ringmusculatur gebildet wurde. Die ganze Länge des Einrisses betrug 7 cm. In dessen unterem Ende (in situ dicht hinter der Harnblase gelegen) war die Darmwand durch einen quer zum ersten Spalt verlaufenden $2^1/_2$ cm langen Riss durchtrennt. In Folge dessen entleerte sich dort grünliches Meconium frei in die Bauchhöhle. Ausserdem waren beide Nieren stark hydronephrotisch, die Ureteren beiderseits dilatirt.

Vergleichen wir nun unseren Fall mit den vier in der Literatur verzeichneten Beispielen, so zeigen sich mancherlei Aehnlichkeiten. Bei allen handelt es sich um einen angeborenen vollkommenen Mastdarmverschluss, der zwar im Bednar'schen Falle eine Oeffnung nach dem Uterus hin hatte, aber trotzdem seinen Inhalt nicht nach aussen entleeren konnte; fehlte doch die Scheide. Die Unmöglichkeit der Defäcation führte überall zur starken Ausdehnung des Dickdarmes durch Meconium, namentlich in dem Bednar'schen Falle. Curling erwähnt leider bei der Angabe seiner beiden Fälle nicht, wie es mit dessen Menge stand. Wenn er im Anschluss daran die erläuternde Bemerkung macht, dass das

Maass der Anhäufung von Kindspech und der Ausdehnung des Colons bei den Kindern bedeutend wechsele, so will er gewiss damit sagen, dass hier ausnahmsweise viel Meconium im Darm vorhanden gewesen sei und dass sich die Berstung des Darmrohres daraus erkläre. In dem Ludewig'schen Falle war, wie der Verfasser berichtet, Meconium zwar reichlich, aber nicht in auffallend grosser Menge angesammelt. In unserem Falle deutet die enorme Dilatation des Dickdarmrohres auf eine dementsprechend grosse Menge Meconium hin.

Allen Anzeichen nach wäre sonach allein der durch die Unmöglichkeit der Defäcation bedingten Ansammlung einer ungewöhnlich grossen Menge Darminhalt die Schuld an dem Zustandekommen der Darmruptur beizumessen.

Aehnliche Beobachtungen über Darmruptur hat Helferich gemacht. Bei eingeklemmten Hernien Erwachsener genügte die enorme Ausdehnung des Darmes durch die angestauten Kothmassen allein sehr wohl, eine Ruptur des Darmes, „wenn auch nur der Serosa", herbeizuführen. Darnach muss es um so einleuchtender erscheinen, dass der doch viel zartere Darm eines Neugeborenen allein durch starke Kothanstauungen zur Ruptur gebracht werden könne. Da wir aber wissen, dass der Darminhalt sich sehr bald zersetzt und dadurch Gasgemenge erzeugt, und da wir ferner schliessen müssen, dass mit der Menge des Meconiums die des daraus entstehenden Gases verhältnissmässig wächst, so liegt es nahe, in letzter Linie dem sich bildenden Gasgemenge die Schuld daran beizumessen, dass in solchen Fällen eine spontane Darmruptur zu Stande kommt.

Warum in dem Bednar'schen Falle die Perforationsöffnung unweit der rechten Colonflexur erfolgt ist, während sie sich in Curling's zweitem Fall am blind verschlossenen Rectum localisirt hat, warum der Durchbruch in dem ersten Curling'schen das Colon ascendens, in unserem Fall das Coecum betroffen hat, dafür lässt sich nicht leicht eine zufriedenstellende Erklärung finden.

Ludewig hat für den bei seinem Patienten beobachteten Sitz der Perforation im Colon transversum die wahrscheinlichste Erklärung gefunden. Er meint nehmlich, dass das durch Meconium und Gas stark ausgedehnte Divertikel die benachbarte Darmschlinge seitlich comprimirt und dadurch einen festen Verschluss des Darmrohres erzeugt habe. Da nun letzteres bereits vor seiner definitiven Verlegung seitens des Divertikels stark mit Meconium gefüllt war, konnte sich das durch die bald eintretende Zersetzung der Fäcalmassen entstehende Gas, eben in Folge jener Absperrung nicht auf das ganze Darmrohr vertheilen. Weil somit der Druck gerade an dieser Stelle ein enorm hoher werden musste, war es unausbleiblich, dass gerade hier der Durchbruch zu Stande kam.

Ob in den beiden Curling'schen und in dem Bednar-schen Falle an den Perforationsstellen eine besondere pathologisch-anatomische Veränderung des Darmes vorhanden gewesen sei, lässt sich aus deren Beschreibung nicht ersehen, für sie demnach auch keine Erklärung dafür geben, warum gerade an diesen Stellen die Perforation erfolgte.

Bei dem uns beschäftigenden Patienten hatte sich der Durchbruch, wie erinnerlich, an vier linsengrossen Stellen im Bereiche des Coecums ereignet. Als Grund für eine solche ohne sonstiges Beispiel dastehende Localisation der Darmruptur dürfte Folgendes anzusehen sein. — Bei der Section traf man den ganzen Dickdarm mit Meconium angefüllt und stark gedehnt; der Dünndarm dagegen enthielt nur eine geringe Menge gelbgrünlichen Schleimes und war collabirt. Dies berechtigt uns zu dem Schluss, dass die Bauhini'sche Klappe selbst durch den abnorm hohen Druck, der hier im Dickdarm herrschte, nicht insufficient geworden ist. Da somit das sich entwickelnde Darmgas nicht auf das ganze Darmrohr sich vertheilen konnte, muss der Druck im ganzen Dickdarm ein abnorm hoher gewesen sein. Am stärksten jedoch wird er unstreitig im Coecum gewesen sein; denn gerade dies ist ja die Stelle des Dickdarms, welche bei der Peristaltik aus dem Dünndarm zuerst neuen Inhalt empfängt und an der sich bei jedem Nachschub auch zuerst eine Zunahme des Druckes geltend macht. Als nunmehr neuer Darminhalt hier eintrat und dadurch der Druck abermals plötzlich zuerst an dieser Stelle anstieg, vermochte die bereits auf das

Aeusserste gedehnte Darmwand dem Drucke wahrscheinlich nicht mehr Stand zu halten, kam also an der Stelle dieses höchsten Druckes zum Bersten.

Die nur spärlichen Beispiele von spontaner Darmruptur bei Atresia ani congenita, welche uns die Literatur liefert, stehen auffallender Weise zu der Häufigkeit der Missbildung in keinem entsprechenden Verhältniss. Wir werden daher zu der Frage gedrängt: wie kommt es, dass die spontane Darmruptur bei den mit Atresia ani behafteten Kindern relativ so selten zur Beobachtung gelangt ist? Hauptsächlich rührt dies daher, dass meist, schon ehe es zur Ruptur kommen kann, entweder der Tod in Folge einer Enteritis oder Peritonitis eintritt, oder dass die Bauhini'sche Klappe, im Gegensatz zum vorliegenden Falle, insufficient wird. In letzterem Falle würde sich der Druck des Gases auf den ganzen Darm vertheilen: eine Wendung, vermöge deren das Leben des Kindes länger erhalten und mittelst einer glücklichen Operation sogar gerettet werden könnte.

Da man bei der Atresia ani nun nicht wissen kann, ob die Bauhini'sche Klappe bei längerem Zögern operativen Eingreifens die für das unmittelbare Weiterleben des Kindes günstige Insuffizienz erleiden wird oder nicht und somit jeden Augenblick eine Spontanruptur des Darms zu befürchten hat, so sollte man bei der Atresia ani sobald als möglich zur Operation schreiten.

v. Esmarch meint zwar, man solle nicht gleich operiren, sondern mit der Operation etwas warten, weil dann das Meconium den blinden Darm besser finden lasse. Angesichts des vorliegenden Falles indessen, wo bereits am dritten Tage nach der Geburt in Folge spontaner Darmruptur der Tod eintrat, werden wir trotzdem nicht umhin können, uns grundsätzlich zu Gunsten eines möglichst frühzeitigen operativen Eingehens auszusprechen.

Denn selbst wenn es einerseits nicht zur Ruptur des Darmes gekommen wäre, andererseits eine erfolgreiche Operation den angeborenen Mastdarmverschluss beseitigt hätte, würde es sich auf ein längeres Leben des Kindes gleichwohl nicht haben rechnen lassen können. Ein Blick auf unseren Krankheitsfall zeigt eine so starke Veränderung der Harnwege und Nieren, dass der Tod sicher bald eingetreten wäre.

Die bedeutenden Erweiterungen der Blase und Harnwege lassen auf eine fötale Harnstauung schliessen.

Mit derartigen Veränderungen behaftete Föten pflegen den Tod schon im Mutterleib zu erleiden. E. Rose (27) giebt hierfür folgende Erklärung an:

„Findet der Ausfluss des Urins ein Hinderniss, so staut er sich so lange, bis seine Ansammlung endlich vorzeitige Uteruscontractionen herbeiführt. Indem das Herz des Kindes hierbei auf dem prallen Blasentumor, wie auf einem Ambos aufliegt, wird seine erste Contraction, wohl durch Compression, stets ein Aussetzen des Blutumlaufs zur Folge haben.“

Wenn trotzdem in unserem Falle ein lebendes Kind zur Welt gekommen ist, kann man schon daraus schliessen, dass hier die jedenfalls nur durch Abflussbehinderung des Urins bedingte Stauung keine absolute gewesen sein wird. Dass aber auch hier die Stauung intrauterine Störungen hervorgerufen hat, geht daraus hervor, dass das Kind als Frühgeburt zur Welt kam. Es hat eine grösste Länge von 38 cm. Diese ist nach der Uebereinstimmung von Ecker und Hecker diejenige eines Fötus am Ende des siebenten und Anfang des achten Monats. Die Hoden liegen in unserem Falle beide im Leistencanal, wie es auch zu dieser Zeit des Fötallebens Regel ist.

Da sich die Stauung im vorliegenden Falle, wie bereits erwähnt, auch auf die Blase und den Anfangstheil der Harnröhre erstreckt hat, müssen wir annehmen, dass die Ursache der Behinderung des Urinabflusses jedenfalls vor letzterer Partie zu suchen sei. In der Harnröhre selbst aber ist absolut kein Grund für eine Stauung zu erkennen. Und doch muss gerade hier das ursächliche Moment der Stauung störend eingegriffen haben; denn unmittelbar oberhalb der Pars membranacea beginnt ja die Harnbehälter-Erweiterung, die sich von da weiter rückwärts bis zu den Nieren erstreckt.

Was als der Grund der Stauung anzusehen sei und wie wir uns das Zustandekommen der Veränderungen des uropöetischen Apparates zu erklären haben, soll im Folgenden erörtert werden.

Bei der Betrachtung des Lageverhältnisses der Baucheingeweide sah man hinter der Blase, im kleinen Becken, wie der bei der Section stark mit Meconium gefüllt gefundene, ad maximum dilatirte Darmendtheil, der dem oberen Rectum und dem sich anschliessenden Theil der Flexura sigmoides entspricht, in einer muldenförmigen Vertiefung der hinteren Blasenwand gelegen war. Von der Innenseite der Blase betrachtet, stellt sich diese Partie als wulstige Vorwölbung dar. Sie verdankt ihre Entstehung offenbar dem Druck, der von dem prall mit Meconium ausgefüllten Darmendtheil gegen die Blasenwand ausgeübt wurde. Diese Vorwölbung, anfangs noch klein und unbedeutend, wird mit zunehmender Meconiumansammlung des in ihr liegenden Darmabschnittes immer grösser geworden sein und sich allmählich der Symphyse und der Eingangsöffnung der Urethra immer mehr genähert haben, bis sie schliesslich das Lumen der inneren Urethralmündung mehr und mehr verlegte und dadurch ein directes Hinderniss für den Abfluss des Urins schuf. In Folge der allmählich zunehmenden Verlegung des Lumens der inneren Urethralmündung musste die Urinentleerung erschwert und schliesslich ungenügend werden, so dass ein Theil des Urins in der Blase zurückzubleiben genöthigt war. Als dann regelmässig frischer Urin aus den Ureteren nachrückte, wurde eine Ausdehnung der Harnblase unausbleiblich, zugleich aber häufigere Contractionen ihrer Muskulatur behufs Entleerung des Urins. Dieser vermehrten Arbeitsleistung konnte die Blase nur durch Zunahme ihrer specifischen Gewebselemente gerecht werden: es kam zur Hypertrophie der Muskulatur.

Indem ferner die Blase bei der stetig zunehmenden Behinderung des Urinabflusses das kleine Becken mehr und mehr ausgefüllt und sich dann hauptsächlich nach oben ausgedehnt, begreift es sich nun, dass sie schliesslich die Höhe des Nabels erreichte, demnächst sogar noch $3^1/_2$ cm über ihn emporstieg.

Wir werden annehmen müssen, dass die Blase zu dieser Zeit eine andere Gestalt zeigte, als sie sich in dem heute vorliegenden Präparat geltend macht, nehmlich eine mehr elliptische, gleichmässige, wobei schon damals ihr Pol, wie auch jetzt, den Nabel um $3^1/_2$ cm überragt haben wird. Es ist zu vermuthen, dass ihre stark hypertrophische und mit balkenförmigen Zügen in das Blasenlumen vorspringende Musculatur die sie bedeckende Schleimhaut gefaltet habe erscheinen lassen. Wirklich ist eine derartige Beschaffenheit an unserem Präparat im oberen Theil der Blase auch noch zu erkennen (vgl. die Abbildung, Tafel IV, Nr. 2).

Scheinbar in auffallendstem Widerspruch hiermit steht das Aussehen ihres unteren Abschnittes. Hier ist die Schleimhaut ganz glatt und die Wandung nur 5 mm dick. Dabei ist die Grenze dieser verschieden dicken Partieen und ebenso das veränderte Aussehen der sie bedeckenden Schleimhaut eine scharfe. Sie entspricht genau der bekannten, durch den Druck des Darmgases entstandenen muldenförmigen Vertiefung an der Hinterseite der Blase, und zwar dem tiefsten Teil der Furche. Der über ihr gelegene Blasentheil ist 9 mm dick, die Schleimhaut gefaltet, der unter ihr gelegene 5 mm dick, die Schleimhaut glatt. Eine Erklärung für diese eigenthümliche Gestaltung dürfte sich auf folgende Weise liefern lassen.

Wir müssen annehmen, dass es eine Zeit gegeben hat, in welcher sich der untere Theil der Harnblase in Bezug auf Wanddicke und Gestaltung der Schleimhaut von dem oberen in nichts unterschied. Die beiden Abschnitte der Harnblase werden auch damals, wie jetzt, durch die furchige Vertiefung der hinteren Blasenwand abgegrenzt worden sein. Jedenfalls kommunicirten sie nur durch einen engen Spalt mit einander, welcher durch die Vertiefung der hinteren Blasenwand einerseits, die Symphyse andererseits erzeugt wurde. Es lässt sich vermuthen, dass bei weiterer Füllung des Darmes mit Meconium jener Spalt durch Andrängen der hinteren Blasenwand an die Symphyse schliesslich beinahe ganz verlegt und dadurch die Harnblase in eine obere und untere Hälfte gesondert worden sei (letztere enthält die Einmündungsstellen der beiden Ureteren).

Es ist naheliegend, dass von diesen nach wie vor Urin geliefert wurde und zwar in grösserer Menge, als durch die von der Vorwölbung nahezu ganz verlegte Urethralöffnung entleert werden konnte. Eine weitere Hypertrophie der Muscularis, wodurch der Urin noch hätte wegbefördert werden können, war allerdings nicht möglich, weil ja das Maximum bereits erreicht war. So musste es zu secundärer Ausweitung der unteren Blasenhälfte kommen. Indem sich die Blase nach unten zu soweit als möglich ausdehnte, fand sie in der Musculatur des Beckenbodens eine natürliche Grenze; ein ebensolches anatomisch bedingtes Hinderniss stellte sich ihrer Ausdehnung nach den Seiten entgegen durch das os pubis und os ischiadicum. Ihre hintere Wand endlich erfuhr in der mittleren Partie durch das stark dilatirte Darmende, ihre obere Wand durch den divertikelartig aufsitzenden oberen Blasentheil eine beschränkte Ausdehnung.

Demnach konnte sie sich nur nach vorn und nach hinten in seitlicher Richtung ausdehnen. Ihre Ausdehnung nach vorn hat es zu Wege gebracht, dass die ganze Pars prostatica der Harnröhre mit in das Blasenlumen hineingezogen und die angrenzende Pars membranacea erweitert wurde; so liegt denn auch der Colliculus seminalis im Blasengrunde, während ihre hinteren seitlichen Partieen so stark ausgedehnt worden sind, dass sie sich mehr und mehr zu trichterförmigen, mit der Oeffnung nach der Harnblase, mit der Spitze nach den Ureteren zu gerichteten Ausbuchtungen entwickelt haben. Sie würden, vergleicht man die Gestaltung der gesammten Harnblase mit einem Kleeblatte, dessen beide unteren Blätter darstellen, während die obere Blasenhälfte dem mittleren entspräche. Auch sind die im unteren Theil der Harnblase gelegenen Ausbuchtungen der Schleimhaut lediglich als Zeichen der übergrossen Stauung aufzufassen, die sich schliesslich in die Ureteren und in die Nierenbecken nach oben fortsetzte. Nach alledem ist es erklärlich, wenn unter dem Einflusse so starker Ausdehnung der Musculatur der unteren Blasenhälfte deren einst in's Lumen vorspringende hypertrophische Muskelzüge sammt der sie bedeckenden, eben dadurch gefaltet aussehenden Schleimhaut in solchem Maasse geschwunden sind, dass sich die Mucosa jetzt über die gedehnte und gleichmässig verdickt erscheinende Muscularis glatt hinwegspannt und dass die Wandung nur noch eine Dicke von 5 mm aufweist.

Zum Schluss dieser Betrachtung bleibt uns noch die Aufgabe, eine Erklärung dafür zu liefern, warum hier der linke Ureter eine so viel stärkere Erweiterung als der rechte erfahren hat. Auch für diese Frage dürfte nicht allzu schwer eine Lösung zu finden sein.

Schon oben habe ich darauf hingewiesen, wie sich der stark mit Meconium angefüllte Darmendtheil, zunächst im Becken nach links und oben aufsteigend, dann quer durch die Bauchhöhle bis zur Gegend des Colon descendens erstreckte, und wie es daher wahrscheinlich sei, dass dieser quer verlaufende, der Flexura sigmoides angehörende Darmtheil auf den linken Ureter einen Druck ausgeübt habe. Demnach stellte sich dem nachrückenden Urin, bei seinem Wege von den Nieren nach der Blase, linkerseits ein grösserer Widerstand entgegen als rechterseits. Ausser dem von der Harnblase durch Stauung erzeugten Gegendruck von unten, den wir beiderseits gleichgross annehmen müssen, kommt auf diese Weise links noch der Druck hinzu, den die stark gefüllte Flexura sigmoides gegen den Ureter ausübt. Dem Urin der linken Seite muss demnach auf seinem Wege von den Nieren nach der Blase ein viel grösserer Widerstand entgegen getreten sein, als dem aus der rechten Niere herabfliessenden Sekret. Die Folge war eine viel unvollkommenere Entleerung des linken Ureters im Verhältniss zum rechten, d. h. eine weit stärkere Dilatation und Hydronephrose der linken als der rechten Seite.

Alle Veränderungen des uropöetischen Apparates lassen sich im vorliegenden Falle somit aus der in Folge congenitalen Mastdarmverschlusses zu reichlich angesammelten Meconiummasse herleiten.

Allerdings könnte man den Einwand machen, dass zwar die reichliche Meconiumansammlung bei congenitalem Mastdarmverschluss als Ursache der spontanen Darmruptur anzusehen sei, dass sich das Kindspech aber erst nach der Geburt in diesen grossen Massen im Darme angesammelt und zur Ruptur Veranlassung gegeben habe, während die Blasendilatation und Hypertrophie mit der Anstauung des Darminhaltes in keinem ursächlichen Zusammenhang stünde. Dieser Einwand ist jedoch nicht stichhaltig; denn eine derartig vorgeschrittene Blasenhypertrophie kann sich unmöglich in 2—3 Tagen entwickeln. Sonach muss sich der Einfluss des übermässig angesammelten Kindspechs bereits vor der Geburt geltend gemacht haben. Ein sonst sichtbarer Grund, der zur Stauung der Urinbehälter hätte führen können, war überdies nicht vorhanden. Aber selbst zugegeben, dass ein anderer Grund, vielleicht eine nur vorübergehende Verklebung der Harnröhre, bestanden hätte, die ihrerseits die sich stetig mehr und mehr füllende Blase so stark ausdehnen konnte, angenommen ferner, dass diese Verlegung des Lumens allmählich genug eingetreten wäre, um der Blase die zur Hypertrophie erforderliche Zeit zu lassen, selbst dann spricht doch die Gestaltung der Blase zu deutlich gegen alle derartigen Versuche einer Umdeutung. In der That sahen wir den blind endigenden, stark ausgedehnten Mastdarmendtheil in einer nischenartigen Vertiefung an der Hinterseite der Blase so genau passend eingefügt, dass er sich dort wie in einem Futterale liegend ausnimmt; dies wäre aber nicht denkbar, wenn die Harnblasenwand, als das Hinderniss sie zuerst traf, nicht noch zart und dünn gewesen wäre, so dass sie sich der Form des Hindernisses vollkommen hätte anschmiegen können. Denn wäre die Blasenhypertrophie wirklich älter als der von hinten gegen die Blasenwand ausgeübte Druck, und wäre der Druck von hinten auch so stark gewesen, dass eine Vorwölbung der hinteren Blasenwand hätte erfolgen müssen, so hätte sich eine bereits verdickte Blasenwand unmöglich so genau der Form des von hinten andrängenden Darmtheiles anpassen können, wie es thatsächlich geschehen ist.

Hier muss also das von hinten andrängende blindendigende Darmstück die ursprüngliche, normal dünne Blasenwandung nach vorn vorgewölbt und schliesslich zu einer Verlegung der inneren Urethralmündung geführt haben. Der dadurch erschwerte Abfluss des Urins wird dann durch eine kompensatorische Blasenhypertrophie nach Möglichkeit ausgeglichen worden sein.

Die Dilatation und Hypertrophie der Harnblase ist also als eine im intrauterinen Leben entstandene aufzufassen.

Vollkommen analoge Fälle haben wir in der Literatur

nicht finden können, sofern steht der vorliegende Fall wohl als einzig da.

Von den aus der Literatur angeführten Fällen, wo der Tod durch Darmruptur bei Atresia ani congenita erfolgte, scheint der Ludewig'sche Fall, bei oberflächlicher Betrachtung, am ehesten zu dem vorliegenden zu passen. In diesem waren beide Nieren hydronephrotisch, die Ureteren erweitert. Soweit passen beide genau; dagegen macht sich hinsichtlich der Entstehung dieser Hydronephrose ein Unterschied geltend. Dort stiess man nehmlich in den Ureteren auf verengte Stellen, die wahrscheinlich ihrerseits den Grund für die Erweiterung des Nierenbeckens abgaben. Von der Gestalt der Blase ist daneben nichts erwähnt, wohl aber gesagt, dass das Uriniren in regelmässiger Weise erfolgte und der Harn normales Verhalten darbot. Wie man sieht, ist also jener Fall, bei genauerer Betrachtung, von dem unseren durchaus verschieden.

Wenn es uns demnach nicht gelungen ist, in der Literatur auch nur ein dem von mir geschilderten Krankheitsfall vollkommen analoges Beispiel zu finden, so sind, ganz abgesehen von der Complication einer spontanen Darmruptur, schon die Fälle äusserst selten, in denen durch die Atresia ani congenita direct eine Dilatation und Hypertrophie der Harnblase bedingt wird.

Im Ganzen habe ich nur zwei derartige Fälle entdecken können. Der erste Fall, den ich leider ausser Stande war, im Original zu erhalten, zumal er ohne jede Literaturangabe angeführt ist, ist von Cremer (28) erwähnt. Dort heisst es: „Robertson citirt einen von Ackermann 1871 beschriebenen Fall, in dem der Dickdarm an der Hinterseite der Blase blind endigte, auf die Urethra drückte und eine bedeutende Dilatation des Harnleiters und der Nierenbecken veranlasst hatte."

Der zweite ist von Löwy (29) beschrieben worden.

Es handelt sich dabei um einen sechs Monate alten Fötus, dessen Genitalien männlichen Habitus erkennen liessen. Der Anus fehlte, der Leib war stark aufgetrieben, einmal, in Folge freier Ascitesflüssigkeit, dann durch die äusserst stark mit Urin gefüllte Blase. Ihre Muskulatur war stark hypertrophisch, ausserdem bestand beiderseits Ureteren-Erweiterung und Hydronephrose. Es zeigte sich nun, dass diese Stauung bedingt war durch einen abnormen, durch Meconium verstopften Fistelgang, der sich in die Pars prostatica der Harnröhre vorwölbte und deren Lumen verlegte. Eine genauere Untersuchung ergab, dass drei Canäle in die Pars prostatica der Harnröhre einmündeten. Neben den Einmündungsstellen zweier Scheiden von 1,5 cm Länge mit je einem Uterus unicornis, je einer Tube und je einem Ovarium nahm man den eben erwähnten, mit dem Mastdarm zusammenhängenden Fistelgang wahr, der durch Verstopfung das Lumen der Harnröhre einengte und so zu Dilatation und Hypertrophie der Blase geführt hatte.

Dagegen sind die Fälle relativ häufig, in denen bei Atresia ani congenita, neben dieser Anomalie, auch noch congenitale Blasendilatation und Hypertrophie besteht, wo aber beide Missbildungen nur neben einander verlaufen und die Blasenveränderung nicht als directe Folge der Atresia ani congenita anzusehen ist.

Wenn deshalb die Fälle letzterer Art streng genommen zum vorliegenden nicht recht passen, so glaube ich doch, sie der Vollständigkeit wegen erwähnen zu müssen; lehren sie uns doch, wodurch eine congenitale Dilatation und Hypertrophie der Blase für gewöhnlich veranlasst wird. Vielleicht ist dabei die Atresia ani congenita einerseits, die Blasenanomalie andererseits durch dasselbe ursächliche Moment bedingt. Das Zustandekommen der Atresia ani congenita habe ich erklärt als durch abnorme fötale Verwachsung der Rathke'schen Falten hervorgerufen. Daher wäre es wohl denkbar, dass die einmal erzeugte atypische Verwachsung des Mesoderms weiter auf den ventralen Abschnitt der entodermalen Cloakenanlage, oder auch auf die Urogenitalplatte übergegriffen hätte.

Im ersten Falle müsste eine Atresie oder Strictur der Urethra in der Pars prostatica und membranacea die Folge sein, im letzteren eine solche der vorderen Urethralbezirke bis zur Glans penis hin.

Dabei wird diese fötale Verwachsung, wenn sie eine plötzliche und vollkommene Verlegung der Urethra herbeiführt, naturgemäss nur eine congenitale Dilatation der Blase zur Folge haben können. Bleibt sie dagegen unvollkommen, wie bei congenitaler Strictur, so wird sie auch eine compensatorische Hypertrophie der Blase nach sich ziehen. Falls sie endlich einen ganz allmählichen aber doch vollkommenen Verschluss der Harnröhre erzeugt, wird sie zu einer Blasenhypertrophie mit secundärer Dehnung Anlass geben. Nur in dieser Weise können wir uns offenbar die Fälle entstanden denken, wo bei vollkommenem Verschluss der Urethra eine Hypertrophie der Blase vorhanden ist.

Einige Literaturbelege mögen das soeben Gesagte bestätigen. Duncan (30) fand bei der Section eines neugeborenen Knaben mit Atresia ani vesicalis die Harnröhre 2 Zoll vor der inneren Urethralmündung bindegewebig verschlossen, die Harnblase stark dilatirt; beiderseits bestand Hydronephrose.

Delbovier (31) beschreibt einen 8 Monate alten Fötus, dessen Harnröhre fast ganz unwegsam war. Die Blase war kolossal ausgedehnt, der Anus fehlte; es bestand Atresia ani vesicalis. Solcher Beobachtungen von angeborener vollkommener Harnröhrenatresie mit nachfolgender Blasendilatation führt Rose (27) mehrere an.

Von den Fällen congenitaler Blasendilatation mit Hypertrophie ihrer Wandung, die einer angeborenen Harnröhrenstrictur ihre Entstehung zu verdanken haben, wollen wir nur den von Walther (32) beschriebenen Fall erwähnen. Er ist besonders deshalb interessant, weil er durch die starke Ausdehnung der Blase zum directen Geburtshinderniss wurde.

Bei einem 41 cm langen männlichen Fötus findet sich in der Mitte der Urethra eine Einengung ihres Lumens. Die Blase stellt einen kugeligen, 18 cm im Durchmesser haltenden vollkommen mit Urin gefüllten Hohlraum dar; ihre Wandung ist stark hypertrophisch, enthält zahlreiche Taschen und Divertikel, beide Ureteren sind beträchtlich erweitert. Eine Afteröffnung ist ebenso wenig sichtbar wie eine Einstülpung an der Stelle des Afters. Beide Füsse sind in Klumpfussstellung.

Endlich will ich aus der Literatur noch ein von E. Rose (27) genauer beschriebenes Beispiel herausgreifen, welches darstellt, wie trotz vollkommener Atresie der Harnröhre die stark dilatirte Blase auch Hypertrophie ihrer Wandung zeigen kann. Auch hier wurde ihre starke Füllung ein directes Geburtshinderniss. Dabei möchte ich lediglich auf die uns speciell interessirende Blasenanomalie näher eingehen.

Das Organ reicht bis zum Nabel und zeigt dabei eine Dicke seiner Wandung von 5 mm. In der linken Hälfte befindet sich ein walnussgrosses, in der rechten ein apfelsinengrosses Divertikel; ein ebensolches 2 Zoll langes, dessen Eingang am Scheitel der Harnblase gelegen ist, erstreckt sich weiter nach oben und vorn. Der ganze obere Theil der Blase bildet den Inhalt eines Nabelschnurbruches. Die Harnröhre wird in ihrem hinteren Theile durch eine schiefe Scheidewand, deren Fortsetzung sich als eine fadenartige Atrophie der Harnblase darstellt, vollkommen abgeschlossen. Das Rectum fehlt ganz.

Ebenso wird naturgemäss eine starke Dehnung der Harnblase dann zu Stande kommen können, wenn der Urin, in Folge rudimentärer oder fehlender Anlage der Harnröhre, aus der Blase niemals hatte entleert werden können. Dazu kommt es dann, wenn eine Persistenz der ursprünglichen Cloake zu Grunde liegt.

Ein Beispiel dieser Art erwähnt Olshausen (33).

Es betrifft einen todt extrahirten weiblichen Fötus, dessen Genitalien nur durch zwei unbedeutende Wülste, den Labia maiora entsprechend, angedeutet sind. Die Analöffnung findet sich nur als seichte Furche angedeutet. Die Harnblase ist stark ausgedehnt, spitzt sich nach unten zum normalen Blasenhals zu und zeigt an normaler Stelle das Orificium internum urethrae. Die Ureteren sind beiderseits dilatirt; es besteht beiderseits Hydronephrose. Von dem Blasenhals führt eine Oeffnung in den stark ausgedehnten Uterus, der in seiner hinteren Wandung durch einen Canal mit dem kolossal ausgedehnten, blind endigenden Mastdarm communicirt.

Alle diese Fälle zeigen trotz der Verschiedenheit ihrer Entstehungsweise die gleiche Wirkung: eine starke Dilatation der Harnblase, je nach Umständen begleitet von Hypertrophie ihrer Wandung. Da diese Hypertrophie der Ausdruck vermehrter Arbeit ist, welche die Blasenmuskulatur zur Ueberwindung von Hindernissen der Urinentleerung zu leisten hat, so können wir daraus den Schluss ziehen, dass normaler Weise auch im intrauterinen Leben schon einer etwaigen Harnstauung durch Selbsthülfe des Organismus kraftvoll vorgebeugt wird. Wenn aber der Organismus mit solcher Energie die seiner Harnabfuhr sich entgegenstellenden Hindernisse zu überwinden bemüht ist, so ist das zugleich wieder auch ein Zeichen dafür, wie lebhaft sich eben diese Nierensecretion schon beim Fötus vollziehen muss. Da nun aber als der endgültige Aufnahmebehälter für das Nierensecret der Fruchtsack zu gelten hat, so liegt sicherlich die Frage nahe: Ist der Inhalt des Fruchtsackes nur fötaler Urin oder aus welchen Quellen sonst ist die Flüssigkeit, welche sich normaler Weise darin vorfindet, das Fruchtwasser, wohl abzuleiten?

Ueber diese schon seit Jahrhunderten aufgeworfene Frage sind naturgemäss die mannichfachsten Erörterungen gepflogen worden.

Ohne auf diese ausserhalb des Rahmens der gegenwärtigen Arbeit liegende Frage hier des Näheren eingehen zu wollen, glaube ich, gestützt auf solche Befunde, dennoch mit ziemlicher Bestimmtheit folgern zu dürfen, dass ein grosser, wenn nicht der grösste Theil des Fruchtwassers von den kindlichen Nieren geliefert wird.

Ist aber diese Annahme richtig, so sind wir wohl auch berechtigt, den weiteren Schluss zu ziehen, dass sich diejenigen Störungen im fötalen Harnapparat, bei denen in Folge einer Behinderung des Urinabflusses ein Theil des Harnes im excernirenden Kanalsystem des Fötus zurückbehalten wird, auch auf den endgültigen Urinbehälter, den Fruchtsack, ausdehnen werden. Die Gesammtmenge des Fruchtwassers wird demnach dabei geringer sein müssen. Einmal wird sie nehmlich um den Theil des Urins verkürzt, der den krampfhaft gedehnten kindlichen Harnapparat erfüllt, sodann aber wird bei einer bis zur Hydronephrose gesteigerten Stauung die Secretionsfähigkeit des Nierenparenchyms selber in Mitleidenschaft gezogen werden. Mit der Abnahme des Nierensecrets wird dementsprechend das Fruchtwasser an und für sich eine Verminderung erleiden

Demnach wird auch im vorliegenden Falle das Fruchtwasser nur in geringer Menge vorhanden gewesen sein, erstens wegen der Verlegung der inneren Urethralmündung und der dadurch in den gestauten Bezirken des Harnapparates zurückbehaltenen Urinmenge, zweitens wegen der Herabsetzung der Absonderungsgrösse des durch die Hydronephrose krankhaft veränderten Nierenparenchyms.

Da nun bei dieser relativ geringen Menge von Fruchtwasser die Uteruswand leicht abnorme Druckwirkungen auf das wachsende Fussskelett ausgeübt haben wird, ist es leicht verständlich, dass sich bei der Geburt auch an diesem pathologische Veränderungen gezeigt haben in Gestalt einer angeborenen Klumpfussstellung. Demnach werden wir in letzter Linie den Mangel an Fruchtwasser für die in unserem Falle vorgefundene Klumpfussstellung verantwortlich zu machen haben.

Hiermit ist von einer nicht gewöhnlichen und kaum erwarteten Seite her eine neue Bestätigung der von König vertretenen Behauptung beigebracht: „Wir stehen nicht an, mit ganz geringen Ausnahmen alle Klumpfüsse durch Gebärmutterdruck entstanden anzusehen."

Literatur.

1. Paul v. Aegina, L. VI. c. 81.
2. Albukasis, De chirurgia lib. II. c. 79.
3. Flachs, Dissert. De atresia ani congenita. Lipsiae MDCCCXXXIV.
4. Brisken, Dissert.: „Ueber Atresia ani und ihre Behandlung", Bonn 1888.
5. P. Reichel, Die Entstehung der Missbildungen der Harnblase und Harnröhre an der Hand der Entwickelungsgeschichte bearbeitet. (Archiv für klin. Chirurgie 1893. XLVI S. 740 u. ff.).
6. Born, Die Entwickelung der Ableitungswege des Urogenitalapparates und des Dammes bei den Säugethieren. Ergebnisse der Anatomie und Entwickelungsgeschichte 1894.
7. Schultze, Grundriss der Entwickelungsgeschichte des Menschen und der Säugethiere. Würzburg 1896.
8. Keibel, Zur Entwickelungsgeschichte des menschlichen Urogenital-Apparates (Archiv für Anatomie u. Physiologie 1896).
9. Bartholinus, Historiarum anatomicarum rariorum centuria I et II, p. 114.
10. Voll, „Ueber eine seltene Missbildung". Verhandlung der phys. med. Gesellschaft zu Würzburg N. F. Bd. 23.

11. Frank, Ueber die angeborene Verschliessung des Mastdarmes. Wien 1892.
12. Becker, Dissert.: Ein Fall von Atresia ani uterina. Kiel 1879.
13. Krain, Wien, med. Wochenschrift 1857 S. 77.
14. Rosner, Przeglad lekarski 1886 Nr. 7.
15. Marchand, Missbildungen 1897.
16. König, Lehrbuch der speciellen Chirurgie.
17. Wutzer, Rhein. Monatsschrift f. prakt. Aerzte 1851.
18. Hadra, Berlin. klin. Wochenschr. 1885 Nr. 21.
19. Ritter, Württemberg. Correspondenz-Blatt Nr. 32. 1845.
20. Drescher, Dissert.: De atresia ani congenita, Halle 1888.
21. Schütz, Dissert.: Ueber Atresia ani. Würzburg 1888.
22. Sprung, Dissert.: Ueber Atresia ani. München 1894.
23. T. B. Curling, Medico Chirurgal Transactions Vol. XLIII.
24. Pretty, Med. Gazette Vol. XLVII.
25. Bednar, Krankheiten der Neugeborenen und Säuglinge. 1850. III. 207.
26. Ludewig, Dissert.: Ueber einen Fall von spontaner Darmruptur bei Atresia ani. Greifswald 1891.
27. E. Rose, Ueber Harnverhaltung beim Neugeborenen. Monatsschrift für Geburtskunde 1865 Bd. 25.
28. M. Cremer, Dissert.: Atresia ani. Würzburg 1889.
29. Löwy, Congenitale Dilatation der Harnblase mit mehrfachen Missbildungen. Prag. med. Wochenschrift 1893. Nr. 28.
30. Duncan, Virchow-Hirsch's Jahresb. 1870. I. 296.
31. Delbovier, Cannstatt's Jahresb. 1843. I. 77.
32. Walther, Zeitschrift für Geburtshülfe und Gynäkologie Bd. 27.
33. Olshausen, Archiv für Gynäkologie II. Bd. S. 280.
34. Hirsch, Die Entstehung der angeborenen Hüftverrenkung. Virchow's Archiv Bd. 148. Berlin 1897.

Erklärung der Abbildungen

Tafel IV.

Fig. 1. Ansicht von vorn, die Blase ist nach unten geklappt.

N I linke Niere, *N* II rechte Niere.

U I linker Ureter, *U* II rechter Ureter.

R oberes Ende des Rectum.

fl s Flexura sigmoides.

c d Colon descendens.

H I linker Hoden, *H* II rechter Hoden im Leistenkanal.

b I linke hintere seitliche Blasenausstülpung, *b* II rechte hintere seitliche Blasenausstülpung.

A u Arteria umbilicalis.

bl Harnblase.
f Fundus der Blase.
F furchenartige Vertiefung der hinteren Blasenwandung.

Fig. 2. Innenansicht der Blase, dieselbe von vorn eröffnet und auseinander geklappt.
D dellenartige Vertiefung, der ursprünglichen Urachusausmündung entsprechend.
l v m lig. vesicale medium.
U I Einmündungsstelle des linken Ureters, *U* II Einmündungsstelle des rechten Ureters.
Rec Schleimhautrecessus.
c g Caput gallinaginis.

Ueber maligne Hodengeschwülste und ihre Metastasen.

Von Dr. Most in Breslau.

(Hierzu Tafel V.)

In das Dunkel der pathologischen Histologie maligner Tumoren des Hodens ist erst vor wenigen Decennien besonders durch Virchow und Birch-Hirschfeld einiges Licht geworfen worden. Denn von ihnen ging die Anregung aus, an Stelle der bisher geübten grob anatomischen oder klinischen Eintheilung eine histologisch exacte Gruppirung der in Frage stehenden Neubildungen zu setzen. Die bedeutsamen Studien von Birch-Hirschfeld, Klebs, Ehrendorfer, Langhans, Monod, Hansemann und Anderen haben alsdann manche Punkte geklärt, doch nicht jeden Zweifel darüber behoben. Erst in jüngster Zeit hat Krompecher[1]) auf Grund eingehendster histologischer Unter-

[1]) Krompecher, Ueber die Geschwülste, insbesondere die Endotheliome des Hodens, s. Virchow's Archiv, Bd. 151, Suppl. S. 1 u. ff.

suchungen es wiederum und wohl mit Glück versucht, die Hodentumoren nicht nur morphologisch, sondern auch histogenetisch zu rubriciren. Immerhin ist jedoch die Lehre von den bösartigen Geschwülsten dieses Organes keineswegs als ganz abgeschlossen zu erachten, und weitere, wenn auch bescheidene Beiträge zu diesem Kapitel möchten daher nicht überflüssig erscheinen.

Auch der klinische Verlauf der malignen Neoplasmen der männlichen Keimdrüse bietet manche Eigenthümlichkeiten, welche das Interesse sowohl der Pathologen wie der Chirurgen zu beanspruchen geeignet sind. Trotzdem liegen, abgesehen von der ausführlicheren Darstellung Kocher's[1]) und vielleicht dem Buche Monod's und Terrillon's[2]) hierüber sehr wenige, meist nur in kurzer Casuistik gehaltene Berichte vor.

So mag denn die nachstehende Besprechung der einen oder anderen Frage aus der Pathologie und Chirurgie der malignen Hodentumoren an der Hand einiger entsprechender Beobachtungen gerechtfertigt sein.

Von dem verwendeten Materiale verdanke ich Fall V. den Herren Dr. Totenhöfer, dirigirendem Arzte des Wilhelm-Augusta-Kinderhospitals in Breslau, und Dr. May, Primärarzt der chirurgischen Abtheilung des Krankenhauses der Elisabethinerinnen in Breslau, welcher die in diesem Falle erforderlichen Operationen ausführte. Alle anderen Beobachtungen übergab mir mein früherer Chef Herr Professor Kolaczek, dirigirender Arzt des St Josef-Krankenhauses in Breslau, zur Veröffentlichung. Allen den Herren spreche ich für die freundliche Ueberlassung ihres Materiales meinen ergebensten Dank aus.

Fall I. von R., Zahnarzt, 31 Jahre alt.

Der Vater starb mit 78 Jahren, die Mutter 74 Jahre alt an Lungenentzündung. Letztere sowie eine Schwester waren skoliotisch. Die Familie ist sonst frei von erblicher Belastung.

Der Kranke hat vor 7 Jahren eine Gonorrhoe mit linksseitiger Epididymitis überstanden, sonst war er immer gesund. Seit etwa 5 Monaten

[1]) Kocher, Die Krankheiten der männl. Geschlechtsorgane. Deutsche Chirurgie. Lief. 50b. 1887.

[2]) Monod et Terrillon, Traité des maladies du testicule. Paris 1889.

bemerkte er eine langsame Vergrösserung des linken Hodens ohne Schmerzen.

Status praesens. Kleiner brünetter Mann von gesundem Aussehen; auch objectiv keine Organ-Veränderungen nachweisbar. Nur der linke Hoden erscheint etwa auf das Dreifache angeschwollen. Die Skrotalhüllen darüber sind normal verschieblich. Der Nebenhode lässt sich als solcher nicht differenziren; jedoch setzt sich von der oberen Peripherie des Hodens ein Zapfen etwa 2 cm weit in den Samenstrang fort. In den regionären Lymphdrüsen ist keine Schwellung nachweisbar.

In Chloroformnarkose wird die Castration mit Resection des angezogenen Funiculus spermaticus dicht an der Apertura canalis inguinalis vorgenommen. Heilung per primam.

Der exstirpirte Tumor zeigt etwa die normale Hodenform. Die Epididymis scheint in die Geschwulst aufgegangen zu sein; an ihrer Stelle setzt sich ein kegelförmiger Zapfen 2—3 cm weit entlang dem Samenstrang nach oben fort. Die Albuginea ist überall wohl erhalten. Auf dem Durchschnitt erweist sich das Gewebe als weich und sehr blutreich. Sein Aussehen ist nicht homogen, sondern von wechselndem Colorit. In einer grau-röthlichen Hauptmasse befinden sich unregelmässig conturirte, gelblich - röthliche Einlagerungen. Stellenweise sieht man kleinere Blutansammlungen.

Das mikroskopische Bild zeigt an der Peripherie des Tumors überall noch wohl erhaltenes Hodenparenchym. Das Epithel der Drüsenelemente ist nirgends atypisch angeordnet; die Samenkanälchen sind im Gegentheil nach den Grenzen des Tumors hin eng aneinander gedrängt, so dass ihre passive Rolle bei der Geschwulstbildung keinem Zweifel unterliegt. Die Stützsubstanz dieser noch übrig gebliebenen Drüsentheile ist nicht in nennenswerthem Maasse vermehrt; sie erscheint jedoch mit kleinen Rundzellen reichlich infiltrirt, welche sich stellenweise besonders um die Samenkanäle und Gefässe gruppiren. Je näher der Neubildung, desto massenhafter wird diese Infiltration und desto grösser wird auch der Gefässreichthum des Gewebes. Die Grenzen des Tumors gegen die Reste des Hodenparenchyms sind stellenweise ziemlich scharf und unvermittelt durch ein bindegewebiges Septum gebildet. An anderen Stellen hingegen sind diese Bindegewebszüge und deren Umgebung mit den kleinen Rundzellen derartig durchsetzt, dass die Grenzen fast vollkommen verwischt werden. Aehnliche Bindegewebszüge durchziehen theilweise die Geschwulst, und sie würden der letzteren wohl einen alveolären Charakter verleihen können, wären sie nicht meist zu schwach entwickelt und von jenen Granulationszellen neben Tumorzellen infiltrirt. In und an den Bindegewebszügen lassen sich zum Theil von Tumormassen umwucherte Drüsenreste noch erkennen, deren Basalmembran fast durchweg wohl erhalten, wenn auch oft kleinzellig infiltrirt erscheint. Die Geschwulst selbst ist sehr blutreich; neben stark erweiterten Blutcapillaren finden sich viele grosse hämorrhagische Heerde. Eine Anordnung der

Zellen, entsprechend dem Verlauf von Blut- oder Lymphcapillaren, lässt sich an einigen wenigen Stellen erweisen; doch ist dieses Verhältniss nirgends so klar ausgesprochen, dass man hieraus einen sicheren Schluss auf die Genese des Tumors herleiten könnte. Die Geschwulstzellen selbst sind gross und übertreffen die Leukocyten um mehr als das Vierfache an Volumen, ihre Form ist epitheloïd, ihr Kern rundlich. Die Intercellularsubstanz ist stellenweise klar zu sehen, öfter jedoch ist sie zwischen den dicht aneinander gelagerten Geschwulst-Elementen nicht deutlich erkennbar.

Die Neubildung ist demgemäss als ein grosszelliges Rundzellensarkom aufzufassen mit prävalirendem Charakter diffuser Infiltration und nur zum Theil erkennbarer alveolärer Anordnung. Seine Genese lässt sich nicht mit Sicherheit feststellen. Gegen den carcinomatösen Charakter der Geschwulst spricht mit Sicherheit das passive Verhalten der Drüsenelemente, ferner die vorwaltend diffuse Ausbreitung der Zellenlager mit stellenweise gut erkennbarer Intercellularsubstanz, sowie ihre reiche Vascularisation.

Der weitere Verlauf der Krankheit gestaltete sich folgendermaassen: Patient erfreute sich drei Jahre lang einer guten Gesundheit und versah seinen Beruf als Zahnarzt. Alsdann stellten sich Stuhlbeschwerden ein und eine Neigung zu Tympanie des Unterleibes; gleichzeitig liess auch der Appetit nach. Ein halbes Jahr später bemerkte Patient selbst eine Geschwulst im Abdomen links vom Nabel, welche sich rasch vergrösserte und unter zunehmenden Magenbeschwerden besonders nach den Mahlzeiten sowie stetig sich steigernder Abmagerung und Störung des Allgemeinbefindens bald über Mannsfaustgrösse erreichte. Unbeweglich, ziemlich derb und druckempfindlich lag sie im linken Hypochondrium um zwei Fingerbreiten die Mittellinie nach rechts überschreitend und ebenso weit unter die Nabeltransversale reichend. Ein operativer Eingriff erschien aussichtslos. Abmagerung und Schwäche nahmen bei immer mehr behinderter Nahrungsaufnahme stetig zu. Die Defäcation wurde schwieriger und die Tympanie des Abdomens stärker. Der Tod trat vier Jahre nach der Operation des primären Tumors auswärts (in Thorn) ein. Die Autopsie wurde nicht gemacht.

Kurz zusammengefasst, handelt es sich also in dem vorliegenden Falle um einen langsam und beschwerdelos wachsenden Tumor, der trotz relativ frühzeitiger Exstirpation drei Jahre später retroperitoneale Metastasen setzte, welche nach einem weiteren Jahre zum Tode führten. Die Gesammtdauer der Krankheit, von dem ersten Beobachten der Geschwulst bis zum Exitus, betrug kaum $4^1/_2$ Jahre. Bemerkenswerth ist die früher überstandene gonorrhoische Epididymitis derselben Seite.

Der exstirpirte Tumor wurde histologisch als grosszelliges Rundzellensarkom mit theilweise alveolärer, meist jedoch mehr diffuser Anordnung seiner Elemente erkannt.

Fall II. B. v. R., 50 Jahre alt, aus Berlin.

Anamnese. Die Mutter des Kranken starb an Uteruskrebs. In der Familie litten verschiedene Mitglieder an Nervosität; ein Bruder war von recidivirender, temporärer Geistesstörung heimgesucht.

Patient selbst wurde von der Knabenzeit an viel von sexuellen Vorstellungen und Erregungen geplagt. — Eine luetische oder gonorrhoische Infection hat nie stattgefunden, zumal der Kranke nie cohabitirt hatte. Seit drei Monaten bemerkte er eine Spannung im linken Hoden und zeitweise schmerzhaftes Ziehen im Samenstrange. Der Hoden selbst erschien ihm schon seit mehr als einem Jahre stärker als früher.

Status präsens. Schlanker, blonder Mann mit starker Acne im Gesicht. Die Organe sind vollkommen gesund. Rechterseits besteht Kryptorchismus, während der linke fast hühnereigrosse Hoden nur etwas höher steht als normal. Er fühlt sich gleichmässig elastisch-weich an, seine Oberfläche erscheint gleichmässig glatt, auf Druck ist er schmerzhaft. Der Nebenhoden ist als solcher nicht durchzufühlen. Der Samenstrang ist frei.

Operation d. 28. XI. 1893 in Chloroformnarkose. Typische Castration und Durchtrennung des Funiculus spermaticus drei Finger breit oberhalb des Tumors. Dabei gelangte man an einen leeren Bruchsack, welcher ligirt und abgetragen wurde. Schliessung der Apertura canalis inguinalis externa durch eine Pfortennaht. Glatte Heilung per primam.

Der auf das doppelte Volumen vergrösserte Hoden hat eine weiche, elastische Consistenz. Die Schnittfläche erscheint gleichmässig glatt von grau-röthlicher Farbe ohne besondere Zeichnung. Das Geschwulstgewebe ist zwar weich, doch nicht medullär zu nennen. Die Seitens des königlichen pathologischen Instituts zu Breslau vorgenommene histologische Untersuchung ergab ein Rundzellensarkom von alveolärem Bau. Dem passiven Verhalten der Samencanälchen gegenüber wurde die im intertubulären Gewebe erfolgte Wucherung betont.

Weiterer Verlauf der Krankheit: Bis zum November 1894 bestand vollkommenes Wohlbefinden des Kranken. Damals zuerst wurde eine kleinere Härte in der linken Bauchseite bemerkt, welche rasch an Grösse zunahm. Nun stellte sich auch eine hartnäckige Neigung zu Obstruction ein. Zu gleicher Zeit zeigte sich ein kleiner, etwa haselnussgrosser Tumor in der linken Milchdrüse, welcher operirt sich als Fibro-Adenom herausstellte. Unterdessen steigerten sich die Unterleibsbeschwerden rasch, der Abdominaltumor vergrösserte sich rapide, so dass er — laut Bericht des behandelnden Arztes — sich innerhalb zweier Monate in seinem Volumen verdoppelt hatte. Die Operation dieser Metastase wurde von allen consultirten Aerzten abgelehnt. Unter Abnahme der Esslust, sich steigernder hartnäckiger Verstopfung und raschem Kräfteverfall trat der Tod im August 1895 (in Süd-Deutschland) ein.

Bemerkenswerth in diesem Falle ist wiederum das langsame, beschwerdelose Wachsthum des Tumors, welcher erst wenige Monate vor der Operation durch Spannung und ziehende Empfindung seinen Träger zu belästigen begonnen hatte. Trotz Exstirpation der noch relativ kleinen Hodengeschwulst traten schon nach Jahresfrist abdominale Metastasen auf, welche $1^3/_4$ Jahre nach der Operation und kaum drei Jahre nach dem ersten Bemerken des Tumors ad exitum führten. — Histologisch lag ein Alveolarsarkom vor.

Fall III. M., 50 Jahre alt, Bauer aus Röhrsdorf bei Fraustadt. Anamnese. Der Kranke stammt aus einer vollkommen gesunden Familie; sein Vater lebt, die Mutter starb an einer akuten Krankheit. 6 Geschwister, sowie 6 Kinder leben und sind gesund.

Patient, sich vorher des besten Wohlbefindens erfreuend, bemerkt seit etwa zwei Jahren ein langsames, vollständig ohne Schmerzen auftretendes Wachsen des rechten Hodens. Als wahrscheinliche Ursache giebt er den Schlag eines beim Holzhacken emporspringenden Scheites gegen das Scrotum an.

Status präsens. Der Kranke ist hager, aber von gesundem Aussehen; die Untersuchung der Organe ergiebt nichts Pathologisches. Die rechte Seite des Scrotums ist in eine etwa doppelt faustgrosse Geschwulst umgewandelt, welche nach oben sich gut abgrenzen lässt. Entsprechend ihren vorderen zwei Drittheilen ist und demzufolge Hydrocelenflüssigkeit Fluctuation und Transparenz vorhanden. Nach hinten ist ein platt eiförmiger derber Tumor palpirbar, welcher auf Druck nicht empfindlich ist. In den regionären Lymphdrüsen sind keine Veränderungen zu constatiren.

Bei der Castration zeigt sich die Tunica vaginalis communis im hinteren Bereich mit dem Tumor verwachsen. Hier muss deshalb die Ausschälung mit Messer und Scheere erfolgen. Möglichst hohe Abtrennung des Samenstranges. Heilung per primam. Bei der Entlassung ist ein beginnender Leistenbruch zu constatiren.

Der eiförmige, etwa 9 cm lange und 6 cm breite Tumor, dessen Albuginea nirgends durchbrochen ist, zeigt auf dem Durchschnitt ein buntes Bild. Grauröthliche Massen sind durchsetzt von helleren, fast gelblich verfärbten, blutig gesprenkelten Einlagerungen.

Die histologische Untersuchung ergiebt Folgendes: Vom Parenchym des Hodens sind noch Reste vorhanden. Auch die Ausführungsgänge mit ihrem cylindrischen Epithel sind gut erhalten. Vielfach sind letztere erweitert; theilweise stellen sie sogar unter dem Mikroskop cystöse Räume dar. Ihre Zellauskleidung ist im grossen Ganzen intact; jedenfalls scheint sie sich an der Wucherung nicht zu betheiligen. Die Zwischensubstanz ist sehr stark entwickelt und wird durch ein meist zellarmes, partienweise jedoch auch jüngeres Bindegewebe dargestellt, welches an einigen Stellen eingestreute Rundzellen zeigt. Fernerhin ist die Grundsubstanz sehr reich vascularisirt mit vielfach cavernösen, prall gefüllten Bluträumen und besonders in den anscheinend älteren Partieen des Tumors reichlich mit freien Blutaustritten versehen.

In dieses soeben geschilderte Grundgewebe sind zellige Wucherungen unregelmässig eingelagert. An vielen Stellen durchsetzen dieselben diffus die Stützsubstanz und umlagern vielfach die Drüsenelemente. Meist ist deren Membrana propria noch sehr deutlich erhalten; an einigen Querschnitten jedoch sieht man die Geschwulstzellen die Basalmembran durchbrechen und bis unter das Drüsenepithel vordringen. Doch stellt dieses Verhalten die Ausnahme dar, und Wucherungsvorgänge des Epithels selbst lassen sich nicht erkennen. An anderen Stellen wiederum zeigen die Tumorzellen eine mehr unregelmässige, netzförmige Anordnung. Sie gruppiren sich daselbst in kurzen Reihen oder Zügen mit Biegungen und Verzweigungen oder lagern sich zu rundlichen Haufen, zwischen denen reichliche Züge zellarmen Bindegewebes sich vorfinden Dieses Netzwerk macht den Eindruck einer den Capillaren entsprechenden Anlage der Zellen. Ebenso zeigen die rundlichen Haufen vielfach in ihrem Centrum eine mehr oder weniger deutliche Lichtung. Einwandsfreie Kriterien für die Provenienz dieser Gebilde konnten jedoch nirgends entdeckt werden, im Besonderen keine Blutspuren. (Allerdings ist mir die erste Conservirungsflüssigkeit des Präparates unbekannt; auch haben, wie aus anderen Stellen zu ersehen ist, die rothen Blutkörperchen in ihrem Aussehen bereits gelitten.) Der Gedanke aber an vielleicht secundär mit Krebsmassen vollgestopfte Lymphräume kann hier nicht in Frage kommen, da die Zellen nirgends von einer Gefässmembran oder Endothellage umschlossen sind, sich auch nirgends durch die Härtung von der umliegenden Bindesubstanz abgehoben haben, wie man es bei einem Carcinom wohl finden würde Die Zellen liegen direct in der Bindesubstanz. In einigen Partieen sieht man im fibrösen Bindegewebe dickere, schlauchartige Gebilde, oft gegen das eine Ende in zwei Arme auslaufend. Ihre Zellen gleichen den schon erwähnten Tumorzellen und lassen manchmal in ihrer Mitte ein mehr oder weniger deutliches Lumen erkennen. Gegen das umliegende Gewebe zeigen sie ein ähnliches Verhalten wie die beschriebenen netzartigen Züge, manchenorts jedoch infiltriren diese Tumorzellen das umliegende Gewebe in mehr diffuser Weise.

Die Geschwulstzellen selbst sind durchweg rund, an Grösse übertreffen sie die weissen Blutkörperchen mehr als um das Vierfache. Die Intercellularsubstanz ist wechselnd: an manchen Stellen ist sie ziemlich bedeutend entwickelt, an anderen wiederum drängen sich die Zellen sehr dicht zusammen.

Ueberblicken wir nunmehr den ganzen histologischen Befund, so lässt sich bei der Diagnosenstellung ein Carcinom wohl mit Sicherheit ausschliessen. Denn einmal sahen wir die Wucherung nirgends von den drüsigen Elementen ausgehen, sondern manchmal nur umgekehrt gegen dieselben vordringen. Weiterhin zeigte der Tumor eine ausgesprochene Neigung, die Stützsubstanz diffus zu infiltriren und liess meist eine Intercellularsubstanz zwischen seinen Elementen erkennen. Jene Zellstränge und netzartigen Anordnungen sind, wie bereits ausgeführt, nicht durch secundäres Hineinwachsen der Zellen in Capillaren entstanden. Schliesslich würde der Blutreichthum der Geschwulst mehr für ihren sarkomatösen Charakter sprechen.

Nach Ausschluss der epithelialen Genese des Tumors lässt sich die weitere Frage, ob derselbe vom Endothel oder Bindegewebe abstammt, weit schwieriger beantworten; denn directe Uebergänge von den normalen zu den pathologischen Zellgebilden waren nicht nachzuweisen. Allerdings spricht die vielfach gefundene eigenthümliche Anordnung der Geschwulstelemente in Zügen mit einer gewissen Wahrscheinlichkeit für einen genetischen Zusammenhang mit den Gefässen; ein stricter Beweis hierfür lässt sich jedoch an den mir zur Verfügung stehenden Präparaten nicht erbringen.

Der Tumor würde demnach als Rundzellensarkom zu bezeichnen sein, dessen Charakter als Angiosarkom wahrscheinlich sein dürfte, jedoch nicht erwiesen ist.

Das spätere Schicksal dieses Kranken ist bedauerlicherweise nicht bekannt, da noch kürzlich versuchte Erkundigungen ohne Erfolg geblieben sind. Es wäre demnach aus dem klinischen Verlauf dieses Falles nur hervorzuheben, dass im Anschluss an ein Trauma die Geschwulst sich innerhalb zweier Jahre beschwerdelos entwickelt hat.

Fall IV. C. M. 28 Jahre alt, aus Oppeln i. Schlesien.

Anamnese. Eine hereditäre Belastung lässt sich nicht bestimmt nachweisen. Der Vater leidet an chronischem Magenkatarrh, der jedoch nur wenig Beschwerden macht. Zwei von sechs Geschwistern starben als Kinder an unbekannten Krankheiten; zwei Kinder einer Tante an Phthise. Sonst ist weder Tuberkulose noch Neigung zu Bildung maligner Tumoren in der Familie nachweisbar.

Patient war bis vor zwei Jahren stets gesund. Damals erkrankte er an Phthisis pulmonum mit längere Zeit anhaltendem Fieber. Im darauf folgenden Sommer trat Besserung des Leidens, schliesslich wieder vollkommenes Wohlbefinden ein.

Im Juni 1895 bemerkte Patient eine Geschwulst unter der Haut in der linken Regio hypogastrica. Sie hatte damals etwa Birngrösse und wuchs langsam. Im Juni 1896 verursachte sie Spannung beim Gehen, und es stellten sich Schmerzen ein.

Status präsens den 24. August 1896. Hagerer, tief brünetter Mann mit grazilem Knochenbau und augenfälligem phthisischen Habitus. Der Ernährungszustand ist dürftig, die Hautfarbe blassgelb, die Schleimhäute sind anämisch. In den Lungen sind physikalisch keine sicheren Zeichen von Phthise mehr nachweislich. Sonst keine Organveränderungen. In der linken Skrotalhälfte fehlt der Testikel; dahingegen befindet sich in der Regio hypogastrica derselben Seite ein grosser eiförmiger Tumor, dessen über 20 cm messende Längsaxe von der Symphyse mit schräger Richtung bis zur vorderen Axillarlinie und zur Höhe etwa der Nabeltransversale reicht; seine Breite beträgt etwa 12 cm. Die Geschwulst, breitbasig, stark (6 cm) prominent, ist beweglich und scheint subcutan zu liegen. Die Palpation ergiebt eine elastisch weiche Resistenz, auf der Oberfläche besteht Fluctuation.

Operation in Chloroformnarkose: Schnitt entsprechend der Längsrichtung des Tumors. Blosslegung einer bläulich gefärbten Membran, Isolirung derselben; durch Punction wird eine braun-gräuliche Flüssigkeit entleert. Spaltung dieser Membran, welche die Tunica vaginalis communis des Leistenhodens darstellt. Nun tritt der eigentliche Hodentumor zu Tage. Er zeigt eine glatte, grau-weisslich gefärbte Oberfläche und hat an einer Stelle die Albuginea pilzförmig durchbrochen und ragt hier als graue, medulläre Gewebsmasse hervor. Die Isolirung des Tumors gelingt meist stumpf. Der normal beschaffene Funiculus spermaticus als Stiel der Neubildung wird sorgfältig unterbunden und damit ist die Exstirpation beendet. Die Rückwand im Lager des Tumors bildet unmittelbar das Bauchfell. Naht der Tunica communis, der Fascien, Drainage, fortlaufende Hautnaht. — Heilung per primam.

Schon vor Entlassung aus dem Krankenhaus ist in der Regio hypochondrica, links neben der Wirbelsäule eine orangegrosse Metastase fühlbar. Dem Rath, nach der Beendigung der Reconvalescenz sich wieder vorzustellen, wird nicht Folge geleistet.

Der annähernd 20 cm in der Längsaxe messende, ausgesprochen eiförmige Tumor ist überall, mit Ausnahme jener bereits erwähnten pilzförmigen Wucherung, von der prall gespannten Tunica albuginea umschlossen. Auf dem Durchschnitt zeigt er makroskopisch ein ungleichmässiges Aussehen, hervorgerufen durch eine die ganze Gewebsmasse durchsetzende Felderung. In diesen Feldern werden trockene, gelb verfärbte, etwa linsengrosse Massen umschlossen von einem röthlich-grauen markigen Gewebe, welches die Grundmasse der Geschwulst zu bilden scheint. Für das blosse Auge scheinen Hoden sowie Nebenhoden vollkommen in dem Tumor aufgegangen zu sein.

Die im pathologischen Institut hiesiger Universität vorgenommene Untersuchung ergab die Diagnose eines äusserst zellenreichen Rundzellensarkoms mit sehr umfangreichen Partieen, welche gänzlicher oder beginnender Nekrose verfallen waren. Dieser Nekrose entsprachen die mit blossem Auge erkennbaren gelben, trockenen Gebiete. Obwohl Samenkanälchen als solche nirgends nachweisbar waren, habe sich die Neubildung doch jedenfalls in deren Zwischengewebe entwickelt, wie die regelmässige Anordnung der den intertubulären Lymphgefässen entsprechenden Rundzellenstränge lehre.

Das fernere Schicksal des Kranken war dem Bericht des Hausarztes gemäss folgendes: Die Metastase links von der Wirbelsäule wurde immer grösser und wölbte die atrophischen Bauchwandungen mehr und mehr vor. Später schwollen auch die Inguinaldrüsen an. Unter wachsenden Magenbeschwerden mit zeitweise heftig auftretendem Erbrechen und unter zunehmender Inanition mit Icterus und Delirien trat der Tod etwa acht Monate nach der Operation in Oppeln (Schlesien) ein. Die Obduction wurde nicht ausgeführt.

Bei diesem Kranken verlief also das ganze Leiden innerhalb zweier Jahre tödtlich; doch trug wohl hier die zu spät erfolgte Befragung eines Arztes die Hauptschuld an diesem zuletzt so rapiden Verlauf. Kurze Zeit nach der Operation waren die abdominalen Metastasen bereits palpirbar. Der Beginn des Leidens war auch hier ein schleichender und ein volles Jahr lang ein beschwerdeloser.

Pathologisch-anatomisch lag auch hier ein Sarkom vor, bei welchem die regelmässige Anordnung der Zellstränge entsprechend den Lymphgefässen auffiel.

Fall V. B. H. $2^3/_4$ Jahre alt.

An dem bisher vollkommen gesunden Kinde wurde ohne nachweisbare Veranlassung im März 1897 eine Anschwellung der linken Skrotalhälfte bemerkt, welche stetig zunahm, jedoch wenig Beachtung erfuhr.

Erst am 10. November 1897 wurde ärztliche Hülfe in Anspruch genommen. Die Gegend des linken Hodens war beträchtlich geschwollen, die Haut darüber bläulich gefärbt und mit ectatischen Venen versehen. Die Consistenz der Geschwulst war prall elastisch, pseudo-fluctuirend. Eine Probepunction ergab Blut und seröse Flüssigkeit. In dem nunmehr entspannten Hodensack liess sich dem Testikel entsprechend eine derbe Geschwulst palpiren, auch der Nebenhoden schien vergrössert. Diagnose: Maligne Neubildung des Hodens. Daher Aufnahme des Kindes in's Wilhelm-Augusta-Hospital behufs Operation.

Dieselbe wurde den 18. November in Chloroformnarkose ausgeführt. Durch eine Längsincision über den Tumor und schichtweise Spaltung des Skrotalgewebes wurde die Tunica vaginalis blossgelegt, welche einen fluctuirenden Tumor enthielt. Nach Incision desselben entleerte sich eine bläuliche, missfarbene Flüssigkeit, und nun trat der etwa kindsfaustgrosse Hode zu Tage. Die Abtragung des nirgends verwachsenen Organes gelang möglichst hoch am Samenstrang nach Unterbindung desselben leicht. Naht, Drainage. Verlauf reactionslos. Ende November verliess Patient das Bett. Verdauungsthätigkeit regelmässig, meist zwei Stühle täglich.

Vom 3. December ab begann der Knabe über Schmerzen im Abdomen zu klagen. Bei der Untersuchung spannte er die Bauchdecken, so dass eine genaue Palpation sich als unmöglich erwies; trotzdem konnte man im unteren Bauchtheil der linken Seite eine undeutliche Resistenz constatiren, welche schmerzhaft war. Zwei Tage war kein Stuhl erfolgt, daher Clysma.

Den 4. December stieg die Temperatur auf 39,2° C. Die Schmerzhaftigkeit im Abdomen nahm zu; entsprechend der erwähnten Resistenz war der Percussionsschall gedämpft. Abends starke Darmentleerung und einmaliges Erbrechen. In den nächsten Tagen zunehmender Meteorismus; die Temperatur blieb hoch bis über 39° C.; Puls frequent bis über 180.

Eine genaue Untersuchung in leichter Chloroformnarkose ergab eine derbe Resistenz oberhalb des linken Poupart'schen Bandes, der Schall über derselben war gedämpft; eine Rectaluntersuchung stellte nichts Abnormes fest. Ausserdem bestand Husten; über den hinteren, unteren Partieen der linken Lunge war das Athemgeräusch hauchend. Auf ein Clysma erfolgte reichlicher Stuhl, doch bestand das hohe Fieber fort (über 39° C.). Die Kräfte des Knaben sanken; Spannung und Schmerzhaftigkeit des Leibes dauerten fort; die Resistenz oberhalb des Poupartschen Bandes trat immer deutlicher hervor und schien höher hinaufzusteigen. Die Temperatur betrug über 40° C., die Pulsfrequenz 180—200.

Behufs Klarlegung und eventueller Behebung der Fieberursache wurde zur Probeincision geschritten und dieselbe entsprechend der Resistenz etwa zwei Querfinger breit oberhalb des Poupart'schen Bandes, parallel dem letzteren, ausgeführt. Die Muskulatur der Bauchdecken war stark degenerirt und ausserordentlich morsch. Beim Tieferdringen gelangt man in eine extra- und retroperitoneal gelegene Höhle von bedeutender Ausdehnung, welche mit weichen sulzigen, theils dunkelbraun gefärbten Massen von ähnlicher makroskopischer Beschaffenheit wie die weichen Stellen des primären Hodentumors (s. u.) ausgefüllt war. An eine radikale Entfernung der Geschwulst war nicht zu denken, auch wurde nirgends ein Eiterherd entdeckt; daher möglichste Ausräumung der Höhle, Tamponade, Verband.

Der etwas collabirte Patient erholte sich rasch. Die Temperatur sank zur Norm; Meteorismus und Spannung des Leibes liessen nach.

Die Wunde granulirte gut. Doch traten nunmehr Lungenerscheinungen in Form von einer Art Krampfhusten mit etwas Dyopnoë in den Vordergrund. Ende December wurde der Kleine zur poliklinischen Weiterbehandlung entlassen.

Der Abdominaltumor wuchs rasch wieder, besonders nach oben, wo er den Rippenbogen bis auf zwei Querfingerbreiten erreichte. Daher wurde das Kind den 29. Januar 1898 wiederum in das Hospital aufgenommen. Es bestand wiederum andauernd Fieber, die Ernährung lag darnieder, die Schwäche war bedeutend. Der Abdominaltumor erschien über kindskopfgross, die Operationswunde noch nicht vollständig geschlossen. Im rechten Leberlappen war ein etwa faustgrosser Tumor zu fühlen. Im rechten Knie befand sich ein Erguss neben einer Verdickung des unteren Femurendes. Am rechten Hoden lag ein walnussgrosser Tumor. Am linken Os parietale des Schädels schien eine Knochenlücke zu bestehen, darüber eine Geschwulst, die sich weich, undeutlich fluctuirend anfühlte. Oedeme der Unterextremitäten bestanden nicht.

Unter den Zeichen einer allmählichen Abschwächung trat den 16. Februar Abends der Exitus ein.

Aus dem ausführlichen Obductionsprotokolle (Dr. Mikule, Assistent des Wilhelm-Augusta-Hospitals) sei Folgendes für uns Interessante hervorgehoben: Die linke Seite der Adominalhöhle erfüllt eine kindskopfgrosse, links neben der Wirbelsäule unterhalb der Linea innominata des Beckens beginnende und bis zum Zwerchfell emporsteigende Geschwulst, deren Lage retroperitonal ist. Därme und Netz sind zum Theil mit dem Tumor verwachsen. Seine weiche, leicht zerreissliche Wand umschliesst bröcklige, käsige, theils schleimig puriforme Massen. Die linke Niere ist fest mit dem Tumor verwachsen, Rinde und Markschicht zeigen einzelne Geschwulstknötchen; das stark erweiterte Nierenbecken enthält mucinöse Tumorbestandteile. Der Ureter ist kleinfingerdick und verliert sich in die Geschwulst, so dass er nicht zu verfolgen ist. Weitere Metastasen befinden sich in dem rechten Leberlappen, den Mesenterialdrüsen, ferner in den Bronchialdrüsen sowie im Unterlappen der rechten Lunge (walnussgrosser Knoten). Am Operationsstumpf des linken Funiculus spermaticus befindet sich ein gänseeigrosses Recidiv und der rechte Hode ist ebenfalls Sitz eines gleich grossen Tumors. — Das rechte Kniegelenk ist erfüllt von einer braunrothen, zum Theil mucinösen und puriformen Flüssigkeit; das untere Ende des Femur ist durch Geschwulstmassen zerstört und mehrfach gebrochen.

Die den 18. November 1897 exstirpirte Geschwulst bietet des Beachtenswerthen viel; deshalb mag ihre eingehendere Besprechung nunmehr hier angeschlossen werden.

Die Form des Hodens ist im grossen Ganzen erhalten, seine Grösse jedoch über das Vierfache angewachsen. Die Tunica albuginea erscheint überall intact, nur an der hinteren Fläche des Organes, ganz nahe dem Nebenhodenkörper, ist sie durch eine kirschkerngrosse, markige, zum

Durchbruch tendirende Verwölbung stark verdünnt, in deren Umgebung sich noch mehrere kleine Knötchen finden. Der Hoden setzt sich durch eine scharfe Furche gegen die Epididymis ab. Letztere ist in demselben Maasse wie der Hoden vergrössert und entsendet einen zwischen Kopf und Samenstrang gelagerten, etwa 3—4 cm langen, fingerdicken Zapfen. Die Consistenz des Tumors ist weich elastisch, im Centrum ist er weich und bröcklig. Auch auf der Schnittfläche erscheint die Grenze besonders zwischen Körper und Kopf der Epididymis gegen den Hoden hin scharf. Beide Organtheile sieht man von einem starken, fibrösen Netzwerk durchzogen, in dessen Maschen von sehr variabler Grösse die weichen, weisslichen Geschwulstmassen liegen. Dieselben erhalten an vielen Stellen durch reichliches frisches und altes Blut eine röthliche bis braun-schwarz pigmentirte Verfärbung. Vielfach, besonders gegen das Centrum des Tumors, umschliessen die Maschen kleine Cysten von kaum erkennbarer bis Hirsekorngrösse. Der Nebenhoden mit seinem Zapfen hat eine festere Consistenz, doch lässt er auf dem Durchsshnitt die erwähnten Faserzüge ebenfalls erkennen. Der Samenstrang ist in der Länge von 3—4 cm im Gesunden (auch mikroskopisch erwiesen) durchschnitten.

Behufs mikroskopischer Untersuchung wurden Schnitte von verschiedenen Stellen des Tumors angefertigt. Die Anfänge der Wucherung liessen sich besonders an den in der Nähe des Zapfens am Nebenhodenkopf gelegenen Partieen studiren. Das Resultat der Untersuchung war folgendes: An vielen Stellen des Stromas, besonders aber überall an der Peripherie des Tumors sind Reste von Hodenparenchym mit wohlerhaltenen Samenkanälchen zu sehen. Im Allgemeinen zeigt das letztere normale Beschaffenheit bei vielfach verbreiterter Grundsubstanz, häufig jedoch ist es durch die herandrängenden Geschwulstmassen stark zusammengedrückt und das intertubuläre Bindegewebe ebenfalls nur schwach entwickelt. Wucherungsvorgänge an den Samenkanälchen oder deren Ausführungsgängen sind nirgends zu sehen. — Von der Zwischensubstanz dieser Drüsenreste geht das bereits makroskopisch geschilderte fibröse Balkenwerk aus, welches den ganzen Tumor netzartig durchzieht. Dieses Stützgerüst tritt vielfach in breiten Balken, manchmal jedoch in schmalen Septis auf. Im grossen Ganzen ist es fibrillär, vielfach, besonders in der Nähe der Parenchymreste, ausgedehnt myxomatös und stellenweise hyalin entartet. Zum Theil erscheint es von Rundzellen durchsetzt; im Allgemeinen zeigt es eine reiche Vascularisation mit zahlreichen normalen oder erweiterten Capillaren.

Diese Bindegewebssepta umschliessen grössere und kleinere alveoläre Räume von durchweg runder oder ovaler Gestalt, in welche hinein sich stellenweise verschieden breite Züge von der umgebenden Stützsubstanz verfolgen lassen. An weiter unten zu beschreibenden Stellen tritt diese rundliche Form der Alveolen fast ganz zurück, während die von der Grundsubstanz ausgesparten Räume unregelmässige, buchtige, oft weite Spalten darstellen. Die erst genannten alveolären Räume herrschen im

Gesammtbild des Tumors bei Weitem vor, während die Spaltenbildung nur an wenigen Stellen in den Vordergrund tritt.

Die alveolären Räume haben folgenden Bau: Auf der Höhe ihrer Entwickelung sind sie ausgefüllt mit einem ziemlich dichten, netzartigen Balkenwerk, bestehend aus epitheloïden Zellen, welche vielfach längliche, intensiv gefärbte Bindegewebskerne zwischen sich erkennen lassen. Die zwischen dem Balkenwerk gelegenen kleinen rundlichen oder länglichen Maschen enthalten ausserordentlich häufig Blutkörperchen, manche derselben sind sogar prall mit Blutelementen gefüllt. An einigen Stellen zeigen die Zellstränge eine mehr parallel laufende Anordnung. Die Wucherung der Zellen geht von der Wandung der Alveolen aus; denn die sie auskleidenden Zellen sind deutlich vermehrt und tragen meist schon den Charakter jener die netzartigen Stränge bildenden epitheloïden Zellen. Vielfach heben sich papillenartige Wucherungen des Stützgewebes sowohl von der Wandung des Hohlraumes, wie auch von den in denselben vordringenden Bindegewebszügen ab; doch gehen sich dieselben entweder bald in ein netzartiges Balkenwerk über oder sie bilden nur kleine knospenförmige Erhebungen, so dass es zu deutlicher Entwickelung dendritischer Verzweigungen nicht kommt. Bindegewebsfäserchen — dargestellt durch die Ribbert-Mallory'sche Phosphormolybdansäure - Hämatoxylin-Färbung [1]) — lassen sich sogar zwischen den einzelnen Zellen des Balkenwerkes nachweisen, wo sie oft eine klare netzartige Anordnung darbieten.

In den ältesten Theilen des Tumors, dem Centrum desselben entsprechend, sind die Alveolen bedeutend grösser, und durch weites Auseinandertreten der hier oft spärlichen Zellstränge werden zwischen diesen grosse Maschen offen gelassen, so dass diese Partieen schon makroskopisch eine Art cavernösen Gewebes darstellten. In diesen weiten Räumen findet sich reichlich Blut.

Die anscheinend jüngeren Theile der Geschwulst zeigen einen analogen Bau, doch sind hier die Alveolen kleiner und die Zellstränge ähnlich den älteren Partieen in geringerer Anzahl vorhanden, so dass auch hier grössere Maschen mit regelmässigem Blutgehalt zwischen denselben offen gelassen sind. Die Zellstränge zeigen hier vielfach eine deutlich dendritische Verzweigerung ihrer Aeste und nehmen von einer oder mehreren Stellen der Alveolenwandung ihren Ursprung. Auf diese Weise kommt es vor, dass in Alveolen mit einem bereits dichteren Balkennetz dieses letztere zwischen sich und der Wand einen Spalt übrig lässt, so dass man an ein secundäres Eindringen der Tumormassen in Hohlräume denken könnte; doch gewahrt man stets an einer oder mehr Stellen den Ursprung, die Wurzel der baumartigen Zellverzweigung, in der Alveolenwand.

[1]) Citirt bei Stahr, über einen seltenen congenitalen Tumor u. s. w. Virchow's Archiv Bd. 151, Suppl. 1898.

Dieser prägnant alveoläre Bau der Geschwulst wird nur an einigen Stellen dadurch etwas undeutlich, dass einerseits das Zellnetz in den Alveolen sehr dicht entwickelt ist, andererseits auch die Bindegewebssepta von Tumorzellen etwas durchsetzt werden.

Auf die Genese des Tumors scheinen mir folgende Bilder, wie sie besonders in der Nähe des Nebenhodens zu sehen sind, von Bedeutung zu sein. Hier ist die Stützsubstanz stärker entwickelt, zellarm, nur stellenweise kleinzellig infiltrirt. Sie umschliesst weite und vielgestaltige Hohlräume, in welche das Bindegewebe mit unregelmässigen Vorsprüngen sich gewissermassen verstülpt. Diese Spalten enthalten ausnahmslos rothe Blutkörperchen in praller Füllung oder nach Ausfall der Haufen wenigstens in einzelnen Exemplaren und ausserdem spärliche Leukocyten, stellenweise ein mattes Netzwerk (Fibrin?) sowie häufig verstreute Tumorzellen. Der diese Hohlräume auskleidende Zellbelag lässt unzweideutige Wucherungsvorgänge erkennen. Die langgestreckten Endothelzellen werden grösser, rundlich, liegen dichter und oft zu mehreren über einander.

An manchen Stellen sind die Spalträume noch schmal, aber mitunter sehr langgestreckt, und hier und da zeigen auch sie beginnende Vorbuchtungen. Ihr Zellbelag zeigt ebenfalls unzweideutige Wucherungsvorgänge insofern, als die Zellen auffallend gross sind und sehr dicht an einander lagern. Das Lumen dieser Spalträume enthält Blutelemente in dichten Massen oder wenigstens in einzelnen Exemplaren, mitunter aber auch nicht zu verkennende Geschwulstzellen.

Als bemerkenswerther Befund dürfte schliesslich noch hervorgehoben werden, dass einige mit Blut angefüllte Capillarlumina von grossen epitheloïden Zellen vollständig umlagert sind.

Beim Vergleiche der verschiedenen Stellen des Tumors sind alle Uebergänge von den schmalen Spalten mit beginnender Proliferation ihres Zellbelages und den unregelmässig gebuchteten Hohlräumen zu den Alveolen mit den Anfängen der Bildung von Zellsträngen und schliesslich bis zu den vollendeten, mit einem engen Zellennetzwerk ausgefüllten grösseren Nestern ohne Schwierigkeit zu verfolgen. Deutliche Uebergänge von platten Endothelzellen zu den fertigen Tumorzellen lassen sich besonders deutlich an den Wandungen der Alveolen mit beginnender Bildung der Zellstränge nachweisen.

Die Zellen, welche das Netzwerk in den Alveolen hauptsächlich aufbauen und demnach als Tumorzellen angesprochen werden müssen, sind gross, von epitheloïdem Aussehen, ihr Kern ist ovalär und enthält oft Theilungsfiguren.

Fassen wir das Gesagte kurz zusammen, so handelt es sich um eine Geschwulst, welche einen ausgesprochen alveolären Bau zeigt. Die die Alveolen mehr oder weniger ausfüllenden Zellstränge und Netze nehmen ihren Ursprung einwandsfrei von dem Zellbelag der Wandungen der Alveolen. Der Beginn der Wucherung ist mit Sicherheit auf die Zellauskleidung der geschilderten engeren oder weiteren Spalten zurückzuführen. Alle Uebergänge von letzteren zu dem voll ausgebildeten Alveolenkörper lassen sich deutlich verfolgen. Was sind nun diese alveolären Räume oder Spalten ursprünglich gewesen? Drüsenelemente, also Samenkanälchen oder deren Ausführungsgänge, können es keinesfalls sein; denn einmal sind Uebergänge von den normalen Parenchymresten in diese Geschwulstherde nirgends zu entdecken. Normales Parenchym liegt im Gegentheil überall vollständig unvermittelt neben und zwischen den Alveolen in der Stützsubstanz und ist meist offenbar zusammengedrängt. Sein Epithel zeigt nirgends Wucherungsvorgänge, nirgends atypische Anhäufung. Dasselbe gilt auch für die wenigen anscheinend erweiterten Ausführungsgänge. Fernerhin besteht der Zellbelag jener blutgefüllten Räume, in welchen sich der Beginn der ersten Wucherungsvorgänge abzuspielen scheint, zum Theil noch aus platten, langen Endothelzellen.

Schliesslich spricht der regelmässige Blutgehalt der alveolären zellerfüllten Räume gegen ihre Provenienz aus den Samenkanälchen. Nehmen wir ferner noch hinzu, dass zwischen den Zellen des Balkenwerkes Bindegewebsfäserchen sich nachweisen lassen, dass die Zellenwucherung zum Theil unter papillärer Sprossung des Stromas von den Wandungen der Alveolen ausgeht, dass andererseits stellenweise der Tumor in das Bindegewebsgerüst hineinwuchert, so dass sein alveolärer Bau sich etwas verwischt; ziehen wir schliesslich noch den ausserordentlichen Blutreichthum der Geschwulst sowie die myxomatöse und hyaline Entartung der Grundsubstanz in Betracht, so spricht dies Alles mit Sicherheit gegen die Zulässigkeit, den Tumor als Carcinom ansehen zu dürfen. Es ist dann noch die weitere Frage, ob die Neubildung als Endotheliom oder Sarkom aufzufassen sei, zu beantworten. In dieser Beziehung entscheidet der Nachweis des Beginnes der

Wucherung von dem Endothelbesatz der Hohlräume positiv für die erstgenannte Geschwulstart. Und dieses Endotheliom ist weiterhin als hämangiotisches zu bezeichnen. Denn in den Alveolen ist regelmässig und besonders klar in den jüngsten Anlagen derselben ausnahmslos Blut in wechselnder Menge enthalten. Und gerade diese Regelmässigkeit des Blutgehaltes spricht für den Charakter der Räume als erweiterter Blutcapillaren. Ihr blutiger Inhalt muss schliesslich auch mangels der Nachweisbarkeit von Hämorrhagien in der Umgebung und angesichts der intacten Wandung der Hohlräume sicher primär diesen angehört haben. Endlich dürften noch die beobachteten Wucherungsvorgänge an bluterfüllten schmäleren Spalten sowie an den kleinsten Capillaren für die Beweisführung von Bedeutung sein.

Die Diagnose eines hämangiotischen Endothelioms dürfte demnach für diesen Hodentumor zutreffen.

Fall VI. E. D., Fleischer, 20 Jahre alt.

Anamnese. Die Mutter des Kranken lebt und ist gesund; der Vater starb an den Folgen eines Lungenemphysems. Zwei Geschwister starben an Gelenkrheumatismus mit Herzaffection und Meningitis. Ein Bruder leidet an einer chronischen Nephritis; ein zweiter Bruder und eine Schwester leben und sind gesund. Tuberkulose oder Neigung zu malignen Tumoren sind in der Familie nicht nachweisbar.

Der Kranke selbst war früher stets gesund. Gonorrhoische oder syphilitische Infection hat nie stattgefunden, Patient hat noch nie cohabitirt. Ein bestimmtes Trauma ist ihm nicht erinnerlich, wird aber bei seinem Berufe als leicht möglich hingestellt.

Die jetzige Krankheit datirt seit März 1898 und begann mit kolikartigen Schmerzen im Leibe, speciell im Epigastrium; dabei war der Stuhl angehalten. Die objective Untersuchung ergab keine sicheren Anhaltspunkte. Erst nach einiger Zeit entdeckte man eine etwas über hühnereigrosse Geschwulst des linken Testikels, welche der Kranke schon etwa seit Jahresfrist bemerkt haben will, jedoch nicht beachten zu müssen glaubte. Der Kranke, damals schon in seinem Ernährungszustand stark reducirt, wurde in die königl. chirurgische Klinik in Breslau behufs Operation aufgenommen. Den 30. April wurde mittelst Castration der etwa auf das Doppelte vergrösserte Hode entfernt, der sich laut Bericht mikroskopisch als Sarkom erwies. Nach glatt erfolgter Heilung der Operationswunde verliess Patient die Klinik den 10. Mai; doch schon etwa 8 Tage später zeigte sich in der Fossa supraclavicularis sinistra ein kleiner Tumor, welcher rapid wuchs. Kurze Zeit darauf trat ein ebenso schnell sich entwickelnder Tumor im linken Epigastrium auf. Der Ernährungszustand verschlechterte sich zusehends. Druckgefühl im Leibe und leichte Dyspnoë, in letzter Zeit noch nach Arm und Bein der linken Seite irradiirende Schmerzen waren die Hauptbeschwerden des Kranken.

Status praesens. Den 19. Januar 1898. Bis zum Skelett abgemagerter blonder Mann. Schleimhäute äusserst blass, keine Oedeme, keine Lähmungen oder Anästhesien. Temperatur normal, Puls mittelkräftig, beschleunigt, weder Urin- noch Stuhlbeschwerden. Die inneren Organe sind nicht nachweislich verändert. In der linken Skrotalhälfte lineäre, von der Castration herrührende Narbe. Im Epigastrium sieht man die atrophischen Bauchdecken links von der Wirbelsäule durch eine rundliche Geschwulst vorgewölbt, eine ähnliche Vorwölbung gewahrt man in der linken Lumbalgegend. Die Palpation constatirt einen derben, etwa kindskopfgrossen, unter dem Rippenbogen nach der Lumbalgegend hinziehenden, unbeweglichen, auf Druck etwas empfindlichen Tumor, dessen im Uebrigen glatte Oberfläche jedoch einige knollige Erhebungen zeigt. An der linken Halsseite, entsprechend dem äusseren Rande der Sternalportion des Kopfnickers befindet sich eine runde, annähernd faustgrosse Geschwulst, deren verdünnte Deckhaut ectatische Venen durchscheinen lässt. Sie ist auf der Unterlage wenig beweglich und von derb elastischer Consistenz. Die inguinalen Lymphdrüsen sind frei.

Auf Grund dieses Befundes konnte ein chirurgischer Eingriff nicht in Frage kommen, und so übernahm der Hausarzt Herr Dr. Haehndel die Behandlung des Kranken. Für seine freundlichst gewährte Erlaubniss, den Fall weiterhin mit beobachten zu dürfen, sage ich ihm an dieser Stelle meinen ergebensten Dank.

Die Tumoren wuchsen nun ziemlich schnell, besonders der Abdominaltumor füllte mehr und mehr die linke Hälfte der Bauchhöhle aus und verbreitete sich auch nach rechts um 6—8 cm über die Mittellinie und wuchs ebenso nach unten, wo er kaum handbreit von der Symphyse entfernt lag. Die höchsten Prominenzen nach vorn sowie nach der Lumbalgegend spitzten sich alsbald kegelförmig zu und wurden weicher. — Der Halstumor wuchs später etwas langsamer, doch wurde seine Oberfläche ebenfalls etwas weich. Stuhl- und Urinentleerung blieb ungestört; die Athemnoth war bei ruhiger Lage unwesentlich, doch wurde die Nahrungsaufnahme immer schwieriger durch Druck auf Speiseröre und Magen. Unter den Zeichen allmählich zunehmender Schwäche und Entkräftung trat den 21. Juli der Exitus ein.

Den 22. Juli, 24 St. post mortem, wird die Obduction in der Privatwohnung des Verstorbenen vorgenommen, doch war sie aus äusseren Rücksichten nur in beschränktem Maasse ausführbar.

An der bis auf's Skelett abgemagerten Leiche sind äusserlich keine besonderen Veränderungen hervorzuheben, keine Oedeme, keine metastatischen Tumoren an den Oberflächenorganen oder Extremitäten nachweisbar.

Die Bauchhöhle enthält geringe Mengen Ascites. Der etwa ein und einen halben Mannskopf grosse Tumor reicht links von der Zwerchfellkuppe bis hinab unter die Linea innominata des Beckens, die Mittellinie überschreitet er um einige Querfingerbreiten, lateral liegt er der seitlichen Bauchwand vollständig an. Mit der vorderen und seitlichen Bauchwand ist er nicht verwachsen. Magen und Därme zeigen ebenfalls keine Verklebungen und sind nach den rechts gelegenen und unteren Theilen der Abdominalhöhle eng zusammengedrängt und fast vollkommen leer. Das Quercolon zieht als platt gedrückter Strang quer über den Tumor. Die auseinander gedrängten glatten Serosablätter des Mesocolon bedecken die Geschwulst. Der Magen liegt als kleines zusammengeschrumpftes Rudiment rechts oben dem Tumor auf. Die Geschwulst zeigt an ihrer Vorderfläche einige zum Aufbruch tendirende knollige Erhebungen. Mit ihrer Hinterfläche sitzt sie breitbasig und unbeweglich der Lumbal- und Iliacalgegend auf, so dass bei der gebotenen Schonung der Leiche ein Auslösen des Tumors behufs Untersuchung seines Verhältnisses zu den grossen Gefässen unmöglich erscheint. Blase, rechte Niere, Milz, zeigen keine Veränderungen. Die Mesenterialdrüsen sind nur wenig geschwollen. Die Leber ist nicht vergrössert; sie zeigt multiple linsen- bis walnussgrosse Metastasen, welche auf dem Durchschnitt theils ein bunt-hämorrhagisches, theils ein milchig-käsiges Aussehen haben. Prostata und Samenbläschen sowie die Inguinaldrüsen sind frei von Metastasen.

Die Lungen, von geringem Hydrothorax umspült, zeigen keine Adhäsionen, sind überall lufthaltig, doch sind sie beiderseits dursetzt von vielen bis haselnussgrossen, meist ebenfalls hämorrhagischen Metastasen. Die Pleura ist frei von solchen. Die Bronchialdrüsen sind kaum geschwollen.

Der Aortenbogen, die Trachea bis über die Bifurcationsstelle hinaus und der Oesophagus sind durch einen etwa faustgrossen Tumor emporgehoben, welcher sich hinter diesen Gebilden links neben der Wirbelsäule entwickelt hat. Er berührt mit seinem oberen Pole einen gleich grossen, in der Supraclaviculargrube dicht an den Venen liegenden zweiten Tumor, welch letzterer die Haut der seitlichen Halsgegend in der in der Krankengeschichte beschriebenen Weise vorwölbt. Die Vena cava superior und subclavia sind, soweit sie mit Rücksicht auf die äusseren Verhältnisse verfolgt werden konnten, frei von Thromben. Die Einmündung des Ductus thoracicus in die Vene liess sich nicht ausfindig machen. Zwischen dem oberen Pol des Abdominaltumors und der unteren Circumferenz der retrotrachealen Geschwulst ist eine Entfernung von etwa 10—12 cm. In dieser ganzen Länge ist der Ductus thoracicus frei von Geschwulstelementen. Er lässt sich bis dicht an beide Tumoren verfolgen, dann verliert er sich.

Die metastatischen Tumoren zeigen auf der Schnittfläche ein buntes Bild mit zahlreichen grösseren und kleineren Hämorrhagien und multiplen Verfettungsheerden. Schwache Bindegewebszüge durchziehen unregelmässig den Tumor. Die Consistenz ist markig.

Mikroskopisch erweisen sich diese Tochtergeschwülste als Sarkome. Neben ausgedehnten Hämorrhagien und Degenerationsherden lassen sie eingestreute Geschwulstpartieen erkennen, welche von grossen runden Zellen mit zum Theil epitheloïdem Aussehen aufgebaut werden. Grössere Gruppen solcher Zellen werden durch Bindegewebszüge von variirender Stärke umschlossen. Zwischen den Zellen ist vielfach eine Intercellularsubstanz zu sehen. Gegen die Züge der Stützsubstanz setzen sich die Gruppen der Geschwulstzellen nicht scharf ab.

Das Hauptinteresse liegt bei diesem Falle in seinem malignen und tückischen Verlaufe und in der Lokalisation der Metastasen. Die Gesammtdauer des Leidens von dem ersten Bemerken der Hodenanschwellung bis zum Tode beträgt kaum fünf Viertel Jahre, von den ersten mahnenden, kolikartigen Symptomen ab gerechnet nur vier Monate. Der primäre Tumor blieb beschwerdelos, während im Krankheitsbilde die secundären Erscheinungen zunächst in den Vordergrund traten. Auf die eigenthümliche Localisirung der Metastasen, besonders am Hals, kommen wir noch später zu sprechen. Pathologisch-anatomisch lag ein grosszelliges Rundzellensarkom vor.

Bei einem Rückblick auf die histologischen Befunde der berichteten Fälle ist vor Allem auffallend, dass unter ihnen sich kein Carcinom befindet. Die Zahl unserer Tumoren ist zwar zu klein, um für ein statistisches Verhältniss zwischen epithelialen und stromatogenen Neubildungen verwerthet werden zu können, immerhin sei jedoch erwähnt, dass die Resultate meiner Untersuchungen im Einklang stehen mit denen besonders von Ehrendorfer[1]) und Krompecher[2]), welche ebenfalls gegenüber Langhans[3]) nur die weitaus geringere Anzahl der von ihnen beobachteten Hodentumoren dem Carcinom zuweisen konnten.

Für Ausschlag gebende Schlussfolgerungen über die feineren histologischen und histogenetischen Verhältnisse bei Hodentumoren ist das hier verwerthete Material ebenfalls nicht geeignet, da mir leider nur ein Theil der Geschwülste zur eigenen Untersuchung vorlag und auch bei einigen von diesen

[1]) Archiv f. klinische Chirurgie, Bd. 27.
[2]) Virchow's Archiv a. a. O.
[3]) Histologischer Theil bei Kocher, Deutsche Chirurgie, Lief. 50 b.

die Genese dunkel blieb. Doch mag Folgendes hervorgehoben werden: Unter unseren Tumoren war ebenfalls das viel genannte Alveolarsarcom vertreten, auf welches besonders Ehrendorfer hingewiesen hat. Denn unter den von ihm untersuchten 15 bösartigen Hodengeschwülsten fanden sich acht Alveolarsarcome (Fall I bis V und drei kurz erwähnte). Unser Fall II wurde seitens des pathologischen Instituts auch als solches erkannt. Der unter Fall I beschriebene Tumor scheint auch unter diese Rubrik zu gehören. Wenn nun auch an den meisten Stellen die alveoläre Structur wegen der oft nur in schmalen Zügen entwickelten Bindegewebssepten und die in dieselben massenhaft eingelagerten kleinen Rundzellen nur wenig ausgeprägt war, so dass die Neubildung im grossen Ganzen den Charakter diffuser Verbreitung erhielt, so war sie doch in manchen Gebieten, besonders an der Peripherie des Tumors, klar ausgesprochen. Auch bietet die Form der grossen Zellen mit ihrem epitheloïden Aussehen Analogiepunkte mit den von Ehrendorfer als Alveolarsarcom bezeichneten Tumoren. Auch die Aehnlichkeit unserer Präparate mit den Abbildungen des Falles I bei Ehrendorfer scheint für die Identität dieser Neubildungen zu sprechen.

Eine etwas ungewöhnliche Structur zeigte Fall III. Die mikroskopischen Bilder weichen hier wesentlich von denen der Rundzellensarcome mit alveolärer Anordnung oder diffuser Anhäufung der Zellen ab. Die Lage der Zellen in Zügen zwischen breiteren oder schmäleren Partien von Stützsubstanz deuten auf ein ätiologisches Verhältniss zu den Gefässen oder Capillaren hin. Aehnliche Bilder scheint wohl auch Langhans bei seinem Studium der Hodensarcome gesehen zu haben; wenigstens wurde ich lebhaft an seine Schilderung (bei Kocher a. a. O. S. 514) erinnert, der gemäss die Anordnung der Zellreihen zu Netzen auch ihn ein Verhältniss zu den Blutcapillaren vermuthen liess. Den thatsächlichen Beweis für eine solche Annahme scheint er ebenfalls nicht haben erbringen zu können.

Den merkwürdigsten histologischen Befund stellt unser Fall V dar. Um es kurz zu recapituliren, handelt es sich hier um einen Tumor mit prägnant alveolärem Bau.

Die Wucherung der netzartig angeordneten epitheloïden Zellen ging von dem Zellbelag der Alveolenwandung aus. Mit Rücksicht auf das passive Verhalten des Hodenparenchyms gegenüber der Neubildung war ein Carcinom von vornherein auszuschliessen. Der directe Nachweis der Entstehung der Tumorzellen aus dem Endothelbelag der Hohlräume stellte die Diagnose „Endotheliom" sicher. Und dieses Endotheliom wurde als hämangiotisches bezeichnet, weil in den Alveolen und Hohlräumen, in denen sich die Geschwulstbildung zeigte, stets Blut vorhanden war und die Wucherung sich auch bis an die schmalen bluterfüllten Spalten und die Capillarlumina zurückverfolgen liess.

Die Lehre von den Endotheliomen hat sich bekanntlich erst in jüngerer Zeit ein grösseres Feld erobert, obgleich schon vor etwa 20 Jahren von Kolaczek[1]) und Anderen auf ihre histogenetische Bedeutung hingewiesen wurde. Inzwischen ist die Casuistik dieser Geschwulstart ausserordentlich angewachsen. Trotzdem aber hat erst vor Kurzem Krompecher, wohl als der Erste auf ihre Bedeutung bei den Hodentumoren hingewiesen. Ja, er kommt sogar auf Grund seiner Untersuchungen zu dem Schlusse, dass die Endotheliome mit alveolärem Bau die häufigsten malignen Geschwülste des Hodens darstellen. Für einige seiner Fälle musste er sich allerdings mit einem Analogiebeweise begnügen; aber speciell in seinem Falle IV konnte er, meiner Ansicht nach, diese Genese in überzeugendster Weise darthun. Krompecher spricht bei der Genese seiner Tumoren die Wucherung der Lymphendothelien als Ursache an; denn die Hohlräume, von denen er die Geschwulstbildung ausgehen sah, enthielten, anders wie bei meinem Tumor, nie Blut. Ausserdem aber charakterisirt der netzartige, dendritische Bau der Zellstränge diese Geschwulst den Tumoren Krompecher's gegenüber.

Auch ein Vergleich meines Tumors mit den in der Literatur niedergelegten Berichten über Blutgefäss-Endo-

[1]) Kolaczek, Ueber das Angiosarcom. Deutsche Zeitschrift f. Chirurgie. Bd. IX.

theliome fiel negativ aus. Die wenigen halbwegs sicher gestellten Geschwülste dieser Art von Waldeyer, Stendner, Kolaczek, Ackermann, Maurer, Nauwerk und auch die neuerdings von Limacher[1]) und Borrmann[2]) beschriebenen Fälle zeigen wesentliche Differenzpunkte gegenüber unserem Tumor. Vor Allem charakterisirt den letzteren der prägnant alveoläre Bau sowie die dendritische und netzartige Anordnung der Zellstränge in den relativ grossen Alveolen. Es scheint demnach der von uns untersuchte Tumor ein ziemlich seltenes Gebilde darzustellen, welches besonders durch die Möglichkeit der Beibringung eines exacten Nachweises seiner Genese Beachtung verdient.

Das hervorstechendste Merkmal im klinischen Verlaufe der beschriebenen Fälle ist ihre ausserordentliche Bösartigkeit, welche durch rasche Metastasenbildung und zwar zuerst und vorzüglich in den retroperitonealen Drüsen bedingt ist.

Radicalheilungen kommen nach Operationen maligner Hodentumoren zwar vor, doch sind es Ausnahmefälle. Im Kindesalter scheint ein besonders bösartiger Verlauf Regel zu sein. So erinnere ich mich aus der Literatur nur eines Falles von Radicalheilung eines Hodentumors beim Kinde. Kocher[3]) berichtet nämlich von einem Knaben, der im Alter von $2^1/_2$ Jahren wegen Sarkoma testis von ihm einseitig castrirt wurde und noch 7 Jahre später gesund war. Sonst starben die Kinder, ähnlich unserem Fall V, bald, meist in Jahresfrist, an Recidiven und Metastasen[4]). Beim Erwachsenen werden als Durchschnitt der gesammten Krankheitsdauer beim Hodenkrebs nach Pages, Kocher u. A., etwa zwei Jahre gerechnet; manchmal erfolgt der Tod schon früher, und eine wesentliche Verlängerung des Lebens durch die Operation gehört zu den Ausnahmefällen. Für das Sarkom gestaltet sich die Prognose nicht günstiger.

[1]) Limacher, Blutgefäss-Endotheliome der Struma. Virchow's Archiv. Bd. 151. Suppl.

[2]) Borrmann, Ein Blutgefäss-Endotheliom u. s. w. Ebenda.

[3]) a. a. O. S. 528.

[4]) Vergl. Trélat, Progrès méd. XII. 1884. Nr. 22, 23, 24.

Dies lehren die Berichte von Kocher, Ehrendorfer u. A., und auch ein Blick auf unsere Casuistik bestätigt dies; denn unser Fall I ist der einzige, welcher den guten Erfolg von drei Jahren Heilungsdauer nach der Castration aufweist. Stenger[1]) berichtet aus der v. Bergmann'schen Klinik über einige Fälle von mehrjähriger Recidivfreiheit neben mehreren rapid, innerhalb $^1/_3$ bis 2 Jahren, verlaufenden Fällen.

Diese Bösartigkeit gewisser Hodentumoren ist auffallend, um so mehr, als das von der Neubildung befallene Organ durch die straffe Albuginea von der Umgebung relativ lange isolirt bleibt und mit dem Organismus des Trägers nur durch das Gefässbündel des Funiculus spermaticus in organischem Zusammenhange steht.

Sicherlich ist für die schlechte Prognose der oft schleichende, symptomlose Beginn des Leidens mit verantwortlich zu machen, insofern, als der Kranke, durch nichts an den Ernst seiner Lage erinnert, nur allzuhäufig den rechten Zeitpunkt für die Operation verstreichen lässt. So findet man nicht selten in den Anamnesen unserer sowie anderer Beobachtungen, dass die Anschwellung des Hodens bereits viele Monate oder ein Jahr und noch länger bestand. Ehrendorfer und Krompecher berichten sogar von, doch wohl seltenen, Krankheitsfällen, deren Beginn mehrere Jahre zurücklag.

Der einzige Grund für den tückischen Verlauf des Leidens dürfte dieser schleichende Anfang wohl kaum sein; denn beim Mammacarcinom zum Beispiel, welches ähnlich der Hodengeschwulst im Beginn meist wenige oder keine Beschwerden verursacht und bei welchem aus diesen und anderen Gründen auch der rechte Zeitpunkt für die Operation nicht selten übersehen wird, gestaltet sich die Prognose weit günstiger, trotzdem die Milchdrüse lange nicht in dem Maasse wie der Hoden isolirt ist. Nach einer neueren Statistik von Joerss[2]) aus der Helferich'schen Klinik blieben nehmlich 42,1 pCt. der am Brustkrebs Operirten länger als drei Jahre

[1]) Stenger, Ueber Hodentumoren. Dissert., Berlin 1889.

[2]) Jörss, Deutsche Zeitschrift f. Chirurgie XLIV, S. 100.

geheilt. Mehrere Momente jedoch scheinen mir zu Gunsten dieser Krebsform ausschlaggebend zu sein: ihre meist härtere Beschaffenheit, Unterschiede in den anatomischen Beziehungen des Lymphapparates der erkrankten Drüse zum übrigen Organismus und die bei Weitem bessere Zugänglichkeit der regionären Lymphdrüsen beim Brustkrebs für das Messer. Bei Hodengeschwülsten ist der seltene Skirrhus ebenfalls ungleich weniger bösartig, als die in der Regel weicheren Formen, insofern sich sein Verlauf über viele Jahre erstrecken kann[1]). Die weicheren Formen hingegen durchsetzen das Mutterorgan rasch, und die ausserordentlich reiche Versorgung des letzteren mit Blut und Lymphgefässen bieten den Tumorzellen eine günstige Gelegenheit zu schneller Verschleppung und Metastasenbildung. Und gerade die klinisch wichtigsten und ersten Tochtergeschwülste zeigen sich in der weitaus überwiegenden Mehrzahl der Fälle von malignen Hodentumoren, analog unserer Casuistik, in den abführenden Lymphbahnen. Einen pathognomonischen Unterschied zwischen Carcinom und Sarkom konnte ich nach dieser Richtung hin in der einschlägigen Literatur nicht finden.

Ein eingehendes Studium des Lymphapparates der männlichen Keimdrüse dürfte demnach für die genauere Kenntniss der Verbreitungswege ihrer malignen Neubildungen von Wichtigkeit sein. Deshalb führte ich im hiesigen anatomischen Institut eine Reihe von Injectionsversuchen an Leichen aus. Dieselben sind zur Zeit noch nicht abgeschlossen, und es soll das Ergebniss derselben in einer späteren Publication eingehend besprochen werden.[2]) Doch mögen die erzielten Resultate bereits hier Berücksichtigung finden. Herrn Geheimrath Hasse spreche ich schon an dieser Stelle meinen ergebensten Dank aus für die freundlichst gewährte Erlaubniss, in seinem Institut diese Versuche ausführen zu dürfen, sowie Herrn Dr. Stahr, Assistenten des anatomischen Institutes, für sein collegiales Entgegenkommen, mit welchem er dieselben förderte.

[1]) Kocher, a. a. O. S. 488.

[2]) Die nunmehr abgeschlossenen Untersuchungen werden im Archiv für Anatomie und Physiologie publicirt werden.

Die Injectionen wurden nach der neueren von Gerota[1]) angegebenen Methode der polychromen Injection der Lymphgefässe ausgeführt. Bezüglich der Details der Technik — Herrn Dr. Stahr, als Gerota's Schüler, verdanke ich manchen praktischen Wink — verweise ich auf die entsprechenden Publicationen ihres Erfinders. Hier sei nur erwähnt, dass die Flüssigkeit unter die Albuginea des Hodens, ausnahmsweise auch parenchymatös in die Drüse eingespritzt wurde und alsdann die durch die Farbstoffe (blau) gekennzeichneten Lymphbahnen und Drüsen frei präparirt werden konnten. Injicirt wurden beide, mitunter nur ein Hoden.

Das bis jetzt von sieben Leichen gewonnene Resultat kann, soweit es pathologisch-anatomisches und chirurgisches Interesse darbietet, in Folgendem zusammengefasst werden:

Der Hoden ist, was bereits Sappey[2]) hervorhebt, mit Lymphgefässen sehr reich versehen. Mit dem Funiculus spermaticus verlassen dieselben die Drüse und ziehen mit ihm in 4 bis 6 grösseren Stämmen beim Erwachsenen durch den Leistenkanal und hinter dem Bauchfell bis etwa zur Höhe des unteren Nierenpoles. Dort angelangt, bald etwas höher, bald etwas tiefer, verlassen sie den Spermaticalstrang, um medianwärts abzubiegen und alsbald in die ersten Drüsen einzumünden. Auf diesem Verlauf entlang dem Funiculus spermaticus kreuzen sich die Stämme mannichfach, seltener gehen sie Anastomosen ein; aber nirgends geben sie Aeste weder an den Leistenkanal, die untere Bauchwand, noch an näher gelegene Organe ab. Auch das von Zeissl und Horowitz[3]) beschriebene Gefäss, welches das Vas deferens begleiten soll, konnte ich beim Menschen bis jetzt nicht darstellen und sah es nur bei einer Ratte und einem Hunde. Die ersten Drüsen liegen, meist zwei bis vier an Zahl, links nahe der Aorta; rechts hingegen ausnahmslos direct auf

[1]) Anatomischer Anzeiger Bd. XII. Nr. 8. 1896.

[2]) Sappey, Anatomie, Physiologie, Pathologie des vaisseaux lymphatiques. Paris 1884.

[3]) Wiener klinische Wochenschrift 1890. Nr. 20. S. 388.

der Vena cava. Regelmässig findet sich eine der Drüsen rechts etwas tiefer, d. h. nur wenig oberhalb der Bifurcationsstelle der grossen Bauchgefässe, ebenfalls der unteren Hohlvene aufliegend.

Diese ersten Drüsen anastomosiren links mit solchen hart an und auf der Aorta, rechts mit Drüsen, welche sich zwischen der Vena cava und Aorta befinden. In diese letzteren münden auch Gefässe aus den Drüsen der linken Seite; doch ist die Injection derselben schwierig und mir bis jetzt seltener gelungen. Hinter den grossen Bauchgefässen breitet sich ein Gefässnetz mit Drüsen aus, nach unten bis an die Bifurcationsstelle der ersteren, nach oben bis in die Nähe der Cysterna chyli. Diese Drüsen lassen sich ebenfalls von dem Hoden aus injiciren.

Der Abfluss der Lymphe aus diesen Gebieten wird, soweit meine Untersuchungen bis jetzt ergeben, durch Aeste vermittelt, welche hinter den grossen Bauch- sowie vor den linken Nierengefässen nach oben verlaufen und dann in die Cysterna chyli einmünden. (s. Fig. 3.)

Das Resultat dieser Versuche stimmt also, soweit es den Verlauf der Gefässe entlang dem Funiculus spermaticus und die Lage der ersten Drüsen betrifft, mit den Ergebnissen der Untersuchungen Sappey's im grossen Ganzen überein. Auch sind in seinem Atlas die Communicationsäste zwischen den beiderseitigen Drüsen quer über der Aorta angegeben. Doch hat Sappey das hinter den grossen Bauchgefässen gelegene Lymphgefässnetz nicht beschrieben. Desgleichen ist auch nichts über die Lage der Anastomosen mit der Cysterna chyli erwähnt.

Die Anwendung dieser anatomischen Betrachtungen auf die Pathologie maligner Hodengeschwülste ergiebt sich leicht: Die durch die abführenden Lymphbahnen entlang dem Spermaticalstrang hinaufgeschwemmten Geschwulstelemente gelangen in die zuerst beschriebenen Drüsen rechts auf der Vena cava, links nahe der Aorta und erzeugen dort die ersten Tochtergeschwülste. Analog den meisten

Beobachtungen aus der Literatur localisirten sich auch in unseren Fällen daselbst die ersten Secundäraffectionen. Ja, manchmal erkranken diese Drüsen so frühzeitig, dass sie ganz in den Vordergrund des klinischen Bildes treten und dass die von ihnen ausgehenden Beschwerden den Kranken und auch den Arzt auf das bestehende Grundleiden zuerst aufmerksam machen können. Auch in unserem Falle VI hat die beginnende Metastase den die Krankheit einleitenden kolikartigen Symptomen zu Grunde gelegen; denn kaum wäre der retroperitoneale Tumor so schnell nach der Operation in Erscheinung getreten, hätte nicht in der Tiefe des Abdomens der allerdings noch nicht palpirbare Beginn der Neubildung bereits einige Zeit vor dem chirurgischen Eingriff bestanden. Desgleichen machten in Fall I die wenig präcisen Unterleibssymptome (Magen- und Stuhlbeschwerden) auf den Beginn der Wucherung aufmerksam, $^1/_2$ Jahr bevor sie der Kranke fühlen konnte. In einem Fall von Kocher und Quincke[1]) beherrschte sogar die Metastase das Krankheitsbild dauernd, so dass erst die Obduction die Art des Grundleidens aufklärte.

Die retroperitonealen Secundär-Geschwülste wachsen rasch und erreichen nicht selten erheblichen Umfang, so dass sie ähnlich unseren Fällen V und VI den Primärtumor an Grösse weit übertreffen. Vermöge ihres malignen Charakters verwachsen sie auch bald mit der Umgebung, besonders mit den Gefässen, doch auch mit Ureter, Niere, Därmen u. s. w. (s. Obductionsprotocoll von Fall V). Unter zunehmenden Schmerzen und Druckerscheinungen auf die Nachbarorgane, die grossen Gefässe (speciell bei rechtsseitigem Sitz die Vena cava), besonders aber durch Druck auf Magen und Darm, und unter Fieber und Abschwächung geht der Kranke unrettbar einem schnellen und traurigen Ende entgegen.

Inzwischen haben sich zahlreiche andere Metastasen gebildet, wie dies auch unsere Obductionsbefunde zeigen. Durch Verlegung der Retroperitonealdrüsen staut sich in ihrem Zu-

[1]) Kocher, a. a. O. S. 484.

flussgebiet die Lymphe, und mit ihr werden auf retrogradem Wege die Leber, die Mesenterialdrüsen und die Nieren afficirt. Die Mitbetheiligung der linken Niere in Fall V dürfte wohl wenigstens zum Theil per continuitatem erfolgt sein. Ist aber einmal das Gewebe der Lumbaldrüsen durch die metastatische Neubildung ersetzt, dann steht den Geschwulstzellen durch die Cysterna chyli und den Ductus thoracicus ein breiter Weg nach den Blutbahnen offen. In den kleinen Kreislauf geschleudert, setzen sie die bei Hodentumoren so regelmässig auftretenden und auch bei den Obductionen unserer Fälle constatirten Lungenmetastasen, von denen aus die Bronchialdrüsen einerseits und der grosse Kreislauf andererseits leicht mit Geschwulstelementen beschickt werden können. Auf diese Weise ist die Metastasenbildung in Knie und Dura mater unseres Falles V zu deuten. Wie dort die Entstehung des Tumors im zweiten Hoden zu erklären sei, lässt sich wohl kaum sagen. Thatsache ist es aber, dass gerade die bösartigen Hodengeschwülste nicht allzu selten innerhalb kurzer Zeit beide Generationsorgane befallen können, ähnlich wie das, aber in noch prägnanterer Weise, von dem analogen Organe des Weibes, dem Ovarium, bekannt ist. Dass es sich dabei nicht um eine Metastase zu handeln braucht, scheint ein von Kraske[1]) aus der Volkmann'schen Klinik mitgetheilter Fall zu beweisen, wo der Kranke ein Halbjahr nach Entfernung auch des zweiten Hodens noch völlig gesund war. In unserem Falle V jedoch, wo die Geschlechtsdrüse der anderen Seite gleichzeitig mit den multiplen Secundär-Erscheinungen das maligne Neoplasma aufwies, liesse sich auch an die Möglichkeit einer metastatischen Affection denken.

Der geschilderte Weg der Verbreitung maligner Hodentumoren im Körper — von den Lymphbahnen des Samenstranges hinauf durch die Lumbaldrüsen zum Ductus thoracicus und durch ihn in den Blutkreislauf — scheint sozusagen der gangbarste zu sein; denn so weit ich die Literatur überblicke, spricht die Anordnung der Metastasen und der klinische Ver-

[1]) Centralblatt f. Chirurgie 1880, Nr. 3.

lauf in der Regel für den angeführten Verbreitungsmodus, während frühzeitige unregelmässige Verschleppungen der Keime durch die Blutwege, wenn auch öfter beobachtet, doch bei Weitem die Minderzahl darstellen. Bei unserem Fall VI liessen sich beispielsweise die Leber- und Lungenmetastasen auch durch einen Durchbruch in das Venensystem im Pfortadergebiet erklären; doch spricht gerade in diesem Falle die Drüsenaffection am Halse für eine Mitbetheiligung des Ductus thoracicus; denn dieser ist ja der nächste und geradeste Weg von dem Abdominaltumor zu den Jugulardrüsen. Denken wir uns an der Ausmündung des Brustganges in die Vene ein Hinderniss, ein Gerinnsel oder Aehnliches, so können die so nahen Halsdrüsen retrograd unschwer inficirt werden. Für diese Annahme sprechen auch einige weitere Beobachtungen. So hat Troisier[1]) darauf aufmerksam gemacht, dass beim Krebs der Abdominalorgane nicht selten die linksseitigen supraclavicularen Drüsen afficirt sind, und unter anderen Fällen berichtet er auch von einem linksseitigen Hodenkrebs, welcher schon nach drei Monaten eine nussgrosse Metastase am linken Schlüsselbein zeigte. Ferner beobachtete Poncet[2]) zwei sehr lehrreiche Fälle. Der eine Patient litt an einem Chondrosarkom des linken Hodens und bekam nach $7^1/_2$ monatlichem Bestand des Primärtumors eine apfelsinengrosse Metastase der linken Oberschlüsselbeingrube. Fünfzehn Tage nach Exstirpation der beiden Tumoren setzte mit Fieber und stürmischen Allgemeinerscheinungen eine sarkomatöse Allgemeininfection ein, und am zwanzigsten Tage erfolgte der Tod. Es fanden sich Metastasen an der Wirbelsäule und in der Fossa iliaca, ferner in Lungen, Brustfell und Mediastinum. Der andere Patient des französischen Chirurgen wurde wegen eines rasch wachsenden rechtsseitigen Hodensarkoms operirt. Vierzehn Monate später stellten sich Nierenschmerzen und Störungen des Allgemeinbefindens ein, und es zeigte sich eine rapid wachsende Geschwulst der linken Oberschlüsselbeingrube. Vier Monate später trat ebenfalls unter

[1]) Archiv général de méd. Cit. in Schmidt's Jahrbüchern Bd. 240. 1893. p. 243.

[2]) Lyon méd. XXV, 53. Cit. in Virchow-Hirsch's Jahresberichte 1893.

Zeichen einer Allgemeinsarcomatose der Tod ein. Poncet nimmt mit Recht bei seinen Fällen ebenfalls an, dass der Ductus thoracicus das Bindeglied zwischen dem Primärtumor und der Halsdrüse bilde, dass also, wie gesagt, bei temporärer Verlegung seiner Ausmündung zunächst retograd die nahen Lymphknoten und erst später von dort aus die Blutbahnen inficirt wurden.

Den thatsächlichen Beweis für die Richtigkeit dieser Schlussfolgerungen erbrachte jüngst Winkler[1]). In seinem Falle I waren nach einem primären Nebennierencarcinom beide Jugularvenen von metastatischen Drüsengeschwülsten umgeben; der Ductus thoracicus war von Krebsmassen vollgestopft und seine Mündung in das Venensystem verlegt. So blieben der kleine Kreislauf und mit ihm die Lungen frei von Metastasen, während dieselben „centrifugal" ins Lymphgebiet der Jugularis gedrängt wurden. Winkler hat 13 Fälle mit jedesmaliger Betheiligung des Ductus thoracicus selbst genau untersucht, und zwar handelte es sich relativ häufig um primäre Uteruskrebse. Von den 15 von ihm in der Literatur aufgefundenen Analoga interessirt uns hier Nr. I, ein Fall von Astley Cooper, bei welchem das Receptaculum chyli und der Ductus thoracicus mit denselben Geschwulstmassen ausgefüllt waren, wie sie der erkrankte Hode darbot. Wenn wir nun auch bei der Obduction unseres Falles VI in dem Milchbrustgang keine Geschwulstpartikel vorfanden, so schliesst dies keineswegs seine Mitbetheiligung in vivo aus; denn bekanntlich verweilen die Tumorelemente selten in den Lymphgefässen selbst, gewöhnlich werden sie erst in den eingeschalteten Drüsen festgehalten. So ist ein Ertappen derselben gewissermaassen auf dem Transportwege ein ausnahmsweis glückliches Ereigniss zu nennen. Dafür spricht auch die Winkler'sche Statistik, welche nur 15 Fälle aus der gesammten Literatur aufweist. Diesen konnte er nur 13 Beobachtungen aus dem überreichen Material des Breslauer Pathologischen Instituts während der letzten 15 Jahre beifügen, obgleich hier gerade auf diesen Punkt stets sorgfältig geachtet wurde.

[1]) Virchow's Archiv Bd. 151. Suppl. 1898.

Den angeführten, immerhin unzweideutigen, klinischen und pathologisch-anatomischen Beweisen dürften noch die Ergebnisse meiner Lymphgefäss-Injectionen hinzugefügt werden. Wiederholt konnte ich nehmlich vom Hoden aus der Cysterna chyli nahe gelegene Lymphgefässe wenigstens theilweise injiciren und einmal gelangte der Farbstoff bis in die Cysterne. Ein anderes Mal gelang es mir sogar ebenfalls nur vom Hoden aus, nach Injection sämmtlicher regionärer Lymphdrüsen, noch den ganzen Ductus thoracicus bis zu seiner Mündung in die Vene prall mit der Gerota'schen Lösung zu füllen. Diese Versuche beweisen, dass die Hindernisse, welche die Injectionsmasse und demnach wohl auch der Lymphstrom intra vitam in den Lumbaldrüsen zu überwinden hat, keine allzu grossen sein können. Aehnliche Verhältnisse dürften wohl auch bei den Tumoren obwalten. Nach relativ schneller Durchsetzung der Lumbaldrüsen von Geschwulstelementen steht letzteren alsdann der beschriebene Weg durch den Ductus thoracicus offen.

Metastasen in den dem Hoden näher gelegenen Bezirken treten erst in späteren Stadien der Krankheit auf. So können die Inguinaldrüsen nur nach Mitbetheiligung der Skrotalhüllen ergriffen werden; denn Lymphwege führen, wie gezeigt, nicht in jene Bezirke Wahrscheinlich sind in den selten beobachteten, von Kocher citirten Fällen von frühzeitiger Betheiligung der Inguinaldrüsen doch schon circumscripte Verwachsungen des Tumors mit der Tunica communis vorhanden gewesen. Nach dieser Richtung lehrreich scheint mir ein Fall von Birch-Hirschfeld[1]) zu sein, wo trotz der überall um den Tumor erhaltenen Albuginea die Inguinaldrüsen afficirt waren, aber lockere, gefässhaltige Verwachsungen an der oberen Peripherie des Tumors sich gebildet hatten. Metastasenbildungen in Prostata und Samenbläschen sind seltener. Abgesehen von einer Ausbreitung per continuitatem dürfte für dieselben das schon oben erwähnte Zeissl-Horowitz'sche Gefäss entlang dem Vas deferens von Bedeutung sein. Die offenbare Inconstanz desselben erklärt auch die relative Seltenheit dieser Metastasenform.

[1]) Archiv für Heilkunde Bd. IX, S. 539.

Dem Gesagten zufolge möchten wir als Hauptursache der Malignität der meisten Hodentumoren verantwortlich machen: Einmal den häufig schleichenden, symptomlosen Beginn, welcher den rechten Zeitpunkt für die Operation leicht übersehen lässt, weiterhin den meist succulenten Gewebscharakter der Geschwulst und die reiche Versorgung des Organes mit Lymphgefässen, schliesslich die den Geschwulstelementen gebotene Möglichkeit, relativ rasch und leicht in die grossen Lymphstämme und so in die Blutbahn zu gelangen. Denn zwischen dem primären Tumor und dem Ductus thoracicus ist nur eine einzige Schutzwehr des Organismus: die retroperitonealen Lymphdrüsen; und diese Wehr erscheint, wie es die Injectionsversuche zeigten, nicht allzu widerstandsfähig.

Angesichts dieser unerfreulichen Thatsache drängt sich dem Chirurgen die Frage auf: Wie könnte er dem schwach geschützten Organismus zu Hülfe kommen, mit anderen Worten: wenn die Exstirpation des Primärtumors zu spät kommt, lässt sich noch gegen die ersten Metastasen in den Lumbaldrüsen erfolgreich vorgehen? Die geschilderte versteckte Lage der Geschwülste im retroperitonealen Raume und in unmittelbarer Nähe der grossen Bauchgefässe lässt von vornherein ernste Bedenken gegen die erfolgreiche Ausführbarkeit der auf Entfernung dieser Drüsen abzielenden Operationen aufkommen. Immerhin muss der Erfahrung das letzte entscheidende Wort in dieser Frage verbleiben. Da auch bei einigen der oben berichteten Fälle seiner Zeit die Frage aufgeworfen wurde, die genannten Metastasen gegebenenfalls chirurgisch in Angriff zu nehmen, so befragte ich die einschlägige Literatur nach den Erfolgen oder Misserfolgen der operativen Behandlung maligner retroperitonealer Tumoren überhaupt und speciell auch von Metastasen nach Hodengeschwülsten.

Ueber Exstirpationsversuche retroperitonealer maligner Tumoren — unter Ausschluss von Cysten und uncomplicirten Nierentumoren — finden sich nur spärliche Veröffentlichungen. Sicherlich dürften aber diese Operationen öfter ausgeführt worden sein. Immerhin mag zur möglichst objectiven Beantwortung der gestellten Frage das, was sich ausfindig machen liess, hier kurz mitgetheilt werden.

Der Erste, welcher sich über Operationen der in Frage stehenden Geschwülste eingehend geäussert hat, scheint Czerny[1]) gewesen zu sein, als er auf dem Chirurgencongress 1880 über neue chirurgische Eingriffe an retroperitonealen Tumoren berichtete. Uns interessiren hier seine Fälle IV, VII und IX. Beim ersten Kranken lag eine maligne (sarkomatöse) linksseitige Hydronephrose vor. Dieselbe reichte bis ins kleine Becken einerseits und über die Aorta hinweg bis weit unter die Leber und an die rechte Niere andererseits Es bestanden starke Verwachsungen besonders mit dem Colon ascendens. Bei der Operation waren viele Unterbindungen nöthig, das Colon wurde angeschnitten. Der Eingriff dauerte drei Stunden Exitus ½ Stunde nach demselben im Shock. — Bei Fall VII war die Exstirpation eines retroperitonealen Lymphosarkoms wegen Verwachsungen mit der Aorta unmöglich. In Fall IX liess sich das grosse retroperitoneale Myxosarkom relativ leicht ausschälen; 54 Ligaturen waren nöthig; diese Operation war einen Monat vor der Berichterstattung ausgeführt.

Im Jahre 1886 theilte Witzel[2]) einige einschlägige Fälle aus der Bonner Klinik mit. Bei dem einen gestaltete sich die Exstirpation eines mannskopfgrossen Spindelzellensarkoms sehr schwierig und blutig, fast unmöglich. Der anfangs ausserordentlich collabirte Kranke erholte sich anfangs sehr gut, doch starb er bereits wenige Wochen später. Der zweite Patient, ein 4jähriges Kind, starb am sechsten Tage nach dem Eingriff an Peritonitis. Die Exstirpation des Tumors, eines polypösen Myxosarkoms der Nierenbeckenwandung, war radical nicht möglich gewesen Beim dritten Fall, einem 9jährigen Knaben, gestaltete sich die Exstirpation (Adenocarcinom der rechten Niere) ausserordentlich schwierig wegen der festen Verwachsungen des Tumors mit dem vorliegenden Peritoneum, bei dessen Durchtrennung es stark blutete und Tumormassen hervorquollen; Heilung.

Rogowski[3]) berichtet von zwei operativen Eingriffen bei primären retroperitonealen Tumoren. Das eine Mal blieb es beim Exstirpationsversuch (Fall IX Netzel) wegen zu starker Verwachsungen und Blutungen. Der Tumor war enorm gross. Exitus am 7. Tage an Herzschwäche. Bei dem anderen Falle (Nr. XII Nikolayson) sass der etwa nierengrosse Tumor im Mesenterium, und mit Fortnahme von etwa 7—8 cm Darmes gelang die Operation. Patient war noch ein Halbjahr später recidivfrei.

[1]) Verhandlungen d. Deutschen Gesellschaft f. Chirurgie 1880. Bd. IX, 2: S. 121.

[2]) Deutsche Zeitschrift f. Chirurgie Bd. XXIV, S. 326.

[3]) Rogowski, Ueber primäre retroperitoneale Sarkome. Dissert. Freiburg i. B. 1889.

Terrier[1]) exstirpirte ein 25 Pfund schweres Myxosarkom. Der Kranke starb zwei Tage nach der sehr schwierigen Operation.

Bier[2]) entfernte retroperitoneale tuberkulöse Drüsen. Die Operation war nicht leicht, doch genas der Kranke.

Heurtaux[3]) operirte mit Erfolg ein 6 Kilo schweres Myxolipom, dessen Ausschälung ebenfalls recht schwierig war, während van der Veer[4]) vergeblich ein Myxo-Lipo-Sarkom zu entfernen versuchte. Es war unmöglich, dasselbe aus seinen Verwachsungen zu lösen.

In jüngster Zeit theilte Lockwood[5]) zwei Fälle mit, welche sich während der Operation als nicht exstirpirbar erwiesen. Bei dem einen Falle, einem Myxosarkom, durchzogen den erweichten Tumor die Vena cava und die Mesenterialgefässe. Der Tod erfolgte hier vier Tage nach dem Exstirpationsversuch. Bei dem anderen Falle wurde die Bauchwunde bald wieder geschlossen, nachdem man sich von der Inoperabilität überzeugt hatte.

Antona[6]) hingegen operirte ein 4600 g schweres Spindelzellensarkom mit Glück. Ueber die Dauer der Heilung ist nichts mitgetheilt.

Diesen Fällen möchte ich noch eine persönliche Erfahrung anreihen. Bei einem 29jährigen Manne wurde wegen eines rasch wachsenden Tumors in der Gegend des Colon ascendens laparatomirt (Prof. Kolaczek); doch musste wegen unlösbarer Verwachsungen besonders mit den Därmen die Exstirpation des retroperitonealen Tumors unterbleiben. Der Exitus erfolgte einen Monat später an Perforationsperitonitis.

Günstiger gestalten sich die Operationen der retroperitonealen Lipome, welche zwar auch durch ihre enorme Grösse erhebliche Schwierigkeiten bereiten können, doch sich meist gut ausschälen lassen. Von 29 Fällen, welche Josephson und Westberg[7]) zusammenstellten, wurden 18 operirt und zwar 12 davon mit glücklichem Ausgang.

Ueber operative Eingriffe an retroperitonealen metastatischen Tumoren nach primären Hodengeschwülsten finden sich äusserst spärliche Berichte in der Literatur vor.

Zweimal hat Kocher[8]) den Versuch der Exstirpation gemacht. Der eine Patient überstand die ausserordentlich schwierige und sehr blutige Operation; doch schon nach fünf Monaten zeigte sich bei ihm ein Recidiv im Abdomen, „an dessen Entfernung nicht mehr zu denken war". Im zweiten Falle handelte es sich um eine strausseneigrosse Metastase, die

[1]) Vgl. Centralblatt f. Chirurgie Bd. 18, 1891, S. 203.
[2]) Deutsch med. Wochenschrift 1892, S. 538.
[3]) Vgl Centralblatt f. Chirurgie Bd. 20, 1893, S. 621.
[4]) Ebendas. S. 617.
[5]) The Lancet 1895, p. 1300. Vgl Hildebrand, Jahresbericht I, S. 680.
[6]) Vgl. Hildebrand, Jahresbericht der Chirurgie I, S. 680.
[7]) Vgl. daselbst.
[8]) a. a. O. 492.

anscheinend beweglich war; doch gestaltete sich auch hier die Operation ausserordentlich schwierig und gefahrvoll und nur ausführbar mit Unterbindung der Vena cava inferior. Zwischen ihr und der Aorta lag der Tumor. Der collabirte Patient starb bereits am zweiten Tage nach der Operation unter den Zeichen der Anämie.

Stenger[1]) berichtet von zwei Fällen, wo v. Bergmann Metastasen operativ angriff; doch ist in der Arbeit der retroperitoneale Charakter derselben nicht klar ausgesprochen. Das eine Mal (Fall II, S. 24, operirt d. 24. II. 1886) wurden „Inguinaldrüsen unter Eröffnung des Peritoneums exstirpirt". Das andere Mal (Fall III, S. 24, operirt d. 3. V. 1887) heisst es kurz: „Die Lymphdrüsen werden unter Eröffnung des Peritoneums exstirpirt." Beide Patienten starben noch in demselben Jahre.

Auch bei dem Fall V unserer Casuistik wurde der abdominale Tumor chirurgisch angegriffen; aber auch hier war der Erfolg ein trostloser. An eine radicale Entfernung war nicht zu denken.

Ziehen wir nun das Facit aus diesen Betrachtungen, so zeigt sich, dass die Operation der malignen retroperitonealen Tumoren im grossen Ganzen eine recht trostlose Prognose bietet. Aus den zusammengestellten sechszehn Fällen ergiebt sich, dass einmal die meist bedeutende Grösse der Geschwülste, ferner ihr rasches Verwachsen mit der Umgebung — den nahen Därmen oder den grossen Gefässen — und schliesslich die durch letztgenannten Umstand heraufbeschworenen Gefahren einer erheblichen Blutung den chirurgischen Eingriff ausserordentlich schwierig und gefahrvoll gestalten. In einer Reihe von Fällen musste der Versuch der Exstirpation aufgegeben werden; in nahezu der Hälfte (7 mal) trat der Tod wenige Tage bis Wochen nach der Operation, meist in Folge des Eingriffes, ein. Heilungen sind ausser dem Bier'schen Falle von retroperitonealen tuberkulösen Lymphomen nur fünf Mal verzeichnet, deren Dauer allerdings nur wenige Monate, einmal $1^1/_2$ Jahr, verfolgt wurde.

Gestaltet sich die Prognose der Operationen von retroperitonealen Tumoren im Allgemeinen so trüb, so muss sich die der metastatischen Drüsengeschwülste noch trauriger gestalten; denn diese entwickeln sich schnell und verwachsen bald mit der Umgebung. Vermöge aber der

[1]) Stenger, Ueber Hodentumoren. Dissert. Berlin 1889.

anatomischen Lage der Lymphdrüsen in nächster Nähe der grossen Bauchgefässe wird eine Verlöthung zuerst mit diesen eintreten. Wie meine bereits erwähnten Injectionsversuche zeigen, liegen rechts die ersten Drüsen bereits auf der Vena cava, links nächst der Aorta, und reiche Communicationen führen zu Drüsen zwischen nnd hinter den grossen Blutkanälen. So wird man bei einer halbwegs radicalen Operation darauf gefasst sein müssen — wie dies ja auch der Kocher'sche Fall demonstrirt — mit dem Messer zwischen oder hinter jene Gefässe vordringen zu müssen. Gesetzt aber den Fall, die Exstirpation sei gelungen, so wird die Prognose trotzdem wohl kaum günstig zu stellen sein. Denn einmal breitet sich, wie bereits weiter oben erwähnt, das Drüsennetz hinter der Aorta auf der Wirbelsäule hinab bis zur Theilungsstelle der ersteren aus, und jedem dieser vielleicht schon von Tumorelementen inficirten Lymphknoten aufzuspüren, wird geradezu unmöglich sein. Fernerhin folgen erfahrungsgemäss den Retroperitonealdrüsen bald die andern Metastasen, und die Gefahr der bereits stattgehabten Infection des Ductus thoracicus im geschilderten Sinne lässt sich nicht von der Hand weisen. Die einzige in der Literatur aufgefundene Thatsache, welche hierfür als einwandsfreier Beleg gelten kann — der erste Fall von Kocher — rechtfertigt diese theoretischen Bedenken vollkommen; denn trotz gelungener Operation war schon nach 5 Monaten ein inoperables Recidiv zu constatiren.

So dürfen wir uns denn das demüthigende Eingeständniss nicht vorenthalten, dass bei der Operation der retroperitonealen Metastase nach Tumoren des Hodens die Gefahren des chirurgischen Eingriffes in keinem Verhältniss stehen zu dem geringen Nutzen, den letzterer dem Kranken zu bieten im Stande ist. Ueberhaupt in den Bereich der Erwägung dürfte die Operation nur zu ziehen sein entweder bei klinisch ausnahmsweise günstig gearteten Fällen, vielleicht also, wenn ein metastatischer Tumor bei einem sonst noch kräftigen Manne frühzeitig constatirt würde, ein langsames Wachsthum zeigt oder vermuthen lässt und noch gut beweglich erscheint: dann dürfte man unter voller Berücksichtigung der Gefahr und durchaus zweifelhaften Aussicht auf dauernden Erfolg den Operationsversuch vornehmen; oder die Indicatio vitae erheischt ein actives Vorgehen, sei es, dass hochgradige Obstructionsbeschwerden oder hohes Fieber, wie in Fall V, oder ähnliche Complicationen sich einstellen. Eine Radicalheilung wird also in keinem Falle Zweck des chirurgischen Eingriffs sein; in der Regel wird derselbe abzulehnen sein.

Nicht aussichtsvoller steht es mit der Behandlung anderer Metastasenbildungen. Es kämen hier wohl nur solche der Inguinaldrüsen und Supraclaviculardrüsen in Betracht, bevor eine gleichartige Affection der Glandulae lumbales zu constatiren wäre. Dass in den seltenen Ausnahmefällen dieser Art die Exstirpation der Inguinaldrüsen indicirt ist, wird wohl zugestanden werden müssen. Was von einer Operation der Supraclaviculardrüsen zu halten ist, geht aus dem citirten Erfolge von Poncet hervor: 15 Tage post operationem entwickelte sich unter stürmischen Zeichen eine Allgemeinsarcomatose. Die Nähe der Einmündung des Ductus thoracicus in die Vene hat wohl hierbei eine Rolle gespielt. In den übrigen analogen Fällen, auch in unserem Falle VI, trat bald nach der supraclavicularen Metastase der Abdominaltumor in die Erscheinung. Die Retroperitonealdrüsen sind schon vor Infection der Schlüsselbeindrüse — den Transport der Geschwulstzellen auf den Lymphwegen vorausgesetzt — sicher inficirt. Die Berücksichtigung dieser Thatsache raubt der Exstirpation der letzterwähnten Metastase allen Werth.

Zum Schlusse der Arbeit spreche ich nochmals allen den Herren, welche mich bei Anfertigung derselben, sei es durch Ueberlassung des Materials, sei es durch ihren Rath, unterstützt haben, meinen ergebensten Dank aus. Insbesondere gebührt derselbe meinem früheren Chef, Herrn Professor Kolaczek, für die Anregung zu der Arbeit sowie für das derselben entgegengebrachte äusserst warme Interesse.

Erklärung der Abbildungen.

Tafel V.

Figur I. Hämangiotisches Endotheliom (Fall V). Vergrösserung: Winkel Ocul. 3. Obj. 2. Celloidin-Einbettung. Hämatoxylin-Eosin-Färbung.

Im ganzen Gesichtsfeld, besonders in dessen mittleren Partieen, herrschen unregelmässige und buchtig erweiterte Räume vor, meist Blutkörperchen in Haufen oder kleineren Gruppen, zuweilen auch vereinzelte Geschwulstelemente enthaltend. Rechts oben und etwas unterhalb der Mitte des Gesichtsfeldes befinden sich ovaläre Räume mit beginnender, zum Theil deutlich von ihrer Wandung ausgehender Geschwulstwucherung. An der oberen und unteren Peripherie des Gesichtsfeldes sieht man Abschnitte von Alvolen mit dendritischer, zum Theil netzartiger Verzweigung des Balkenwerkes, während etwas oberhalb der Mitte eine kleinere aber vollständig ausgebildete, mit einem dichten Balkenwerk erfüllte Alveole liegt. In den Maschen des Balkenwerkes befindet sich überall reichlich Blut.

Figur II. Starke Vergrösserung (Winkel Ocul. 3. Obj. 7) des kleinen ovalären Raumes mit beginnender Geschwulstbildung im rechten oberen Quadranten des Gesichtsfeldes von Fig I.

In dieser reichlich Blut enthaltenden Alveole lässt sich die Wucherung des Endothelbelages von ihrem ersten Beginn (links) bis zur Bildung zapfenförmiger Vorsprünge (rechts) verfolgen. Oberhalb dieses Raumes zieht eine längs getroffene Blutkapillare hin mit einem dichten Endothelsaum.

Figur III. Injectionspräparat der retroperitonealen Lymphgefässe vom Hoden aus.

Die frei zu Tage liegenden Lymphgefässe und Drüsen sind in Blau ausgeführt, während dieselben, soweit sie im Bilde von Geweben oder Organen noch bedeckt sind, blau punctirt angedeutet wurden. Um die zwischen Aorta und Cava und hinter der letzteren gelegenen Verzweigungen zu demonstriren, wurde die Vena cava nach rechts etwas zur Seite gezogen, dargestellt.

Die Figur ist ein Combinationsbild aus zwei Injectionsversuchen. Die rechte Seite entstammt dem Präparate eines neugeborenen Knaben mit Injection des rechten Hodens. Nach Füllung der Lymphstämme des Funiculus spermaticus zeigt es zwei Drüsen auf der Vena cava, deren untere nahe der Bifurcationsstelle der grossen Gefässe liegt. Aus der anderen, höher gelegenen, grösseren Drüse führt ein Gefässstamm zu drei zwischen den grossen Bauchgefässen und hinter der Cava gelegenen Drüsen. Die am weitesten nach oben gelegene von ihnen (*a*) entsendet ein Stämmchen in der Richtung nach der Cysterna chyli. Die linke Seite des Bildes entstammt dem Präparate eines viertägigen Knaben. Vom linken Hoden aus Injection mehrerer Drüsen seitlich, vor und hinter der Aorta. Eine bei *a* gelegene Drüse wurde auch bei dieser Leiche mit Farbstoff gefüllt, und von ihr aus liessen sich zwei mit der Cysterna chyli communicirende, hinter den grossen Gefässen verlaufende Stämmchen verfolgen. Eine dritte Communication mit der Cysterna chyli war links vor den Nierengefässen zu sehen. Die Cysterna chyli und der Ductus thoracicus bis zur Einmündungsstelle in die Vene waren prall mit Farbstoff gefüllt. Die beiden links gegen die Niere hin gelegenen Drüsen sowie ein Theil der hinter den Gefässen hinab bis zu deren Bifurcation gelegenen Drüsen sind wohl als retrograd injicirt zu deuten.

Beiträge zur Lehre von der Eclampsie.

(Aus dem Pathologischen Institut in Breslau.)

Von Dr. med. Karl Winkler,
Assistent am Pathologischen Institut in Breslau.

Obgleich die Geburtshelfer der Eclampsie seit dem Bekanntwerden dieser Krankheit das grösste Interesse zuwandten und sich die verschiedensten Autoren mit deren Studium eingehend beschäftigt haben, ist bis auf den heutigen Tag die Frage nach der Aetiologie der eclamptischen Krämpfe noch nicht endgültig gelöst.

Bei der Verschiedenheit der einzelnen Krankheitsbilder und der anatomischen Befunde ist es nicht auffallend, dass je nach deren Eigenart, und veranlasst durch die herrschenden physiologischen Anschauungen eine ganze Reihe von Theorien zur Erklärung dieser Anfälle aufgestellt wurden. Es wäre überflüssig, diese zu einem guten Theil rein auf Spekulation beruhenden Versuche hier nochmals zu erörtern. Denn einmal sind sie wohl hinlänglich bekannt, sodann aber ist keiner von ihnen im Stande gewesen, eine annehmbare Deutung der Krankheitsursache zu liefern.

Erst in neuerer Zeit hat man in der Erkenntniss, dass den mannichfaltigen Krankheitsbildern meist sehr verschiedene anatomische Veränderungen der einzelnen Organe entsprechen und sich erst von einem sorgfältigen Studium dieser Befunde ein befriedigendes Verständniss erwarten lässt, diesem Punkte grössere Aufmerksamkeit geschenkt. Schmorl hat in einer grösseren Zusammenstellung von 22 Fällen eine ausführliche Darstellung der anatomischen Veränderungen gegeben und die einzelnen Sectionsbefunde zur Erläuterung der verschiedenen Krankheitssymptome herangezogen. Lubarsch und Pels-Leusden haben erst in jüngster Zeit über mehrere Sectionen Eclamptischer ausführlich berichtet.

Schon vorher hatte sich auch hier allen zur Obduction kommenden Fällen von Eclampsie ein besonders lebhaftes Interesse zugewandt, und es waren daher sämmtliche einschlägigen Beobachtungen sorgfältig gesammelt und verzeichnet worden.

Ein derartiges unbefangenes Suchen und der Wunsch, sich auf ein grösseres Material stützen zu können, war, wie mich dünkt, doppelt geboten, gegenüber einer Krankheit, bei der die Entwickelung ihrer Theorie so mannichfaltige Kreuz- und Querzüge aufzuweisen hat. Denn wenn man deren historischen Verlauf überblickt, so überzeugt man sich leicht, dass nichts so sehr dem Fortschreiten des Verständnisses geschadet hat, als das allzu einseitige Bestreben, den vielgestalteten Symptomenkomplex eines den ganzen Organismus tief erschütternden Leidens, von einem einzigen Punkte her, aus den Veränderungen eines Einzelorgans, erklären zu wollen.

Seit dem Jahre 1892 sind im hiesigen Institut neun Fälle von Eclampsie zur Obduction gelangt. Es dürfte nicht uninteressant sein, sie insgesammt zu schildern und daran einen Vergleich mit den Beobachtungen anzuschliessen, welche von den bereits erwähnten Autoren angestellt worden sind.

Um zu einem Verständniss der Pathogenese der Krankheit zu gelangen, wollen wir zunächst eine Reihe anatomischer Veränderungen betrachten, die im Laufe der Zeit von den verschiedensten Autoren beschrieben und zu dem einen oder anderen der mannichfachen Krankheitssymptome in ursächliche

Beziehung gebracht wurden. Es handelt sich hier um pathologische Processe im Gehirn, den Nieren und der Leber.

Ich muss auf eine vollständige Literatur-Uebersicht verzichten und mich auf die für das Verständniss jeder Pathogenese unentbehrliche Hervorhebung der leitenden Gedanken beschränken.

Bereits die ersten klinischen und anatomischen Untersuchungen über das Wesen der vorliegenden Krankheit erwähnen Erkrankungen der Nieren bei Eclamptischen, weshalb die Veränderungen dieser Organe hier an erster Stelle behandelt werden sollen.

1. Veränderungen der Nieren.

Dementsprechend machte schon Blot[1]) 1849 auf den ursächlichen Zusammenhang zwischen der Nephritis und den eclamptischen Convulsionen aufmerksam und schilderte die letzteren als eine Folgeerscheinung des Morbus Brightii.

Dieser Auffassung schloss sich eine grosse Anzahl bedeutender Forscher an, so dass sie für eine geraume Zeit die herrschende wurde. Devilliers und Regnault geben ihr in dem Satze Ausdruck: „Der Harn Eclamptischer enthält stets Eiweiss“[2]). Frerichs[3]) suchte bei jeder Schwangeren eine Disposition zu Nierenerkrankungen in „einer abnormen Blutmischung, bestehend in Verminderung des Eiweiss und der rothen Blutkörperchen in Folge Abgabe dieser Stoffe zur Ernährung des Fötus.“ Er sah demnach in der Eclampsie nur einen durch ein schweres Stadium des Morbus Brightii bewirkten Symptomenkomplex. (Ebenso Beigel, Braun, Depaul, Hafenbradt, Fischer u. a. m.)

So interessant es auch wäre, diese Erklärungsversuche eingehender zu schildern, so muss doch mit Rücksicht auf den Umfang des vorliegenden Materiales auf die Literaturangaben verwiesen werden. Dagegen darf ich nicht unterlassen, die verschiedenen ätiologischen Momente kurz aufzu-

[1]) Blot, De l'albuminurie chez les femmes à Paris 1849.

[2]) Devilliers et Regnault: Recherches sur les hydropisies des femmes. Arch. gen. de méd. Févr.-Mai 1848.

[3]) Frerichs Bright'sche Nierenkrankheit und deren Behandlung. Braunschweig 1851.

zählen, welche zur Entstehung dieser Nierenaffection herangezogen worden sind.

Tyson, Macdonald[1]) und Andere sehen als Ursache der Nierenläsionen eine Stauung in deren Blutumlauf an: „Theilweise Congestionen des Nierenparenchyms in Folge einer Compression der Vena renalis durch den schwangeren Uterus". Halbertsma[2]) hingegen beschuldigte die Compression der Ureteren und die damit verbundene Harnstauung als Erreger der Nephritis, „die meisten Fälle von Eclampsie sind Folgen der Retentio urinae durch Druck und Zug an den Harnleitern". In Bezug auf die Genese durchaus übereinstimmend, nicht in gleichem Maasse allerdings hinsichtlich der Natur der renalen Störung selber, erklärte Bösch[3]): „Die der Eclampsie zu Grunde liegende Nierenaffection besteht in der Regel nicht in einer Entzündung, sondern in einer fettigen Degeneration des Nierenparenchyms als Folge einer Druckwirkung des gestauten Urins."

Im Gegensatze zu dieser mechanischen Auffassung stellt eine zweite Gruppe von Autoren das dynamische Moment in den Vordergrund. Sie leiten nehmlich die Nierenaffection von einer langdauernden Reizung bestimmter Nierencentren her, und zwar die Einen in dem Sinn, dass lediglich eine abnorme Steigerung der physiologischen Wechselwirkung vermuthet wird zwischen dem Uterus und dem die Circulation regulirenden Centrum. Diese Ansicht ist am ausgesprochensten vertreten durch Cohnheim und Spiegelberg[4]): „Eclampsie ist eine Nierenerkrankung auf Grund eines reflectorisch vom Uterus her ausgelösten Gefässkrampfes der Nierenarterie." Noch weiter ausgeführt ist diese Theorie von Osthoff[5]): „Grund der Eclampsie ist eine starke Innervation des Nervus splanchnicus, hervorgerufen durch Bewegungen des Uterus, die sich auf das vasomotorische Centrum in der Medulla oblongata fortsetzt."

[1]) Macdonald: Edinburgh med. Journ. 1878. Juni.
[2]) Halbertsma: Med. Centralblatt. 1871.
[3]) Bösch: Beiträge zur Ecl. puerper. J. D. Basel 1882.
[4]) Roderwald: Zur Kritik der Theorien der Eclampsie. Halle 1889.
[5]) Osthoff: Volkmann's Hefte Nr. 266.

Die Anderen urtheilen in dem Sinne, dass die Nierenaffection durch toxische Substanzen aus dem Blute angeregt werde. Diese Giftstoffe, welche allerdings bisher von keinem Vertreter dieser Hypothese isolirt und namhaft gemacht geworden sind, sollten entweder im Körper, sei es der Mutter, sei es des Kindes, oder als Bakterienprodukte entstanden sein. Jedoch möchte ich sofort beifügen, dass der für letztere Annahme unerlässliche Bakteriennachweis bis heute, wie bekannt, immer gescheitert ist. (Löhlein, Massen, Stumpf u. s. w.)

Inmitten dieses Widerstreites der Meinungen erregte es begreiflicher Weise grosses Aufsehen, als sich zeigte, dass ausser den Nieren eine Reihe lebenswichtiger Organe in eigenthümlicher Weise dabei in Mitleidenschaft gezogen seien. Denn nicht für die stets so sehr geglaubte, „Verunreinigung des Blutes mit löslichen Giftstoffen", brachte die fortschreitende Forschung einen Anhalt; vielmehr förderte sie die ganz unerwartete Thatsache an's Licht, dass die Säftemasse eine Menge vergleichsweise grober körperlicher Beimengungen enthalte. Sobald sich herausstellte, dass diese an allen Ecken und Enden des Gefässsystems stecken bleiben können, lag es nahe, wenigstens einen Theil der Symptome auf jene Verlegung der Capillaren und die davon unzertrennlichen Beeinträchtigungen im Kreislauf, wie in der Ernährung zurückzuführen.

Angesichts dieser Ungewissheit war es offenbar geboten, die neu zu machenden Beobachtungen an der Hand dieser Ergebnisse abermals zu prüfen.

Ueber die Summe der Erfahrungen, welche in diesem Sinne während der letzt verflossenen Jahre im hiesigen Institut gewonnen worden sind, dürfte es von allgemeinem Interesse sein, hier zu berichten. Dabei ist ganz besonders genaue Rücksicht auf das letzterwähnte Moment „die embolische Verschleppung von Parenchymzellen" genommen worden. Es wurden sowohl die einzelnen Organe der neun zur Section gekommenen Eclamptischen daraufhin untersucht, als auch an Thieren eine Reihe von Versuchen über derartige Befunde angestellt. Die Ergebnisse sollen weiter unten mitgetheilt werden.

Es sei zunächst hervorgehoben, dass sämmtliche neun Eclamptischen Erstgebärende waren, und zwar befanden sich alle bis auf eine in der Geburtsperiode, letztere im 8. Monat der Schwangerschaft. Die klinischen Befunde ausführlich zu erwähnen, würde hier zu weit führen, zumal auffällige Verschiedenheiten in den einzelnen Krankheitssymptomen nicht zu verzeichnen wären. Die Patientinnen boten durchweg in typischer Weise das klinische Bild der „Eclampsia gravidarum“ mit zahlreichen Krampfanfällen der bekannten Art. Der Tod trat meist im eclamptischen Anfalle selbst ein. Was deren Ursache betrifft, so lieferte die Anamnese nichts weniger als sichere Anhaltspunkte. Denn abgesehen von Masern und Scharlach, berichtet sie weder von überstandenen noch fortdauernden Primärleiden, noch etwa von hereditär belastenden Momenten. Die Schwangerschaft war bei allen bis zum Beginn der Anfälle ohne Störung verlaufen. Durchweg finden sich auf eine Störung der Nierenthätigkeit hinweisende Verminderung der Menge und hoher Eiweissgehalt des Harnes, neben Blutkörperchen und epithelialen Cylindern.

Im Hinblick auf die bei jedem Standpunkt wesentliche Rolle, welche dem Verhalten der Nieren, wie wir sehen werden, innewohnt, dürfte es als zweckmässig anerkannt werden, wenn ich die Gruppirung der im hiesigen Institut beobachteten neun Fälle auf die Art und das Studium stütze, welches die Nephritis in jedem von ihnen dargeboten hat. Wir haben nehmlich zu unterscheiden solche Patientinnen unter jenen Erstgebärenden, welche ganz plötzlich und zum ersten Male davon befallen sind, und andere, wo es sich zweifellos um das Recidiv eines Leidens handelt, welches sie schon früher heimgesucht hatte.

Unter Berücksichtigung dieser Befunde gehören zu der letzten Abtheilung die Fälle, bei denen die anatomische Untersuchung Verkleinerung des Organs, narbige Einziehung der Rinde, Verödung, Verkalkung und cystische Degeneration der Glomeruli und Harnkanälchen aufweist, somit deutliche Kennzeichen einer früher überstandenen Nierenkrankheit darbietet. In den übrigen Theilen des Nierenparenchyms finden wir die Merkmale einer acuten frischen Nierenentzündung.

Es steht also hier im Vordergrunde der pathologischen Veränderungen eine acute „recurrirende Nephritis“.

Bei der ersten Gruppe dagegen sind die Nieren von normaler Grösse, oder nur wenig vergrössert, glatter Oberfläche, die grauröthliche oder gelbliche Färbung zeigt, stellenweise mit Blutungen unter der Kapsel. Mikroskopisch erscheinen die Epithelien der Glomeruli und Harnkanälchen sehr stark verfettet, Exsudationen im Kapselraum und im Lumen des Tubuli recti et contorti, Rundzellenhaufen im interstitiellen Gewebe und Hämorrhagien im Parenchym. Sonach bieten diese Organe das Bild der schweren acuten Nephritis.

Der ersten Gruppe gehören 3, der zweiten 6 Fälle aus dem hiesigen Sectionsmaterial an. Dieselben sollen unter Berücksichtigung dieser Eintheilung im Folgenden geschildert werden. Es sei gleich vorausgeschickt, dass von den Sectionsergebnissen, sowie von den Resultaten der mikroskopischen Untersuchung nur die für die vorliegende Frage in Betracht kommenden Befunde angeführt werden sollen.

I. Frische acute Nephritis bei Eclampsie.

Hierher gehören 3 Erstgebärende im Alter von 19, 21 und 17 Jahren. Das klinische Bild bot die typischen Anfälle in grosser Zahl, Veränderung der Urinmenge, reichlicher Eiweissgehalt desselben.

Die Ergebnisse der Obduction und der mikroskopischen Untersuchung sind folgende:

Fall 1. A. B., 19 J., s. 3. 12. 1892.

Obductionsbefund: Sehr kräftig gebaute, gut genährte, weibliche Leiche. Mammae bedeutend vergrössert. Brustwarzen und Höfe intensiv braun. Halsvenen stärker als normal mit Blut gefüllt. In beiden Pleurahöhlen mässiger Erguss. Herz ohne Veränderungen.

In beiden Lungen sieht man schon von aussen bräunlich-rothe Vorsprünge in grau-rother Grundmasse, am dichtesten stehen sie an der Spitze, dem hinteren Umfang und am vorderen Umfange des rechten Mittellappens. Auf Durchschnitten erweisen sich die bläulichrothen Stellen als etwas dunkler gefärbt, wie die übrige gleichfalls hyperämische Umgebung. Zudem ist hier das Gewebe ödematös von einer mit spärlichen Luftblasen vermischten Flüssigkeit erfüllt. Ebensolche, deutlich getrübt, entleert sich aus den kleinen Bronchien. In den übrigen Abschnitten ist der Luftgehalt wenig vermindert, Blutgehalt wenig vermehrt, die Durchfeuchtung kaum gesteigert

Bronchialschleimhaut ist überall geröthet.

Nebennieren klein mit hellgelbbrauner, gleichmässig gefärbter Rinde.

Nieren: Kapsel sehr leicht ablösbar, Oberfläche durchaus glatt von hellrother und da und dort durch stärkere Füllung der Stellulae Verheynii dunklerer Färbung. Consistenz wenig vermindert. Auf dem Durchschnitt erscheint die Rinde annähernd viermal so breit, hebt sich aber durch eine hellgrauröthliche Färbung von der dunkelblaurothen Nierensubstanz sehr deutlich ab. Besonders auf der Oberfläche der rechten Niere sieht man einige hellere grauröthliche Bezirke, denen auf dem Durchschnitt eine etwas blassere Beschaffenheit entspricht. Kelche, Becken und Ureteren (besonders links kleinfingerstark) erweitert.

Die Leber von mattgrau-brauner Färbung, lässt unter der Serosa, besonders am oberen Umfang des rechten Lappens, eine grössere Zahl bläulichrother, fleckiger Zeichnungen unterscheiden. Beim Einschneiden zeigt das Gewebe hier jedoch ausser einer fleckigen Röthung mässigen Grades ohne makroskopisch hämorrhagischen Charakter, keine Abweichung. Schnittfläche ganz glatt, acinöse Zeichnung noch deutlich; bei der Verfolgung der Vena portae und Lebervenenäste stösst man hier und da auf kleine Flöckchen lockeren, übrigens völlig blassen Lebergewebes. Sie sind auf der absolut glatten, glänzenden Innenfläche durchaus frei verschieblich, und es bleibt daher zweifelhaft, ob es sich nicht um postmortal abgelöste Bruchstücke handelt.

Aus dem äusseren Muttermund, der etwa 3 cm Durchmesser hat, ragt ein Segment der Scheitelhöhe, etwas hämorrhagisch infiltrirt, hervor. Weiterhin sieht man den ganzen Kopf des Kindes in 2. Schädellage, den Rumpf nach links oben hinaufziehend, so dass der Rücken schräg von rechts unten nach links oben zieht.

Die Placentarstelle liegt auf der rechten Hälfte vom hinteren Umfange des Corpus uteri.

Der linke Eierstock, länger, platter als der rechte, enthält leicht durchschimmernd ein grosses Corpus luteum. Am Schädeldach typische Schwangerschafts-Osteophyten.

Grosser Blutreichthum in den venösen Sinus der Dura mater.

Am seitlichen Umfange des rechten Parietallappens sitzt ein bläulichrother eichelförmiger Fleck von 4—5 cm Durchmesser, jedoch sind die unterliegenden Gyri völlig unbetheiligt.

Im Mark sind die Blutpunkte zahlreicher und grösser als gewöhnlich, ebenso in den Centralganglien. Eine Heerderkrankung ist nirgends nachweisbar.

Bei mikroskopischer Untersuchung[1]) findet sich in den Nieren

[1]) Aus der ausführlichen, sich auf alle Organe erstreckenden Untersuchung können nur die für das vorliegende Thema bezüglichen Ergebnisse erwähnt werden. (D. Verf.)

eine hochgradige Verfettung der Glomoruli, sowie der Epithelien in den Tubulis contortis und rectis, letztere theilweise dilatirt, mit Epithel-Cylindern erfüllt. Daneben heerdweise Anhäufungen von Rundzellen im interstitiellen Gewebe, hie und da Hämorrhagien sowohl in letzteren, als auch in den Glomerulus-Kapseln.

Eine ebenso schwere fettige Degeneration bieten die Leberzellen dar; man sieht in einigen Pfortader-Aestchen Fetttropfen und Leberzellen eingelagert. Die Verfettung ist im Centrum mehrfacher Acini derartig ausgebreitet, dass das mikroskopische Bild kaum noch an Lebergewebe erinnert. Unter der Leber-Serosa, sowie auch in den tieferen Schichten des Parenchyms, erscheinen zahlreiche Blutungen, welche die Leberzellbalken auseinander drängen, die Zellen sind hier theils nur verfettet, theils jedoch völlig in nekrotischem Zerfall begriffen. In beiden Lungen finden sich zahlreiche kleine frische bronchopneumonische Heerde.

Dieselbe schwere fettige Entartung, wie das Nieren- und Leberparenchym, zeigt auch der Herzmuskel.

Im Gehirn lassen sich bei der mikroskopischen Untersuchung keine Veränderungen nachweisen.

Fall 2. M. I. s. 26. 11. 93.

Sectionsbericht: Kräftige weibliche Leiche, mit starkem Knochenbau, reichlichem Fettpolster; über dem Kreuzbein ein missfarbig grüner Dekubitus von Handtellergrösse.

Nach Eröffnung des Abdomen ragt der Uterus 10 cm über der Symphyse empor, die Anordnung der Eingeweide weicht nicht von der Norm ab. Zwerchfellstand: R. 4. Intercostalraum, L.: V. Rippe.

Nach Eröffnung der Brusthöhle retrahiren sich die Lungen in nicht normaler Ausdehnung.

Nieren leicht vergrössert, Kapsel leicht abziehbar, Oberfläche glatt, grauroth, dazwischen viefach hirsekorn- bis linsengrosse gelbliche Flecken Auf dem Durchschnitt sieht man in den Papillen vielfach radiäre gelbliche Streifen. Auch in der Rindensubstanz sind gelbliche Streifen und Punkte vorhanden. Nierenbecken und die Kelche zeigen deutliche Röthung der Schleimhaut.

Leber zeigt leichte Verfettung.

Harnblase dilatirt, enthält trüben Urin, ihre Schleimhaut ist fleckenweise intensiv geröthet.

Uterus vom Fundus bis zur Portio 17 cm lang, grösste Breite (Tubenecken 14 cm). Auf seiner Innenfläche reichliche Blutgerinnsel. Die Schleimhaut fehlt, dagegen erscheint die Uterusoberfläche intensiv geröthet, leicht höckrig, was besonders im oberen Theile der Hinterwand und im Fundus ausgesprochen deutlich ist, hier hängen derselben kleine Fetzen an. Die Wanddicke beträgt $1^1/_2$ bis 2 cm.

Tuben und Ovarien o B. Im linken Ovarium sitzt ein zurückgebildetes Corpus luteum.

Magen und Darm o. B.

Die mikroskopische Untersuchung ergab Folgendes:

Herz: Starke fettige Entartung des Herzmuskels, am ausgesprochensten in den Papillarmuskeln.

Leber: An ihrer Oberfläche sieht man ausgedehnte Blutergüsse, theils dicht unter der Serosa, theils von ihr noch getrennt durch eine oder zwei Lagen stark degenerirter Leberzellen. Inmitten dieser flächenhaften Extravasate kann man noch vereinzelte inselförmige Reste von Leberzellbalken wahrnehmen, zwischen reichlich vorhandenen Fibrinnetzen. Von diesen Blutergüssen aus gehen strahlenförmige Hämorrhagien in das Innere des Leberparanchyms hinein, immer als lange schmale Züge rother Blutkörperchen, die Leberzellbalken auseinanderdrängend. Ausser diesen treten aber noch heerdweise unregelmässig begrenzte Blutergüsse, zum Theil im Centrum der Acini auf, wo man die Leberzellen stark degenerirt findet. Schliesslich finden sich fleckweise nekrotische Stellen, die sich schon durch ihr trübes, gelblich-graues Aussehen gegenüber dem übrigen deutlich gefärbten (Hämatoxylin-Eosin) Parenchym als solche zu erkennen geben. Häufig sieht man in den Blutgefässen Leberzellen, zum Theil noch wohlerhalten, zum Theil nur noch Trümmer von solchen. Die Lungen enthalten zahlreich kleinste bronchopneumonische Heerde, sowie ausgedehntere Stellen, woselbst die Alveolen mit massenhaften rothen Blutkörperchen, sowie mit Epithelien erfüllt sind, sodass an diesen Partieen kleine hämorrhagische Pneumonien vorhanden sind. Die Bronchien sind ausgefüllt mit Eiter und Epithelfetzen, die Blutgefässe durchweg sehr stark injicirt. In einigen feineren Gefässästen sieht man auffallend grosse, unregelmässig gestaltete, vielkernige Zellen.

Die Nieren zeigen starke fettige Degeneration der Epithelien in Glomerulis und geraden Harnkanälchen, in der Rindenschicht vereinzelte Hämorrhagien.

Die Untersuchung der übrigen Organe ergab nichts von Belang.

X., 17 J., s. 18. 2. 1897.

Das Sectionsprotokoll sowie einen Theil der mikroskopischen Präparate verdanke ich Herrn Dr. Balack.

Leiche einer mittelgrossen, ziemlich kräftig gebauten weiblichen Person mit starkem Knochenbau, gut entwickelter Muskulatur und Fettpolster.

Bei Eröffnung der Bauchhöhle findet man den vergrösserten Uterus etwa vier Finger breit die Symphyse überragend, mit seiner rechten Tubenecke etwa 3 cm höher als linksstehend. Dem entsprechend sieht man rechterseits Ovarium, Tuba und Lig. rotundum sehr deutlich, während links nur der Tubeneingang und die Fimbrien zu sehen sind. Die Dünndarmschlingen sind mässig lufthaltig, nicht vom Netz überlagert, welches zusammengeballt über dem Colon ascendens liegt. Das Colon transversum ist in der Mitte nach unten geknickt, stark gebläht, Colon descendens mässig gefüllt, dagegen die Flexur gebläht, da der Mastdarm von dem vergrösserten Uterus comprimirt wird. Die Präparation der Ureteren lässt den linken als etwa Bleistift dicken Strang erkennen, während der rechte fast kleinfingerdick ist. Der Magen erscheint stark lufthaltig, steht mit seiner grossen Curvatur etwas über Nabelhöhe.

Die Leber überragt den Rippenbogen nicht, sie hat einen grössten Durchmesser von 21 cm (14 : 7, 16 : 11, 8 : 4½ cm) und glatte Oberfläche, an der sich ein lebhaft buntes Aussehen bemerkbar macht. In dem gelbbräunlichen, durch die Kapsel schimmernden Parenchym sieht man äusserst zahlreiche Verfärbungen von dunkel carminrothem Tone. Diese sind bald alleinstehend, etwa stecknadelkopfgross, bald durch Zusammenstossen mit anderen zu Strängen und rundlichen Flecken angeordnet, bald zu flächenhaften Verfärbungen von Markstückgrösse und darüber Anlass gebend. Dabei sieht man entsprechend ihrer Entstehung an den grösseren Flecken eine unregelmässig zackige und buchtige Begrenzung, inmitten der grössten noch vereinzelte Inseln normalen Parenchyms durchleuchten. Bezüglich des Sitzes der Verfärbungen ist noch zu erwähnen, dass sie am dichtesten und grössten zu beiden Seiten des Ligamentum suspensorium angeordnet sind, nach der vorderen Kante zu allmählich schwächer werden, ohne jedoch gänzlich zu fehlen, und ebenso an der Unterfläche in vereinzelten Zügen anzutreffen sind. Der Lobus Spigelii erscheint in seinem hinteren Theile fast ganz von diesen Verfärbungen bedeckt. Auf der Schnittfläche sieht man dem entsprechend ein ähnlich buntes Bild: das ziemlich braungelbe Leberparenchym lässt die Acini deutlich erkennen, an welchen die Peripherie gelblichgrün, das Centrum bräunlich gefärbt ist. Inmitten von normal aussehenden Partieen findet man an solchen Stellen, wo auch an der Oberfläche die Verfärbungen fehlten, vereinzelte dunkelrothe, kaum stecknadelkopfgrosse Punkte, die offenbar im Centrum der Acini liegen. Von diesen Punkten aus finden sich Uebergänge zur Verfärbung mehrerer Acini bis zu flächenhaften Complexen. Die grossen dunkelrothen, unregelmässig zackig begrenzten Heerde umschliessen vielfach einzelne oder mehrere anscheinend normal und etwas grau gefärbte Acini. Die Gallengänge zeigen keine besonderen Veränderungen, ebensowenig die Blutgefässe. Die Gallenblase ist mit etwa 70 rundlichen, leicht facettirten Steinen von Pfefferkorn- bis Erbsengrösse angefüllt, welche bis zur Einmündung des Ductus cysticus hin abgelagert sind, und mit dunkelgrüner Galle, die sich bei Druck auf die Gallenblase aus der Papille in das Duodenum entleerte.

Magenschleimhaut blassgrau, an circumskripter Stelle rosaroth verfärbt (Fäulnisseinwirkung). Nach Entfernung des glasigen Schleimes sieht man an der grossen Curvatur zahlreiche punktförmige bis stecknadelkopfgrosse kreisrunde dunkelrothe Flecken. Die Schleimhaut des Duodenum, stellenweise auch direct die des Jejunum und Ileum blass, namentlich im Jejunum zierlich weiss gesprenkelt. Im Dickdarm, der mässige Mengen breiigen, hellgraugelben Koths enthält, zeigt sich eine geringe Schwellung der Schleimhaut mit fleckweiser stärkerer Injection. Rectumschleimhaut o. B. Das Pancreas erscheint in der Cauda stärker injicirt, im interacinösen Gewebe finden sich theilweise blutige Suffusionen. Das übrige graurothe Parenchym ist von gewöhnlicher Beschaffenheit.

Milz von normaler Grösse, glatter Oberfläche und lappig derber Consistenz. Durch die Kapsel scheinen neben dem dunkelblau-rothen Parenchym hellere rothe Flecken durch, die der Schnittfläche ein buntes Aussehen verleihen.

Die Nieren erscheinen beiderseits gleich gross: 10,5 : 4 : 3,5 cm, Kapsel leicht abziehbar, Oberfläche glatt, bedeckt von seichten Furchen (Reste fötaler Lappung). An der Oberfläche zeigt sich eine minimale Gefässinjection.

An der rechten Niere ist das Becken deutlich erweitert, die Grenze zwischen Mark und Rinde durch dunkle Färbung der Papillen deutlich abgesetzt; die Rinde selbst zeigt blassgelbrothes Aussehen und sieht wie mit feuchten gelben Pünktchen bestäubt aus, die Glomeruli sind eben noch erkennbar.

Linke Niere zeigt ebenfalls geringe Erweiterung des Nierenbeckens und darin einige Blutungen, im übrigen ist sie wie rechts.

Harnblase contrahirt, enthält fast gar keinen Urin, dicht am Scheitel und dem Trigonum sieht man in der sonst blassen Schleimhaut einige etwa stecknadelkopfgrosse dunkelrothe Flecken.

Vagina ziemlich weiss, succulent, zeigt einzelne und flächenhafte, aus blaurothen kleinsten Pünktchen zusammengesetzte Verfärbungen.

Der äussere Muttermund etwa 5 cm im Durchmesser, erscheint dunkel- bis schwarzroth verfärbt, namentlich an der hinteren Lippe. Die Schleimhaut enthält vereinzelt unregelmässige graugelbe Substanzverluste.

Der Uterus selbst ist vergrössert, vom inneren Muttermund bis zum Fundus 18 cm, von denen 7 auf den Cervicalkanal kommen; die linke Tubenecke und eine 4 cm lange Strecke der Tube und die darunter gelegenen Partieen des Lig. latum zeigen eine dunkelblaurothe Färbung, in der sich noch schwarzrothe Flecken erkennen lassen. In der Cervix liegen klumpige feuchte Cruormassen, der Cervicaltheil zeigt in seinem ganzen Verlaufe succulente Schleimhaut, lebhaft injicirte Gefässe, die Schleimhaut zum Theil blutig suffundirt. An der hinteren Wand sieht man drei nebeneinander liegende, etwa 1 cm breite Substanzverluste, deren Grund, unregelmässig grau und roth gefleckt, von Gewebsfetzen bedeckt ist und deren Ränder röthlich schimmern. In dem erweiterten Cavum uteri finden sich in dem Anfangstheile noch feuchtere Blutgerinnsel, während der grösste Theil des Cavum ausgefüllt ist von ziemlich derben, trockenen, filzigen, dunkelblaurothen, mit weissen Strängen und Fasern untermischten Klumpen, die an der Wand, namentlich nach dem Fundus zu, aufsitzen. Nach theilweiser Lösung derselben sieht man die Schleimhaut des Uterus dunkelroth, uneben, bedeckt von zahlreichen Flocken und Fäden, die sich beim Emporheben oft membranartig abziehen lassen An der rechten vorderen Wand sieht man noch etwa in einer Ausdehnung von 3—4 cm die Uterusschleimhaut sehr glatt und unter ihr durchschimmernd schwarzrothe leichte

Provenienzen (offenbar Gefässe), die sich auch noch an den unebenen Theilen der Schleimhaut finden. Nach den Tubenecken zu sieht der glatte Theil der Schleimhaut grünlich verfärbt aus, eine Färbung, die sich auch an den von derben Blutgerinnseln bedeckten und daran festhaftenden Theilen des Fundus finden. Im Bereich dieser letzteren erscheint die Uterusschleimhaut dicker, leicht zerklüftet. Die Musculatur des Uterus zeigt ein graurothes Aussehen, ihre weit klaffenden Gefässe stark gefüllt, dabei sieht man nach ihrer Entleerung in den der Schleimhaut benachbarten Schichten der Musculatur feine rothe Streifen verlaufen.

Im linken Ovarium findet sich ein kirschkerngrosses Corpus luteum.

Nach Eröffnung der Brusthöhle zeigt die Lage der Brustorgane keine besonderen Abweichungen.

Herz, von der Grösse der Faust der Leiche, zeigt über dem linken Ventrikel vereinzelte dunkelrothe Flecken am Pericard, der rechte Ventrikel enthält wenig flüssiges Blut, speckhäutige Gerinnsel und ist von normaler Weite.

Am Endocard sieht man ganz vereinzelt bläulichrothe Flecken, Endocard sonst glatt und glänzend, Trikuspidalis für 3 Finger durchgängig. Im linken Ventrikel fallen bläulichrothe Verfärbungen des Endocards in die Augen, die weit ausgedehnt am Papillarmuskel und am Septum ventriculorum vorhanden sind.

Mitralis für 2 Finger durchgängig, Aortenklappen zart; Weite der Aorta 4,5 cm, Dicke der Muskulatur 1,7 cm am Papillarmuskel, dieselbe ist derb, von graurother Farbe und minimaler Fleckung. Kranzarterien und Vorhöfe beiderseits o. B.

Beide Lungen frei beweglich, Pleura glatt, an beiden Spitzen circumscripte flächenhafte, dunkelrothe Verfärbung. Der Luftgehalt erscheint vermindert, doch lassen sich nirgends derbere Heerde durchfühlen. Die Randpartieen sind gebläht. Von der dunkelblaurothen Schnittfläche der Lungen quillt nach Druck blutig schaumige Flüssigkeit. Das Aussehen ist ein ziemlich gleichmässiges bis auf die geblähten Partieen, die hell erscheinen.

Die Bronchialschleimhaut ist lebhaft injicirt, die kleineren Bronchien mit dünnflüssigem Secret angefüllt.

Die Lungengefässe sind erfüllt mit Blutgerinnseln, die jedoch, soweit verfolgbar, der Wand nirgends anhaften; ihre Intima ist ohne Veränderungen.

Die rechte Lunge zeigt im Wesentlichen das gleiche Bild wie die linke.

Schädel symmetrisch, die Dura vom Knochen ziemlich leicht abziehbar. Im Schädeldach sind die Sulci für die grossen Arterien sehr tief, bis für die kleinsten Verzweigungen derselben sehr deutlich ausgeprägt. Die Sinus enthalten sämmtlich flüssiges Blut und einige Gerinnsel. Die Pia mater gequollen, zart, die Pialgefässe mässig injicirt. Ueber dem Gyrus II front. sin. erscheint die Pia hellroth verfärbt, hierselbst schimmern schwarzrothe Stellen hervor, sonst zeigen sich keinerlei Besonderheiten. Auch ist die obere Gehirnoberfläche bezüglich Färbung und Consistenz ohne Veränderungen.

Die Hirnsubstanz ist auf der Schnittfläche mässig bluthaltig, nirgends von Blutungen durchsetzt.

Am Gyrus II front. sin. findet sich nur eine lebhafte Injection der Pia mater auch in der Tiefe der benachbarten Sulci.

Die Ventrikel von normaler Weite, im Ependym des rechten Ventrikels sieht man über dem hinteren Theile des Corpus striatum eine kaum 20 Pfennigstück grosse Verfärbung. Die Gefässfüllung der Ganglien scheint eine etwas stärkere zu sein, als in den umgebenden Partieen, sonst zeigen sich keinerlei Besonderheiten, speciell keine Blutungen.

Bei der mikroskopischen Untersuchung der Leber fanden sich schwere Veränderungen derselben vor, bestehend in ausgedehnten herdweisen Blutungen im Parenchym und Necrosen von Leberzellen. Man sieht in jedem Gesichtsfelde zwischen den Leberzellbalken ausgedehnte Ansammlungen rother Blutkörperchen eingeschoben, wodurch jene auseinandergedrängt, auch einzelne Zellen oder Zellgruppen abgeschnürt werden, die lose inmitten der Blutung liegen.

Die Leberzellen selbst bieten alle Stadien der Degeneration bis zu völligem Zerfall dar. Auch innerhalb der Gefässe finden sich sowohl ganz normale als auch derartig veränderte Leberzellen vor.

Auch kaum färbbare nekrotische Herde sieht man ziemlich zahlreich im Präparat zerstreut, sie gleichen vollkommen den bereits in den vorhergehenden Fällen beschriebenen. In einem Theile derselben fällt im Centrum ein reiches Maschenwerk von Fibrinfäden auf, welche bei geeigneter Färbung (Weigert) ausserordentlich deutlich hervortreten.

Mehrere Gefässlumina enthalten Leberzellen in reicher Menge zwischen rothen und weissen Blutkörperchen zerstreut. An einigen Stellen hängen die Parenchymzellen noch untereinander fest zusammen, so dass ein Uebertritt grösserer Partikel von Lebersubstanz in die Blutbahn ermöglicht wird. Nirgends aber ist der Gefässdurchschnitt durch derartige Zellmassen verstopft. Die grosse Menge der Leberzellen in den Gefässen, sowie der Umstand, dass sie fast in keinem Gesichtsfelde fehlen, spricht wohl dafür, dass es um eine intra vitam erfolgte Einwanderung derselben in die Blutbahn handelt, entsprechend der hier sehr ausgedehnten Blutung und Gewebszerstörung in der Leber.

Schwerere Störungen zeigen sich bei dem vorliegenden Falle auch in den Nieren.

Die Nieren boten fast durchweg das gleiche Bild wie der erste Fall, so dass hierauf verwiesen werden muss.

Herz: Am Herzmuskel trifft man herdweise schwere Verfettung der Muskulatur. An einzelnen Bündeln trifft man Blutungen, die sich zwischen die einzelnen Fasern einschieben. Letztere sind an solchen Stellen kaum noch färbbar, zum Theil nekrotisch geworden, von ihrer fibrillären Struktur ist nichts mehr zu erkennen.

Gehirn: Die schwarzrothen Stellen der Pia mater über dem Gyrus frontales II sin. sind bedingt durch Blutergüsse, welche vollkommen oberflächlich gelegen nirgends auf der Hirnrinde selbst sich fortsetzen. In den Gehirngefässen konnten Veränderungen nicht gefunden werden.

Eine Erörterung der vorstehenden Befunde, sowie ein näheres Eingehen auf ihre Beziehungen zu dem vorliegenden Krankheitsfall soll erst nach Mittheilung einer zweiten Gruppe von Sectionsergebnissen erfolgen.

II. Acute recurrirende Nephritis bei Eclampsie.

Unter dieser Gruppe befinden sich 6 Fälle, bei denen die Nieren durchweg neben den Zeichen früherer Entzündungsprocesse das mikroskopische Bild einer acuten Nephritis enthalten. Die näheren Angaben hierüber bieten die folgenden Untersuchungsbefunde.

Fall 1. M. T. 31 Jahre. S. 28. 2. 94.

Krankenbericht: Ipara (6 — 7 Monat grav.). Hatte zu Hause 10 Anfälle, wurde somnolent in die Klinik gebracht. Im Urin viel Eiweiss und Blut: Perforation und Extraction des Kindes.

Sectionsbericht: Linke Lunge im Unterlappen leichte Hypostase; im Oberlappen am scharfen Rande etwas emphysematös, mässiger Blutgehalt, keine Spur von Oedem.

Rechte Lunge zeigt stärkere Hypostase und Blutfüllung; Oedem auch hier nicht vorhanden; Bronchien beiderseits intensiv geröthet, mässig mit zähem Schleim gefüllt.

Herz ohne wesentliche Veränderungen.

Bei Eröffnung der Bauchhöhle finden sich im kleinen Becken geringe Mengen gelbrother Flüssigkeit; der Uterus überragt den Beckeneingang im Ganzen um 20 cm.

Die Oberfläche der Leber ist in auffallender Weise roth gesprenkelt, die Flecken sind zu zierlichen, landkartenartigen und blattartigen Zeichnungen angeordnet. Diese rothen Stellen erscheinen auf dem Durchschnitt als zahlreiche, im Niveau der Schnittfläche gelegene dunkle Flecken, die dunklen Partieen zeigen deutliche acinöse Zeichnung, die Peripherie ist hell.

Linke Niere klein, derb, Kapsel sehr schwer abziehbar, Oberfläche höckrig mit verkalkten Glomerulis und zahlreichen kleinsten Cysten. Rechte Niere ebenso.

Milz, Magen, Darmkanal o. B.

In der Harnblasenschleimhaut ein paar kleine Blutungen.

In der Vagina finden sich Cruormassen, besonders auf einigen Theilen ihrer Oberfläche und am Uebergange in die Portio.

Gehirn: Auf der rechten Grosshirnhemisphäre sitzt in deren vorderem Theile eine längliche ovale Blutunng, welche sich auch in der Fissura magna noch weiter fortsetzt. Am Boden des dritten Ventrikels, gerade am Eingange in den Aquaeductus Silvii befindet sich eine ungefähr erbsengrosse Blutung. Die Blutung in der rechten Hemisphäre erscheint auf dem Durchschnitt als ein kirschgrosser blutiger Erweichungsheerd. Die Grosshirnrinde ist an dieser Stelle grauroth und weich. Im Uebrigen ist das Gehirn auffallend durchfeuchtet.

Die mikroskopische Untersuchung ergiebt Fettembolie der Lungen, ebenso wurde Fettembolie der Nierengefässe nachgewiesen.

Ferner sieht man in den Nieren ältere Schrumpfungsprozesse der Rindenschicht, mit Atrophie der Glomeruli, die zum Theil verkalkt sind, und cystischer Entartung der gewundenen Kanälchen.

Das Zwischengewebe der Rinde ist faserig verdickt, entsprechend den als narbiger Einziehung bezeichneten Stellen der Nierenoberfläche. Daneben starke Verfettung der Epithelien der Glomeruli und der gewundenen Harnkanälchen, sowie frischere Blutungen im interstitiellen Gewebe.

Leber: In der Peripherie dicht unter der Serosa sind ausgedehnte Blutergüsse wahrzunehmen, welche auch tiefer in das Innere des Organs hinabreichen. In ihrem Bereiche sind die Leberzellen komprimirt und theils fettig entartet, theils gänzlich geschwunden. In mehreren Pfortaderästchen treten Leberzellen vereinzelt und in Gruppen auf, vermischt mit rothen und weissen Blutkörperchen. Eine Gefässverstopfung wird jedoch durch dieselben nirgends herbeigeführt.

In den Lungen bestätigt die mikroskopische Prüfung die vorstehende Sectionsdiagnose. In den Gefässen konnten auch bei Durchsicht zahlreicher Schnitte an Knochenmark oder Placentar-Riesenzellen erinnernde Gebilde nicht mit Sicherheit constatirt werden.

Fall 2. A. M. 35 Jahre. I p s. 3. 8. 1894.

Sehr kleine kyphoskoliotische Leiche. Umfang des Abdomens in Nabelhöhe 93 cm.

Im Herzbeutel findet sich klare, mit gelblichen Flocken untermischte Flüssigkeit.

Herz gross, besonders der linke Ventrikel erscheint deutlich hypertrophirt, so dass der rechte Ventrikel einen kleinen Appendix des linken darstellt. Im rechten Herzohr ein zähes gelbes Speckgerinnsel. Muskulatur des rechten Ventrikels von braunrother Färbung, ziemlich dunkel, in den inneren Schichten deutlich fleckig, links ist die Muskulatur gleichfalls fleckig, derb, etwas glasig, zeigt kolossale Fettinfiltration, wodurch der Muskel wie mit Zickzacklinien durchzogen erscheint. Klappen und Endokard sind beiderseits ohne Veränderungen. Conus arteriosus ist auffallend eng, der muskulöse Theil sehr stark. Breite der Aorta in der Höhe der Klappen 6 cm, dieselbe ist elastisch, ziemlich zart.

Die linke Lunge ist missgestaltet, ihr Oberlappen zipflig ausgezogen, Unterlappen klein. Auf dem Durchschnitt zeigt sich bedeutende Hyperämie, hie und da Atelectasen ohne scharfe Grenzen.

Rechte Lunge im Ober- und Mittellappen verwachsen, sehr blutreich, mit Ausnahme der Lingula und der Spitze des Unterlappens, im letzteren ältere fibröse Adhäsionen.

Milz 10 : 7 : 3,5 cm., Schnittfläche dunkelroth, derbe Consistenz, Zeichnung deutlich.

Die linke Niere liegt normal, wogegen die rechte etwas nach der Mittellinie zu verlegt ist, auch ist dieselbe kleiner und dicker, als die erstere. Kapsel mit leichten Substanzverlusten abziehbar, Consistenz der Nieren auffallend weich, Farbe der Rinde gelbroth mit einem Stich in's Graue. Marksubstanz an der Pyramidenbasis dunkelgrauroth. Rindenzeichnung ist vielfach nicht mehr zu erkennen, die gewundenen Harnkanälchen treten in Folge fettiger Degeneration deutlicher hervor. Die Marksubstanz enthält an der Spitze der Papillen sehr vereinzelte Kalkinfiltrationen. Ebenso finden sich in der Rinde hie und da einzelne Kalkbröckel. Die Columnae Bertini treten in Folge Schwellung ziemlich stark auf der Schnittfläche vor.

Das Nierenbecken ist hyperämisch und zeigt eine Anzahl punktförmiger Blutungen, rechts sind diese nur vereinzelt.

Die Leber zeigt an der hinteren Seite auf der Oberfläche nichts Besonderes, klein, an der Schnürfurche fibrinöse Perihepatitis. Der Querdurchmesser der ganzen Leber ist 23 cm, rechter Lappen von oben nach unten 16,5 cm, links ebenfalls. Dickendurchmesser rechts 7, links 5 cm. Schnittfläche von bräunlich rother Farbe, hie und da hellere Stellen von graurother Farbe.

Nebennieren sehr stark hyperämisch. Uterus: Querdurchmesser 21,5 cm, Längsdurchmesser 21 cm; auf seiner Oberfläche zahlreiche, bis 0,75 cm breite Venen durchschimmernd. Im kleinen Becken fühlt man im Uterus einen beweglichen Kindstheil durch, welcher nur mit einem kleinen Segment im Becken steht; die Adnexe sind livid gefärbt, saftreich, der Uterus sinkt über die Symphyse nach vorn.

Das Zwerchfell steht rechts an der dritten, links an der vierten Rippe.

Rippenknorpel ziemlich hart, Sternum sehr stark nach vorn gewölbt, die rechte Thoraxhälfte ist in ihrem Breitendurchmesser sehr verschmälert, die Rippen lassen sich dachziegelförmig übereinanderschieben. Die Wirbelsäule ist stark skoliotisch bis nach der rechten Axillarlinie hin verschoben.

Schädel auffallend schief, unsymmetrisch, klein, dünn, leicht blutreich, Dura ziemlich stark gespannt, im Sinus longitudinalis viel flüssiges dunkles Blut, Venen der Dura stark gefüllt, Carotiden zart.

Sinus transversus leer.

Hirnoberfläche: rechts nahe der Hemisphären-Kante über der vorderen Centralwindung kleine Blutungen in der Pia. Oberfläche des Kleinhirns ziemlich reichlich mit kleinen Blutungen bedeckt.

Plexus chorioideus hyperämisch.

Die mikroskopische Prüfung des Herzmuskels ergiebt stellenweise schwere fettige Degeneration.

In den Lungen sind die Blutgefässe sehr stark injicirt, einzelne Alveolen mit rothen Blutkörperchen erfüllt, die Bronchien mit Eiter und zahlreichen zerfallenen Epithelien. In den Gefässen konnten Leberzellen oder Knochenmarkriesenzellen nicht constatirt werden.

In beiden Nieren finden sich Verschmälerung der Rindenschicht mit Schrumpfung und Veränderung zahlreicher Glomeruli, kleinzellige Infiltrations-Heerde, sowie faserige Bindegewebs-Stränge, welche durch die ganze Breite der Rinde bis in die Pyramiden sich erstrecken. Die Harnkanälchen zum Theil von Epithel entblösst, ebenfalls in Verödung begriffen. Die noch erhaltenen Kanälchen zeigen sehr starke Fettinfiltration der Epithelien, besonders in den Tubulis contortis, welche schon mit blossem Auge als verfettet erkannt wurden. Einzelne Glomeruli sind der Verkalkung anheimgefallen, die in den Spitzen der Nierenpapillen sehr ausgebreitet ist.

Die Leber zeigt nur heerdweise Verfettung, besonders im Centrum der Läppchen.

Fall 8. C. S., 20 Jahre, s. 20. 7 1896.

Kl. Diagnose. Eclampsie, Sectio caesarea in agone. Oedeme an den unteren Extremitäten.

Die Section der Brustorgane ergab keine nennenswerthen Veränderungen.

Leber glatte Oberfläche von fast gleichmässig blaurothem von helleren Partieen unterbrochenem Aussehen. Linker Lappen verlängert und dünner erscheinend 30 (16, 14), Breite 15,8, Dicke 8,2, Consistenz derb. Schnittfläche dunkelbraunroth, zeigt eine Andeutung von Fleckung, indem breite, mehr violettrothe Züge, die zusammenstossen, lichtere, mehr hellbraune Felder umgrenzen In diesen dunkleren Partieen zeigen die Acini um die Centralvene herum eine lichtere bräunliche Färbung, die Acini der helleren Partieen sind fast gleichmässig gelbbraun gefärbt; mittlere und kleine Gallengänge enthalten reichlich Galle; nirgends zeigen sich Blutungen. Ueber die ganze Schnittfläche der Leber vertheilt finden sich bis stecknadelkopfgrosse gelbe rundliche und unregelmässig begrenzte Stippchen. An der unteren Fläche des linken Leberlappens findet sich ein etwa fünfpfennigstückgrosser bläulicher Heerd von etwa Kirschkerngrösse, der beim Einschneiden eine violetrothe Farbe zeigt. Das Leberparenchym sieht hier verwaschen aus. Gleicherweise findet sich hier ein Heerd an der lateralen Fläche des rechten Leberlappens. Am Lobus Spigelii findet sich dicht neben der Gefässscheide ein hellgelblich gefärbter Heerd von der Grösse eines halben Fünfpfennigstückes.

Gallenblase enthält wenig goldgelbe Galle, die sich auf Druck aus der Papille entleert.

Die Harnblase enthält etwa 9 ccm klaren Urins, Schleimhaut sehr blass, an der hinteren Wand, unterhalb des Scheitels eine etwa $^1/_2$ cm im Durchmesser haltende blutige Infiltration der Schleimhaut. An der Ureteren-Mündung ist die Schleimhaut geschwollen. Der linke Ureter, welcher etwas stärker als der rechte ist, hat die Dicke eines Bleistiftes. Das linke Nierenbecken zeigt eine deutliche Erweiterung hinter der Einmündung des Ureters. In der sonst blassen Schleimhaut vier kleine Blutaustritte.

Die linke Niere zeigt dieselbe Grösse wie die rechte. Kapsel leicht abziehbar, Oberfläche glatt bis auf einzelne kleine Einziehungen von dunklerer Farbe am unteren und oberen Pole, die sich weniger zahlreich als rechts zeigen. Parenchym beiderseits derb, Rinde blass grauroth, die Pyramiden violettroth mit hellen Streifen, Rinde von normaler Breite zeigt vereinzelte hellere Stippchen.

Der Introitus vaginae etwas geschwollen, Hymen eingerissen, Scheidenschleimhaut ebenfalls geschwollen und bis hinauf zur Portio gefaltet. Der äussere Muttermund succulent, etwa kleinfingerweit geöffnet, mit zähem Schleimpfropf angefüllt. Der Uterus zeigt an der vorderen Wand eine 12 cm lange, durch Knopfnähte verschlossene frische Operationswunde, neben welcher der Uteruskörper eröffnet wird. Die Länge vom Orific. bis zum Fundus beträgt 18 cm, wovon 8 cm auf den gedehnten Cervicalkanal fallen. Dicke der Musculatur $2^1/_2$ cm im Corpus. Die Innenfläche zeigt an der Vorderwand und nach der rechten Tubenecke zu eine etwa 3 cm starke Verdickung, die theilweise gelöst ist, von succulenter Beschaffenheit und hämorrhagischem Aussehen. Die übrigen Theile der Uterus-Innenfläche sind glatter, intensiv geröthet, sammtartig und hie und da mit Fädchen bedeckt, mittelst deren man circumscripte dünne Membranen von der Schleimhaut abziehen kann.

Im linken Ovarium sitzen einzelne kleine Cystchen, im rechten ein kirschkerngrosses Corpus luteum.

Oesophagus- und Magenschleimhaut blass. Pancreas blass, o. B.

Bei Eröffnung des Schädels entleert sich reichlich dunkelflüssiges Blut. Das Schädeldach zeigt nach Lösung der sehr festen Dura eine geringe Asymmetrie, indem die rechte Seite am Tuber parietale ausgebuchtet erscheint; die Innenfläche des Schädeldaches ist bedeckt von flachen rosarothen Auflagerungen, die sich mit dem Messer schneiden und stellenweise entfernen lassen. Besonders stark ausgebildet sind sie in der Sagittallinie und an der Hinterhauptschuppe, fleckweise an dem Stirnbein. Tabula vitrea erscheint bläulich-glasig, von äusserst tiefen Gefässfurchen, besonders in den beschriebenen Auflagerungen, durchzogen, so dass auch die feinsten Verästelungen der Blutgefässe fast wie in einem zu $^3/_4$ geschlossenen Rohre verlaufen. Die Sinus der Dura enthalten zumeist flüssiges Blut und einige Cruormassen. Unter der Dura findet sich vermehrte klare Meningealflüssigkeit. Die Gyri sind (an der Convexität besonders hervortretend) abgeplattet, die Pia zeigt eine ganz geringe Gefässfüllung, erscheint über den Sulci grauweiss, dicker als normal, aber von glänzender Oberfläche. Die Gehirnsubstanz ist derb, trocken, sehr blass, die Rinde schmal, überall macht sich eine gleichmässige Consistenz bemerkbar. Nirgends zeigen sich Blutungen.

Placenta hat ein Gewicht von 550 g.

Die Nabelschnur seitlich inserirt, ödematös, die Randstelle des Ansatzes der Eihäute an die Placenta ist verdickt, stellenweise bleistiftstark, gelbweiss. In den Eihäuten findet sich eine taubeneigrosse Blutansammlung. Die Placenta selbst zeigt völlig normales Aussehen.

Die Section des 2530 g schweren Kindes männlichen Geschlechts ergab normale Verhältnisse.

Die mikroskopische Untersuchung an frischen Schnitten der Niere zeigte ebenso, wie die der Leber, diffuse Verfettung der Epithelien, stellenweise mit starker Degeneration. In der Leber des öfteren Gallenpigmentkörner im Centrum der Läppchen.

An gehärteten Präparaten ergab die Untersuchung der Nieren ausgedehnte Blutergüsse im Kapselraume der Glomeruli, die theils halbmondförmig, dem zusammengedrückten Gefässknäuel fest anliegend, theils grösser, das ganze Lumen ausfüllend, angetroffen werden, so dass von den Kapillarschlingen nur noch geringe Reste übrig sind. Die Tubuli contorti sind desgleichen mit Blutmassen erfüllt, die sich bis in die gröberen Harnkanälchen fortsetzen. Die Epithelien derselben stark verändert, oft auf längere Strecken hin völlig nekrotisch, kaum noch als solche zu erkennen.

Neben diesen Veränderungen findet man noch ältere Entzündungsprocesse in der Rindenschicht mit Atrophie der Glomeruli und narbiger Schrumpfung des Zwischengewebes in der Umgebung der Gruben und Furchen auf der Oberfläche. In den Gefässen findet man häufig grosse, annähernd kubische epitheloide Zellen, die meist zu mehreren in Gruppen gelagert, an Nierenepithelien erinnern.

Leber: Die oben erwähnten dunkleren Flecke unter der Oberfläche sind bedingt durch eine starke Blutfüllung der Capillaren. Im Centrum der Acini sind die Leberzellen zum Theil stark verfettet, erfüllt mit reichlichen braungelben Körnchen (Gallenpigment!).

Blutungen im Leberparenchym sind nur sehr vereinzelt und nach Durchsicht zahlreicher Präparate anzutreffen. Dieselben sind jedoch auch dann nur von geringer Ausdehnung. Auch lassen sich heerdweise Necrosen des Lebergewebes nirgends auffinden, vielmehr ist dasselbe überall von vollkommen gleichem Aussehen und leicht und deutlich färbbar. In einigen Gefässen sind auch hier Leberzellen inmitten des Blutes zu constatiren.

Uterus: Zahlreiche Schnitte ergeben stets das Bild des frisch entbundenen Uterus ohne weitere Veränderungen. In einigen Präparaten bemerkt man auffallend grosse länglichrunde Zellen mit zahlreichen Kernen in den tieferen venösen Hohlräumen, so dass ein Uebertritt dieser

Gebilde — welche den anderweitig beschriebenen „Placentar-Riesenzellen" entsprechen dürften — in die Blutbahn naheliegt. Letztere Annahme wird gestützt durch die Befunde an den

Lungen: Hier finden sich in einzelnen Capillaren die gleichen Zellen allein oder zu mehreren zusammen tretend. Jedoch sind derartige Zellen durchaus nicht häufig, vielmehr bedarf es zu ihrer Auffindung erst der Durchsicht einer ziemlich grossen Zahl von Präparaten. Im übrigen zeigen die Lungen kleine frische hämorrhagische broncho-pneumonische Heerde. Gefässverstopfungen wurden nicht nachgewiesen. Die Untersuchung der Placenta und des Gehirns ergab nichts Bemerkenswerthes.

Fall 4. C. P., 20 J., s. 2. 1. 97.

Mittelgrosse, kräftig gebaute, gut genährte weibliche Leiche.

Die Brustorgane erscheinen bis auf eine starke venöse Hyperämie beider Lungen und vereinzelte punktförmige Hämorrhagien unter der Pleura pulmonalis ohne Veränderungen.

Nach Eröffnung der Bauchhöhle zeigte sich, dass die Längsachse des Körpers und des Uterus einen spitzen Winkel von etwa 40° miteinander bilden. Der Fundus uteri ist in seiner ganzen Fläche von der Unterfläche der Leber und Gallenblase bedeckt, an der linken Seite liegt der Rest der Leber dazwischen, der linke Rand des Fundus liegt etwas lateralwärts von der Medianlinie und wird flankirt von dem fast senkrecht darüber gehenden Colon transversum. Letzteres schlägt sich aber in der vorderen Axillarlinie schlingenförmig um, läuft mit dem absteigenden Schenkel fast parallel und verliert sich nach oben und links im linken Hypochondrium. In der Oberbauchgegend sieht man nur einen ganz kleinen Abschnitt der Leber, deren Gewebe durch helle Lehmfarbe auffällt. Ihr linker Lappen überdeckt den Magen so vollständig, dass von ihm keine Spur gesehen werden kann.

Milz 12,5 : 8,5 : 4 cm. Pulpa mässig vorquellend, dunkelblauroth, Follikel undeutlich.

Beide Nebennieren klein, von normaler Beschaffenheit.

Beide Nieren nicht vergrössert (10,6 : 6,7 : 2,7). Kapsel leicht abziehbar, Oberfläche hell lehmfarben, im Ganzen glatt, dazwischen vereinzelte theils gruben-, teils trichterförmige Einsenkungen. Auf dem Durchschnitt erscheint die Rinde deutlich verschmälert, wenige Millimeter breit, die Columnae Bertini dagegen kaum vermindert, beide gleichmässig grau gefärbt, sich scharf abhebend gegen die dunkelrothen Markkegel. Kelche und Becken links mässig, rechts weit stärker erweitert. Der linke Ureter kaum auf das Doppelte, der rechte auf Bleistiftdicke erweitert. Auch sind rechts einige Kelche so stark abgeflacht, dass ihre Contour zur Oberfläche concentrisch, hie und da sogar concav verläuft.

Im Harnblasengrunde ist noch etwas Urin enthalten.

Scheidenschleimhaut blassbläulich, Muttermund für die Fingerspitze eben durchgängig, aus demselben hängt ein Schleimpfropf heraus.

Die Leber (28,5 : 18, im rechten 10,4, im linken, dicker rechts 10,6, links 2,1—4,7). An der Oberfläche des oberen Theiles des rechten Lappens nimmt man eine schwache bläulichrothe Sprenkelung wahr, ähnlich an der unteren Fläche des linken, jedoch weder von Dellen-Bildung, noch von weicher Consistenz begleitet.

Ein dicht unter der Oberfläche angelegter Parallelschnitt legt bereits ein Gewebe frei, welches für das blosse Auge in nichts von dem üblichen Aussehen abweicht. Man sieht ungewöhnlich deutliche Muskatnusszeichnung, wobei im Centrum jeweils ein grober, grünlichbrauner Fleck sichtbar wird, umringt von hellgraugelbem Gewebe. Aber auch die Pfortaderverzweigungen sind als feinste Pünktchen deutlich unterscheidbar. Im Ganzen ist der Blutgehalt der Leber geringer als normal, indem auch den dunkleren centralen Flecken jede Beimischung von Roth mangelt. Consistenz der Leber ist schlaffer als normal.

Gehirn: Im vorderen Theile des linken Streifenhügels ein erbsengrosser, himbeerroth gefärbter Heerd, in dessen Bereich das Gewebe leicht gescheckt aussieht. Er setzt sich sehr scharf gegen die blasse graue Substanz ab; weder an der symmetrischen Stelle des rechten Corpus striatum, noch an irgend einer anderen Stelle der centralen Ganglien ist ein derartiger Heerd wahrzunehmen, sondern nur grosse Blässe.

Mikroskopischer Befund: Die Leber zeigt relativ wenig Veränderungen, hauptsächlich Verfettung der Leberzellen, besonders stark ausgeprägt im Centrum der Acini; daneben sieht man geringe Ansammlung rother Blutkörperchen, hie und da Gallenpigmentkörper.

Schwer betroffen sind die Nieren: Ausgedehnte fettige Degeneration der Rindenschicht, insbesondere der Epithelien der Tubuli contorti und weiterhin auch der geraden Harnkanälchen. Die Glomeruli geschrumpft, zum Theil ganz verödet, enthalten Exsudationen im Kapselraume. An den schon mit blossem Auge bemerkbaren tiefen Einsenkungen der Rinde findet sich ein faseriges narbenähnliches Gewebe, das bis in die Pyramidenzone hinabreicht. Die geraden Harnkanälchen erscheinen fast durchweg bis zu den Pyramidenspitzen hinab ausgefüllt mit Cylindern.

Im Herzmuskel sind nur vereinzelte Muskelbündel verfettet, daneben kleinere heerdförmige Blutungen.

Fall 5. A. G., 39 J., s. 8. 2. 97.

Herz von normaler Grösse, Muskulatur zeigt fleckweise Verfettung.

Die linke Lunge ist an ihrer Spitze der Pleura costalis fest adhärent; die Oberfläche lässt im Unterlappen stark geblähte prominirende Lobuli erkennen. Das Gewebe fühlt sich bis auf die Spitze und eine cirumscripte Partie an der Basis absolut luftleer an. Diese an der Basis gelegene Partie, welche mehrere Lobuli einnimmt, zeigt eine stärkere Injection an der Pleura und ihrer Grenze, prominirt leicht und zeigt auf dem Schnitt ein mehr graurothes Aussehen. Sie entleert an einer scharf umschriebenen Stelle rahmigen gelben Eiter, der aus einer hanfkorngrossen Höhle zu dringen scheint. Aehnliche solche bis erbsengrosse Heerde finden sich auch noch in nächster Nachbarschaft und zeigen im Centrum den stark erweiterten Bronchus. Die graue bis graurothe Schnittfläche der Lunge ist äusserst trocken; nur auf starken Druck entleert sich aus den Bronchien zähes, eiterähnliches Secret und aus den Gefässen eine minimale Menge von Blut. Die schon beschriebenen Heerde der Lunge sind ausschliesslich auf den Unterlappen nahe der Basis beschränkt. Im Oberlappen ist die Spitze in ein schwieliges grauschiefriges Gewebe umgewandelt, in dem man eine etwa hanfkorngrosse kreidige Partie findet.

Die rechte Lunge im Bereiche des Mittellappens durch einige Bindegewebsstränge der Pleura adhärent, zeigt ebenfalls stärker gelbliche Partien im vorderen Rande des Ober- und Unterlappens und auch des Mittellappens. Bis auf einige ältere flache Verdichtungen an der Spitze zeigt das Gewebe des Oberlappens und auch des Mittellappens sich durchsetzt von derb anzufühlenden, etwa hanfkorn- bis erbsengrossen Heerdchen, die sich auf der Schnittfläche als erweiterte Bronchien, umgeben von schwarzrothem luftleeren Gewebe, erweisen. Besonders häufig sind diese Heerde im Mittel-, weniger im Unterlappen. Die Bronchien sind hier ebenso, wie links, stark erweitert, mit zäh haftendem eiterähnlichem Secret angefüllt, ihre Schleimhaut blass, etwas geschwollen; Bronchialdrüsen etwas vergrössert, schwarz pigmentirt.

Kehlkopf und Bronchien zeigen äusserst blasse Schleimhaut, sonst keine Veränderungen. Schleimhaut des Pharynx bläulichblass, Oesaphagusschleimhaut sehr blass, sonst normal. Die Halsgefässe blutleer.

Die Bauchdecken sind ziemlich dünn, Muskulatur von rother Farbe.

Bei Eröffnung der Bauchhöhle überragt die Leber den Rippenbogen nicht, der stark aufgetriebene Magen schneidet mit der unteren Grenze des Rippenbogens ab. Lufthaltige Dünndarmschlingen finden sich nur im linken Hypochondrium vom Netz überlagert. Das Coecum ist stark gebläht, von ihm aus ziehen bindegewebige Stränge am Peritoneum parietale nach dem Colon ascendens. Peritoneum parietale namentlich an den vorderen Bauchdecken beträchtlich verdickt, der Uterus etwa kindskopfgross, reicht bis zum unteren Rande des Nabels und überlagert mit seinem Fundus den Eingang zum Becken fast total. Er ist mit seiner linken Kante etwas nach vorn gedreht. Lage der übrigen Baucheingeweide normal.

Leber etwas verkleinert, zeigt über dem rechten Lappen eine geringe Fältelung der Oberfläche an der Kuppe, stärker am Rande des linken Lappens, wo die Oberfläche fast körnig aussieht. Parallel dem unteren Rande des rechten Lappens verläuft eine breite Furche, die einen 5 mm breiten Lappen leicht abschnürt und in der der Kapselüberzug mächtig verdickt ist. Sonst ist die Leberoberfläche graublassroth, bedeckt von zahlreichen lichteren, ins Gelbliche spielenden und zahlreichen rothen Heerden. Letztere sind bald stecknadelkopfgross, bald etwas grösser, einzelne dicht gedrängt, z. Th. confluirend in besonders reichlicher Anzahl über der oberen Fläche des rechten Lappens und am Lobus Spigeli, weniger reichlich auf der unteren Fläche.

Die Schnittfläche der Leber hat ein graubraunes, etwas grünlich schimmerndes Aussehen und zeigt deutlich erkennbare Acini, die im Centrum mehr bräunlich, nach der Peripherie zu mehr grau aussehen. Ab und zu sieht man blassvioletrothe, etwa einen Leberacinus einnehmende Heerde inmitten des Parenchyms. Einschnitte auf die oben beschriebenen rothen Heerde der Leberkapsel zeigen ein stark injicirtes Gefäss, umgeben von mattviolettrothem Hofe, ähnlich den wenigen Heerden, die im Parenchym zu sehen sind.

Grösse der Leber: 8 : 17, 12 : 16, $4^1/_2$: 7 cm.

Linke Niere klein, 10,5 : 3 cm, Kapsel leicht abziehbar. Die blassrothe Oberfläche ist bedeckt von zahlreichen, ziemlich tiefen Narben, die stark injicirt sind und stellenweise ein weissliches, schneeig glänzendes Centrum besitzen. Das übrige Gewebe erscheint leicht granulirt, seine Consistenz ziemlich derb, dabei lappig.

Auf der blassrothen Schnittfläche zeigt sich in einzelnen Bezirken eine deutliche Verschmälerung der Rinde (3 mm), deren breitester Durchmesser überhaupt nur 5 mm beträgt. Die Papillen setzen sich nur wenig scharf von der Rinde ab und zeigen an den Spitzen eine feine, glänzend weisse Streifung. An dieser Niere, wie an der rechten bemerkt man in grosser Anzahl leicht granulirende, unregelmässig begrenzte Heerde, die auf dem Durchschnitt wie aus kleinen grauweissen Knötchen und Streifen zusammengesetzt erscheinen und in welchen sich ein stark injicirtes Gefäss findet. Im übrigen bietet die rechte Niere dasselbe Bild wie die linke

In beiden Nierenbecken sieht man ganz vereinzelte kleine Blutungen.

Milz ist leicht vergrössert, von ziemlich derber Consistenz und blassrother Schnittfläche, in welcher die folliculäre Zeichnung deutlich hervortritt. Die Schleimhaut des Dickdarmes ist hochgradig blass, von einzelnen lebhaft injicirten Partieen unterbrochen.

Dünndarmschleimhaut ebenfalls sehr blass, zeigt sonst keinerlei Besonderheiten, namentlich sind nirgends Narben zu finden. Nur im Jejunum finden sich, besonders auf die Höhe der Falten beschränkt, mehrfach petechiale Blutungen in einer Strecke von etwa 75 cm. Das sehr lange, verhältnissmässig fettreiche Mesenterium zeigt vereinzelte, bis kirschgrosse unregelmässige harte Drüsen.

In der contrahirten Blase findet sich nur sehr wenig trüber Urin, ihre Schleimhaut ist blass ohne Veränderungen

Introitus vaginae sehr weit, die Wand durchsetzt von kleinsten Blutungen. Der äussere Muttermund bequem für 5 Finger durchgängig; sein von tiefen Furchen, und an der vorderen Wand auch von einzelnen flachen Einrissen, durchsetztes Gewebe zeigt sich hochgradig ödematös durchtränkt; die Drüsen sind hier als erweiterte, stark stecknadelkopfgrosse und noch grössere, mit klarem Inhalt erfüllte Cysten erkennbar. Nach dem Cervikanal zu ist die Schleimhaut bläulich roth, von grauen Falten und Buckeln bedeckt.

Länge des Uterus vom äusseren Muttermund bis zum Fundus 25 cm, wovon 15,5 auf die Entfernung zwischen letzterem und dem inneren Muttermund fallen; seine Breite dicht unter der Abgangsstelle der Tuben 14 cm, die Dicke der vorderen Wand 2,7 cm, am Fundus etwa 2 cm. Das erweiterte Cavum uteri ist erfüllt von locker anhaftenden Blutgerinnseln, nach deren Entfernung an der hinteren Wand die Placentarstelle sichtbar wird. Hier erscheint die Uteruswand unregelmässig höckrig, von kleinen Blutungen durchsetzt, mit feinen Membranen und Flocken, oder mit Blutgerinnseln bedeckt Diese Veränderungen greifen auf die Vorderwand des Uterus über; der übrige Theil desselben, namentlich die Vorderwand und die beiden Kanten, zeigen eine ausgesprochene Grünfärbung der Schleimhaut, und zwar sieht sie eigenthümlich gefältelt und gekörnt, z. Th. cystisch emporgehoben aus und es lässt sich überall eine grüne, leicht zerreissliche Membran von der Uteruswand abheben. Der Cervikalkanal ist gänzlich frei von derartigen Auflagerungen.

Beide Ligg. rotunda sieht man als etwa bleistiftstarke Stränge aus der Uteruswand hervortreten.

Das rechte Ovarium ist hochgradig atrophisch und wird nur bei Emporheben der Peritonealfalte in seiner Configuration erkennbar. Auch das linke Ovarium ist klein und enthält ein etwa erbsengrosses Corpus luteum.

Die mikroskopische Untersuchung am frischen Schnitte lieferte folgendes Resultat:

Die Nieren zeigen eine äusserst feinkörnige Verfettung in den Tubul. contorti, welche auf einzelne Tubuli beschränkt, so hochgradig wird, dass diese ein direct schwarzes Aussehen bieten. In gleicher Weise finden sich an einzelnen geraden Harnkanälchen die Epithelien verändert. Die oben beschriebenen grauweissen Heerde in den Nieren erweisen sich als Infiltrate von Rundzellen, Epitheloid- und Riesenzellen mit beginnender Verkäsung.

Die Leber lässt nur wenig von Verfettung erkennen, ihre Zellen enthalten besonders stark in der Umgebung der Venae centrales grobkörniges, braungelbes Pigment; das Protoplasma der Zellen zeigt eine Trübung, welche auf Zusatz von Essigsäure schwindet.

An gehärteten (Sublimat-Alkohol-Müller-) Präparaten zeigen sich ausgedehnte ältere Schrumpfungsprocesse in den Nieren. Die Glomeruli sind hier bis auf $^1/_3$ ihres gewöhnlichen Umfanges reducirt, zum Theil ganz geschwunden, so dass sie in einigen Gesichtsfeldern gänzlich vermisst werden. An den noch erhaltenen sieht man Exsudate im Kapselraum, mit starker Compression des Gefässknäuels, Schwund der Kerne und Verfettung an den Capillarzellen. Die Epithelien der gewundenen und geraden Kanälchen bieten alle Stadien der Degeneration bis zur völligen Nekrose dar, während das Lumen unregelmässig erweitert, verzerrt und von Gerinnungsmassen erfüllt ist, denen Zelltrümmer, den abgestossenen Epithelien entstammend, beigemischt sind. Derartige Ausfüllungsmassen sind bis in die Pyramidenregion hinab in den grösseren Sammelröhren zu verfolgen. Hie und da erscheinen auch Blutungen im Parenchym, ferner in mehreren Stellen kleinzellige Infiltrationsheerde, um bindegewebige Stränge herum angeordnet, welch letztere radiären Verlauf zeigen.

In der Rindenschicht, sowie in den Pyramidenspitzen tritt heerdweise Kalkablagerung auf.

Der Herzmuskel zeigt ausgedehnte Verfettung, daneben kleine Blutungen zwischen den einzelnen Muskelzügen eingestreut. Auffallend sind eine Anzahl unregelmässiger Heerde, die bei Hämatoxylinfärbung als undeutlich begrenzte, tief dunkelblaue Flecken hervortreten. Dieselben erweisen sich als Kalkablagerungen. In ihrer nächsten Umgebung trifft man kleinzellige Infiltrationsheerde.

In der Milz sind ausser vereinzelten Blutungen innerhalb der Follikel, sowie in ihrer Peripherie, keine Veränderungen wahrzunehmen.

Bei der mikroskopischen Untersuchung der Leber fallen die oben genannten graugelblichen Heerde schon durch ihre blasse Färbung, gegenüber dem scharf tingirten (Hämatoxyl.-Eos.) übrigen Leberparenchym auf. Sie nehmen meist einen Acinus oder noch dessen anliegende Nachbarschaft ein. Hier sind die Leberzellen zum grössten Theile stark degenerirt, kaum noch färbbar, kernlos und nach der Mitte der Heerde zu als detritusähnliche körnige Masse zerfallen. An solchen Stellen erscheint zwischen den Leberzellen Blutanhäufung sowie Körner und Schollen von Gallenpigment. An den Blutgefässen sind gröbere Veränderungen nicht wahrnehmbar; im Lumen einiger finden sich neben rothen und weissen Blutkörperchen Leberzellen einzeln und in Gruppen gelagert. Thrombenbildungen konnten auch bei Durchsicht einer Menge von Präparaten nicht beobachtet werden, auch sind die erwähnten necrotischen Heerde nur vereinzelt und erst nach Durchmusterung einer grösseren Anzahl von Objecten anzutreffen.

Die Lungen zeigten die schon erwähnten Veränderungen. Leberzellen-Embolien wurde nicht gesehen, jedoch in einigen Bildern vereinzelte sehr grosse Zellen mit unregelmässigen gelappten, Kernen, welche den anderweitig beobachteten „Knochenmarksriesenzellen“ entsprechen dürften.

Fall 6. P. L., 23 J., s. 22. 2. 98.

Herz von gewöhnlicher Grösse, die Muskulatur zeigt stellenweise deutliche Fettzeichnung.

Die linke Lunge zeigt geringes Emphysem im Oberlappen und an der Lingula, auf dem Durchschnitt ist das Lungenparenchym von hellrother Färbung, Luftgehalt vermindert. Im oberen Theile des Unterlappens ist es derb, infiltrirt von der Schnittfläche ergiesst sich reichlich blutigschaumige Flüssigkeit.

In der rechten Lunge ist sowohl im Ober- wie im Unterlappen

eine Verdichtung des Parenchyms bemerkbar, welches sich derb, infiltrirt, anfühlt; hier ist der Luftgehalt sehr herabgesetzt.

Tracheal- und Bronchialschleimhaut geröthet, mit schaumigem Secret bedeckt.

Bei Eröffnung der Bauchhöhle wölben sich die stark geblähten Dünndarmschlingen vor. Im Becken ragt der 18 cm lange und 12 cm breite Uterus bis zur Verbindungslinie der beiden Spinae il. a. sup. empor. Er steht schräg zur Längsachse des Körpers nach links hinübergewandt, um seine eigene Längsachse gedreht, so dass die rechte Tubenecke nach vorn gerichtet ist. Die Lage der übrigen Bauchorgane ist ohne besondere Veränderungen. Das Peritoneum ist überall vollkommen intact.

Die Milz (12 : 9 : 3 cm) zeigt glatte Oberfläche, auf dem Durchschnitt blauröthliche Färbung, Trabekel und Follikel deutlich sichtbar.

Leber nicht vergrössert (grösster Breitendurchmesser 29 cm, grösster Tiefendurchmesser des rechten Lappens 20 cm, des linken 13 cm, Dicke rechts 7,5 cm, links 4,3 cm). Oberfläche glatt und glänzend, von durchweg hellgelber Farbe; nur am äusseren vorderen Rande des rechten Lappens finden sich unter der Serosa durchschimmernd unregelmässige dunkelrothe Punkte in das Gewebe eingestreut. Auf dem Durchschnitt ist das Parenchym von hellgelber Farbe, die acinöse Zeichnung ohne Besonderheiten. Blutungen sind im Leberparenchym auch auf einer grossen Reihe von Durchschnitten nicht zu finden.

Gallenblase ist strotzend gefüllt mit dunkelgrüner, ziemlich dickflüssiger, schleimiger Galle, die sich bei Druck auf den Fundus im Strahle aus dem Ductus choledochus entleert. Beide Nebennieren normal.

Linke Niere (11 : 7 : 3,6 cm), die rechte annähernd gleich gross, Nierenbecken beiderseits erweitert; Oberfläche der Nieren glatt, Kapsel leicht abziehbar. Farbe der Oberfläche gelbröthlich, Schnittfläche: auf dem Durchschnitt erscheint die Rindensubstanz abwechselnd weissgelblich und gelbröthlich gestreift, Pyramiden dunkelblauroth. Bei mikroskopischer Untersuchung findet man sehr starke diffuse Fettdegeneration der Rindensubstanz, besonders scharf ausgeprägt in den Schleifenschenkeln und Tubulis rect.

Beide Ureteren zu Kleinfingerstärke erweitert, die Venae spermat. zu dicken, prall gefüllten Strängen ausgedehnt.

Harnblase ziemlich stark gefüllt, im Fundus einzelne Schleimhautblutungen. Im Uebrigen ist die Schleimhaut blass.

Der Uterus wird in gewöhnlicher Weise eröffnet, er misst vom Cervix bis Fundus 20,2 cm, grösste Breite im Fundus 22 cm; pathologische Veränderungen an dem Organ nicht zu constatiren.

Die übrigen Organe, sowie das ausgetragene Kind, erschienen von normalem Aussehen.

Die mikroskopische Untersuchung der Nieren zeigt neben Verfettung der Epithelien und kleinen Hämorrhagien, starke Schrumpfung einzelner Glomeruli, mit Verkalkung bis zu völliger Atrophie, die Bowman'sche

Kapsel ist alsdann erfüllt von homogenen Gerinnungs-Massen, die häufig Kalkkonkremente enthalten.

Desgleichen wird auch stellenweise Schwund der Epithelien der geraden Harnkanälchen beobachtet, deren Lumen mit Blutkörperchen-Cylindern gefüllt ist. In den Papillenspitzen finden sich hier und da Verkalkungsheerde.

In der Leber sieht man neben geringer fettiger Degeneration der Leberzellen vereinzelte Hämorrhagien zwischen einzelnen Zellbalken. Grössere Blutungen oder nekrotische Heerde wurden nicht beobachtet.

In den Lungen sind nur an den verdichteten Stellen kleine bronchipneumonische Heerde, sonst keine Veränderungen bemerkbar.

Die vorstehende Untersuchung lehrt nun, dass sämmtliche der angeführten Eclamptischen an Nierenerkrankungen gelitten hatten und diese Organe weitaus die schwersten Veränderungen zeigten.

Ausserdem ergiebt die vorangehende Schilderung bei einem Theil der Fälle Blutungen und Nekrosen in der Leber, sowie, wenn auch nur selten, Verschleppungen von Leber- und Knochenmark-Riesenzellen. Schliesslich wurden auch Blutungen im Gehirn angetroffen.

Dagegen wurden Erkrankungen der Placenta oder des Kindes nirgends gefunden.

Es wird nunmehr die Aufgabe des folgenden Abschnittes sein, die näheren Beziehungen dieser anatomischen Befunde einzelner Organe zu dem Krankheitsbilde zu untersuchen.

Wie schon hervorgehoben, bildete die Affection der Nieren den Mittelpunkt der Obduktions-Befunde. Es soll daher dieses Organ zunächst hierbei Berücksichtigung finden.

Im Hinblick darauf, dass alle die vorhergenannten Autoren durchweg eine schwere Affection der Nieren im engsten Zusammenhange mit den eclamptischen Zuständen beobachtet haben, drängt sich die Frage auf, welche Eigenthümlichkeiten das klinisch-anatomische Bild dieser Nephritis darbiete Denn auch diejenigen, welche der Eclampsie einen wesentlich renalen Ursprung zuschreiben, leugnen doch nicht, dass die sie begleitenden Symptome von denen der Urämie in mancher Beziehung abweichen.

So ergiebt die Prüfung des Harns grosse Verschiedenheiten sowohl in Bezug auf seine tägliche Menge (Oligurie bis gänzliche Anurie), als auch seine körperlichen Beimengungen. Hier wurden Cylinder (epitheliale und hyaline), ferner häufig Blutkörperchen in fast allen Fällen beobachtet. Ebenso oft ist die Anwesenheit von Albumen, meist in hohen Procentzahlen, constatirt.

Die Symptome dieser Nierenerkrankungen äussern sich in Erbrechen, Oedemen, Benommenheit bis zu tiefem Coma, schliesslich in für das ganze Krankheitsbild charakteristischen Convulsionen, deren Häufigkeit grossen Schwankungen unterworfen ist: also Symptome, welche man sonst schwere parenchymatöse Nephritiden begleiten sieht.

Bei der anatomischen Untersuchung indess überrascht die grosse Mannichfaltigkeit der Befunde:

Zunächst kaum vergrösserte Nieren mit glatter Oberfläche, bis zu Hämorrhagien sich steigernde Hyperämien im Parenchym, dem Nierenbecken und den Ureteren. Daneben ödematöse Schwellung des allgemein anämischen Parenchyms, verbunden mit beträchtlicher, zuweilen das Doppelte der normalen Maasse erreichender Vergrösserung des Gesammtorgans.

Ausser diesen Zeichen einer acuten Nierenentzündung sieht man aber auch geschrumpfte Nieren mit cystischer Degeneration und starker Verkalkung der Glomeruli und geraden Harnkanälchen, also Organe, in denen es sich zweifellos um das Recidiv eines Leidens handelt, welches sie schon früher heimgesucht hatte. Dem entsprechend ist auch das mikroskopische Bild bei den einzelnen Fällen ein sehr wechselvolles: Meistens frische Glomerulo-Nephritis mit schweren Parenchymveränderungen, Trübungen der Epithelien, theilweise ausgedehnte Verfettung derselben (Leyden), andererseits völlige Nekrose der Epithelien (von Schmorl in 17 Fällen beobachtet) und als charakteristisches Merkmal der Eclampsie - Niere hervorgehobene Verstopfungen der Glomerulusschlingen zum Theil durch Parenchymzellenembolien, sowie Exsudationen im Kapselraume der Gefässknäuel und der Harnkanälchen sind von mehreren Beobachtern erwähnt. Klebs[1]) sah Kernschwund in den Epithelien der gewundenen

[1]) Klebs: Ziegler's Beiträge, Bd. III, 1888.

und geraden Harnkanälchen, ähnlich dem mikroskopischen Befunde bei der Cholera-Niere. Von Schmorl sind noch hyaline Thromben in den Vasa recta (als wandständige Ablagerungen) von Blutplättchen, stellenweise vermischt mit Leberzellen, beschrieben. Zahlreich sind endlich ältere Infarkt-Narben, sowie schwere Schrumpfungsprocesse als Residuen früherer Nephritiden oft mit frischen, erst mit der letzten Gravidität entstandenen Entzündungsheerden erwähnt.

Entsprechend dieser ausserordentlichen Mannichfaltigkeit der Nierenaffectionen bieten auch in den meiner Untersuchung zu Grunde gelegten 9 Fällen die Nieren die auffallendsten Verschiedenheiten in ihrem anatomischen Verhalten dar, wie in der vorangehenden Darstellung ausführlich geschildert wurde (S. 193—214).

Gleichfalls schwere Läsionen eines der für den gesammten Stoffwechsel wichtigsten Organe haben Untersuchungen Eclamptischer in neuester Zeit eingehend berichtet, nämlich Affectionen der Leber, zumal sie auch für die weiterhin zu erörternde Verschleppung zelliger Elemente sorgfältig in Betracht zu ziehen sind. Dieselben sollen im Folgenden erörtert werden.

2. Veränderungen an der Leber und die möglicherweise damit im Zusammenhange stehenden Zellverschleppungen.

Jürgens [1] beobachtete bei Krampfzuständen (Delirium tremens) Nekrosen des Leberparenchyms neben Verschleppungen von Leberzellen nach den Lungencapillaren. Klebs [2] gab zuerst eine ausführliche Schilderung von Veränderungen des Leberparenchyms bei der Eclampsie. Er sah bei eclamptischen Schwangeren die gelbe Atrophie der Leber, verbunden mit Blutungen im Parenchym derselben, welche sowohl subserös, als auch in den tieferen Gewebsschichten dieses Organs lagen, zum Unterschiede von der Phosphorleber, wo solche Hämorrhagien meistens oberflächlich gelegen sind.

[1] Jürgens: Berliner Klinische Wochenschrift 1886, S. 875.
[2] Klebs: Ziegler's Beiträge, Bd. III, 1888.

Mikroskopisch zeigten sich an diesen Stellen Blutergüsse, welche, zwischen den Leberzellen liegend, diese von einander drängen, die Leberzellbalken stellenweise durchbrechen, so dass hier die Leberzellen allseitig von rothen Blutkörperchen umgeben sind. Theilweise zeigen die einzelnen Zellen Kernnekrose. Ausser diesen Blutungen fanden sich Thrombenbildungen in den benachbarten Blutgefässen, fast ausschliesslich in den Pfortaderzweigen („autochthone Blutplättchenthromben"). Derartige ausgedehnte Blutungen waren bereits vorher von französischen Beobachtern in der Leber und dem Gehirn Eclamptischer beschrieben worden (Chenet und Quenu[1]), Molas[2]), Régy[3]). Auch bei späteren Untersuchungen sind sie als der Eclampsie-Leber eigenthümlich bezeichnet worden. Pilliet fand dieselben in 22 Fällen, auch Hecker schildert ausgedehntere Blutergüsse im Leberparenchym, denen auch später noch v. Winckel, Pfannenstiel, Révière und Favre begegneten Eingehend sind diese Leberveränderungen von Prutz[4]) behandelt. Er erwähnt als häufigen Befund bei der Eclampsieleber hämorrhagische Heerde im Parenchym und erklärt dieselben nicht als einfache Blutergüsse, sondern als Gewebsnecrosen. In 12 Fällen, welche Lubarsch einer genauen anatomischen Prüfung unterzog, fanden sich ebenfalls Blutungen und Necrosen, wie sie vorher beschrieben wurden, so dass die Anzahl der diesbezüglichen Berichte eine sehr grosse ist. In neuerer Zeit sind dieselben ergänzt worden durch die Arbeiten von Schmorl[5]). In allen untersuchten Fällen sah der genannte Autor Leberveränderungen, so zahlreich und ausgedehnt, dass dieselben bereits makroskopisch sichtbar waren.

[1]) Chenet und Quenu: Ecl. puerp. hémorrhag. visceral. (cerveau, fric.) Progrès méd. Paris 1877.

[2]) Molas: Contributions à l'étude des hémorrhag. liées à l'eclampsie. Paris 1877.

[3]) Régy: „Des hémorrhag. visceral. dans l'éclampsie puérpérale" Paris 1879.

[4]) Prutz: „Ueber diamet. Verhalten der Leber bei der Puerperal-Eclampsie." Königsberg 1892.

[5]) Schmorl: „Patholog.-anatomische Untersuchungen über Puerperal-Eclampsie." Leipzig 1893.

Die genauere histologische Beobachtung zeigte vorwiegend hämorrhagische und anämische Nekrosen, mit Blutergüssen zwischen den Leberzell-Gruppen, ähnlich der bereits erwähnten Schilderung von Klebs. Ferner ausgedehnte Thrombosen, meist der portalen venösen und capillären Gefässe, schliesslich Embolien von Leberzellen in den Gefässen der Leber selbst. Im Wesentlichen ähnliche Resultate boten die von Schlichting[1]) bearbeiteten Eclampsie-Lebern. Die erst in neuester Zeit veröffentlichten Befunde von Pels-Leusden[2]) zeigten ebenfalls Nekrosen des Leberparenchyms, wogegen Leberzell-Embolien auch bei genauester Untersuchung vermisst wurden.

Ehe auf die Ursachen dieser Leberveränderungen, sowie deren Bedeutung für die Krankheit selbst eingegangen werden soll, mögen die im hiesigen Institut erhobenen Leberbefunde, welche im Anfange ausführlich geschildert sind, kurz hervorgehoben werden.

Die Leber, welche dem ersten Falle zugehört, erschien äusserlich ohne auffallende Veränderungen, die genauere Durchsicht ergab nur eine leichte Verfettung der Leberzellen. In auffälligem Gegensatze hierzu steht gleich die nächste Beobachtung: (II. 31 jähr. I para, gravida VII mens, S. 201.) Hier bot die Leber schon äusserlich deutlich sichtbare Schädigungen des Parenchyms: Die Oberfläche roth gesprenkelt, diese rothen Flecken sind zu zierlichen landkarten- und blattartigen Zeichnungen angeordnet. Auf Durchschnitten erscheinen dieselben als zahlreiche im Niveau der Schnittebene gelegene dunkle Heerde. Diese haben deutliche acinöse Zeichnung, die Peripherie ist hell. Nur geringe Unterschiede in der Färbung sahen wir an der dritten Leber (35 jähr. Primipara S. 203.), indem sich auf der bräunlich-rothen Schnittfläche hier und da hellere, graurothe Stellen fanden. Aehnliche leichte Andeutungen heerdweiser Flecken bot die Leber des 4. Falles: es waren über die

[1]) Schlichting: „Pathol. Anat. d. Puerperal-Eclampsie."
[2]) Pels-Leusden: „Beitrag zur patholog. Anatomie der Puerperal-Eclampsie." Virchow's Archiv Bd. 142, S. 1.

ganze Schnittfläche bis stecknadelkopfgrosse, gelbe rundliche Stippchen vertheilt. Blutungen fehlten ganz. Einmal nur kam Icterus zur Beobachtung (Muskatnussleber Nr. V). Auch bei der sechsten Leber wurden so ausgedehnte Heerde vermisst, wie sie als Sectionsergebnisse von Anderen reichlich beschrieben wurden. Nur einmal konnten so schwere und zahlreiche Blutungen und Nekrosen gefunden werden, wie sie Schmorl constant getroffen hatte. Es ist dies die Leber der 17 jähr. I para in Nr. VII, welche gleich bei Eröffnung des Abdomens durch ihr Aussehen tiefgreifende Läsionen des Parenchyms andeutete. In der Beschreibung, welche Herr Dr. Balack von dem Sectionsbefunde gegeben, heisst es hierüber: „In dem gelbbräunlichen Gewebe erscheinen zahlreiche Stellen von dunkelmarmorirtem Tone, sie sind bald alleinstehend und etwa stecknadelkopfgross, bald wieder durch Zusammenfliessen mehrerer zu Strängen und rundlichen Flecken bis zu Markstückgrösse angeordnet.“

Bei der mikroskopischen Untersuchung wurden dieselben Blutungen und grösstentheils der Nekrose verfallenen Leberzellen, sowie grössere nekrotische Heerde gefunden, wie sie anderweitig genugsam beschrieben sind.

Unter vorstehenden 9 Fällen befindet sich also nur einer, wo in der Leber eine so tiefgreifende Läsion des Parenchyms zu konstatiren war, wie sie von mehreren Untersuchern als constantes Merkmal der Eclampsie-Leber angeführt wird. Im Hinblick darauf ist es sicher berechtigt, daran zu zweifeln, ob derartige Erscheinungen an der Leber als ein der Eclampsie specifischer anatomischer Befund anzusehen sind. Zu dieser Erörterung ist es unerlässlich, in Kürze auf die Frage nach der Ursache, bezw. dem anderweitigen Vorkommen derartiger Leberbefunde einzugehen.

In erster Linie wurde hier eine rein mechanische Schädigung der Leber angenommen, und zwar sollte dieselbe nach Klebs durch den Druck bewirkt worden sein, welchen die starken Muskelcontractionen der Bauchdecken bei den zahlreichen Krampfanfällen auf dieses Organ ausüben. Fernerhin machte man Gefässthrombosen für ein Zustandekommen der geschilderten Blutungen und weiterhin der Nekrosen im Leberparenchym verantwortlich. So fand Schlichting Blutplättchenthromben in den grossen Interlobularvenen und hyaline Thromben in den Capillaren der Leber. Die gleiche Veranlassung erwähnte Schmorl, nur wurden zur Entstehung der Thrombosen andere Ursachen angegeben, nehmlich Zerfallsproducte der Placentarzellen, oder aus Placentarerkrankungen stammende Toxine, welche Gerinnung und Verschluss in den betreffenden Gefässsystemen bewirken sollten. Eine directe Toxinwirkung führte Massen hierfür an, indem er eine Ueberladung des Blutes mit nicht neutralisirten Stoffwechselproducten als schädigendes Agens annahm („Eclampsie ist Toxaemie"), veranlasst durch Functionshemmungen des Leberparenchyms (Nekrosen), und somit die erwähnten Leberaffectionen als primäre Erkrankung hinstellte. Auch Pels-Leusden führt die Leberaffectionen auf einen toxischen (urämischen) Zustand zurück, und zwar in letzter Reihe auf die hierdurch bewirkten Gefässverstopfungen.

Diese verschiedenen Veranlassungen, welche von den einzelnen Autoren für das Zustandekommen der geschilderten Lebererkrankungen angegeben werden, weisen schon darauf hin, dass wir es hier nicht mit einem für die Eclampsie specifischen Symptom zu thun haben. Vielmehr finden wir derartige „hämorrhagische oder urämische Nekrosen" bei zahlreichen anderen Krankheitsprocessen im Organismus, so bei den verschiedensten Intoxicationen (Phosphor, Arsen), bei zahlreichen Infectionskrankheiten (Lebereiterungen, Cholera, Typhus, Tuberculose), schliesslich auch beim Scharlach, wie neuerdings Lubarsch gezeigt hat. (20jähr. Mann, Scharlach-Angina: acute hämorrhagische Nephritis mit Blutungen in der Leber).

Sie treten ferner bei Circulationsstörungen auf, wie solche bei Thrombosen der Lebervenen oder auch bei schweren Hindernissen des Blutabflusses entstehen, z. B. durch lang andauernde oder kurz hintereinander auftretende Krampfzustände (Chorea, Epilepsie, Delirium tremens). Bei diesen kommt noch ein anderes mechanisches Moment hinzu: Druckwirkung durch Contractionen der Bauchdecken- und Zwerchfellmuskulatur. Es sind Belege genug für die Annahme vorhanden, dass starke Compressionen seitens der Bauchdecken Leberläsionen bewirken können. Lubarsch sah bei Chorea solche auftreten, sogar mit Verschleppung der aus ihrem Verbande gelösten Leberzellen bis in das Herz und die Lungenvenen hinauf. Bei epileptischen Convulsionen sind die gleichen Erscheinungen beobachtet. Auch eine im hiesigen Institut zur Section gelangte Frau, welche im epileptischen Anfalle verstorben war, bot makroskopisch ausgedehnte, unregelmässige, landkartenartige, dunkelrothe Flecken, auf dem Durchschnitt graugelbe bis rothgelbe Heerde, besonders zahlreich in den oberflächlichen Schichten, jedoch auch noch im Innern sicher anzutreffen. Bei mikroskopischer Prüfung erinnerten dieselben lebhaft an die bei eclamptischen Lebern beobachteten Bilder: einzelne Stellen sind schon durch ihre blasse, fahle Färbung als Degenerationsheerde erkennbar; die Leberzellbalken sind durch ausgedehnte Blutergüsse von einander gedrängt, einzelne Zellen völlig zwischen den Blutkörperchenhaufen isolirt. Die Zellen selbst zeigen die gleichen Degenerationsstadien, wie sie oben mannichfach beschrieben wurden, so dass hier eine Läsion der Leber vorhanden ist, die mit der bei Eclampsie beobachteten anämischen oder hämorrhagischen Nekrose völlig übereinstimmt. Nach dem übrigen Sectionsbefunde können diese Veränderungen nur als traumatische Wirkung des heftigen Druckes aufgefasst werden, dem die Leber während der zahlreichen Convulsionen seitens der Bauchpresse ausgesetzt war. Die angeführten Beobachtungen lehren zur Genüge, dass die Blutungen und Nekrosen der Leber nicht charakteristisch für die Eclampsie sind, fehlen sie ja doch in einer Anzahl von Fällen gänzlich. Sie sind vielmehr Folge des eclamptischen Krankheitszustandes, bewirkt durch zahlreiche Compressionen des Organs während der Anfälle. Falls es in den Lebergefässen in Folge der Anwesenheit toxischer Substanzen im Blute bereits zu Gerinnungen gekommen sein sollte, ist es wohl selbstverständlich, dass sie Parenchymverletzungen begünstigen oder beschleunigen.

So verlockend es auch wäre, noch ausführlicher auf diese Frage einzugehen, so ziehe ich es doch vor, darauf jetzt zu verzichten, vielmehr die Aufmerksamkeit auf einen anderen Obductionsbefund zu lenken, welcher weit über den Rahmen der vorliegenden Krankheit hinaus Bedeutung und Berücksichtigung gefunden hat:

3. Verschleppungen von Parenchymzellen.

Es sind dies Metastasen von Zellen oder ganzen Zellverbänden aus den Nieren, der Leber, der Placenta und dem Knochenmarke in benachbarte Organe oder auch auf weitere Strecken hin bis in die Lungen und das Gehirn. Ein derartiger Transport vollzieht sich bald mit dem Blutstrome, bald auch in einer ihm entgegengesetzten Richtung.

Zuerst wurde die Aufmerksamkeit der Untersucher auf diese Befunde durch eine Beobachtung von Jürgens[1]) gelenkt. Er hatte bei einem an Delirium tremens Verstorbenen Embolien von Leberzellen im rechten Herzen und den Lungencapillaren gefunden und gab als Ursache hierfür die vorhin geschilderten Leberveränderungen an, auf Grund deren aus ihrem Zusammenhange losgerissene Leberzellen in die Venen eintreten könnten.

Eine Uebertragung derartiger Befunde auf das Gebiet der vorliegenden Untersuchungen geschah durch die Arbeiten von Klebs („Multiple Leberzellthrombosen")[2]): „Bei Schwangeren und Gebärenden kann unter Umständen ein Eintreten von Leberzellen in die Blutbahn stattfinden. Indem die in die portalen Lebergefässe eindringenden Leberzellen die Capillaren der Leber, Lungen, wie auch des Körperkreislaufs passiren, können sie in den entlegensten Gebieten des Körpers die gleichen Störungen hervorbringen." Er konnte derartige Leberzellen-Emboli auch in den Nieren auffinden, und zwar eingehüllt in Blutplättchen-Thromben im Lumen der Vasa recta. Eine ausführliche Darstellung dieser Zellverschleppungen, welche schon von Turner[3]) erwähnt wurden, giebt Lubarsch[4]), in-

[1]) Jürgens: Berl. Klin. Wochschr. 1886, S. 875.

[2]) Klebs: Ziegler's Beiträge 1888. Bd. III.

[3]) Turner: Transact. of the pathol. Soc. of London 1884.

[4]) Lubarsch: „Zur Lehre der Parenchymzellenembolie", Fortschritte der Medicin 1893, Bd. XI. Nr. 20, S. 805.

dem er drei Arten von Zellen hierfür angeführt, nehmlich Zellen aus der Leber, der Placenta und dem Knochenmarke. Die Leberzellembolien fanden sich in erster Linie bei schweren Traumen, welche das Organ getroffen hatten, und auch hier öfter gerade bei sehr ausgedehnten Gewebszerstörungen nur in sehr geringem Maase. Ferner wie im vorigen Abschnitt bereits angedeutet, bei Intoxicationen und Infectionskrankheiten.

Placentarriesenzellen sind in den Venen des Uterus, aber auch im rechten Herzen und den Lungencapillaren angetroffen worden.

Auch Schmorl beobachtete derartige Zellen in den Lungencapillaren und leitet sie von der Placenta her, und zwar hier „von den den Placentarzellen aufsitzenden vielkernigen, von Kölliker als Epithelknospen bezeichneten Zellen, die vom Blutstrome abgelöst, in die Lungen eingeschwemmt und hier gleichsam abfiltrirt werden, da sie wegen ihrer Grösse die Lungencapillaren nicht zu passiren vermögen." (S. 21.)

Im Gegensatze zu dieser Auffassung bezeichnet Aschhoff[1]) diese in den Lungencapillaren eingeklemmten sehr grossen Zellen mit stark vergrösserten, gelappten, sogenannten „sprossenden Kernen" als Knochenmarkzellen. Solche Embolien konnte er in sehr vielen (über 150) Fällen verschiedenster Krankheitsformen nachweisen (Eclampsie, Carcinome, Verbrennung, Nephritis, Leukämie, Pneumonie, Masern, Cholera, Diphtherie u. a. m.!), wogegen es ihm bei seinen Untersuchungen nicht gelang, in den Lungen Eclamptischer die von Schmorl beschriebenen Placentar-Riesenzellen zu finden. Das Vorkommen derartiger Zellen in der Blutbahn machte er nun vom Auftreten gewisser Substanzen abhängig, denen eine „chemotaktische Wirkung" zukommt.

Da er nun auch in den Lungencapillaren vorher ganz gesunder Menschen (Hingerichteter, Selbstmörder) derartige zellige Elemente, wenn auch in geringerer Anzahl, als bei

[1]) Aschhoff: „Ueber capilläre Embolie von riesenkernhaltigen Zellen." Virchow's Archiv. Bd. 134, S. 11. 1893.

den vorher erwähnten Krankheiten, nachweisen konnte, betonte er auch die Möglichkeit einer „physiologischen Ueberführung solcher Riesenkernzellen in das Blut." In diesem Jahre noch wurde diese Frage von Maximow[1]) bearbeitet und an einer grösseren Reihe von Thierexperimenten geprüft. Die Untersuchung zeigte, dass „unter gewissen pathologischen Verhältnissen, vorwiegend mechanischer Natur, in der Placenta, der Leber und dem Knochenmarke, in dem letzteren auch, wie es scheint, bei normalem Zustande, sich Zellen oder selbst ganze Zellverbände loslösen und von da mit dem Blute in die Lungenarterie gelangen können."

Besonders interessant für unsere Fragestellung ist die Thatsache, dass Maximow im Knochenmarke gerade schwangerer Kaninchen die grössten Mengen von degenerirenden Riesenzellen am häufigsten nachweisen konnte. Hierauf hat Lubarsch[2]) erst im letzten Bande dieses Archivs die gegenwärtigen Ergebnisse einer seit Jahren angestellten Versuchsreihe über Parenchymzellen-Embolie mitgetheilt. Nur einige Hauptsätze seien daraus angeführt: Allen Fällen von Parenchym- (Leber-, Nieren-, Placentar-)zellenembolie liegt eine Alteration des Knochenmarkes zu Grunde, welche „allmähliche Lockerung und Auflösung des Zusammenhanges des Knochenmarkgewebes bewirkt, wodurch dann die Verschleppung in die venöse Blutbahn und von da in die Lungenarterien ermöglicht wird." Sonach hat jede Parenchymzellen-Embolie eine secundäre Embolie von Knochenmark-Riesenzellen zur Folge.

In Anbetracht dieser Befunde sind schon seit längerer Zeit auch die im hiesigen Institute zur Section gekommenen Organe einschlägiger Fälle daraufhin untersucht worden. Zunächst sei ein 48jähr., bis dahin gesunder Kutscher erwähnt, welcher in Folge Ueberfahrens eine schwere Zerreissung der Leber erlitten hatte. Die mikroskopische Untersuchung eingebetteter Präparate zeigt ausgedehnte Blutergüsse inmitten des Leberparenchyms. Zwischen ihnen grössere

[1]) Alexander Maximow: „Zur Lehre von der Parenchymzellen-Embolie der Lungenarterie". Virchow's Archiv. Bd. 151. 1898.

[2]) Lubarsch: „Ueber Knochenmarksgewebe-Embolie. Virchow's Archiv. Bd. 151, S. 547. 1898.

Heerde nekrotischen Gewebes, woselbst die Leberzellen stark verfettet, zum grössten Theile zerfallen sind. In gröberen Aestchen der Pfortader finden sich Leberzellen, sowohl einzeln als auch in grösseren Gruppen zusammenliegend. In den Lungen sieht man zahlreiche Embolien von Fetttropfen in den einzelnen Gefässen über das ganze Gesichtsfeld zerstreut. Dagegen gelingt es nur in sehr vereinzelten Stellen einzelne oder mehrere Leberzellen aufzufinden, was in Anbetracht der ausgedehnten Parenchym-Zerstörung in der Leber auffallen muss, jedoch auch mit anderweitigen Beobachtungen übereinstimmt.

Ferner wurden die Organe zweier an Eclampsie im Krampfanfalle Verstorbener unter diesen Gesichtspunkten untersucht. Bei beiden zeigte die Leber eine auffallende Veränderung ihrer Farbe, indem die Oberfläche auf blassgelbem Grunde zahlreiche, sehr unregelmässig begrenzte, landkartenartige Flecken von hellrother bis tief dunkelblaurother Färbung aufwies. Bei der histologischen Untersuchung fanden sich flächenhafte Blutungen unter der Serosa, sowie heerdförmige Hämorrhagien im Parenchym zerstreut; daneben blasse, nekrotisch gewordene Stellen mit starker Verfettung und Zerfall der Leberzellen; also annähernd dasselbe Bild, wie es vorhin bei Eclampsie-Lebern beschrieben wurde. In den Lebergefässen war ebenfalls die Anwesenheit von Leberzellen zu constatiren, wogegen es nicht gelang, in den Lungencapillaren Parenchymzellen-Embolien nachzuweisen.

Zur genaueren Prüfung dieser Frage stellte ich Versuche an Thieren an. Zunächst wurden Hunden in der Leber Schnittwunden zugefügt und nachdem ich diese bald vernäht, die Thiere 48 Stunden später getödtet. Ferner wurde das Drüsengewebe nächst dem freien Leberrande mit den Fingern gequetscht und nach derselben Frist die Lungen der Thiere mikroskopisch untersucht, ebenso die Nieren, das Herz und Stückchen aus der Gehirnrinde. Die Ergebnisse sind in Kürze folgende:

Nur in einem Theile der betrachteten Präparate gelang es, Leberzellen zu finden, und zwar hauptsächlich in den grösseren Lebervenen einzelne Zellen, sowie auch ganze

Gruppen zusammenhängender Leberzellen. In den Lungen konnten weit seltener vereinzelte Leberzellen in den feineren Gefässästen konstatirt werden, in die rothen Blutkörperchenhaufen eingestreut. Dagegen war es nicht möglich, in den Nieren- oder Gehirngefässen etwas Aehnliches nachzuweisen. Gleiche Resultate erhielt ich bei Untersuchung von Kaninchenlungen, nachdem hier grössere Theile des Leberparenchyms (zum Studium der Regenerationsfähigkeit des Organs) mittelst Abschnürung entfernt waren.

Wenngleich sich die Zahl meiner Experimente mit der von Maximow erreichten Ziffer nicht zu messen vermag, so waren meine Ergebnisse doch übereinstimmend genug, dass ich glaubte, auf deren Fortsetzung verzichten zu dürfen. Ueberdies standen die inzwischen erschienenen vielseitigen Angaben Lubarsch's so sehr damit im Einklange, dass weitere Thierexperimente um so eher entbehrlich erschienen, als der genannte Autor noch weitere Mittheilungen darüber in Aussicht gestellt hat. Ausserdem ist im Vorhergehenden gezeigt worden, dass derartige Zellverschleppungen keinen für die Eclampsie als solche pathognomonen Befund darstellen. Vielmehr wird in allen auch noch so verschiedenen Krankheitszuständen, in deren Verlauf sich schwere Blutungen oder Nekrosen im Leberparenchym ereignen, stets ein Uebertreten der aus ihrem Zusammenhange losgerissenen Leberzellen in die Blutbahn nahegelegt sein und damit deren embolische Verschleppung. Insbesondere dürften hierfür die Zellen der Placenta geeignet sein, da gerade die zahlreichen mechanischen Läsionen, denen dieses Organ bei den Contractionen des Uterus und schliesslich im höchsten Grade bei seiner Lösung ausgesetzt ist, einen Eintritt von „Placentar-Riesenzellen“ in die weiten Uterusvenen sehr begünstigen werden. Ein Auftreten dieser Zellen in den Lungengefässen kann daher nicht als eine auffällige Erscheinung bezeichnet oder für gewisse Krankheitssymptome verantwortlich gemacht werden. Was schliesslich den Zusammenhang zwischen Eclampsie und Placentar-Erkrankungen anlangt, so hat der Mutterkuchen in unsern sämmtlichen Fällen normale Verhältnisse dargeboten. Andererseits fehlt es, wie bekannt, keineswegs an Beispielen schwerer Placentarveränderungen, ohne dass während der Schwangerschaft oder der Geburt jemals Krämpfe beobachtet wurden.

Im Anschluss hieran haben wir noch des Vorkommens von Fetttropfen in Nieren- und Lungengefässen Eclamptischer zu gedenken. Virchow hat auf diesen Befund zuerst hingewiesen und das Fett aus den bei zahlreichen Convulsionen gequetschten Bauchdecken hergeleitet (gegenüber der Annahme einer Verfettung der Glomerulus-Epithelien). Auch bei der 31jähr. M. T. (Fall 1, Gruppe II) wurden, wie auf Seite 192 erwähnt, in den Lungen- und Nierencapillaren reichlich Fetttröpfchen angetroffen.

Weitere diesbezügliche Untersuchungen, insbesondere das Thierexperiment, werden im Stande sein, hier noch die gewünschte Klarheit zu verschaffen.

Der Zweck der vorliegenden Erörterung erfordert es, noch auf einen letzten Befund einzugehen, der in einem Theile der obducirten Eclampsiefälle nicht ohne Bedeutung für das Gesammtbild des Krankheitsprocesses geblieben ist.

4. Veränderungen des Gehirns.

Bei Durchsicht der verschiedenen Sectionsprotocolle findet sich bei der Mehrzahl der Fälle Oedem der Pia mater und des Gehirns, sowie Blutungen in der Rinde und in der Marksubstanz desselben verzeichnet.

Das Oedem der Pia mater ist bei Schmorl, Pels-Leusden, sowie bei den früheren Beobachtern als häufigster Befund constatirt und wurde auch im grössten Theile der Anfangs geschilderten Sectionen nicht vermisst.

Weit seltener sind Blutungen oder Erweichungsheerde im Gehirn selbst.

Pilliet und Quenu erwähnen Hämorrhagien sowohl oberflächlich, als inmitten der Gehirnsubstanz, eine Beobachtung, die auch von Schmorl zahlreiche Belege erfährt, und zwar sind es öfter Blutergüsse in den Centralganglien, seltener in der weissen Substanz. Die mikroskopische Prüfung ergiebt in allen Gehirnen kleinste Hämorrhagien und Erweichungen, neben Gefässverstopfungen. Schmorl hält die letzteren in den Venen für autochthone Thromben, in den Arterien für aus den Lungengefäss-Thromben stammende Emboli.

Die der vorliegenden Abhandlung zu Grunde gelegten Obductionsbefunde boten gleichfalls eine Reihe mehr oder minder schwerer Gehirnaffectionen dar; so in Fall I, eine flächenhaft ausgedehnte Blutung auf der rechten Grosshirnhemisphäre, die sich nach der Fissura magna weiterhin fortsetzt. Auf dem Durchschnitt ist hier ein grösserer Erweichungsheerd sichtbar. Eine zweite Blutung zeigt sich in demselben Gehirn am Boden des dritten Ventrikels. In der Leber waren hier grosse Blutungen mit Zerstörung des Parenchyms vorhanden, so dass eine Verschleppung von Leberzellen nach den Gehirngefässen nicht abzuweisen ist. Zahlreiche punktförmige Hämorrhagien erscheinen auch auf der Convexität des Gehirns. Auch konnten vereinzelte Erweichungsheerde gefunden werden (z. B. im Corpus striatum sin.).

Die Aetiologie derartiger Blutungen im Gehirn oder in der Pia mater dürfte einerseits in embolischen Gefäss-Verstopfungen, andererseits in bedeutenden plötzlichen Steigerungen des Blutdruckes zu suchen sein, wie sie durch heftige convulsivische Anfälle hervorgebracht werden. Erweichungsheerde fand Schmorl hauptsächlich in solchen Fällen, bei denen die Anfälle längere Zeit (über 36 Stunden hinaus) gedauert hatten.

Schon der Umstand, dass derartige Beobachtungen am Gehirn Eclamptischer zu den Seltenheiten gehören, weist darauf hin, dass es sich hierbei um Nebenfunde handelt, eher auf Grund anderweitiger, besonders circulatorischer Störungen im Körper entstanden, die jedoch für die Entstehung der Krankheit nicht in Betracht gezogen werden können. Als directe Ursache hierfür wäre auf Gefäss-Verstopfung durch Zellembolien oder auf hochgradige Blutdrucksteigerung während der Krampfanfälle hinzuweisen.

Was hierbei die vorstehenden 9 Fälle betrifft, so konnten, wie aus den histologischen Untersuchungen zu ersehen ist,

Verstopfungen der Gehirncapillaren durch Parenchymzellen nirgends beobachtet werden.

Fragen wir nun, welche von den vorher geschilderten pathologisch-anatomischen Veränderungen am ehesten das Zustandekommen der eclamptischen Zustände erklären könnte, so sind wir auch bei sämmtlichen hier geschilderten 9 Patientinnen einer schweren Affection der Nieren begegnet. Hierauf gestützt, stehe ich nicht an, die Erkrankung der Nieren als wesentlichstes ätiologisches Moment des ganzen Krankheitsbildes zu bezeichnen. In der That hat dieses Ergebniss nichts Ueberraschendes, sobald wir uns nur die Eingangs erwähnte physiologische Albuminurie noch einmal in's Gedächtniss zurückrufen. Schon unter ganz normalen Verhältnissen wird bei 2 pCt. aller Schwangeren und Gebärenden eine Albuminurie als Ausdruck einer, wenn auch vorübergehenden, Störung der physiologischen Functionen der Niere beobachtet. Auf der anderen Seite muss gleich bemerkt werden, dass eine Reihe von Fällen bekannt ist, in denen trotz schwerer eclamptischer Krämpfe der Urin gänzlich frei von Eiweiss blieb (Schröder 62, Ingerslev 44 derartige Beobachtungen). Da es hinreichend fest steht, dass ein derartiges Ergebniss der Urinuntersuchung keineswegs als Gewähr für völlige Intactheit des Nierenparenchyms gelten kann, braucht dieser Einwand hier nicht weiter in Betracht gezogen zu werden.

Dass Schwangerschaft an und für sich schon zu Nierenveränderungen prädisponirt, wurde bereits erwähnt.

So finden wir regelmässig zunächst eine rein physiologische Hypertrophie der Nieren im Verlaufe jeder Gravidität, entsprechend den grösseren Anforderungen, welche jetzt an die Leistungsfähigkeit des Organs gestellt werden (Ollivier). Ferner bewirkt der Druck des vergrösserten Uterus einestheils direct durch Compression, anderntheils indirect mittelst reflectorischer Nervenreizung eine Anämie der Niere. Letztere äussert sich in dem Auftreten von degenerirten Epithelien und Eiweiss im Harn (Winckel).

Derartige Erscheinungen gehen nun aber unter normalen Verhältnissen nach Beendigung der Geburt wieder vorüber, ohne dass irgend welche gröbere Störungen bemerkt werden. Es müssen also gewisse Ursachen vorhanden sein, welche in so geringfügig veränderten Nieren jene ausgedehnten Krankheitsprocesse entstehen lassen, welche bei den Organen Eclamptischer gefunden werden.

Hierher gehören im Allgemeinen alle Erschwerungen und Verzögerungen der Geburt. Wir sehen desshalb, dass Erstgebärende und namentlich solche in jugendlichem Alter die Mehrzahl der Kranken darstellen (82,6 pCt. nach Schauta[1]). In ähnlichem Sinne wirken alle sowohl seitens der Geburtswege, wie seitens des Kindes bereiteten Hindernisse: in ersterer Hinsicht vor Allem Enge des Beckens, in letzterer abnormer Umfang des Kopfes oder überhaupt der Frucht, Zwillings- und Drillingsschwangerschaften u. s. w. (11 pCt.!). Was die Zeit des Eintrittes der Krankheitssymptome anlangt, so werden demgemäss Krampfanfälle in einer Periode auftreten, welche möglichst viele der genannten Factoren zusammenwirken lässt, nehmlich innerhalb der Vorbereitungsperiode der Geburt. In der That wird diese Annahme durch die praktische Erfahrung bestätigt, indem von 100 Eclampsiefällen 60 auf die Geburtsperiode, in die spätere Zeit dagegen nur 40 pCt. fallen, nehmlich 23 pCt. in die Schwangerschaft und 17 pCt. in das Wochenbett.

Wenn nun, wie die praktische Erfahrung lehrt, keine dieser Complicationen im Stande ist, an und für sich (z. B. reflectorisch, wie von einigen Beobachtern angenommen) eclamptische Convulsionen auszulösen, so bedeuten sie jedenfalls eine schwere Gefahr bei schon vorhandenen Affectionen der Nieren.

Es ist naheliegend, dass bei Bestehen einer Schwangerschaftsniere oder einer älteren Nephritis, wie sie als Residuum im Kindesalter überstandener Infectionskrankheiten so manchmal — meist ganz latent — getragen werden, die vorher erwähnten Geburtsstörungen eben hinreichen, um als letzter Anstoss zum Hervortreten des Missverhältnisses zu dienen, welches sich zwischen der secretorischen Leistungsfähigkeit

[1]) Schauta: Arch. f. Gynaek. XVIII. Bd., Heft 2, 1881.

der Niere und deren Ausscheidungsbedürfniss mehr und mehr entwickelt hat.

Während im ruhigen Laufe der gewohnten Verhältnisse die functionsfähig gebliebenen Reste der erkrankten Nieren noch die Ausfuhr der durch die Schwangerschaft erzeugten giftigen Stoffwechselproducte zu bewerkstelligen vermögen, macht sich die längst drohende Uebersättigung des Blutes bei allzugrosser Verlängerung des Geburtsactes unvermeidlich geltend. Ebenso genügt in dieser kritischen Lage des Stoffwechsels eine schon leichtere Schädigung der secretorischen Epithelien durch Harnstauung, Störungen der Blutcirculation u. s. w., um alle bis dahin noch verfügbaren Reservekräfte zu erschöpfen. Ist der Körper nunmehr seiner Hauptvorrichtung zur Elimination sowohl der normalen Auswurfstoffe der harnfähigen Substanzen, wie der abnormen Stoffwechseltoxine beraubt, so hängt es blos noch von der Toleranz des Körpers gegenüber diesen Giftwirkungen ab, mit welcher Intensität die Eclampsie auftritt. Entsprechend der individuell sehr verschiedenen Widerstandskraft gegenüber derartigen toxischen Angriffen ist der Verlauf der Krankheit sowie ihrer einzelnen Symptome sehr verschieden, wie wir es auch bei den so verschiedenen Graden urämischer Intoxication zu beobachten Gelegenheit haben.

Entsprechend der grossen Manichfaltigkeit der klinischen und anatomischen Befunde bei einzelnen Nierenkrankheiten bietet, wie vorher gezeigt wurde, auch die Eclampsie äusserst wechselvolle Bilder, sowohl für den Geburtshelfer als auch für den Anatomen.

Nach Feststellung einer Nierenaffection als ätiologisch unentbehrliches Moment für das Zustandekommen eclamptischer Zustände ist noch übrig, die weiteren, als nebensächliche Erscheinungen bezeichneten Befunde, hiermit in Verbindung zu bringen.

Wie vorhin erwähnt, sind Blutungen und Necrosen im Leberparenchym bei zahlreichen Infectionskrankheiten, besonders aber bei epileptiformen Krampfzuständen anzutreffen. In diesem Falle ist die Schädigung des Organs eine rein mechanische: „Druck der Bauch- und Zwerchfellmuskulatur.“

Bei eclamptischen Krämpfen ist hierfür noch eine wichtige Ursache zu betonen, nehmlich der hochschwangere Uterus, welcher namentlich im Contractionszustande ein hartes Widerlager bildet, an welches die Leber angepresst wird. Somit ist hier die Entstehung sowohl von oberflächlichen wie tieferen traumatischen Blutungen sehr begünstigt.

Verschleppung von Zellen aus Leber, Knochenmark und Placenta mit dem Blutstrom ist durch die grossen und zahlreichen Druckschwankungen, denen das Gefässsystem bei den Krampfanfällen ausgesetzt ist, leicht erklärlich. Die gleiche Ursache wird für Hämorrhagien in der Pia mater oder der Gehirnsubstanz selbst vorliegen.

Um die Ergebnisse der vorliegenden Untersuchungen kurz zusammenzufassen, finden wir die eclamptischen Krämpfe verursacht durch eine Intoxication des Organismus mit Stoffwechselproducten (analog den urämischen Zuständen).

Hervorgerufen wird dieselbe in erster Linie durch eine Lähmung oder gänzliche Aufhebung der secretorischen Functionen der Nieren. Letztere ist bedingt durch eine schwere Nephritis, die sich histologisch in Schwund der Glomeruli und in schwerer, fettiger Entartung der Epithelien in den Gefässknäueln, gewundenen und geraden Harnkanälchen, mit Exsudationen in denselben und Hämorrhagien im Parenchym äussert.

Eine derartig schwere Glomerulo-Nephritis tritt auf:

a) acut als Steigerung der durch die Schwangerschaft bedingten (physiologischen!) Alteration der Nieren;

b) als recurrirende chronische Nephritis (erworben durch Infectionskrankheiten im Kindesalter und vorher symptomlos verlaufen). Ausgelöst werden hier die Krankheitserscheinungen, sei es durch Schädigung der noch functionsfähig gebliebenen Nierenpartieen, sei es durch Ueberlastung der Nieren bei Verzögerung oder Erschwerung der Geburt.

Nebenher wird noch eine Reihe von Veränderungen

an verschiedenen Organen beobachtet, die theils als eine Folge der Krampfanfälle, theils als durch die Schwangerschaft bedingte Erscheinungen auftreten.

Zum Schluss erfülle ich die angenehme Pflicht, meinem hochverehrten Chef, Herrn Geheimrath Prof. Dr. Ponfick, für die freundliche Ueberlassung des Untersuchungsmaterials und die vielseitige Anregung und Unterstützung bei der vorliegenden Arbeit meinen Dank ergebenst auszusprechen.

Heilversuche mit dem Behring'schen Diphtherie-Heilserum an Meerschweinchen.

Von Dr. F. Henke,

Privatdocenten für pathologische Anatomie und I. Assistenten am Pathologischen Institut in Breslau.

Auf der Naturforscherversammlung in Braunschweig (1897) habe ich kurz die Resultate von Heilversuchen, die ich mit dem Behring'schen Diphtherie-Heilserum an Meerschweinchen gemacht habe, mitgetheilt. In dem Folgenden möchte ich die genauere Anordnung der Versuche und die Versuchsprotokolle bekannt geben, da die Ergebnisse doch vielleicht geeignet sind, allgemeineres Interesse zu beanspruchen.

Die Versuche wurden im Tübinger Pathologischen Institut im Laufe des Sommers 1896 gemacht. Meinem hochverehrten Lehrer und seitherigen Chef, Herrn Prof. Dr. P. von Baumgarten, möchte ich auch an dieser Stelle herzlichsten Dank sagen für das rege Interesse, womit er den Gang der Versuche verfolgt hat.

Es war mir bei den betreffenden Untersuchungen

Behring's und seiner Mitarbeiter aufgefallen, was ja auch von anderer Seite, von Kassowitz, Liebreich u. A., vielleicht in etwas zu schroffer Form, mehrfach hervorgehoben worden ist, dass eine grössere Reihe von gelungenen Heilversuchen mit dem Diphtherie-Heilserum, namentlich von solchen mit entsprechenden Controlversuchen, in der That in den bezüglichen Arbeiten nicht aufzufinden ist. In der bei dieser Gelegenheit oft citirten Arbeit von Behring und Wernicke[1]) findet sich eigentlich nur ein gelungener Heilversuch bei vorgängiger Inficirung der Thiere, zumeist Meerschweinchen, mit Diphtherie-Bacillenculturen. Nur sehr wenige weitere solche Versuche werden an anderen Stellen, z. B. von Behring (Deutsche Medicin. Wochenschrift 1893, S. 415) mitgetheilt.

Es sollte mir sehr leid sein, wenn mir eine grössere derartige Versuchsreihe von Behring oder einem seiner Schüler sollte entgangen sein. Jedenfalls konnte Behring auf dem vorletzten Congress für innere Medicin in Wiesbaden die Einwürfe von Liebreich nicht durch den Hinweis auf vorliegende wirkliche Heilversuche entkräften.

Wir finden wohl in den zahlreichen Publicationen Behring's und seiner Schüler eine grosse Zahl von Belegen für gelungene Immunisirung gegen die nachfolgende oder gleichzeitige Einverleibung von Diphtherie-Toxinen oder auch -Bacillen. Daran zu erinnern, ist überflüssig. Täglich wird bekanntlich in dieser Weise die Werthigkeit des verausgabten Heilserums geprüft; aber das, was uns heute am meisten interessirt, wo man von der Verwendung des Heilserums zu Immunisirungs-Zwecken mehr abgekommen ist, ist der Heilwerth des Serums bei schon ausgebrochener Infection. Und da, glaube ich, ist bei solchen Prüfungsversuchen ein besonderer Werth zu legen auf die vorgängige Hervorrufung einer wirklichen Infection, nicht nur einer Intoxication, wie das jetzt gebräuchlich ist. Das entspricht viel mehr der natürlichen Pathogenese. Dass man Infection und Intoxication bei solchen Versuchen nicht einfach gleichsetzen darf, das

[1]) Zeitschrift für Hygiene und Infectionskrankheiten. XI. Bd. Heft 1.

haben die sehr interessanten Versuche von M. Beck[1]) über die analogen Verhältnisse beim Tetanus ergeben. Beck hat auf die Veranlassung von R. Koch selbst den Heilwerth des Behring'schen Tetanus-Heilserums an Meerschweinchen geprüft, bei denen der natürliche Infectionsmodus durch Einverleibung von Tetanussporen-haltigen Splittern nachgeahmt wurde. Wohl gelang es bei diesem Infectionsmodus, die Meerschweinchen durch vorgängige Behandlung mit Tetanus-Heilserum zu schützen, zu immunisiren, wiewohl der Impfschutz nur wenige Tage dauerte. Aber in keinem einzigen Falle gelang es, die inficirten Meerschweinchen durch nachfolgende Behandlung mit dem von Behring selbst erhaltenen Tetanus-Heilserum zu retten, selbst dann nicht, wenn nur die allerersten Erscheinungen des Tetanus bei den Thieren auftraten. Diese Feststellungen für den Tetanus scheinen mir bisher nicht die Beachtung gefunden zu haben, die sie verdienen. — Es zeigt sich also auch bei dieser der Diphtherie als Giftkrankheit gleichwerthigen Infectionskrankheit, dass die Verhältnisse bei Nachahmung des natürlichen Infectionsmodus für die Behandlung mit dem entsprechenden Heilserum nicht so günstig liegen, als man nach den ersten, Aufsehen erregenden Versuchen von Behring und Kitasato (1890) an tetanusvergifteten Mäusen erwarten durfte.

Ausgedehntere Nach- und Control-Untersuchungen von anderer Seite über den Heilwerth des Behring'schen Serums bei schon ausgebrochener Infection liegen meines Wissens auch so gut, wie keine vor, — eine allerdings erstaunliche Thatsache. Nur ganz vereinzelte Versuche sind bekannt geworden. So zeigte Paltauf[2]) in der k. k. Gesellschaft der Aerzte in Wien einige Kaninchen vor, die intratracheal mit Diphtherie-Bakterien inficirt worden waren. 6 Thiere waren nachträglich — wie lange nachher ist nicht angegeben — mit Heilserum behandelt worden und seien sämmtlich gesund und munter gewesen, während die beiden Controlthiere starke Abmagerung,

[1]) Experimentelle Untersuchungen über den Tetanus. Zeitschrift für Hygiene und Infectionskrankheiten. Band XIX, S. 427.
[2]) Münchener Medicin. Wochenschrift 1895, S. 109.

starke Infiltration der Trachea, stenotisches Athmen u. s. w. darboten. Ueber einige gleichartige Versuche an intratracheal inficirten Kanichen berichten auch Roux und Martin[1]). Auch sie wollen bei den behandelten Thieren Heileffecte beobachtet haben.

Wie ich schon früher[2]) hervorgehoben habe, glaube ich aber, dass solche vereinzelte Versuche aus der experimentellen Diphtherie an der Kaninchen-Trachea wenig beweisen können. Denn leider ist der Erfolg dieser künstlichen Diphtherie ein so wechselnder, dass bei dem einzelnen Thier nie mit Sicherheit zu sagen ist, ob der Process fortgeschritten ist oder nicht. Auch wenn die Controlthiere der Infection erlagen, während die behandelten Kaninchen am Leben blieben, so ist jedenfalls bei so wenigen Versuchen, wie sie Paltauf, Roux und Martin gemacht haben, doch der Zufall nicht auszuschliessen, dass diese Verschiedenheiten im Verlauf der Infection bei den einzelnen Thieren auch ohne jede Behandlung aufgetreten wären. Nur durch die Anstellung einer sehr grossen Zahl von Versuchen würden solche Zufälligkeiten auszuschliessen sein.

Der Umstand, dass wir nur in verhältnissmässig unvollkommener Weise beim Thier einen der menschlichen Diphtherie analogen Process durch die specifischen Erreger hervorrufen können, ist natürlich sehr ungünstig für die experimentelle Prüfung von Heilmitteln. Wir müssen recurriren auf eine Affection der Versuchsthiere, der Meerschweinchen, die durch die specifischen Erreger der Diphtherie, die Löffler'schen Bacillen, hervorgerufen wird, die aber, wie selbst die enthusiastischen Anhänger des Diphtherie-Bacillus zugeben, bekanntlich gar keine Aehnlichkeit mit der menschlichen Erkrankung hat

Diese Meerschweinchen-Diphtherie hat aber, abgesehen davon, dass ihr ganzes pathologisch-anatomisches Bild dem

[1]) Roux, E., et Martin, L., Contribution à l'étude de la diphthérie (Serum-thérapie) Annales de l'Inst. Pasteur, 1894, Nr. 9, pag. 609.

[2]) F. Henke, Die experimentelle Erzeugung von Diphtherie bei Thieren durch die Löffler'schen Diphtheriebacillen. Arbeiten aus dem pathologisch-anatomischen Institut zu Tübingen. II. Band, Heft 3, S. 362.

der menschlichen Diphtherie nicht im Geringsten ähnlich ist, noch den nach meiner Ansicht nicht zu unterschätzenden Nachtheil für die Beurtheilung von Heileffecten und für den Rückschluss von solchen Heileffecten auf die Verhältnisse beim Menschen, dass es sich bei der Affection, welche die Meerschweinchen nach subcutaner Einverleibung der Löffler-schen Bacillen acquiriren, um eine reine Intoxication durch die Toxine der eingebrachten Bacillen handelt. Die eingebrachten Bacillen vermehren sich kaum an der Impfstelle, jedenfalls nur für sehr kurze Zeit. Bald nach der Einverleibung findet man sogar an der Impfstelle schon keine lebenden Bacillen mehr, nicht einmal durch Cultur auf den empfindlichsten Nährböden. Viel weniger kommt es zu einer Vermehrung der Bacillen in irgend welchen Körperorganen, zu einer eigentlichen Infection. Und wenn auch wieder die hauptsächlichsten übeln Folgen der Vermehrung der pathogenen Mikroben im Körper in der Production von Giftstoffen bestehen, welche die Zellen schädigen, so kommt es eben doch, wenn die Bacillen sich vermehren, natürlich zu einer ungleich wirksameren und namentlich fortdauernden Production von Toxinen im Körper. Ich möchte es nicht für richtig halten, bei der Untersuchung aller dieser Verhältnisse, wie das jetzt üblich geworden, einfach Infection und Intoxication gleich zu setzen. Die oben erwähnten Erfahrungen von Beck beim Tetanus sprechen deutlich für diese Forderung. Und der Tetanus ist eine Infectionskrankheit, wo die Vermehrung der Bacillen noch eine verhältnissmässig geringe Rolle spielt.

Wenn wir dagegen die Massen von Bacillen annehmen, die wir bei den diphtherischen Processen im menschlichen Rachen, im Larynx und in der Trachea in Haufen in den Membranen finden, so muss dadurch naturgemäss eine immerwährende Reproduction von Giftstoffen bedingt sein, — wenn wir ganz absehen von einer eventuellen directen Schädigung der Zellen durch die wachsenden Diphtheriebacillen —, und das erfordert eine immer wieder erneute Neutralisation durch heilbringende Antitoxine. Deshalb liegen die Verhältnisse für eine Heilwirkung des Serums bei der Meerschweinchen-Diphtherie viel günstiger, als beim diphtherischen Process des Menschen. Das ist bei der directen Uebertragung der Heilwirkung vom Meerschweinchen auf die Erkrankung und Wirkung beim Menschen sehr zu bedenken.

Denn dass das Behring'sche Serum auf die Diphtherie-Bacillen selbst gar keinen schädigenden Einfluss ausübt, wird allgemein angenommen. Die Angabe von Nicolas[1]), dass dem Diphtherie-Heilserum auch eine direct bactericide Einwirkung auf die Bacillen innewohne, konnte ich nicht bestätigen. Jedenfalls ist nicht einmal die geringste Abnahme der Virulenz der Diphtherie-Bacillen zu constatiren, wenn man sie eine Zeit lang auf erstarrtem Behring'schem Serum züchtet. Es war mir durch die Liebenswürdigkeit des Herrn Sanitätsrath Lübbertz von den Höchster Farbwerken Heilserum ohne Carbolzusatz zur Verfügung gestellt worden. Eine Diphtherie-Bacillencultur von gekannter Virulenz, die auf dem durch vorsichtiges Erwärmen zum Erstarren gebrachten Serum gezüchtet wurde, zeigte im Vergleich mit einer Controlcultur auf gewöhnlichem Serum genau dieselbe Wachsthums-Ueppigkeit und dieselbe Entwickelungs-Schnelligkeit der Colonien. Aber auch an Virulenz hatte die Cultur durch ein 2 — 3 tägiges Wachsthum auf dem Heilserum nicht im Geringsten eingebüsst. Genau in derselben Zeit erlag ein subcutan mit derselben Menge einer Bacillencultur geimpftes Meerschweinchen der Intoxication, wie vor dem Wachsthum der Cultur auf dem Heilserum.

Aber einen Vorzug hat unleugbar die Meerschweinchen-Diphtherie für die Prüfung von Diphtherie-Heilmitteln, und das ist ihr absolut constanter, regelmässiger Verlauf. Mit Sicherheit erliegen die Thiere bei Verwendung einer sich gleich bleibenden Cultur, und wenn die Quantitäten der einzuverleibenden Culturen nach dem Körpergewicht der Thiere variirt werden, in annähernd derselben Zeit der Intoxication unter den bekannten Erscheinungen.

[1]) Nicolas, J.: Pouvoir bactércide du sérum antidiphthérique. (Compt. rend. de la Soc. de Biologie p. 763.) — Baumgarten's Jahrbericht 1895, S. 214.

Und in dieser Regelmässigkeit des Verlaufes der Erkrankung beim Thier durch die Löfflerbacillen liegt naturgemäss ein grosser Vorzug für die Beurtheilung von Heilwirkungen gegenüber dem wechselvollen und gar nicht absehbaren Verlauf der Diphtherie beim Menschen. Und deshalb muss man mit Recht grossen Werth legen auf den Ausfall derartiger wirklicher Heilversuche am Thier. Die Zufälligkeiten, die bei der Behandlung menschlicher Fälle mitspielen können, fallen hier fast vollständig weg. Es ist beim Thier möglich, wirklich gleichwerthige Controlversuche zu machen, was doch bei der menschlichen Erkrankung selbst bei der vorsichtigsten Auswahl paralleler Fälle, nicht mit Sicherheit möglich ist.

Auch eine Art klinischer Beobachtung der Versuchsthiere ist möglich, indem das Verhalten des Infiltrats an der Impfstelle, sein Fortschreiten oder nicht, und dann auch die Gewichtsverhältnisse der Thiere einen guten Anhaltspunkt gewähren für die Beeinflussung des Krankheitsprocesses durch ein Heilmittel. Das Verhalten der Temperatur giebt keinen genauen Anhaltspunkt für das Fortschreiten der Erkrankung. Ich habe zu Anfang meiner Versuche auch die Temperaturen genau beobachtet, bin aber dann wieder davon abgekommen, weil sie bei den Meerschweinchen zu schwankende Grössen sind.

Zur Inficirung der Versuchsthiere — ich habe, wie gesagt, ausschliesslich Meerschweinchen verwendet, bei subcutaner Application des Impfmaterials — benutzte ich eine mässig-virulente Cultur von Diphtherie-Bacillen, die ich von einem frischen Diphtheriefall erhalten hatte. Um die Verhältnisse recht günstig für den Effect des Heilserums zu gestalten, wurde die Dose einer zweitägigen Bouilloncultur gewählt, die gerade noch ausreichte, um die Thiere durchschnittlich nach 3–4 Tagen unter den charakteristischen Erscheinungen zu tödten. Durch Ausprobiren mit steigenden Dosen bei einer Anzahl von Meerschweinchen ergab sich als Dosis letalis minima bei subcutaner Injection 0,2 ccm einer zweitägigen Bouilloncultur auf 100 g Meerschweinchen.

Die Virulenz der Cultur blieb im Laufe der Versuche wenigstens annähernd constant. In einem der letzten Versuche erwies sie sich als zu schwach, um die Thiere in der angegebenen Zeit bei 0,2 : 100 g Körpergewicht zu tödten. Einige Mal verzögerte sich der Eintritt des Exitus auf 8 bis 9 Tage trotz des vorhandenen ausgedehnten Infiltrats an der Bauch- und Brusthaut. Natürlich wurde jedesmal die Cultur vor der Verwendung auf ihre Reinheit geprüft.

Für jeden Versuch wurden möglichst gleich starke Thiere ausgewählt, möglichst solche von einem Wurf, um möglichst gleiche Verhältnisse für die behandelten und die nichtbehandelten Thiere herzustellen. Ich habe immer drei Thiere zu einem Versuch zusammengestellt. Die Impfung wurde an einer rasirten Stelle der Bauchhaut gemacht und dann nach Ablauf von 8, 15, 18, 24, 40 Stunden zunächst der Erfolg der Impfung festgestellt, ob und ein wie ausgedehntes Infiltrat sich an der Impfstelle ausgebildet hatte und welchen Gewichtsverlust die Thiere durch die Infection erlitten hatten. Aus beiden Factoren kann man im Ganzen einen Schluss ziehen, wie sich die Infection entwickeln wird. Im Allgemeinen wurde das Thier zur Behandlung bestimmt, das nicht den am meisten kranken Eindruck machte. Trotz der vollständig gleichen Ausführung der Inficirung der Thiere mit derselben Cultur und der verhältnissmässig genau gleichen Dose der Cultur sind doch auch bei den Thieren individuelle Verschiedenheiten nicht ganz zu beseitigen.

Von den drei zu einem Versuch zusammengestellten Thieren wurde gewöhnlich eines mit Behring'schem Diphtherie-Heilserum behandelt, eines wurde gar nicht behandelt und einem Thier wurde gewöhnliches Rinder- oder menschliches Serum eingespritzt. Pferdeblutserum stand mir nicht zur Verfügung. Nur im Versuch VII wurden zwei Thiere mit Behring'schem Serum behandelt, das dritte blieb als Controlthier. Verwendet wurde das damals hochwerthigste Serum, das zu erhalten war, aus den Höchster Farbwerken, nach der damaligen Bezeichnung 250fach Nr. III (1400 Immunitätseinheiten). Die Injectionen wurden theils unter die Bauchhaut, seltener in die Bauchhöhle, später am häufigsten in die Muskulatur der Hinterbeine gemacht. Gewöhnlich wurden 6 g Serum verbraucht.

Es wurden also für die Heilwirkung des Serums möglichst günstige Bedingungen geschaffen. Es wurde die Dosis letalis minima zur Inficirung gewählt und zur Heilung das höchstwerthige erhältliche Serum in einer Menge, wie es für den diphtheriekranken Menschen bestimmt ist, also einen durchschnittlich mehr als 100 Mal grösseren Körper.

Versuch I.

3 Meerschweinchen, alle genau gleich schwer (390 g), wurden in der angegebenen Weise mit 0,2 ccm (auf 100 g Körpergewicht) einer zweitägigen Diphtheriebouilloncultur inficirt. Nach 15 Stunden bei allen ein gleichmässiges Infiltrat an der Impfstelle. Ein Thier erhält 6 ccm Behring'schen Heilserums Nr. 3, eines dieselbe Menge sterilen menschlichen Blutserums, das dritte bleibt unbehandelt.

Verlauf beim Heilserum-Thier: Zunächst Gewichtsabnahme, nach einem Tage = 360 g, nach 2 Tagen = 350 g. Schon am dritten Tage wieder Zunahme des Gewichts = 380 g. Dem entsprechend vom dritten Tage an Abnahme des Infiltrats, das in den ersten zwei Tagen nach der Einspritzung des Heilserums noch zugenommen hatte. Am vierten Tage ist das Infiltrat noch thalergross. Nach 14 Tagen vollständige Heilung, Abstossung eines nekrotischen Schorfes von der Impfstelle.

Das Thier bleibt noch mehrere Wochen in Beobachtung, es treten keine Lähmungen auf.

Thier mit gewöhnlichem Serum behandelt: Allmähliche Zunahme des Infiltrats. Gewicht am ersten Tage 350, am zweiten 320, am dritten 310 g, am vierten Tage Exitus.

Sectionsbefund typisch für Diphtheriebacilleninfection: Ausgedehntes hämorrhagisches Oedem an der ganzen Rumpfvorderseite, Ergüsse in die Pleurahöhlen, Röthung der Nebennieren.

Unbehandeltes Thier: Rasche Gewichtsabnahme, am ersten Tage nach der Inficirung 320 g, am zweiten 315, am dritten 270 g. Am vierten Tage Exitus.

Sectionsbefund gleichfalls typisch für Infection mit Löfflerbacillen. Intercurrente Todesursache auszuschliessen. Sehr starkes Infiltrat.

Versuch II.

3 Meerschweinchen, Inficirung wie bei Versuch I.

Thier I = 370 g,
„ II = 350 g,
„ III = 370 g.

24 Stunden nach der Inficirung:

Thier I = 300 g,
„ II = 320 g,
„ III = 350 g.

Alle drei Thiere zeigen ein mässig-starkes Infiltra an der Impfstelle. Diesmal wird ausnahmsweise das Thier, das am meisten an Gewicht abgenommen hat, zur Heilserumbehandlung bestimmt.

Meerschweinchen I (Heilserum):

Injection von 3 ccm Heilserum Nr. 3, nach 24 Stunden nochmalige Injection von 3 g.

Gewicht am ersten Tage nach Beginn der Behandlung = 280 g also noch eine Abnahme von 20 g, dann wieder Zunahme des Gewichts (zweiter Tag 310 g, dritter Tag 330 g). Auf dieser Höhe bleibt das Gewicht, das Thier erholt sich, das Infiltrat, das zu Anfang ziemlich ausgedehnt war, geht zurück; nach einigen Tagen stösst sich von der Impfstelle ein nekrotischer Schorf ab. Nach 20 Tagen Gewicht 320 g. Das Thier bleibt dauernd gesund, nimmt an Gewicht zu.

Meerschweinchen II (gewöhnliches Rinderserum):

Zweimal 3 g normales Serum. Am ersten Tage nach der Injection gleichfalls weitere Abnahme um 20 g, dann wieder Gewichtszunahme (2. Tag 335 g, 3. Tag 340 g), die anhält. Am 20. Tage Gewicht 360 g. Das Thier, bei dem allerdings das Infiltrat schon zu Anfang etwas geringer erschien, bleibt dauernd gesund.

Meerschweinchen III (unbehandelt):

Obgleich nach 15 Stunden post. inf. dieses Thier die geringste Gewichtsabahme zeigte (nur 20 g), nimmt es weiterhin dauernd an Gewicht ab (320, 305, 300, 260 g). Typischer Befund: Keine accidentelle Todesursache.

Versuch III.

Dieselbe Inficirungsmethode.

Meerschweinchen I = 470 g,
„ II = 390 g,
„ III = 500 g.

Beginn der Behandlung 40 Stunden nach der Impfung.

Thier I (jetzt 420 g) erhält 3 ccm Heilserum,
„ II („ 360 g) } bleiben als Controlthiere.
„ III („ 480 g) }

Alle 3 Thiere haben bei Beginn der Behandlung ein starkes Infiltrat und sind schon sehr schwach.

Nr. I und II † nach 3 Tagen, Nr. III nach 7 Tagen.

Befund bei allen 3 Thieren typisch für Diphtheriebacilleninjection. (Nr. III keine Röthung der Nebennieren.)

Versuch IV.

Inficirungsmodus derselbe, ebenso in allen folgenden Versuchen.

Meerschweinchen I = 350 g,
„ II = 350 g,
„ III = 320 g.

Beginn der Behandlung etwas über 24 Stunden nach der Impfung.

Thier I (jetzt 310 g) erhält 3 ccm Heilserum injicirt,
" II (" 310 g) ebensoviel menschliches Blutserum,
" III (" 290 g) bleibt unbehandelt.

Alle 3 Thiere gehen gleichzeitig ein. Starkes Infiltrat. Typischer Befund bei allen.

Das injicirte Serum war vollständig resorbirt worden.

Versuch V.

Meerschweinchen I = 460 g,
" II = 440 g,
" III = 490 g.

Beginn der Behandlung 8 Stunden nach der Impfung.

Alle 3 Thiere zeigen eine geringe Infiltration an der Impfstelle.

Thier I (jetzt 440 g) erhält 3 ccm Heilserum, nach 24 Stunden nochmals 3 ccm,
" II (jetzt 430 g) } bleiben unbehandelt.
" III (keine Gewichtsabnahme) }

Thier I (Heilserum):

Am Tage nach Beginn der Behandlung noch Gewichtsabnahme um 20 g, dann nimmt das Gewicht in den nächsten Tagen wieder zu (460, 470 g). Sehr bald kein Infiltrat mehr an der Impfstelle. Das Thier bleibt dauernd gesund.

Thier II (unbehandelt):

Fortschreitende Gewichtsabnahme (400, 390, 380 g), das Infiltrat nimmt allmählich zu, am sechsten Tage ausgedehntes Oedem an der ganzen Vorderrumpfseite. Am siebenten Tage †. Befund typisch.

Thier III (unbehandelt):

Gleichfalls fortschreitende Gewichtsabnahme (460, 430 g). Zunahme des Infiltrats genau wie bei Thier II. Am siebenten Tage †. Befund typisch.

Versuch VI.

Meerschweinchen I = 490 g,
" II = 500 g,
" III = 500 g.

Beginn der Behandlung $8^1/_2$ Stunden nach der Impfung.

Nr. I (jetzt 460 g) erhält 3 ccm Heilserum, nach 24 und 48 Stunden nochmals dieselbe Menge,
" II (Gewicht gleich geblieben) } bleiben unbehandelt.
" III (jetzt 490 g) }

Bei Thier I (Heilserum) bleibt das Infiltrat an der Impfstelle von Anfang an unbedeutend, dagegen nimmt das Körpergewicht weiter ab. Erster Tag: 430 g, zweiter Tag: 400, dritter Tag: 380, vierter Tag: 380 g. Von da an wieder Gewichtszunahme bis auf 440 g. Dauernde Gewichtszunahme, das Thier erholt sich vollständig, keine Lähmungen. Impfstelle vernarbt.

Thier II (unbehandelt):

Allmähliche Gewichtsabnahme: 480, 460, 450, 430, 410 g. Das Infiltrat nimmt vom vierten Tage an erheblich zu. † nach 8 Tagen. Befund typisch; Erguss in die Pleurahöhlen, Hyperämie der Nebennieren, starkes hämorrhagisches Oedem an der Vorderrumpfseite.

Thier III (unbehandelt):

Gleichfalls allmähliche Gewichtsabnahme von 490 bis 430 g. Infiltrat erst später aufgetreten. † nach 9 Tagen. Befund typisch für Diphtheriebacilleninfection.

Versuch VII.

Meerschweinchen I = 510 g,
„ II = 550 g,
„ III = 570 g.

Beginn der Behandlung $7^1/_2$ Stunden nach der Impfung.

Nr. I (jetzt 480 g) } erhalten zunächst je 3 ccm Heilserum in-
„ II („ 540 g) } jicirt, dann nach je 24 Stunden noch zweimal 3 ccm, also im Ganzen jedes Thier 9 ccm,
„ III („ 550 g) bleibt unbehandelt.

Thier I (Heilserum):

Weitere Gewichtsabnahme von 480 bis auf 420 g in vier Tagen. Infiltrat gering aber deutlich vorhanden. Dann allmähliche Besserung des Zustandes. Nach 14 Tagen völlige Heilung.

Thier II (Heilserum):

In vier Tagen sinkt das Gewicht weiter von 550 auf 470 g. Das Infiltrat bleibt unbedeutend und tritt schon am vierten Tage sehr zurück. Nach 14 Tagen noch ein kirschkerngrosser Abscess an der Impfstelle. Nach 40 Tagen ist das Thier vollständig geheilt. Keine Lähmungserscheinungen beobachtet.

Thier III (unbehandelt):

Am ersten Tage 520 g, am zweiten 500. Das zu Anfang sehr geringe Infiltrat nimmt zu. † am dritten Tage. Befund typisch.

Versuch VIII.

Meerschweinchen I = 510 g,
„ II = 530 g,
„ III = 590 g.

Beginn der Behandlung $16^1/_2$ Stunden nach der Impfung.

Thier I (jetzt 480 g, leichtes Infiltrat) erhält 3 ccm Heilserum, nach 24 Stunden noch einmal dieselbe Menge,

Thier II (jetzt 510 g, leichtes Infiltrat) erhält dieselbe Menge normales Rinderserum injicirt,
„ III (jetzt 580 g, leichtes Infiltrat) bleibt unbehandelt.

Nr. I (Heilserum):

In den nächsten zwei Tagen Abnahme des Gewichts auf 430 g, dann wieder Ansteigen. Vom vierten Tage an ist das Infiltrat vollständig zurückgebildet, es bleibt nur ein kleiner Schorf zurück. Nach vier Wochen völlige Vernarbung der Impfstelle. Das Thier bleibt dauernd gesund.

Nr. II (gewöhnliches Rinderserum):

Rasche Zunahme des Infiltrats, das schon am dritten Tage die ganze Rumpfvorderseite ergriffen hat. Dementsprechend Abnahme des Gewichts um 50 g in den ersten zwei Tagen. † am vierten Tage. Typischer Befund. Keine accidentelle Todesursache.

Nr. III (unbehandelt):

Gleichfalls rasche Zunahme des Infiltrats. Geringere Gewichtsabnahme. Nach drei Tagen †. Befund typisch.

Versuch IX.

Meerschweinchen I = 380 g,
„ II = 430 g,
„ III = 460 g.

Beginn der Behandlung 18 Stunden nach der Impfung.

Thier I (jetzt 360 g, leichtes Infiltrat): zweimal 3 ccm Heilserum,
„ II („ 400 g, zunächst kein Infiltrat): zweimal 3 ccm normales Rinderserum,
„ III (jetzt 440 g, zunächst kein Infiltrat): bleibt unbehandelt.

Thier I (Heilserum):

Trotz des verhältnissmässig sehr geringen Infiltrats (Gewichtsverlust in den ersten zwei Tagen 30 g) geht das Thier nach drei Tagen ein. Auffallend war bei ihm schon in vivo die erschwerte Athmung, die mit hörbarem Geräusch einherging. Die Obduction ergab eine ausgedehnte Pneumonie beider Lungen, ein Befund, der auch durch die mikroskopische Untersuchung bestätigt wurde. Keine Diphtheriebacillen in der Lunge nachgewiesen. An der Impfstelle so gut wie kein Oedem, keine Röthung der Nebennieren, keine Pleuraergüsse. Der Exitus dürfte also hier mit grösster Wahrscheinlichkeit auf die intercurrente Pneumonie zu beziehen sein, nicht auf die Diphtheriebacilleninfection.

Thier II (normales Rinderserum):

Im Anfang sehr geringes Infiltrat, das rasch zunimmt. † nach drei Tagen unter den typischen Erscheinungen der Diphtheriebacilleninfection.

Thier III (unbehandelt):

Geht schon nach drei Tagen ein. Geringes Oedem der Impfstelle, geringe Röthung der Nebennieren, geringer Pleuraerguss.

Versuch X.

Meerschweinchen I = 360 g,
„ II = 370 g,
„ III = 360 g.

Beginn der Behandlung 18 Stunden nach der Impfung.

Nr. I (jetzt 310 g) erhält im Ganzen 10 ccm Heilserum,
„ II („ 330 g) erhält ebensoviel normales Rinderserum injicirt,
„ III (jetzt 360 g) bleibt unbehandelt.

Bei Thier I (Heilserum) nimmt das anfangs stärkere Infiltrat schon am zweiten Tage ab. Das Gewicht, das am zweiten Tage noch auf 300 g gefallen war, steigt schon am vierten Tage auf 320 g an und das Thier bleibt dauernd gesund. Das Infiltrat heilt ab.

Aber auch Thier II (normales Rinderserum) erholt sich bald wieder. Das Infiltrat trocknet allmählich ab, vom dritten Tage an nimmt das Gewicht wieder zu, um, allerdings vorübergehend, noch einmal um 20 g zu sinken. Jedenfalls bleibt das Thier weiterhin dauernd gesund.

Thier III (unbehandelt) hatte schon zu Anfang so gut wie kein Infiltrat merkwürdiger Weise acquirirt (trotz selbstverständlich immer peinlichst genau gleicher Art der Inficirung), aber es hatte doch nach der Impfung um $^1/_6$ seines Körpergewichts abgenommen. Auch dieses Thier nimmt bald wieder an Gewicht zu und bleibt dauernd gesund.

Offenbar hatte die Virulenz der verwendeten Diphtheriebacillenkultur bei diesem Versuch etwas abgenommen.

Versuch XI.

Meerschweinchen I = 600 g,
„ II = 600 g,
„ III = 560 g.

Beginn der Behandlung 18 Stunden nach der Impfung.

Nr. I (jetzt 540 g) erhält 8 g Heilserum Nr. III,
„ II (zunächst kein Gewichtsverlust } bleiben unbehandelt.
„ III (jetzt 510 g) }

Alle drei Thiere haben ein deutliches Infiltrat an der Impfstelle, auch das Thier II, das zunächst keinen Gewichtsverlust zeigt.

Thier I (Heilserum) nimmt rasch an Gewicht ab (zweiter Tag 500 g), macht einen sehr kranken Eindruck, frisst nicht. Nach zwei Tagen †. Die genau vorgenommene Obduction ergiebt keine accidentelle Todesursache, Pneumonie oder anderweitige intercurrente Erkrankung, dagegen die charakteristischen Erscheinungen der Diphtheriebacilleninfection; sehr starkes sulziges Oedem (in demselben spärliche Diphtheriebacillen), ausgedehnte seröse Ergüsse in beide Pleurahöhlen. Die Nebennieren sind nicht wesentlich hyperämisch.

Es kann keinem Zweifel unterliegen, dass das Thier der Infection mit den Löffler'schen Bacillen erlegen ist.

Thier II und III gehen ganz kurze Zeit nachher gleichfalls ein. Bei beiden ist der Befund gleichfalls charakteristisch.

Wenn wir das Ergebniss der immer noch verhältnissmässig wenig zahlreichen Versuche zusammenfassen, so ergiebt sich zunächst, entgegen den Einwürfen von Liebreich und Kassowitz, eine unverkennbare Heilwirkung des Behring-schen Diphtherieheilserums im Thierversuch, auch gegenüber der schon ausgebrochenen Infection. In den meisten Versuchen sind die mit dem Heilserum behandelten Thiere am Leben geblieben, während die in gleicher Weise inficirten Controlthiere der Diphtherie-Bacilleninfection unter den charakteristischen Erscheinungen erlagen.

Es liegen also die Verhältnisse bei der Diphtherie-Bacilleninfection offenbar günstiger für die Heilwirkung des Serums als beim Tetanus, wo, wie oben erwähnt, Beck niemals eine Rettung der Meerschweinchen gelang, auch wenn nur die ersten Erscheinungen der Krankheit sich manifestirten.

Bezüglich des Eintritts der Heilwirkung ist vielleicht von Interesse festzustellen, dass eine sofortige Coupirung des Fortschreitens der Infection, bezw. Intoxication nicht zu konstatiren war sofort nach der Einspritzung. Es vergingen zumeist mindestens 24 Stunden bis zur merklichen Abnahme des Infiltrats an der Impfstelle. Das Sistiren der Gewichtsabnahme trat ebenfalls erst nach zwei bis drei Tagen deutlich hervor.

Die Control-Behandlung mit gleichen Mengen von normalem menschlichem oder Rinderserum hatte in der Regel keinen sichtlichen Erfolg. Nur in Versuch II überstand allerdings auch das mit Rinderserum behandelte Thier die Infection. Ich möchte aber darauf keinen besonderen Werth legen. Trotz wissentlich genau gleichartig vorgenommener Inficirung der Thiere können doch auch bei diesen individuelle Verschiedenheiten mitwirken, die nicht zu übersehen sind. Schon beträchtliche Unterschiede im Auftreten und in der Ausdehnung der Infiltrate und in dem Gewichtsverlust nach gleichem Inficirungsmodus weisen darauf hin. Lähmungen wurden nie beobachtet bei den mit Heilserum behandelten Thieren, auch nicht bei wochenlanger Beobachtung.

Aber eine sehr erhebliche Einschränkung für die Heilwirkung des Serums ist zu machen. Sowie mit der Behandlung länger gewartet wird, als 20 Stunden nach der Inficirung der Thiere, ist die Wirkung eine unsichere; die Thiere erliegen trotzdem der Infection. In Versuch XI kam sogar nach 18 Stunden post inf. die Behandlung schon zu spät. Das Heilserumthier erlag der Diphtherie-Bacilleninfection unter den typischen Erscheinungen. In Versuch II war allerdings nach 24 Stunden noch das behandelte Thier zu retten; aber in diesem Versuch blieb eben auch das nur mit gewöhnlichem Rinderserum injicirte Thier am Leben, deshalb kann dieser Erfolg nicht allzuviel beweisen. Vielleicht hat in diesem Versuch, wie in Versuch X, die Virulenz der Diphtherie-Bacillencultur zufällig etwas abgenommen.

Und dann muss noch einmal für die Beurtheilung der Heilerfolge bei den Thieren hervorgehoben werden, dass zur Behandlung das höchstwerthigste damals erhältliche Serum verwendet wurde in Mengen, wie sie für den diphtheriekranken Menschen bestimmt sind. Auch war die Inficirungsdosis einer mässig virulenten Diphtherie-Cultur so niedrig gewählt worden, dass das unbehandelte Controlthier von Versuch VI z. B. erst nach neun Tagen einging.

Wenn es erlaubt ist, Schlüsse aus diesen Thierversuchen auf die Aussichten der Behandlung beim Menschen zu ziehen, — und ich möchte glauben, dass das erlaubt ist, — so wäre hervorzuheben, dass die Aufhebung der Giftwirkung der Löffler'schen Bacillen im erkrankten Organismus durch die hypothetischen Antitoxine im Heilserum doch sehr ihre Grenzen hat.

Längere Zeit nach dem Einsetzen der Infection dürfte nach Maassgabe der Thierversuche die Heilserum-Behandlung keine wesentlichen Erfolge mehr haben können. Natürlich sind die zeitlichen Verhältnisse mit Rücksicht auf die Thierversuche nicht so zu beurtheilen, dass etwa schon 20 Stunden nach dem Beginn der Erkrankung auch beim Menschen kein Erfolg würde zu erwarten sein. Denn für die Meerschweinchen-Diphtherie stellen die ersten 20 Krankheitsstunden, wenn man den Verlauf der Infection bis zum Exitus durchschnittlich auf drei bis vier Tage berechnet, schon $^1/_5$ bis $^1/_4$ der ganzen Krankheitsdauer dar.

Aber jedenfalls wäre auch aus den Thierversuchen die Forderung abzuleiten, möglichst frühzeitig mit der Heilserum-Behandlung zu beginnen, wie das vor Kurzem wieder mit Recht von R. Kretz[1]) in den Vordergrund gestellt worden ist. Wenn es schon zu erheblichen Schädigungen der Körperzellen durch das Diphtherie-Gift gekommen ist, scheint die Machtsphäre des Heilserums aufzuhören.[2])

Ueberhaupt wird man gut thun, auch nach den Erfahrungen des Thierexperiments vor zu überschwänglichen Hoffnungen auf die Heilwirkung des Diphtherieserums zu warnen. Mit Recht hat das vor Kurzem v. Baumgarten[3]) wieder ausgesprochen, indem er betont, dass bei der Diphtherie-Serumtherapie nicht die Bacillen selbst getroffen werden, sondern dass es sich hier um eine vorübergehende Aufhebung der Giftwirkung handelt.

Für den Krankheitsprocess beim Menschen kommt dazu aber namentlich gegenüber dem Thierexperiment noch in Betracht die bedeutungsvolle Mischinfection mit den Streptokokken, die von dem Heilserum nicht getroffen werden. Hat doch Dahmer[4]) in 50 pCt. aller (unausgewählter) Diphtheriefälle, sogar im Blute, Streptokokken nachweisen können. Wenn es so häufig zu einer gleichzeitigen Streptokokken-

[1]) R. Kretz, Heilserumtherapie und Diphtherietod. Wiener klinische Wochenschrift 1898, Nr. 21.

[2]) Dagegen haben beim Tetanus, wo nach den erwähnten Versuchen von Beck bei Nachahmung des natürlichen Infectionsmodus nicht die geringste Heilwirkung des Serum zu erkennen ist, bekanntlich Goldscheider und Flatau mit Hülfe der Nissl'schen Methode den günstigen Einfluss des Serums auf die geschädigten Ganglienzellen direct feststellen wollen.

[3]) P. v. Baumgarten: Untersuchungen über die Pathogenese und die Aetiologie der diphtherischen Membranen. Berliner klinische Wochenschrift 1897, S. 693.

[4]) R. Dahmer, Untersuchungen über das Vorkommen von Streptokokken im Blut und inneren Organen von Diphtheriekranken. Arbeiten aus dem Tübinger Pathologischen Institut, Band II, Heft 2, S. 262.

Septicaemie kommt, kann man doch wohl von der Mitwirkung der Streptokokken bei dem diphtherischen Process als einer verhältnissmässig bedeutungslosen Mischinfection nicht sprechen.

Zur Histologie und Histogenese des Uterus-Sarkoms.

Von Dr. E. Glaeser in Danzig.

(Hierzu Tafel VI. Fig. 1—2.)

Allgemein werden die Sarkome des Uterus getrennt in Sarkome der Schleimhaut und solche der Muscularis. Als eine gesonderte Form werden von den eigentlichen Uterus-Sarkomen die traubigen Cervix-Sarkome (Pfannenstiel[1]), Pick[2]) abgesondert. Während die letzteren sich durch excessive Malignität auszeichnen, treten bei den Sarkomen des Uteruskörpers — von den decidualen Geschwülsten sehen wir hier ab — Metastasen in der Regel selten und spät auf. Der Tod erfolgt meist durch Erschöpfung in Folge von Blutung und Jauchung.

Die Sarkome der Muskelwand treten zuweilen, wie bereits Virchow[3]) hervorhob, als Mischgeschwülste, Myosarkome auf, indem an gewissen Stellen die Intercellularsubstanz zu wuchern beginnt, besonders gern, wie es scheint, in der Form von myxomatösem Gewebe. Die Zellen dieses Gewebes vermehren sich, die Intercellularsubstanz wird loser und lockerer, und indem sich die Interstitien verbreitern, schwindet die

[1]) Virchow's Archiv, Bd. 127. 1892.
[2]) Archiv f. Gyn., Bd. 46. 1894.
[3]) Geschwülste, Bd. III, S. 201.

Muskulatur an vielen Stellen gänzlich, während sie sich an anderen Stellen erhält, auch wohl noch etwas reichlicher wird.

Das Sarkom der Uterusschleimhaut wird gleichfalls von Virchow[1]) genau beschrieben und in eine infiltrative und eine polypöse Form getrennt, auch myxomatöse Bestandtheile werden von ihm erwähnt.

Nach ihm beschäftigten sich Ahlfeld[2]) und Hegar[3]) mit dem Uterussarkom, und im Laufe der Zeit ist die Literatur über diese Geschwülste mächtig angewachsen.

Während Virchow das Sarkom der Uterusschleimhaut noch für eine grosse Seltenheit ansah, konnte Williams[4]) constatiren, dass von 144 einigermaassen genau beschriebenen Fällen nicht weniger als 44 auf die Schleimhaut des Corpus uteri beschränkt waren. In Wirklichkeit ist die Zahl der Schleimhautsarkome wahrscheinlich viel grösser; die Beschreibung ist jedoch in zahlreichen Fällen zu ungenau, als dass man über den Ursprung des Tumors ein Urtheil fällen könnte.

Von zusammenfassenden Arbeiten über das Uterussarkom sind in neuerer Zeit ausser der schon erwähnten von Williams noch anzuführen die von C. von Kahlden[5]) und von Pick[6]), in denen auch die Literatur vollständig erwähnt ist.

Ich selbst habe folgenden Fall erlebt:

Frau Hermine Bandomir, Niedamowo, 41 Jahre alt, seit 1878 verheirathet, hat 9 Kinder geboren, wurde im Jahre 1876 in der dritten Gravidität angeblich wegen „Wassersucht“ operirt, war gesund bis zum Oktober 1895. Bis dahin hatte die Menstruation höchstens 8 Tage gedauert und war regelmässig und schmerzlos verlaufen. Vom Oktober 1895 an traten 14 Tage dauernde Blutungen auf mit Schmerzen, drei Mal erfolgte 1896 ein „Blutsturz“, ein Mal wurde eine „Blutmole“ constatirt; der letzte „Blutsturz“ fand im Oktober 1896 statt. Seitdem bestehen fortwährend Blutungen und Schmerzen im Leibe. Stuhlgang ist schlecht, Urinbeschwerden sind nicht vorhanden.

[1]) Ebenda, Bd. II, S. 350.
[2]) Wagner's Archiv f. Heilk. 1867.
[3]) Archiv f. Gyn., Bd. 2. 1871.
[4]) Zeitschr. f. Heilk., Bd. XV. 1894.
[5]) Ziegler's Beitr. f. path. Anat., Bd. XIV. 1893.
[6]) Archiv f. Gyn., Bd. 48. 1895.

Status praesens: Aeusserst blasse, kräftig gebaute Frau von etwas kachektischem Aussehen, am Herzen anämische Geräusche, Lungen gesund, Vagina weit. Der Uterus hat Zweifaustgrösse und ist schwer beweglich. Aus dem für einen Finger bequem durchgängigen Muttermund entleert sich blutige, übelriechende Flüssigkeit und es hängen zahlreiche, weiche Polypen von röthlicher, zum Theil grauer Farbe heraus. Die Polypen lassen sich bis oberhalb des inneren Muttermundes verfolgen und entspringen dort von der vorderen Wand des Uteruskörpers. Das Cavum uteri ist anscheinend vollständig von solchen Polypen, deren Gesammtheit schätzungsweise die Grösse eines Apfels beträgt, angefüllt.

Zum Zweck der mikroskopischen Untersuchung werden einige Polypen entfernt. Das Gewebe derselben besteht aus ziemlich grossen, etwas länglich gestalteten plumpen Zellen mit dickem, ovalem, blass sich färbendem leicht granulirten Kern, reichlichen dilatirten Capillaren, aus denen zum Theil ausgedehnte Blutungen in das Gewebe stattgefunden haben. Epithel ist fast nirgends vorhanden; wo es noch besteht, haben die Kerne keine Farbe angenommen. Drüsen sind nirgends mehr zu sehen. Es wird deshalb ein Uterussarkom angenommen und am 3. Februar 1897 zur Exstirpation des Uterus geschritten. Bei der Grösse der Gebärmutter musste man auf Schwierigkeiten gefasst sein. Und in der That war es in Folge der Grösse, Starrheit und Schwerbeweglichkeit des erkrankten Organs trotz der Weite der Vagina nicht möglich, den Uterus vollständig durch die Scheide zu ziehen, da wegen der Härte der Wandungen nicht daran zu denken war, ihn umzukippen, auch die Grösse des Organs ein Abbinden der Ligamente oder das Anlegen von Klemmen nicht zuliess, und ich eine Oeffnung der jauchigen Uterushöhle durchaus vermeiden wollte. Ich vollendete deshalb die Operation von der Bauchhöhle aus, indem ich dort den Rest der Ligamente unterband und den Uterus nach der Vagina zu durchstiess.

Die ausgeblutete Patientin war in Folge der eingreifenden Operation stark collabirt und erhielt eine Transfusion sowie Analeptica, doch erfolgte der Tod nach zwei Tagen. Die Section ergab hochgradige allgemeine Blutleere, kleine, schlaffe Milz, spiegelndes Peritoneum, das Herz schlaff, blass, fragmentirt. Metastasen wurden nicht gefunden.

Der exstirpirte Uterus ist 15 cm lang, 13 cm breit, die Wanddicke beträgt 3 cm. Das Aussehen und die Ausdehnung der Tumormassen geht aus der Abbildung (Tafel VI, Fig. 1) hervor. Zu berücksichtigen ist, dass die zur mikroskopischen Untersuchung entfernten langen, durch den Muttermund hängenden Polypen hier natürlich fehlen. Der grössere Theil der Hinterwand ist behufs besserer Uebersicht fortgenommen.

Die mikroskopische Untersuchung ergab Folgendes: Die grösseren Polypen zeigen im Allgemeinen das gleiche Verhalten, wie wir es oben bei den zur Probe exstirpirten Polypen beschrieben haben. Im grossen Ganzen fehlt das Epithel vollständig, und die Kuppe der Polypen ist von weiten Capillaren durchzogen sowie überall von Blut durchsetzt. Hie und da sind die Sarkomzellen durch Oedem auseinander gedrängt, doch ist eine Bildung von myxomatösem Gewebe nirgends vorhanden. Die Zwischensubstanz ist an diesen auseinander gedrängten Zellterritorien nur in minimalen Fasern erkennbar und wird im Uebrigen durch den Zellenreichthum völlig verdeckt.

Verfolgt man die Polypen in ihrem Verlauf nach der Uteruswand zu, so nehmen die Sarkomzellen eine mehr spindelförmige Gestalt an und ordnen sich, der Längsrichtung der Polypen entsprechend, in Zügen; die Blutgefässe sind nicht sehr zahlreich und eng.

An den kleineren Polypen sieht man fast überall schon in halber Höhe das Uterus-Epithel erhalten, wenn auch geschädigt, auch die Drüsen fehlen hier nicht mehr vollständig. Dieselben finden sich häufiger am Rande der kleinsten Polypen, den letzten Ausläufern der Geschwülste an ihrem Uebergange zur Schleimhaut, daselbst stark verzogen und verkümmert. Die Sarkomzellen selbst setzen sich ununterbrochen in die Schleimhaut des Uterus fort, im Allgemeinen die plumpe ovale Gestalt ihrer Kerne beibehaltend. In der Nähe der kleinsten Polypen am Rande der Geschwulst ist die Scheimhaut durch sarkomatöse Infiltration, welche sich auch da schon in die Muscularis erstreckt, erheblich verdickt, die Drüsen sind schon deutlich atrophisch.

Was die Ausdehnung des Sarkomgewebes nach der Tiefe der Uteruswand zu anbetrifft, so fällt es auf, dass an den Stellen, an welchen die einzelnen Polypen ihren Ursprung nehmen, sich die Sarkomzellen fächerartig ausbreiten, während zwischen den einzelnen Zügen sich sehr bald Muskelzellen, in Zügen angeordnet, vorfinden. Man erhält den Eindruck, als ob das Wachsthum des Sarkoms in der Kuppe des Polypen ein Ausziehen des darunter gelegenen Gewebes, Verdünnung des Stiels und weiteres Hereinziehen der darunter liegenden Musculatur zur Folge gehabt hat. An anderen Stellen als an dem Ursprung besonders der grossen Polypen ist mir wenigstens diese Anordnung des Gewebes nicht aufgefallen.

Die Uteruswand ist fast in ihrer ganzen Dicke durchsetzt mit Sarkomzellenzügen. Dieselben befinden sich an den makroskopisch anscheinend gesunden Partieen deutlich in den Interstitien des Muskelgewebes in engem Anschluss an die Blutgefässe, welche jedoch scharf von den Sarkomzellen zu trennen sind. Das Sarkomgewebe setzt sich im Allgemeinen deutlich von den daneben liegenden Muskelzellen ab. An einzelnen Partieen mehr nach dem Centrum der Geschwulst zu, oder in der Peripherie an den der Mucosa zunächst gelegenen Muskelpartieen finden sich jedoch auch Bilder, wie eins in Fig. 2 dargestellt ist. Hier sieht man zwischen den Muskelfasern selbst Sarkomzellen auftreten, in zahlreichen Sarkomzellen wiederum vereinzelte schlanke Muskelzellkerne, unweit davon wieder Muskelzüge wie benagt von den einzelnen Sarkomzellen. Jedenfalls kann hier keine Rede von einer einigermassen deutlichen Grenze zwischen Sarkom- und Muskelzellen sein, vielmehr liegen die Zellen zuweilen bunt durcheinander. Dabei folgen die Sarkomzellen mit ihrer grössten Längsachse durchaus dem Muskelzuge, in welchem sie liegen. Es gelingt jedoch trotz genauesten Durchsuchens nicht, irgend welche Proliferationserscheinungen an den Muskelzellen nachzuweisen. Weder Vergrösserung noch Kerntheilung oder allmählicher Uebergang von einer Zellform in die andere ist trotz des innigen Durcheinanderliegens beider Zellarten nachzuweisen.

Im Uebrigen sieht man ab und zu im Gesichtsfeld einige Leukocyten. Riesenzellen, myxomatöse Partieen, sind nirgends zu bemerken. Auch findet sich nirgends in der Uteruswand irgend welche Andeutung von Myombildung.

Welche Stellung müssen wir dem beschriebenen Tumor zuweisen?

Meine Zusammensetzung ist eine höchst einfache. Nirgends sind Riesenzellen vorhanden, das Gewebe ist durchaus gleichmässig aus ziemlich grossen ovalen Zellen, die sich im Allgemeinen in Zügen anordnen und nur an einigen Stellen durch ödematöse Flüssigkeitsansammlung getrennt sind, gebildet. Die Hauptmasse des Tumors an der Schleimhautseite der Muskelwand lässt an der Entstehung der Geschwulst aus der Schleimhaut des Uterus nicht zweifeln, und zwar deutet das Vorhandensein der, wenn auch atrophirten, Drüsen über den jüngeren Partieen darauf hin, dass die erste Entwickelung der Neubildung in den tiefen Schleimhautschichten begonnen hat, ein Verhalten, das neuerdings besonders von Keller[1]) und v. Kahlden[2]) hervorgehoben ist. Auch in diesen beiden Fällen waren die obersten Schleimhautschichten noch erhalten. Diese Thatsache ist insofern besonders beachtenswerth, als die zur Untersuchung kommenden cürettirten Geschwulsttheile, falls sie noch Drüsen enthalten, Gutartigkeit vortäuschen können. Man würde sich in solchen Fällen daran zu erinnern haben, dass eine Gleichartigkeit der Zellen immer mehr für einen gutartigen Process spricht, während Sarkomzellen sich mehr durch ihre Vielgestaltigkeit auszeichnen.

Nicht unerwähnt darf das Verhalten der Sarkomzellen gegenüber der Musculatur bleiben. Wie oben auseinander

[1]) Zeitschr. f. Geburtsh. u. Gyn. XX. 1890, S. 116.
[2]) a. a. O. S. 205.

gesetzt wurde, ziehen an einzelnen Stellen die Muskelfasern direct zu den Polypen hin, wobei man den Eindruck erhält, als ob das Muskelgewebe durch das Wachsthum des darüber liegenden Sarkoms nachgezogen würde. Freilich besteht hier keineswegs wie in dem Rothweiler'schen[1]) Fall die Basis eines oder mehrerer Polypen aus glatten Muskelzellen, vielmehr reicht das Sarkomgewebe durchaus in die Submucosa hinein, während nach der Beschreibung Rothweiler's die Ursprungsstelle der Polypen aus unverändertem Muskelgewebe bestand, welches dircet in die Muscularis uteri überging. Da die Polypen walnussgross waren und nur ihre Oberfläche sarkomatöses Gewebe zeigte, so hat es sich wohl zweifellos um Myombildungen gehandelt Doch scheint mir die Annahme Rothweiler's, dass das Sarkom aus dem Myom entstanden sei, keineswegs zutreffend; denn es fanden sich auch sonst auf dem Endometrium polypöse Erhebungen, und da die maligne Umwandlung durchaus oberflächlich war, so dürfte man mit der Annahme eines Schleimhaut-Sarkoms, welches auf das Myom übergegriffen hatte, das Richtige treffen.

Das Aussehen des von mir beschriebenen Tumors lässt nicht im Entferntesten an eine Umwandlung aus einer myomatösen Primärgeschwulst denken. Die einzelnen Polypen sind nicht dicker als der kleine Finger und vollständig durch Sarkomgewebe gebildet. Von einem Myomkern sieht man nirgends eine Spur.

Die Möglichkeit einer Umwandlung der Fibrome und Myome in Sarkome war Virchow[2]) schon im Jahre 1867 bekannt und ist nach seinem Vorgange von zahlreichen Autoren bei der Beschreibung der von ihnen beobachteten Fälle angenommen worden. Indessen ist es zweifellos häufig. selbst nach vollständiger Exstirpation des Uterus am unzerstückelten Organ unmöglich, in vorgeschrittenen Fällen den richtigen Zusammenhang su erkennen. Deshalb hat auch eine grosse Anzahl der Autoren, die über Myosarkome

[1]) Diss. inaug. Berlin 1886.
[2]) Geschwülste III, S. 201.

des Gebärmutterkörpers berichtet haben, sich mit Angaben über das Nebeneinander-Vorkommen von myomatösem und Sarkomgewebe begnügt. Und man wird nicht fehlgehen, wenn man bei der Häufigkeit der Myome überhaupt ein mehr zufälliges Zusammentreffen in vielen Fällen gelten lässt.

Dass selbst „sichere“ Fälle von Umwandlung des Myoms in Sarkom der Kritik nicht Stand halten, zeigt der oben besprochene Rothweiler'sche Tumor, für den schon v. Kahlden und Williams die Möglichkeit dargelegt haben, es handele sich um ein Schleimhaut-Sarkom mit secundärem Uebergreifen auf das Myom.

Doch scheint schon Glaeser[1]) vor Virchow ein Sarkom, das aus einem Myom hervorgegangen war, vor sich gehabt zu haben. Auch gehört wohl der Fall von Chroback[2]) mit Wahrscheinlichkeit hierher, während Schatz[3]) mit Recht das von Winckel[4]) (Fall II) beschriebene Sarkom als entzündetes Myom identificirte.

Erwähnt seien ferner die Mittheilungen von Johannowsky[5]), Kundrat[6]), die höchst wahrscheinlich sarkomatös gewordene Myome betrafen, während der von Jacubasch beschriebene zweite Fall, in welchem er die Entwickelung des Sarkoms aus einem Fibromyom als sicher annimmt, nach seiner Schilderung kaum hierher gerechnet werden kann.

Genau beschrieben ist ein Fall von Ritter[7]) aus der Martin'schen Klinik. Die ganze vordere Wand des Uterus war von einem zum Theil schon zerfallenen rundlichen Tumor eingenommen, auf dessen Durchschnitt man deutlich ein gelbes, faseriges und ein weisses, homogenes Gewebe unterscheiden konnte. Der Tumor war von einer bindegewebigen Kapsel umgeben, die nach oben durchbrochen worden war, und zeigte in seiner Peripherie mikroskopisch

[1]) Virchow's Archiv XXV. 1861, S. 422.
[2]) Arch. f. Gyn. IV. 1872, S. 549.
[3]) Arch. f. Gyn. IX, S. 145.
[4]) Arch. f. Gyn. III, S. 297.
[5]) Prag. med. Wochenschr. 1878.
[6]) Wien. med. Presse 1883, S. 475.
[7]) Diss. inaug. Berlin 1887.

das Bild eines Fibromyoms. Nach dem Centrum zu traten immer mehr runde Zellen auf, durch welche die Muskelfasern auseinander gedrängt wurden. Angaben über das Verhalten der Schleimhaut fehlen, ebenso Ausführungen über die feineren histologischen Beziehungen zwischen Sarkom und Muskelgewebe; aber in den interstitiellen Theilen eines Fibromyoms waren deutlich Proliferations-Vorgänge vorhanden.

Im Allgemeinen, kann man sagen, besteht grosse Neigung, die Entstehung der meisten Wandsarkome aus Myomen herzuleiten. Diese Ansicht vertreten Hegar[1]), Leopold[2]), Chroback[3]), Schröder[4]), Kunert[5]). Doch bemerkte schon Rogione[6]) sehr richtig, dass nicht alle Sarkome der Uterusmuscularis so entständen, und Raymond[7]) meinte, dass bei Gegenwart von sarkomatösen und myomatösen Knötchen im selben Uterus man nicht nothwendig anzunehmen brauche, die ersteren seien eine Folge secundärer Veränderung von Myomgewebe.

Auf die Schwierigkeit in der Beurtheilung und Deutung der Bilder, in denen sich Muskelelemente von mehr oder weniger typischer Form innerhalb unzweifelhaften Sarkomgewebes befinden, hat Virchow bereits aufmerksam gemacht, auch darauf hingewiesen, dass sich zuweilen die Identität der spindelförmigeu Elemente mit glatten Muskelfasern überhaupt nicht aufrecht erhalten lässt.

Ebenso sind nach anderer Richtung hin Irrthümer möglich und thatsächlich vorgekommen. So entfernte v. Winckel[8]) ein „weiches Rundzellensarkom", nach einem halben Jahre ein „Recidiv." Schatz[9]) erkannte diese Art von Tumoren später als „entzündetes" Myom.

[1]) Arch. f. Gyn. II, 1871.
[2]) Ebenda VI, 1875.
[3]) Ebenda IV, 1873.
[4]) Handb. d. Frauenkr. 1881.
[5]) Arch. f. Gyn. VI. 1875, S. 111.
[6]) Diss. inaug. (Fall 5.) Zürich 1876.
[7]) Cit. nach Williams a. a. O.
[8]) Arch. f. Gyn. III. 1872, Fall 2.
[9]) Ebenda IX. 1876, S. 145.

Sind nun aber wirklich Muskelelemente in Sarkomgewebe eingelagert, so entsteht die Frage, ob sie nicht durch das Wachsthum des Sarkoms direct in ihre jetzige Lagerung gebracht worden sind, also eigentlich mitgenommene Reste des Myometrium darstellen. Ich habe oben bei der Schilderung des mikroskopischen Befundes des von mir beobachteten Tumors darauf hingewiesen, dass an bestimmten Stellen das Muskelgewebe durch den Einfluss des wachsenden Sarkoms gewissermassen ausgezerrt würde. Das Anfangsstadium, wie es hier vorlag, ist gewiss leicht zu deuten; aber es steht der Annahme nichts im Wege, dass bei späterem Um- und Durchwuchern der Sarkomzellen einzelne Muskelelemente oder Gruppen von solchen aus ihrem Zusammenhang losgetrennt werden und, frei im Sarkomgewebe liegend, als Reste eines „aufgezehrten" Myoms oder als Beweis für eine Mischgeschwulst angesehen werden.

Nicht zu unterschätzen für die Diagnose ist gewiss das makroskopische Aussehen des faserigen, streifigen derberen Myomgewebes gegenüber dem weichen, gleichmässig opaken Sarkom; aber entscheidend ist das Aussehen ebensowenig wie die Ausschälbarkeit.

Was die feineren Vorgänge der sarkomatösen Myomumwandlung anlangt, so führten Virchow[1]) und Birch-Hirschfeld[2]) die Entstehung auf das Myom-Bindegewebe zurück, Klebs[3]) u. A. lassen es von den Gefässwänden ausgehen, sei es vom Endothel oder von der Adventitia. Eine Proliferation der Muskelzellen selbst und Umwandlung zu Sarkomzellen deutet nur Hegar[4]) an, der in Fall 6 glatte Muskelzellen fand, die meist kürzer und dicker waren als gewöhnlich, aber deutlich den ovalen und stäbchenförmigen Kern zeigten. An vielen Stellen liessen sich ausser Theilungen am Kerne auch noch Theilungs-Erscheinungen der Zellen selbst wahrnehmen. Ob der Fall von Beissheim[5]), den Pick heran-

[1]) a. a. O.
[2]) Lehrb. d. allg. path. Anat. 1886, S. 144.
[3]) Handb. d. path. Anat. 1876.
[4]) a. a. O.
[5]) Diss. inaug. Würzburg 1890.

zieht, hierher gehört, erscheint mir auf Grund meiner obigen Ausführungen zum mindesten zweifelhaft, während Pestalozza's[1]) Sarkome wahrscheinlich Decidualtumoren waren, die mit den Veränderungen der Muskelzellen nichts zu thun hatten.

In neuerer Zeit machen drei Autoren Anspruch darauf, den Uebergang von Muskelzellen in Sarkomgewebe nachgewiesen zu haben. C. v. Kahlden[2]) gelang es nach seiner Beschreibung, eine multiple Fibromyombildung in der Wand des Uterus theilweise in schon etwas vorgeschrittenem Stadium, theils aber auch in den allerersten Anfängen, zu beobachten. Die etwas älteren Knötchen waren bis haselnussgross, die kleinsten konnten nur durch das Mikroskop nachgewiesen werden. Auch innerhalb der kleinsten Knötchen unterschieden sich die Muskelfasern durch ihr viel dichteres Beisammenstehen von der Umgebung, von der sie ausserdem auch schon in den allerersten Stadien durch eine Bindegewebs-Kapsel getrennt waren. Ebenso wie sich die Fibromyom-Bildung vielfach noch in den ersten Entwickelungsstadien befand, konnten auch die ersten Anfänge der Sarkomentwickelung beobachtet werden. Es ging diese innerhalb der kleinsten Fibromyom-Knötchen vor sich, und zwar durch directe Umwandlung der Muskelzellen in rundliche und dann in kurz ovale, an den Polen abgestumpfte Zellen. Niemals waren Sarkomzellen und Muskelzellen regellos durch einander gestreut, sondern man fand in einem Knötchen ein für sich abgegrenztes Territorium in Sarkomgewebe umgewandelt, während der andere, ebenso scharf abgegrenzte Theil noch das charakteristische Aussehen des Fibromyoms bezw. Myoms zeigte.

Sollte es sich hier nicht um eine wahre Mischgeschwulst gehandelt haben? Warum kann sich nicht auch hier das Sarkom im interstitiellen Bindegewebe entwickelt und durch seinen formativen Einfluss die Muskelzellen zu gleichzeitiger Proliferation angeregt haben? Eine derartige Möglichkeit ist

[1]) Contributo allo studio del sarcoma del utero. Morgagni 1891. Vol. 33. Sept.

[2]) a. a. O. Fall III.

meines Erachtens nicht von der Hand zu weisen. Jedenfalls sind keine Uebergangsformen aus Muskelzellen in Sarkomgewebe constatirt worden.

Wesentlich verschieden von der v. Kahlden'schen war das mikroskopische Aussehen der von Williams[1]) beschriebenen Geschwulst. Die Kapsel bestand aus ganz normaler Uterusmuskulatur. Die oberflächlichen Lagen des darunter liegenden Tumors hatten meist das Aussehen eines Myoms mit spärlichen sarkomatösen Stellen. Der sarkomartige Bau wurde deutlicher, je näher man dem Centrum des Tumors kam, wo sich nekrotische Heerde und Cystenbildungen fanden. Das Sarkomgewebe bestand aus grossen, dichtgedrängten Spindelzellen mit vereinzelten Riesenzellen. An einigen Stellen sah man anscheinend ganz normale Muskelzellen; darauf fingen die Kerne an grösser zu werden, manchmal 2—3 Mal so gross als in der Norm, während man bei anderen karyokinetische Figuren beobachtete. Weiter wuchs die Zahl der Zellen bedeutend, sie lagen dichter gedrängt, und das ganze Gewebe nahm einen entschieden sarkomatösen Charakter an. Das zwischen den Muskelzellen liegende zarte bindegewebige Netzwerk verlor sich allmählich zwischen den Sarkomzellen. An vielen Orten war der Uebergang so allmählich, dass man unmöglich sagen konnte, wo das Muskelgewebe aufhörte und das Sarkomgewebe anfing. Selbst in sonst normalem Myomgewebe fanden sich stets einige vergrösserte Zellen, ab und zu auch eine Riesenzelle oder eine karyokinetische Figur.

Mancherlei Aehnlichkeit zeigt der von Pick[2]) beobachtete Tumor. Im Centrum der Geschwulst erhält man in gewissen Bezirken das typische Bild eines zellreichen reinen Myoms. Indessen zeigen die Muskelfascikel nirgends eine scharfe Abgrenzung. Vielmehr verliert sich der unregelmässig gefranste und zerfaserte Contour derselben überall im allmählichen Uebergange in Bezirke von gleich gerichteten, nur durch ein Minimum von Zwischensubstanz getrennten grossen Spindel-

[1]) a. a. O. Fall I.
[2]) a. a. O.

zellen. Sie bilden zu den Muskel-Elementen einen ganz unverkennbar augenfälligen Gegensatz, vor Allem durch ihre Kerne. Von etwas geringerer Länge als die schwärzlichen Stäbchenkerne sind sie blasig, blass, kurzoval bis eiförmig, mit spärlicher, dunkler, punktförmiger Granulirung. Der Zelleib ist plumper und dicker, seine Enden oft nur wenig zugespitzt. Ausser diesen dichtzelligen sarkomatösen Partieen findet sich Schleimgewebe, in welchem hauptsächlich die Blutgefässe verlaufen. An den Wandelementen des Gefässapparates sind nirgends Proliferationsvorgänge zu finden, nirgends eine stärkere Häufung der Geschwulstzellen in seiner Umgebung. Lockeres, faseriges Bindegewebe ist nur in der allernächsten Umgebung der wenigen grösseren Gefässe zu finden. Die Bänder und Züge der Sarkom-Elemente stellen eine unmittelbare Fortsetzung der Muskelzüge dar. Dabei spriessen die eiförmigen Zellen garbenartig aus den Muskelbündeln heraus, deren Begrenzung dabei unregelmässig, verwischt und ausgefasert erscheint, und sind namentlich gegen das Ende jedes Bündels unter und zwischen die stäbchenförmigen Gebilde bunt gemischt.

Bei stärkerer Vergrösserung ergeben die in den Muskelbündeln vorhandenen Kernformationen leicht alle Uebergänge von der dunkel tingirten Stäbchenform zu der blass gefärbten, leicht granulirten Eigestalt bei stets gleicher Richtung der Längsachsen aller Kerngebilde.

Auch da, wo das spindelzellenhaltige Schleimgewebe an die Muskelbündel sich anschliesst, lassen sich die gleichen engen Beziehungen zwischen seinen Elementen und den Muskelzellen ableiten.

Bei der strengsten Kritik muss man nach der Schilderung des Gesammtbildes hier wohl die Berechtigung zugestehen, die Entstehung des Sarkoms in diesen bei der Fällen auf eine Umwandlung der Muskelzellen zurückzuführen. Ich lege besonderen Werth auf die allgemeine Proliferation der Muskelelemente. Man wolle sich erinnern, dass ich bei der mikroskopischen Untersuchung meines Falles auch das Vorkommen von Partieen beschrieb und in Fig. 2 darzustellen versucht habe, welche mit den die Fälle von Williams und Pick charakterisirenden Zellen gewisse Aehnlichkeit besitzen. Aber trotz eifrigen Fahndens gelang es mir nicht, eine Proliferation der Muskelzellen zu erkennen, vielmehr war der Unterschied der einzelnen Zellarten auch da, wo sie bunt durcheinander lagen, ein durchaus scharfer. Ich möchte sogar selbst eine Proliferation der Muskelzellen in einzelnen Bezirken noch nicht für massgebend halten. Finden wir doch auch bei anderen Neoplasmen Beispiele zur Genüge dafür, dass benachbartes Gewebe zur Wucherung angeregt wird, ohne seinen Charakter zu ändern. Wahrscheinlich waren auch in dem Falle von v. Kahlden solche Wucherungsvorgänge an den Muskelzellen vorhanden, obwohl er es nicht ausdrücklich sagt.

Dass überhaupt glatte Musculatur die Fähigkeit besitzt, sarkomatös zu werden, erscheint bei der Zugehörigkeit zur Bindegewebsgruppe nicht wunderbar. Und es dünkt mich mit Pick nicht angebracht, diese Tumoren von den Sarkomen zu trennen.

In der Hauptsache findet die Entstehung des Uterus-Sarkoms zweifellos statt aus den Bindegewebs-Elementen der Mucosa oder Muscularis, gern aus dem interstitiellen Gewebe von Myomen. Mischgeschwülste kommen bei Schleimhaut-Sarkomen wie bei den Sarkomen der Muscularis vor. Unter den Muskelwand-Sarkomen giebt es solche, deren Ursprung oder Wachsthum auf Veränderung der Muskelelemente direct zurückgeführt werden muss. Ueber die Häufigkeit des Vorkommens dieser Sarkome müssen spätere Untersuchungen Aufschluss geben.

Ueber die operative Behandlung der angeborenen Hüftluxation älterer Patienten, bei denen die Reduction nicht gelingt.

Von Dr. Emil Senger,
Specialarzt für Chirurgie zu Crefeld.

(Hierzu Tafel VI. Fig. 3 u. 4.)

Giebt uns die normale Anatomie den Muth und die Möglichkeit, mit dem Messer, wichtige Theile vermeidend, in normale Gewebe einzudringen und neue Schnittmethoden zu ersinnen, so bietet uns die pathologische Anatomie in vielen Fällen einen dankbaren Wegweiser, auf welche Weise wir zur Heilung einer pathologischen Erscheinung gelangen können. Indem wir den Anfang und das Ende eines pathologischen Processes verfolgen und durch die pathologische Anatomie erfahren, wie sich der Organismus ohne unsere ärztliche Hülfe unter anomalen Verhältnissen zu helfen weiss, oder anders ausgedrückt: wie die Natur ein krankes Organ reparirt, können wir daraus zuweilen die brauchbarsten Methoden zur Heilung eines beginnenden Leidens ableiten und eine Heilung schaffen. Ein Beispiel mag diesen meinen Gedanken erläutern, wie es auch für den hohen Werth der pathologischen Anatomie Zeugniss ablegt.

Wo eine grosse periost beraubte Knochenfläche, z. B. das ganze Hirnbein nicht durch prima intentio heilt, erfolgt eine Heilung nach Monate langer Eiterung so, dass die blutarme Corticals (Tab. ext.) oder Theile derselben durch Nekrose abgestossen werden und aus der offen gelegten Diploë Granulationen emporschiessen, die dann ihrerseits in kurzer Zeit eine Vernarbung und Heilung bewirken. Aus dieser Beobachtung der pathologischen Anatomie konnte ich im Jahre 1890 die Lehre ziehen, dort, wo an einer periostlosen Knochenfläche Eiterung eingetreten ist, den Process ganz erheblich dadurch abzukürzen, dass man entweder viele Löcher in die zur Nekrose neigende Tabula externa, bezw. in die Corticalis bis in die Diploë bohrt oder feinste Lamellen aus der Corticalis abmeisselt, um eine blutige Fläche zu schaffen; denn Blut bedeutet hier Leben. Ich konnte diese Operationsmethode auf dem Chirurgen-Congresse 1891 empfehlen, wodurch in fast so vielen Tagen eine Heilung erzielt wird, als ohne diese Intervention Wochen gebraucht werden, und ich kann gleich hinzufügen, dass Braun in Göttingen u. A. die schönen und schnellen Heilungen bestätigen.

Auch für die congenitale Luxation älterer Kinder hat das Studium der pathologischen Anatomie mir therapeutische Directiven gegeben, die, wie ich glaube, einer allgemeinen Empfehlung werth sind.

Ich will hier nicht von jungen Kindern sprechen, die wir ja, dank der unermüdlichen Bestrebungen von Hoffa, Lorenz u. A., heute zum grossen Theile, sei es unblutig nach dem Lorenz'schen Verfahren, sei es durch die Hoffasche blutige Operation, zur Heilung zwingen können, sondern ich möchte die Fälle berücksichtigen, bei denen die beiden obigen Heilverfahren im Stiche lassen, bei denen man aber doch durch irgend welche Verhältnisse gezwungen wird, Hülfe zu schaffen.

Denn die Lorenz'sche Methode hat auch ihre Schranken, die nicht nur durch das Alter des Patienten gegeben sind, sondern auch durch Momente, die ich näher in einem früheren Aufsatze (Berl. klin. Wochenschr. 1897) erläutert habe. Der Erfolg der Lorenz'schen Methode hängt viel ab von der subjectiven Meinung des jeweiligen Operateurs, wie weit er ein Kind einer brüsken Extension mit der Schraube unterwerfen will. Ich muss gestehen, dsss auf mich diese Art zu operiren einen beängstigenden Eindruck gemacht hat, da der zarte Schenkel des Kindes, mittelst Schrauben gereckt, ohne Controle extendirt wird. Ich muss auch heute noch, wie in dem Aufsatz in der Berl. klin. Wochenschrift, die unabweisliche Forderung aufstellen, dass man nicht nach Gutdünken die Kinder extendirt, sondern nach genauer Feststellung der Extensionsgewichte, welche man einem Kinde zumuthen darf, ohne Nebenverletzungen, wie Muskel-Zerreissungen, Nervenläsionen, Gefässzerreissungen zu bekommen, welche uns nachher viel mehr zu schaffen machen können, als das ursprüngliche Leiden.

Man muss demnach nicht nur den Grad der Extension kennen, den die einzelnen Kinder vertragen können, sondern auch eiue Controle über den Gewichtszug der stattfindenden Extension besitzen. Leider habe ich weder die Zeit, noch viel weniger das Leichenmaterial, an dem diese überaus wichtige Frage geprüft werden muss. Ich habe die ziffermässig zulässige Extension so prüfen wollen, dass ich an Kinderleichen von der Innenseite des Beckens und nach erfolgter Trepanation der Beckenwand den Kopf des Femur entfernte, ohne den Gelenk-Bänder-Apparat zu zerstören und dann an dem Beine neue schwere Belastungen anbrachte, bis Läsionen erfolgten, z. B. Muskel-Zerreissungen, Zerreissungen der Haut in der Länge u. s. w. Auf diese Weise kann man eine Tabelle schaffen, die das Alter der Kinder und die dabei zulässige Belastung angiebt. Ich habe die Ueberzeugung, dass ein pathologischer Anatom sich grosse Verdienste um die unblutige Repositions-Methode erwerben würde, wenn er sich der Mühen dieser praktischen Untersuchungen unterzöge.

Ich für meine Person bin nur auf eine ungefähre Abschätzung bezüglich der Stärke der Extensions-Wirkung angewiesen und habe mir so geholfen, dass ich je nach dem Alter der Kinder verschieden dicke Stricke zur Extension nahm, deren Zerreissen für mich das Zeichen war, von der Extension abzulassen. Es ist freilich dadurch möglich, dass ein energischeres Vorgehen noch gute Resultate erzielt, wo ich meinen Erfolg nicht erlange; allein die Furcht, dass ich den Kindern Läsionen beibringe, die in keinem Verhältniss zu der Art des Leidens stehen, war für mich maassgebend und wird so lange mein Handeln beherrschen, als ich nicht eine genaue Controle des Zuges besitze.

Noch eine andere Gefahr birgt die forcirte Schrauben-Extension, auf die ich weiter unten kommen muss. Mag man nun die Extension mehr oder weniger weit treiben, es werden Fälle genug eintreten, in denen eine Reduction des Kopfes in das Pfannen-Niveau schlechterdings unmöglich ist. Was sollen wir dann beginnen? Oder noch mehr, wenn sich im Verlauf der blutigen Hoffa'schen Operation die Unmöglichkeit der Reduction ergiebt, was bei älteren Kindern vorkommen kann, was sollen wir dann thun?

Diese Frage glaube ich dank der Unterstützung der pathologischen Anatomie in einem für die Patienten befriedigenden Sinne beantwortet zu haben. Ich möchte deshalb die Gedanken, die mich zu den Operations-Methoden zwecks Heilung der oben angedeuteten Luxationen geführt haben, näher begründen.

Zunächst betrachten wir veraltete traumatische Hüftluxationen, die uneingerenkt geblieben. Wenn wir von den jeweilig eintretenden Veränderungen bezüglich der Richtung des Muskelverlaufs, der Bänder und Sehnen absehen wollen, so fällt uns vor Allem eine Verödung der Gelenkpfanne durch Schwarten, Bindegewebswucherung u. A. auf, die so weit gehen kann, dass die ganze Pfanne ausgefüllt wird und mit der Darmbeinfläche ein Niveau bildet. Diese Verödung der Pfanne braucht natürlich nicht in jedem Falle einzutreten, es kann sich auch eine Pfanne Jahre, Jahrzehnte lang unversehrt erhalten.

Wir sehen ferner in Präparaten, dass schon nach 1½ bis 2 Monaten durch bindegewebige Schwarten, durch Osteophytenwucherung um den Kopf herum eine Fixation des Kopfes eintreten kann, ja, wenn sich der Kopf an einer und derselben Stelle des Darmbeins fortwährend reibt, so kann eine vollkommen ausgebildete, dem Kopfe conforme Pfanne, sogar mit Lig. teres und einer Kapsel um das neue Gelenk, sich bilden. Weinbechner hat einen solchen höchst instructiven Fall beschrieben.

Ebenso wichtig ist die Mittheilung Volkmann's (Ueber die blutige Reposition veralteter traumatischer Hüftluxationen. Zeitschr. f. Chir. Bd. 37), dass bei einer 8 Wochen alten Luxation der Kopf in einer völlig neugebildeten Gelenkkapsel ruhte, die mit Synovialflüssigkeit erfüllt war. Auch ein Lig. teres hatte sich neu gebildelt. Es ist wohl zweifellos, dass sich später auch eine Pfanne gebildet hätte.

Wenn sich auch nicht in allen Fällen eine solche Reparation zeigt, so darf man doch annehmen, dass durch die neue Gelenkbildung ein Modus vivendi oder besser Modus eundi, der ganz erträglich sein kann, geschaffen werde.

Bei der congenitalen Luxation liegen nun die Verhältnisse etwas anders, und zwar nur durch die derbe unversehrte Kapsel, innerhalb der sich der Kopf bewegt.

Bei der traumatischen Luxation ist ja die Kapsel zerrissen und der Kopf reibt sich bald auf dem Periost; bei der congenitalen dagegen reibt sich der Kopf nur auf der dicken und schlüpfrigen hinteren Kapsel. Darum ist auch eine neue spontane Pfannenbildung eine so grosse Seltenheit, dass man diese hier ganz geleugnet hat, freilich nicht ganz mit Recht; denn wenn durch Atrophie oder sonstige Einflüsse die hintere Kapselwand zerstört ist und dem Kopf Gelegenheit geboten wird, direct mit dem Periost in Verbindung zu treten, so kann auch hier eine Art neuen Gelenks geschaffen werden.

Wenn aber das Studium der pathologischen Anatomie uns dieses Verhalten lehrt, liegt es da nicht für einen denkenden Pathologen nahe, congenitale Luxationen unter ähnliche Bedingungen zu bringen, wie sie eine Gelenkbildung ermöglichen, oder mit anderen Worten: wird der Operateur nicht das Recht haben, einen Versuch zu machen, ein Stück der hinteren Kapsel zu reseciren und den Kopf durch das resecirte Loch hindurch zu zwängen und mit dem Periost durch fixirende Verbände in längere Berührung zu bringen? Ich glaube, dass die Idee eines Versuches werth ist.

Ich habe diesen Versuch nicht gemacht, sondern bin in zwei Fällen anders vorgegangen, indem ich den Kopf vorher resecirte. Das geschah aus folgenden Gründen: Aus vielfältigen pathologischen Erfahrungen ist es bekannt, dass der Kopf allmählich bei alten congenitalen Luxationen schwindet. Nicht nur, dass er keine Function ausübt, sondern er ist sogar hinderlich und hemmt die Rotationsbewegungen erheblich, vor Allem die Abduction. Die pathologische Anatomie lehrt uns auch dem entsprechend, dass nach und nach der runde Kopf höckerig und eckig, dabei kleiner wird, der Knorpel atrophirt; an manchen Stellen kann er sogar ganz fehlen, oder er schimmert als bläulicher Belag durch. Der Hals wird kürzer und deformirt, der normal stumpfe Winkel, den Hals und Schaft bilden, wird ein rechter, später ein spitzer, dabei nimmt der Hals eine anteroposteriore Krümmung an. Zuletzt ist der Kopf nur noch als ein Rudiment an einem angedeuteten Halse neben dem Trochanter zu finden. Die Pathologie lehrt uns also, dass die Natur das Bestreben hat, den Kopf zu beseitigen.

Nehmen wir diese Erfahrungen bei traumatischen und congenitalen Luxationen zusammen, so resultirt daraus folgender Heilplan, immer solche Fälle vorausgesetzt, bei denen die Reduction unmöglich ist:

1. Resection des Kopfes und event. des Halses in der typischen Weise.

2a. Entfernung der hinteren Gelenkkapsel in genügender Ausdehnung, so dass das Femur auf dem Darmbein Raum hat. Es scheint mir nun zweckmässig zu sein, auch das Periost abzulösen und bei Seite zu schieben, so dass die Knochenwunde des Schaftes an periostentblösstem Knochen anliegt. Hoffa ist ähnlich vorgegangen, nur dass er das Periost unberührt liess und das Femur auf das Periost brachte. Ich halte aber mein Vorgehen für rationeller, weil ich glaube, dass das Periost in der Ausdehnung des Femur doch durch Druckatrophie zuerst zu Grunde geht und dann freilich eine Fixation erreicht wird.

2b. An Stelle der Ablösung des Periosts kann man auch in geeigneten Fällen, wo man Raum zum Arbeiten hat, nach Ablösung und Beiseiteschiebung des Periosts auf dem Becken eine Art von Pfanne mit dem Meissel bilden, ja man kann hierbei bis auf das Periost an der Innenseite die Kuppe der einen Pfanne ausmeisseln. Während der Heilung ist hierbei eine so starke und genaue Abductionsstellung nicht nöthig, wie bei dem ersteren Verfahren.

2c. Man kann eine osteoplastische Operation in der Art

vornehmen, dass man bei genügendem Raume einen Kapsel-Periost-Knochenlappen abmeisselt, mit der Basis oben, und den Lappen nach oben klappt, dann das Femur an die Wandfläche und den Lappen mit einer Naht an den Kapselrest fixirt. Der Lappen braucht nur 3 cm breit und etwa 5 cm lang zu sein. Durch diesen Lappen würde eine gute Fixation herbeigeführt; das Femur-Ende wird dadurch nach oben auszugleiten gehindert, selbst ohne Abductionsstellung.

König hat bekanntlich vor der Verallgemeinerung der Hoffa'schen Operation die angeborene Luxation bei jungen Kindern so heilen wollen, dass er einen Periost-Knochenlappen aus dem Becken nach unten klappte und ihn mit der Kapsel vernähte. Es wurde dadurch eine Art von neuer Gelenkkapsel geschaffen; nur scheint es mir, als ob die schmale Knochenlamelle kaum einen genügenden Widerstand gegen die Last des Femurs bietet. Der Kopf stösst bei der König'schen Operation nicht gegen Beckenknochen, sondern zum grössten Theil gegen die Knochenlappen.

König selbst hat seine Methode zu Gunsten der Hoffaschen verlassen, obgleich Gussenbauer und Schönborn eine Besserung des Ganges der Patienten rühmen.

Von diesen 3 Methoden wird man diejenige wählen, die in dem gegebenen Falle am leichtesten und schnellsten auszuführen ist. Ich selbst habe an zwei Patienten die Methode 2a und 2b vorgenommen und kann hier gleich bemerken, mit durchaus zufriedenstellendem Erfolge.

Ich will zunächst über den ersten Fall in Kürze berichten, weil er mich zu dem obigen Operationsverfahren geführt und manche wichtige Lehren gegeben hat.

Frl. Emilie O. aus G., mir vom Herrn Kollegen Wertkemper in München-Gladbach überwiesen, ein grosses und kräftiges Mädchen von 15 Jahren, seit 2 Jahren menstruirt, leidet an doppelseitiger Hüftluxation, links war die Verkürzung stärker als rechts, das Gehen auf dem linken Beine war sehr schwerfällig und ermüdete das Mädchen nach kaum 10 Minuten. Rechts waren die Verhältnisse günstiger, das Bein war leichter herabzubringen und Patientin war auch hier sicherer als links. Hochgradige Lordose der Lendenwirbelsäule. Abduction links bedeutend beeinträchtigt, weniger rechts. Die Mutter und eine ältere Schwester zeigen ebenfalls congen. Luxation.

Das Mädchen wurde am 29. März d. J in meine Klinik aufgenommen und 6 Wochen lang täglich 2 Mal der Extensionsschraube unterworfen, deren Abbildung und Anwendung ich in der Berliner Klinischen Wochenschrift 1897 gegeben habe. Es schien mir, als ob der Kopf gut in das Pfannenniveau herabgebracht sei, und ich beschloss zunächst, das Lorenz-sche unblutige Verfahren anzuwenden. Am 24. April d. J. wurde unter Chloroformnarkose die Einrenkung versucht. Ich konnte mich auch jetzt überzeugen, dass anscheinend die Roser-Nelaton'sche Linie die normalen Punkte bot; dass also der Kopf anscheinend genügend herabgeholt sei, leider ein durch die spätere Operation entdeckter Irrthum. Nach kurzen Bemühungen hörten wir es schnappen, indem das Bein in flectirter und abducirter Stellung stand, und wir glaubten, einen leichten Sieg errungen zu haben, auch wieder ein Irrthum; es war nur, wie wir später bei der Operation belehrt wurden, der Trochanter major mit einem Ruck in die Incis. ischiadica maj. gesprungen. Die Lorenz'sche unblutige Operation, auf die ich von vornherein keine grossen Hoffnungen gesetzt hatte, war also nicht möglich. Ich beschloss deshalb, nach Hoffa zu operiren, in der Hoffnung, dass mit Durchtrennung der vorderen Kapsel leicht eine Reduction des Kopfes in die Pfanne möglich sein würde, zumal ja die Nelaton'sche Linie normal zu verlaufen schien.

Am 28. April wurde dann die Operation folgendermassen ausgeführt:

Schnitt: einige Millimeter nach aussen von der Spin. ilei ant. sup. beginnend nach abwärts 6—8 cm lang. Spaltung der Fascia lata, der M. glut. med. wird mit breiten stumpfen Haken nach rückwärts hinten, die vorderen Weichtheile (Sartorius u. s. w.) nach vorne gezogen. Die Kapsel tritt nun zu Tage. Spaltung derselben, zuerst am Trochanter major, dann weiter am Halse entlang verlaufend. Durch weitere Spaltung der Kapsel wird der Kopf und Trochanter ganz freigelegt, so dass beide aus der Tiefe der Wunde an die Oberfläche gehoben werden können. Die Pfanne wird zunächst nicht gefunden, erst nach genauerem Abtasten der Fläche findet man sie, aber weiter nach vorne und unten, schätzungsweise wohl noch 4—5 cm tiefer, als der kräftigste Zug den Kopf herabzubringen vermag. Anlegung der Extensionsschraube und Zug so lange, bis der Strick reisst. Der Kopf kommt nicht in das Pfannenniveau. Die Pfanne selbst ist verkümmert, klein und als ein dreieckiger schmaler Raum zu fühlen. — Das Lig. teres fehlt.

Wie oben erwähnt, hatte ich mich in dem Verlauf der Roser-Nelaton-schen Linie getäuscht; ganz natürlich, da der Kopf deformirt war, wie eine beifolgende Abbildung ergiebt. Der Kopf stand nehmlich nicht höher als der Trochanter, wie es normaliter sein sollte, sondern einen spitzen Winkel bildend etwas tiefer, ein Hals war eigentlich nicht vorhanden. Ich beschloss deshalb, den Kopf abzusägen, legte nochmals die Schraube an und versuchte, ob es jetzt gelänge, den Femurschaft in die Pfanne einzurenken. Der Femur trat nicht tiefer. Nun aber trat bei der sich ausdehnenden Operation ein Ereigniss ein, das meinen Plan durchkreuzte, ein Ereigniss, welchem ich eine mehr als zufällige Bedeutung beimessen muss. Als nehmlich die Schraube stark angezogen wurde, erfolgte plötzlich ein schwerer Collaps: das Gesicht wurde leichenblass, Pupillen weit, Puls nicht zu fühlen, Athmung sistirend. Es war das kein Aufhören der Athmung, die ich nicht so sehr fürchte, sondern ein richtiges Versagen des Herzschlages, ein ausserordentlich gefährliches Ereigniss, der Schrecken aller Operateure.

Als Betäubungsmittel wurden benutzt eine Mischung von Chloroform, Pictet und Aether. Künstliche Athmung, Herzstösse nach König etwa $^1/_4$ Stunde lang, bis der erste tiefere Athemzug erfolgte. Warme Tücher, Wärmflaschen und weitere Belebungsversuche brachten das Mädchen endlich wieder ausser Gefahr. Chloroform wird nicht weiter gegeben; dagegen nochmals die wegen des Collapses entfernte Schraube angelegt. Als dieselbe fest angezogen wurde, erfolgte wieder — wohlgemerkt ohne neue Narkose — ein tiefer Collaps, der dieselben Manipulationen erheischte als das vorige Mal, nur noch mehr Mühe und Sorge verursachte. Ich stand, da der Puls des Kindes sich sehr schwer erholte, von allen weiteren operativen Maassnahmen ab, tamponirte mit steriler Gaze und legte einen Streckverband an. Das Kind erholte sich sehr langsam; bemerkenswerth war, dass der Puls fortwährend in der Minute 115—125 betrug ohne Temperaturerhöhung, und zwar noch 8 Tage lang. Erst am 17. Mai, das sind also 19 Tage nach dem ersten operativen Eingriff, wurde unter Chloroformnarkose die Operation beendet.

Die zum Theil verklebte Wunde wird aufgerissen. Ein Theil der hinteren dicken Kapsel wird exstirpirt etwa 4 cm im Quadrat. Einschneiden des Periosts in dieser Ausdehnung und Zurückschieben desselben mittelst Elevatorium. Als ich nun das vor 19 Tagen dekaxetirte Femur ansah, war ich ausserordentlich erstaunt.

Denn die kurze Zeit von 19 Tagen hatte genügt, eine Art Kopf zu schaffen; das Ende des Femurs war glatt, keine Spur von Knochenbälkchen zu sehen, vielmehr bedeckte eine Bindegewebsschicht die abgesägte Oberfläche (Tafel VI, Fig. 4). Theils weil ich das Präparat benutzen wollte, theils, weil ich den Knochen nochmals der besseren Heilung wegen anfrischen wollte, sägte ich diesen neuen Kopf ab. Ich fügte deshalb Femur auf den periostlosen Knochen des Beckens, das Bein in abducirte Stellung bringend, tamponirte mit steriler Gaze und legte einen festen Gypsverband an. Der übrige Verlauf bot nichts Bemerkenswerthes dar. Am 6. Juli wurde das Mädchen mit einem Gypsverband, der beide Hüften und Thorax umfasste, aus meiner Klinik entlassen. Das Bein war fest an das Becken angeheftet, Beugung und Streckung im Hüftgelenk bei der Entlassung in geringer Excursion möglich, bei starken Ab- und Adduktionen geht das Becken mit.

Ende Juli konnte das Mädchen gehen, und zwar ohne zu watscheln, die Bewegungen sind ausgiebige geworden, die Fixation eine gute. Kurzum das Resultat ist durchaus befriedigend. —

Ganz auf dieselbe Art, nur dass ich nach Beiseiteschiebung des Periosts mit einem über die Fläche gebogenen Meissel eine kleine, etwa 3—4 cm im Durchmesser betragende Grube in dem Knochen anlegte, in welche ich das Femur einfügte, habe ich einen Jungen von 16 Jahren mit einseitiger Luxation operativ behandelt. Auch hier war das Resultat gut; doch ist der Fall noch zu jung, um definitive Schlüsse daraus ziehen zu können. —

Jedenfalls hielt ich die obigen Erfahrungen und Betrachtungen für interessant genug, um sie dem Urtheile solcher Fachgenossen, die grössere Erfahrung als ich besitzen, zu unterbreiten.

Vor Allem möchte ich nochmals auf ein Moment der Extensionsgefahr zurückkommen, welches ich sonst nirgends erwähnt gefunden habe: auf den erschreckenden Collaps nach energischer Extension. Lorenz geht ja bekanntlich so weit, dass den Kindern durch das Strecken die Haut der Beuge einreisst. Wer garantirt dafür, dass nicht auch ein Gefäss zerreisst, ein Muskel, ein Nerv? Ich habe nur mit Bangen und Schrecken diese uncontrolirte Extension üben sehen, und ich bin überzeugt, dass sie Gefahren birgt, die erst eine grössere Erfahrung aufdecken kann. Dass solche Streckungen aber auch tödtliche Collapse bewirken können, das wissen wir aus den klinischen Erfahrungen der traumatischen Hüftluxationen. Es giebt eine ganze Reihe verwandter Beispiele. In dem Falle Flaubert's wurde durch rohe Extension des Arms ein ausgebreitets Emphysem der Thoraxseite, sowie Abreissen der unteren 4 Aeste des Plexus brachial. vom Rückenmark verursacht. Ueber Zerreissungen der Axillargefässe hat Körte in der Zeitschr. f. Chir. Bd. XXX eine abschreckende Blumenlese zusammengestellt. Allis erzählt von einer Zerreissung der Vena saphena an ihrer Einmündung in die V. femor. Neben diesen lesen wir von unbeabsichtigten Knochenverletzungen, Lähmungen, Einreissen der Haut, u. s. w.

„Ja, selbst Todesfälle sind nach derartigen Repositionen, namentlich an der Hüfte beobachtet worden. So erwähnt Prahmann die Fälle von Six aus der Würzburger Klinik, von Poncet und den Befund von Allis. Shok und innere Blutungen, die ohne Verletzung der grösseren Gefässe schon in den Adhäsionen stattfinden können, werden einen solchen Ausgang möglich machen! Wir hätten demnach die Anwendung grober Kraft bei Repositionsversuchen geradezu als einen Kunstfehler zu verwerfen.“ Diese Worte entnehme ich einer fleissigen Arbeit aus der Bergmann'schen Klinik in Berlin (H. Engel, Arbeiten aus der Chirurg. Klinik der Königl. Universität Berlin. Zwölfter Theil 1879.) Sie sollten jedem Orthopäden, der die Schraube für Hüftverrenkungen zur Hand nimmt, zugleich warnend zugerufen werden. Die oben beschriebenen Collapse oder Shoks sind nur der Anwendung der Schraube zur Last zu legen, da die Collapse fast wie ein gelungenes Experiment eintraten.

Auf diese Gefahr möchte ich daher nochmals aufmerksam machen und daran den Wunsch einer genauen Controle der Extension äussern. Sollte ein pathologischer Anatom sich durch diese Zeilen bewogen fühlen, sich der gewiss nicht undankbaren Aufgabe, die ich oben skizzirt habe, zu unterziehen, so würde dadurch der grosse Werth der pathologischen Anatomie für die Chirurgie der uns beschäftigenden Leiden noch mehr offenbar werden, als ich ihn durch diese Zeilen zu schildern bestrebt war.

Erklärung der Abbildungen auf Tafel VI.

Fig. 1—2 gehören zu der Abhandlung von Gläser auf S. 240—252.

Fig. 3—4 zu derjenigen von Senger S. 253—263, und zwar

Fig. 3. Deformirter linker Schenkelkopf bei Luxatio congenita, nach der Natur gezeichnet. Bei der Resection wurde nur der Kopf und die obere Partie des Trochanter entfernt (punktirte Linie).

Fig. 4. Glatte Oberfläche des vor 19 Tagen abgesägten Femur-Schaftes; eine Art von neuem Kopf bildend. Spongiosa-Bälkchen völlig durch glattes Bindegewebe bedeckt. Darunter die Sägefläche des Femur-Schaftes mit Spongiosa-Bälkchen.

Beiträge zur Pathogenese und differentiellen Diagnose der progressiven Paralyse.[1])

Von Professor Binswanger in Jena.

Es sind vornehmlich zwei Wege, auf welchen wir in das dunkle Gebiet der Pathogenese eindringen können: die ätiologisch-klinische und die pathologisch-anatomische Forschung. Wir werden den ersten hier nur ganz flüchtig betreten, da von Krafft-Ebing zu gleicher Zeit die Aetiologie der progressiven Paralyse genauer bearbeitet hat. Wenn wir die statistischen Aufstellungen über die Zahl und Häufigkeit der Aufnahmen von Paralytikern in unsere öffentlichen und privaten Irrenanstalten, über das durchschnittliche Lebensalter und den Stand der Erkrankten, sowie über die der Krankheit voraufgegangenen Schädigungen überschauen, so werden wir finden, dass nur hinsichtlich des ersten Punktes eine allgemeine Uebereinstimmung herrscht, während die übrigen statistischen Erhebungen zu recht widerstreitenden Ergebnissen bislang

[1]) Der nachstehenden Arbeit ist im ersten Theile mein, die Diskussion einleitender Vortrag auf dem internationalen medicinischen Congress zu Moskau 1897 zu Grunde gelegt.

geführt haben. Denn es ist allgemein anerkannt, dass die progressive Paralyse, mit geringfügigen Ausnahmen, in der Lebensperiode zur Entwicklung gelangt, in welcher unter physiologischen Vorbedingungen die grösstmögliche Entfaltung und Ausnutzung unserer körperlichen und geistigen Kräfte stattzufinden pflegt, also in der Periode zwischen 30 und 50 Jahren. Verfolgen wir den Beginn des Leidens, so finden wir, dass die Anfänge in einer allmählich zunehmenden, für den Zuschauer sich fast unmerklich vollziehenden Abnahme der intellectuellen und senso-motorischen Leistungsfähigkeit bestehen. Diese sogenannten Vorläufer-Erscheinungen der progressiven Paralyse besitzen vom pathogenetischen Standpunkt aus sicher die grösste Bedeutung. Wie wir bei den differentiell-diagnostischen Erörterungen nachher sehen werden, bereitet die klinische Verarbeitung dieser Vorläufer-Erscheinungen die grösste Schwierigkeit. Die Merkmale der beginnenden Zerstörung unserer centralen Nervensubstanz sind so unbeständig und wechselnd, ihre Unterscheidung von verwandten functionellen Erkrankungen des Nervensystems so unsicher, dass von einer bestimmten Diagnose der Erkrankung in diesem Stadium kaum gesprochen werden kann. Und doch vollzieht sich höchst wahrscheinlich schon hier unter der täuschenden, fast undurchdringlichen Decke einfacher Ermüdungsvorgänge der Untergang, die Einschmelzung funktionstragender Nervenelemente. Wenn in dem weiteren Krankheitsverlauf dieses verhängnissvolle Stadium überwunden ist, wenn die Symptome einfacher centraler Erschöpfung den Ausfallssymptomen gewichen sind, dann sind sicherlich schon weite Gebiete des Centralnervensystems, und zwar in ihren feinsten specifischen Gewebstheilen (den protoplasmatischen und Axencylinder-Verästelungen der Nervenzellen), zu Grunde gegangen. Die Berücksichtigung dieser Thatsache ist auch für die ätiologisch-klinische Forschung nothwendig. Denn sie weist uns darauf hin, dass der auch für den Laien erkennbare Ausbruch der Paralyse nicht den Zeitpunkt des wirklichen Beginns der Krankheit repräsentirt, sondern dass bei genauerer Forschung die Anfänge des Leidens sich nicht selten auf viele Monate und sogar einige Jahre zurück verfolgen lassen.

Hinsichtlich der Berufsstellung der Paralytiker galt früher die Anschauung für fest begründet, dass in erster Linie die Gehirnarbeiter, d. h. die Angehörigen derjenigen Berufsstände, an welche erhöhte geistige Anforderungen gestellt werden, der Krankheit verfallen. Wenn wir aber die neueren statistischen Erhebungen auf diese Frage hin prüfen, so finden wir, dass sich der Procentsatz derjenigen Paralytiker, welche den niederen Berufsständen, Handwerkern, kleineren Gewerbetreibenden, Bediensteten, Landwirthen und Tagelöhnern angehören, unverhältnissmässig gesteigert hat. Allgemeingültige Schlussfolgerungen über den ätiologischen Zusammenhang zwischen bestimmter Berufsthätigkeit und dem Auftreten der Paralyse lassen sich aus den statistischen Berichten der verschiedenen Culturländer nicht ziehen. Für unsere deutschen Verhältnisse ergiebt sich die Thatsache, dass einerseits der Militärstand (Unteroffiziere und Offiziere), anderseits die Kategorie der reisenden Kaufleute relativ am meisten gefährdet sind.

Die zweifellos wichtigste Frage nach den die Paralyse verursachenden Schädlichkeiten werden wir aus dem oben angeführten Grunde hier nur insoweit berühren, als dies zur Aufhellung der Pathogenese unbedingt nothwendig ist. Es sind hauptsächlich drei Schädlichkeiten, welche in den ätiologischen Studien über die Paralyse bei allen Culturnationen in Frage kommen: die Lues, die hereditäre Veranlagung und der Alkoholismus. Es ist aber bemerkenswerth, wie sehr die Ansichten auseinander gehen über die Bedeutsamkeit dieser drei ursächlichen Momente. Während bei uns in Deutschland die Mehrzahl der Forscher auf Grund umfassendster und eingehendster Untersuchungen die Ansicht vertritt, dass die Syphilis die hauptsächlichste Ursache der Paralyse sei, wird in Frankreich und auch in England dem Alkoholismus die erste Stellung in der Aetiologie der Paralyse eingeräumt. Doch beginnen auch hier die Stimmen sich zu mehren, welche die Syphilis allen anderen Schädlichkeiten an Bedeutung voranstellen. Hinsichtlich der Erblichkeit wird übereinstimmend überall die Thatsache hervorgehoben, dass die ursprüngliche, im Anfang der Paralyse-Forschung gültige

Lehre, nach welcher die Erblichkeit ein unwesentlicher Faktor in der Aetiologie der Paralyse sei, durch die fortschreitende Erkenntniss widerlegt worden ist.

Weitere Schädlichkeiten, die in der Aetiologie der Paralyse eine nur scheinbar geringfügige Rolle spielen, sind Gemüthserschütterungen, geistige und körperliche Ueberanstrengung, sowie endlich Traumen. Wenn es auch nicht angängig ist, heute schon aus diesen ätiologischen Forschungen ganz bestimmte Schlussfolgerungen in Beziehung auf die Entstehungs-Bedingungen der Paralyse zu ziehen, so kann doch die Thatsache aus ihnen entnommen werden, dass in der überwiegenden Mehrzahl der Fälle nicht eine einzige Schädlichkeit für die Entstehung des Leidens verantwortlich gemacht werden kann, vielmehr darf als Regel gelten, dass erst das Zusammenwirken mehrerer Schädlichkeiten die Krankheit verursacht.

Versuchen wir aus diesen ätiologisch-klinischen Ergebnissen eine Erklärung des paralytischen Krankheitsprocesses herzuleiten, so kommen wir unter Berücksichtigung des Verlaufs und des Ausgangs der Erkrankung zu folgenden Anschauungen: Die progressive Paralyse umfasst zahlreiche, sowohl hinsichtlich der Zahl und der Gruppiruug der Symptome auf psychischem und somatischem Gebiete, als auch hinsichtlich des zeitlichen Ablaufs der Krankheitserscheinungen recht mannichfaltige Krankheitsformen. Allen gemeinsam ist der unaufhaltsam fortschreitende geistige und körperliche Verfall und der tödtliche Ausgang. Sie ist eine Krankheit, welche unter dem Einfluss unserer heutigen Daseins-Bedingungen im Laufe dieses Jahrhunderts bei allen Culturnationen eine erschreckend rasche Zunahme erfahren hat. Die verheerende Macht unserer culturellen und socialen Einrichtungen wird sich in erster Linie bei denjenigen Individuen geltend machen, deren Centralnervensystem den hochgradig gesteigerten Anforderungen an seine Leistungsfähigkeit den geringsten Widerstand entgegensetzen kann. Diese ungenügende Widerstandskraft kann angeboren oder erworben sein. Die Keimschädigungen, welche durch Erkrankungen der Erzeuger verursacht sind, bedingen bei den Nachkommen eine unvollkommene Entwicklung aller oder einzelner Organsysteme, welche in den leichtesten Graden nicht in einer morphologisch nachweisbaren Entwicklungs-Hemmung, sondern nur in einer functionellen Schwächung ihren Ausdruck findet. Dass bei diesen constitutionellen Schwächezuständen das Central-Nervensystem heutzutage gemäss den erhöhten Anforderungen an seine Leistungsfähigkeit am leichtesten Schaden leidet, lehrt u. a. die allgemeine Zunahme der Nerven- und Geisteskrankheiten überhaupt. Während des individuellen Lebens ist die Mehrzahl der Culturmenschen Schädlichkeiten ausgesetzt, welche im Laufe dieses Jahrhunderts eine gesteigerte Bedeutung für das Centralnervensystem gewonnen haben. Unter ihnen ragen die Syphilis und der Alkoholismus hervor.

Beide üben einen gewebsschädigenden Einfluss auf die Nerven-Elemente aus, welcher bei einer gewissen Intensität und Dauer der schädigenden Einwirkung die Stoffwechsel-Vorgänge der Nerven-Elemente bleibend beeinträchtigen kann. Während das „rüstige“, in seiner morphologischen und functionellen Ausbildung vollwerthige Gehirn diesen schädigenden Einflüssen in der überwiegenden Mehrzahl widersteht, unterliegt das in Folge erblicher Belastung an sich weniger widerstandsfähige Gehirn sehr leicht. So kommt es, dass bei dem Zusammenwirken von Heredität und Syphilis, bezw. Alkoholismus der günstigste Boden für die Entwickelung der Paralyse bereitet wird. Es ist leicht verständlich, dass ein derartig geschädigtes Nervensystem den Einwirkungen der anderen, mit unserer Lebensarbeit unvermeidlich verknüpften Schädlichkeiten nicht mehr gewachsen ist. Sobald die Anforderungen mit dem krankhaft veränderten Stoff- und Krafthaushalt nicht mehr im Einklang stehen, unterliegt es der functionellen Ueberanstrengung, sei es in der Form der Erschöpfungs-Neurose, bezw. Psychose, sei es in der der organischen Abnutzung, welche in der mittleren Lebensperiode am häufigsten in dem paralytischen Krankheitsprocess ihren anatomischen und klinischen Ausdruck findet.

Je geringwerthiger die constitutionelle Veranlagung, je tiefergreifend die durch die Ernährungsstörung gesetzte Gewebsschädigung, desto geringfügiger ist auch das Maass der

Arbeitsleistung, welches zur functionellen Ueberanstrengung führt. So kommt es, dass Hereditarier und syphilitisch durchseuchte Männer und Frauen den functionellen nervösen Erschöpfungs-Erkrankungen und der Paralyse erliegen, bei welchen während ihrer ganzen Lebensdauer von einer übermässigen Einwirkung anderer cultureller Schädlichkeiten nicht die Rede sein kann.

Es ist bislang noch in tiefes Dunkel gehüllt, warum in dem einen Falle die functionelle Ueberanstrengung trotz gleicher ursächlicher Begründung der Krankheitsvorgänge bei der functionellen Erschöpfung Halt macht, während bei dem anderen ein fortschreitender, die Nerven-Elemente endgültig zerstörender Krankheitsverlauf Platz greift. Wohl aber können uns gewisse allgemein-ätiologische Erfahrungen über diese Entstehungsbedingungen ein Verständniss eröffnen.

Ueberblicken wir die Aetiologie der Nervenkrankheiten einschliesslich der organischen Gehirn- und Rückenmarkskrankheiten, so finden wir, dass bei allen immer die gleichen ursächlichen Momente wiederkehren. Wir sind deshalb, wie ich das schon früher ausgesprochen habe, zu der Annahme genöthigt, dass wenigstens auf dem Gebiete der Nervenkrankheiten die gleichen ätiologischen Factoren durchaus verschiedenartige Krankheitsvorgänge hervorrufen können. In Bezug auf die Localisation und Ausdehnung eines Krankheitsprocesses wird in erster Linie der Grad der anatomischen und physiologischen Entwickelung irgend eines Abschnittes des Nervensystems maassgebend sein für die Bestimmung der Widerstandsgrösse, welche eben dieser Abschnitt gegenüber krankmachenden Einflüssen besitzt. Neben dieser durch Veranlagung und Uebung bedingten Höhe der anatomischen und functionellen Ausbildung spielt wohl die besondere localisirte Wirkungsweise bestimmter Schädlichkeiten eine geringere Rolle.

Bevor wir die Nutzanwendung der ätiologischen Lehren auf die Natur des Krankheitsprocesses, d. h. die Pathogenese s. s., zu ziehen versuchen, bedarf es eines kurzen Ueberblicks über die anatomischen Veränderungen, welche den Krankheits-Aeusserungen zu Grunde liegen. Ich darf hier anknüpfen an Betrachtungen, welche ich in meiner Monographie über die pathologische Histologie der progressiven Paralyse angestellt habe.

Die Krankheitsvorgänge, welche bei der progressiven Paralyse im Centralnervensystem zum Ablauf gelangen, bieten vorwaltend einen chronischen Verlauf dar und lassen sich in 3 Reihen zerlegen:

1. degenerativ-atrophische Veränderungen am specifischen Nervengewebe,
2. Schwellungen, Wucherungen und Schrumpfungen am gefässtragenden (mesodermalen) Stütz-Apparate,
3. theils atrophisch-degenerative, theils Proliferationserscheinungen an dem ektodermalen Grundgewebe, der Neuroglia s. str.

Man hat diese Vorgänge dem allgemeinen pathologischen Sprachgebrauch gemäss früher immer als chronisch-entzündliche zusammengefasst Die pathogenetische Werthschätzung der einzelnen anatomischen Befunde ist naturgemäss abhängig von den allgemein herrschenden Auffassungen über das Wesen chronischer entzündlicher Vorgänge, welche im Gehirn und seinen Hüllen Platz greifen können. Die pathologisch-anatomische Diagnose der Paralyse hat alle Wandlungen der Entzündungslehre mitgemacht, welche in den letzten 50 Jahren stattgefunden haben. Ausserdem war für die engere Begriffsbestimmung des anatomischen Krankheitsprocesses der Umstand maassgebend, dass die einzelnen Forscher bald diesen, bald jenen Gewebstheilen die hauptsächlichste Bedeutung beilegten. So kam es, dass die progressive Paralyse bald ausschliesslich als chronische Leptomeningitis (Arachnitis), bald als Meningo-Encephalitis (Periencephalitis chronica von Calmeil), bald als Encephalitis interstitialis oder endlich als parenchymatöse Encephalitis angesprochen wurde. Bei allen diesen anatomischen Diagnosen war der Gesichtspunkt maassgebend, dass bestimmte, localisirte, entzündliche Vorgänge acuter und chronischer Art der Ausgang des Leidens seien.

Die neueren Forschungen auf dem Gebiete der Entzündungslehre zwingen uns, die Fragestellung auch bei der Paralyse schärfer zu formuliren. Die anatomische Forschung wird auch hier in erster Linie eine strenge Scheidung der passiven, durch eine primäre Gewebsschädigung verursachten atrophisch-degenerativen Processe von den sogenannten activen, reparatorischen Vorgängen durchführen müssen. Es ist dies bei dem meistens exquisit chronischen Verlauf der Erkrankung relativ leicht durchzuführen und zwar besonders dann, wenn zwei Bedingungen erfüllt werden: 1. wenn bei der anatomischen Untersuchung das Studium der einzelnen Gewebe streng auseinander gehalten wird, und 2. wenn bei der Untersuchung der klinische Verlauf des Krankheitsfalles sowie der Zeitpunkt, in welchem der tödtliche Ausgang eingetreten ist, eingehend gewürdigt wird. Bei acut und subacut verlaufenden Fällen, bei welchen eine rapide Steigerung der Krankheitserscheinungen bis zu der terminalen Lähmung stattfindet, kann der anatomische Befund ganz anders sein als bei einem Krankheitsfalle, bei welchem die exquisit chronische Entwicklung in einer frühen Krankheitsperiode durch ein interkurrentes mit der Gehirnerkrankung nur indirekt oder gar nicht zusammenhängendes Leiden vorzeitig unterbrochen wird.

Ich habe die Fälle, welche bei langsamer, schleichender Entwicklung im Initialstadium der Paralyse tödtlich geendigt haben, als Frühformen bezeichnet. Um Missverständnissen mit den neuerdings als Frühformen bezeichneten juvenilen Krankheitsfällen vorzubeugen, wird man sie besser als solche bezeichnen, welche im Frühstadium zur anatomischen Untersuchung gelangten.

Man darf hoffen, dass in diesen Fällen der anatomische Befund am ehesten Aufklärung darüber verschafft, ob die früher genannten activen oder passiven Veränderungen die Hauptrolle bei dem Krankheitsprocesse spielen, und welchen Antheil die einzelnen Gewebselemente an diesen Vorgängen in dem frühen Entwicklungsstadium der Krankheit nehmen.

Meine eignen, über viele Jahre sich erstreckenden Untersuchungen haben ergeben, dass die typischen (d. i. chronisch verlaufenden) Fälle durch chronische, diffuse, atrophisch-degenerative Veränderungen des functionstragenden Nervengewebes verursacht sind. Höchst wahrscheinlich werden in erster Linie die feinsten, mit unseren jetzigen Hülfsmitteln nicht mit genügender Deutlichkeit darstellbaren, markhaltigen und marklosen Nerven-Endausbreitungen von dem Degenerationsprocess befallen. Mit Sicherheit lässt sich die Erkrankung erst dann erkennen, wenn die mittelst der Markscheidenfärbung nachweisbaren markhaltigen Nervenfasern und die Ganglienzellen an dem Degenerationsprocess in ausgiebigerem Maasse betheiligt sind. Untersucht man die Frühstadien, so wird man diese Degenerations-Processe niemals vermissen, wenn auch bald der Faserschwund, bald die Ganglienzellen-Erkrankung den Hauptantheil an den degenerativen Veränderungen tragen kann. So werden Befunde, bei welchen der in der überwiegenden Mehrzahl der Fälle nachweisbare Faserschwund nicht mit Deutlichkeit hervortritt, leicht verständlich. Am instructivsten ist der bekannte Fall von Greppin, bei welchem selbst bei fortgeschrittenem Krankheitsprocess nur der Ganglienzellenzerfall, nicht aber der Nervenfaserschwund aufgefunden wurde. Nach den Untersuchungen von Alzheimer und Nissl gewinnt es den Anschein, dass bei den acut verlaufenden Fällen von Paralyse die Ganglienzellerkrankung immer gegenüber dem Markfaserschwund überwiegt. Eine genauere Schilderung der anatomischen Veränderungen der corticalen Ganglienzellen hat Nissl gegeben. Bei den acut verlaufenden Erkrankungen findet er Schwellung des Zellleibs, Aufblähung des Kerns. Es kann hier noch Rückbildung eintreten oderder Process schreitet weiter, die Zelle zerbröckelt und schwindet schliesslich. Bei schwersten Erkrankungsfällen mit acutem oder subacutem Verlauf beginnt die Zellerkrankung in Verflüssigung der Zellkerne und endet mit Nekrobiose in der Form der Verkalkung, Colliquation und Vacuolisirung. Die chronischen Erkrankungen endigen mit pigmentöser Entartung, mit Zerfall oder mit Sklerose der Zelle. Es finden sich auch allgemeine und partielle Verkalkungen des sklerotischen Zellleibs. Nissl nimmt auch combinirte Erkrankungsformen an, indem acute Zellerkrankungen in die chronische Form mit Sklerosirung übergehen. Auch umgekehrt sollen chronisch erkrankte Zellen der acuten Schwellung anheim fallen. Es zeigen diese mit den neueren

Zellfärbungs-Methoden gefundenen Resultate, dass die schon früherhin festgestellten Erkrankungen der Ganglienzelle sich in zwei Hauptformen scheiden lassen:

a) diejenige der Schwellung des Zellleibes und des Kerns,

b) die sklerotische Zelldegeneration.

Ueber die Bedeutung beider Formen für den paralytischen Krankheitsprocess lässt sich zur Zeit nichts Sicheres sagen. Jedenfalls machen Zellstudien, welche neuerdings in hiesiger Klinik an Vorderhornzellen des Rüskenmarks bei Paralytikern durch H. Berger ausgeführt worden sind, es nicht wahrscheinlich, dass die erstere mehr den acuten und die letztere den chronischen Erkrankungsformen zugetheilt werden darf; denn es lassen sich hier an ein und demselben Schnitte die verschiedenen Veränderungen der Zelle nachweisen. Die Pigmententartung und der fettige Zerfall der Zelle (pigmentöse und fettige Degeneration der früheren Autoren) sind vorzugsweise ein Produkt der primären Schwellung und des körnigen Zerfalls des Zellprotoplasmas und bilden wahrscheinlich Zwischenstufen zu dem endlichen, krümeligen Zerfall der Zelle.

Schon frühzeitig findet man starke Veränderungen an den Blutgefässen. Die venösen Blutgefässe sind überall hochgradig erweitert und prall mit rothen Blutzellen gefüllt, eine wesentliche Vermehrung der weissen Blutzellen ist innerhalb der Gefässe nicht nachweisbar. Die Arteriolen und Capillaren zeigen regressive Veränderungen, welche den Charakter der hyalinen Degeneration besitzen. Zu gleicher Zeit verlaufen active reparatorische Vorgänge an der Endothel-Adventitia der Gefässe (vornehmlich der Venen), welche in einer Verdickung dieser Häute und Wucherung der endothelialen Kerne bestehen. Aber auch ein Theil dieser Gewebsneubildungen unterliegt im weiteren Verlauf der Erkrankung der hyalinen Degeneration. An anderen Gefässen greifen späterhin die Proliferationsvorgänge auf die eigentliche Gefässwand über, führen zu streifigen Verdickungen und Kernvermehrung, das Lumen der Gefässe wird verengt. Das intra- und extra-adventitielle Saftbahnsystem ist schon frühzeitig in ausgedehntem Maasse erweitert, streckenweise finden sich Anhäufungen von rothen und weissen Blutzellen, geronnener Lymphe, amorphem, scholligem und feinkörnigem Blutpigment in wechselnder Menge. Man wird diesen Anhäufungen besonders dort begegnen, wo die Gefässwand weitgehende degenerative Veränderungen aufweist. Das extra adventitielle Saftbahnnetz ist einschliesslich der pericellulären Räume erweitert, hie und da mit weissen und rothen Blutzellen, homogenen Fibringerinnseln, scholligen, grob- und feinkörnigen Blutpigmentresten ausgefüllt.[1])

Am schwierigsten sind die Structurveränderungen der ektodermalen Stützsubstanz nach den älteren Untersuchungsmethoden mit genügender Sicherheit festzustellen. Nur in der Gliahülle ist an manchen Stellen eine deutliche Vermehrung und Verdickung der Gliafasern schon im Anfangsstadium nachzuweisen. Auch die Gliazellen sind in der äusseren Gliahülle entschieden vermehrt. Einen genaueren Aufschluss über den Antheil der Neuroglia an dem paralytischen Krankheitsprocess haben wir erst neuerdings durch die Färbungsmethode von Weigert erlangen können. Es ist, wie die Untersuchungen von Nissl und Alzheimer gezeigt haben, schon im Frühstadium der chronisch verlaufenden Fälle die Gliawucherung deutlich nachweisbar. Alzheimer erklärt die Wucherung der Glia sogar für das charakteristischste

[1]) Es geht aus dieser kurzen Zusammenfassung meiner bereits im Jahre 1891 veröffentlichten Untersuchungen zur Genüge hervor, dass ich die Veränderungen an den Gefässen, soweit es sich um Proliferationsprocesse handelt, für secundäre halte, mit welchen die entzündlichen Vorgänge nur indirect zusammenhängen. Ich stütze mich hierbei auf die allgemein-pathologischen Erwägungen, welche besonders Thoma und v. Recklinghausen über die Entstehung entzündlicher exsudativer Processe angestellt haben. Dass aber diese entzündlichen exsudativen Vorgänge sogar bei den acuten, galoppirenden Formen völlig fehlen können, habe ich in meiner Monographie ausdrücklich hervorgehoben, und es ist mir deshalb unverständlich, wie man mich als einen Anhänger von der primär entzündlichen Natur des paralytischen Krankheitsprocesses erklären konnte, wie dies in manchen Referaten über meine Arbeiten geschehen ist. Ich wiederhole, dass ich dies weder für die acuten, noch für die chronisch verlaufenden Formen annehme.

Merkmal der chronischen Paralyse und weist darauf hin, dass mittelst der Weigert'schen Gliamethode die Ausbreitung des paralytischen Degenerationsprocesses über das centrale Nervensystem leichter, als es bis hierher möglich war, festgestellt werden kann. Diese Aufgabe ist wenigstens schon für die Rinde bis zu gewissem Maasse gelöst. Es ist mit diesen neueren Methoden bestätigt, was uns auch die Untersuchungen über den Nervenfaserschwund (mittelst der Exner'schen und Weigert'schen Methode) dargethan hatten. Wir können heute als gesicherte Thatsache annehmen, dass der Krankheitsprocess mit geringen Ausnahmen in den typischen Fällen der Paralyse vorzugsweise im Stirn-, Scheitel- und Schläfentheil sich abspielt. Ich will hier bemerken, dass die Fälle von Tabo-Paralyse eine Ausnahme machen, indem bei ihnen der Hinterhauptlappen in erster Linie an den degenerativ-atrophischen und reparatorischen Processen betheiligt ist. Auch die Autoren, welche mit dieser neuen Methode gearbeitet haben, stimmen mit mir darin überein, dass diese Gliawucherung ein secundärer Process ist. Doch betont Alzheimer, dass die Gliawucherung keineswegs immer der Zelldegeneration parallel geht. Es giebt nach ihm chronische Paralysen mit hochgradiger Zelldegeneration und geringer Gliawucherung und umgekehrt.[1]) Alzheimer hat ferner

[1]) Im Hinblick auf solche Befunde wird man sich die Frage vorlegen müssen, ob der ursprüngliche Reiz, welcher die Gewebschädigung verursacht, immer in erster Linie auf die nervöse Substanz einwirkt, also als eine specifisch und elektivwirkende Noxe gedacht werden muss, oder ob das wirksame Gift (sei es durch bestimmte specifische Krankheitserreger oder durch pathologische Stoffwechselproducte verursacht) auch gleichzeitig und bis zu gewissem Maasse unabhängig andere Gewebstheile des Centralnervensystems angreift. Eine entscheidende Lösung dieser Frage, welche mit den später zu erörternden allgemeinen pathologischen Erwägungen innig zusammenhängt, ist zur Zeit nicht möglich. Wir wissen aus den modernen Glia-Untersuchungen nur, dass active Veränderungen in diesen Gewebstheilen Platz greifen, welche bei den acut verlaufenden Fällen sich vorwaltend an den Gliazellen bei den chronisch verlaufenden vorwaltend an den Gliafasern nachweisen lassen. Wären diese activen „progressiven" Veränderungen die ersten und alleinigen Erscheinungen und erfolgten sie selbständig und gleichzeitig mit dem Untergang

gezeigt, dass in späteren Stadien der chronisch verlaufenden Fälle sich ähnliche Veränderungen in tiefer gelegenen Theilen des Gehirns, in den Markleisten, dem Balken, dem Centrum semiovale, in dem Thalamus opticus u. s. w. vorfinden. Es ist damit die Lücke, welche bislang zwischen den Hirnrinden- und den seit Westphal bekannten Rückenmarksbefunden bestanden hatte, überbrückt und ausser Zweifel gestellt, dass sämmtliche Theile des Centralnervensystems in mehr oder weniger hohen Graden an dem Krankheitsprocess betheiligt sein können.

Bei den acut verlaufenden Fällen ist die Betheiligung der Gliasubstanz vorwaltend an den Gliazellen zu erkennen, indem die neuen Untersuchungen von Nissl und Anderen dargethan haben, dass Kariokinesen an ihnen recht häufig sind und auch ihr Zellleib durch die Entwicklung langer protoplasmatischer Fortsätze gewissen activen Veränderungen unterworfen ist. Auch bei diesen acuten Fällen haben sich mittelst der neuen Methoden sowohl degenerative Processe der Ganglienzellen als auch Kariokinesen der Gliazellen in den tieferen Abschnitten des Gehirns und Rückenmarks, sowie in den Spinalganglien nachweisen lassen.

der nervösen Substanz, so müsste man zu der gezwungenen, z. B. von Alzheimer vertretenen, Auffassung gelangen, dass das schädigende Agens zwei ganz verschiedenartige Wirkungen ausübt, indem es in der Nervensubstanz regressive und in der Gliasubstanz progressive Veränderungen hervorruft. Dass die Gewebsschädigungen schon in frühen Stadien der Erkrankung nicht allein auf die Nervensubstanz beschränkt sind, beweisen die von mir und anderen erhobenen Befunde über die degenerativen Processe an der Gefässwand. Meine früheren, nach den älteren Methoden ausgeführten Untersuchungen, hatten mich zu der Annahme geführt, dass auch in der Neuroglia, und zwar wahrscheinlich in ihren feinsten, histologisch schwer differencirbaren Bestandtheilen nekrobiotische Vorgänge sich abspielten. Es ist mir nicht unwahrscheinlich, dass die Gliawucherung erst dann Platz greifen kann, wenn durch den Untergang nervöser Elemente und der gliösen Grundsubstanz Raum für die reparatorischen Vorgänge geschaffen ist. Ob die durch Zerfallsproducte chemisch veränderte Gewebsflüssigkeit oder mechanische Einflüsse den Anstoss zu diesen reparatorischen Wucherungen der Gliazellen bezw. -Fasern geben, kann hier unerörtert bleiben.

Wahre entzündliche, d. i. exsudative Vorgänge treten in der Mehrzahl der Fälle erst im weiteren Verlaufe des Leidens zu den genannten Veränderungen hinzu. Es mag hier darauf hingewiesen werden, dass gewisse paralytische Anfälle (Zustände von Somnolenz, corticomotorische Reiz- und Lähmungs-Erscheinungen, Fieberbewegungen, hallucinatorische Erregungen) durch diese entzündlichen Schübe hervorgerufen werden. Erfolgt der Tod in einem solchen Anfall, so finden sich im intra- und extraadventitiellen Saftbahnsystem' kleinzellige Anhäufungen in ausgedehntem Maasse.[1])

Bei längerem Bestande des Leidens, seltener schon in den Frühstadien spielt die Betheiligung der Leptomeninx eine wichtige Rolle. Eine der ersten Veränderungen ist die vorstehend erwähnte Verdickung und Kernvermehrung der Endotheladventitia an den von der Pia in die Rinde einstrahlenden Gefässen. Die hyperplastischen Vorgänge an der Pia beginnen mit Kernwucherung innerhalb der Endothelmembran. Sowohl im Bereich der in die Rinde einstrahlenden Gefässe als auch der verdickten Piaabschnitte finden partielle Obliterationen der epicerebralen Räume mit der Gliahülle statt. Dadurch werden die Abflussöffnungen des extravasculären bezw. intercellulären Saftkanalsystems streckenweise verlegt und Lymphstauungen in der Rinde hervorgerufen. Die pathologisch vermehrte und veränderte Lymphflüssigkeit bewirkt die Umwandlung abgestorbener Gewebsbestandtheile zu coagulirten nekrotischen Massen. In diesen Vorgängen ist sicher ein Theil dieser chemischen und mechanischen Einwirkungen zu suchen, durch welche die Gliawucherungen zu Stande kommen.

[1]) Es ist, wie ich in meinen früheren Arbeiten hervorgehoben habe, nicht angängig, alle paralytischen Anfälle in dieser Weise anatomisch zu begründen. Vielmehr sprechen klinische und anatomische Erfahrungen dafür, dass auch Hirndruckschwankungen, welche durch den behinderten Abfluss der in den Saftbahnen des Gehirns angehäuften lymphatischen Flüssigkeit hervorgerufen werden, jene diffusen und localisirten Ausfalls- und Reizsymptome hervorrufen können. Es wird dies um so leichter geschehen, je ausgedehnter die Hirnrinden-Elemente durch den diffusen Gewebsschwund schon geschädigt sind.

Bei den sogenannten acuten galoppirenden Formen der Paralyse finden sich dieselben Veränderungen. Doch gewinnen hier sowohl die degenerativen als auch die reparatorischen Vorgänge eine raschere und diffusere Ausbreitung. Die frühere Annahme, dass in diesen Fällen die exsudativen, d. h. wahren entzündlichen, Erscheinungen regelmässig vorhanden sind, wird durch neuere Untersuchungen nicht bestätigt.

Welche Aufschlüsse geben uns diese anatomischen Befunde über die Natur des paralytischen Krankheitsprocesses? Zuerst lehren sie uns, dass der Begriff des entzündlichen Processes der im Centralnervensystem sich abspielenden Krankheitsvorgänge nur unter ganz bestimmten Voraussetzungen zu Recht bestehen kann. Der Entzündungsbegriff ist bei der Paralysenforschung überhaupt nur noch verwerthbar, wenn wir die Auffassung von Weigert, Ziegler, Landerer und anderen acceptiren, nach welcher die locale Gewebsschädigung als Ausgangspunkt der entzündlichen Vorgänge betrachtet werden muss. Bei den chronisch verlaufenden Fällen der Paralyse, welche gegenüber den acut und subacut verlaufenden bedeutend überwiegen, lassen sich diese localen Gewebsschädigungen in den Frühstadien der Erkrankung am reinsten erkennen, in denen die Degenerationsprocesse und die ihnen nachfolgenden reparativen Zellwucherungen schärfer auseinander gehalten werden können. Beide Reihen von Vorgängen ebnen gewissermaassen erst den Boden für die entzündlichen Processe r. str., indem sie zu Veränderungen der Gefässwände und schliesslich auch zu Exsudatbildungen Veranlassung werden. Dass die letzteren aber ganz fehlen können, habe ich vorstehend mehrfach hervorgehoben. Ich habe schon in früheren Arbeiten darauf hingewiesen, dass der Unterschied zwischen acut- und chronisch entzündlichen Processen auch durch die zeitliche Verschiebung der Aufeinanderfolge der pathologischen Vorgänge gekennzeichnet ist. Fassen wir den Begriff der Entzündung in dem weiten Sinn, in dem er von Virchow und neuerdings von Neumann angewendet ist, so wird man gerade im Hinblick auf die Paralyse zu der Auffassung gelangen, dass bei der chronischen Entzündung die langsam erfolgende functionelle und anatomische Schädigung specifischer Gewebs-Elemente, welche sich auf Grund der verschiedenartigst bedingten Ernährungsstörungen vollzieht, nur die reparatorischen Processe mit Nothwendigkeit herbeiführen muss, während die acute Entzündung auch acut wirkenden Schädlichkeiten, bezw. Gewebsschädigungen ihre Entstehung und ihren Verlauf verdankt.

Alle diese Betrachtungen führen immer auf den einen Punkt zurück, dass die locale Gewebsschädigung das primäre und Ausschlag gebende Moment ist. Für die Paralysenfälle mit chronischem Verlauf ist die Annahme unerlässlich, dass irgend eine gewebschädigende Einwirkung andauernd vorhanden ist, sei es, dass ein von aussen in den Körper eingedrungenes Gift sich in ihm festsetzt und durch Stoffwechselvorgänge in seiner Wirksamkeit andauernd erhalten wird, sei es, dass der Organismus selbst infolge fehlerhafter Stoffwechselvorgänge die gewebsschädigenden Gifte erzeugt. Die in den ätiologisch-klinischen Erörterungen festgestellte Thatsache, dass für die Entwickelung der Paralyse meist mehrere schädigende Ursachen gleichzeitig auffindbar sind, spricht dafür, dass dieser Krankheitsprocess nur durch das Zusammenwirken mehrfacher äusserer und innerer gewebszerstörender Einflüsse zu Stande kommt. Die ätiologisch-klinischen Erhebungen drängen zu der weiteren Annahme, dass die gewebsschädigenden Agentien ihre Wirksamkeit sowohl zeitlich als auch hinsichtlich der durch sie geschädigten Gewebstheile recht verschiedenartig entfalten können. Irgend ein Nervengift, z. B. das durch den syphilitischen Virus erzeugte, schädigt die Ernährungsvorgänge der Nerven-Elemente bis zu gewissem Maasse und setzt dadurch die Widerstandsfähigkeit gegen andere gleichzeitig oder späterhin einwirkende Schädlichkeiten herab. So mögen andauernde oder öfter wiederkehrende Aenderungen der Blutfüllung, welche mit der Leistung aller Organe untrennbar verknüpft sind, in dem schon geschädigten Central-Nervensystem tiefer greifende Ernährungsstörungen herbeiführen. Es wird dies um so eher geschehen, wenn die Arbeitsleistung abnorm gesteigert ist und Functionsstörungen cerebro-spinaler Gefässnervencentren plötzliche und unverhältnissmässige Füllungen und Entleerungen der Hirngefässe bedingen. Diese vasomotorischen Störungen können, wie besonders Thoma hervorhebt, den ersten Anstoss zu Ernährungsstörungen und Gewebsschädigungen geben. Ich stehe auch heute noch auf dem früher von mir vertretenen Standpunkt, dass langdauernde und übermässige psychische Erregungsvorgänge, bei welchen die Affecterregungen zweifellos die weitgehendsten vasomotorischen Einwirkungen besitzen, eine bedeutsame Rolle in der Entwickelung der krankhaften Veränderungen spielen. Das Uebermaass functioneller Erregung der specifischen Nerven-Elemente und der die Ernährung vermittelnden Blutgefässe kann sowohl in dem, in seinen Ernährungsvorgängen schon gestörten specifischen Nervengewebe zu tiefer greifenden, unausgleichbaren materiellen Veränderungen führen, als auch eine dauernde Zustandsänderung der vasomotorischen Apparate bewirken. Diese letztere ist, wenn wir die Lehren von von Recklinghausen berücksichtigen, sehr wohl im Stande, immer neue Anregungen zu vasomotorischen Störungen und Gewebsschädigungen zu geben. Dass diese Einflüsse desto wirksamer sind, je frühzeitiger durch anderweitige gewebsschädigende Einwirkungen die Gefässwandung materiellen (regressiven) Veränderungen unterliegt, bedarf wohl kaum einer besonderen Begründung. Ich wiederhole, dass die acut verlaufenden Fälle hinsichtlich der auslösenden Momente grundsätzlich nicht verschieden sind; dass dieselben häufiger und in ausgedehnterem Maasse zu entzündlich-exsudativen Processen führen, hängt vielleicht mit der Häufung von Zerfallsproducten in der Gewebsflüssigkeit, vielleicht aber auch mit der von Landerer hervorgehobenen Alteration der Gewebs- und Gefässspannung zusammen. Fassen wir das Gesagte zusammen: Die auf den Organismus einwirkenden Schädlichkeiten, welche uns die Lehre von den Krankheitsursachen aufgestellt hat, können in mannichfachster Weise im menschlichen Organismus zusammenwirken, um die progressive Paralyse hervorzurufen. Einmal werden durch das syphilitische Virus erzeugte Toxine oder andere chemische Agentien (Alkohol, Blei, Arsen u. s. w.), oder mechanische und thermische Einflüsse, oder endlich im Körper selbst erzeugte Gifte, vornehmlich am functionstragenden Nervengewebe, ausserdem aber an der Gefässwand, und vielleicht auch an einzelnen Bestandtheilen der Neuroglia einen gewebsschädigenden Einfluss verursachen. Sie werden durch öfter wiederholte und intensive Circulationsstörungen verstärkt. In anderen Fällen stehen die vasomotorischen Störungen zeitlich in erster Linie und bedingen locale und allgemeine Ernährungsstörungen im Centralnervensystem. Die anderen gewebsschädigenden Einflüsse treten dann erst später hinzu. Bei dieser letzteren Genese spielen Erkrankungen der Gefässwand auf Grund bestimmter Giftwirkungen eine grosse Rolle. Unter dem Zusammenwirken dieser Schädlichkeiten wird sowohl das vollentwickelte, widerstandskräftige, in erhöhte mMaasse aber das anatomisch und functionell geringerwerthige und widerstandslosere Centralnervensystem, den vereinten Angriffen unterliegen.

Die klinische Erfahrung lehrt, dass diese gewebsschädigenden Einflüsse längere Zeit hindurch auf die Nervensubstanz einwirken können, bevor ihr verheerender Einfluss auf dieselbe in somatischen und psychischen Ausfallserscheinungen offenbar wird. Ganz unmerklich und schleichend führen die nutritiven Störungen zum Untergang der Nerven - Elemente. Worin diese unausgleichbaren Veränderungen in letzter Linie beruhen, welches die unterscheidenden Merkmale zwischen der functionell erschöpften aber erholungsfähigen Nervenzelle und der in fortschreitender Vernichtung befindlichen sind, ist noch unaufgeklärt. Man kann hier nur Vermuthungen hegen. Die neuesten Studien über die Nervenzelle haben die Bedeutung der Nissl'schen Körper als Nährmittel während ihrer functionellen Thätigkeit sehr wahrscheinlich gemacht (Ramôn y Cajal). Durch die Untersuchungen von Held sind wir der Frage nach dem eigentlichen anatomischen Substrat der nervösen Function näher gerückt. Das chromatinlose Spongioplasma-Netz ist mit einer eigenartigen, protoplasmatischen Substanz erfüllt, welche von Held als specifische Nervensubstanz (Neurosoma) angesprochen wird. Es liegt, wie ich schon gelegentlich des Studiums der Erschöpfungspsychosen hervorgehoben habe, die Vermuthung nahe, dass bei der dauernden Vernichtung der Nervenzelle nicht bloss ein Verlust an Ernährungsmaterial, sondern auch ein Untergang dieses functionstragenden Protoplasmas stattfindet. Bei dem vorübergehenden Functionsausfall, welcher der einfachen Erschöpfung zu Grunde liegt, handelt es sich nur um den Verlust eines mehr oder weniger grossen Theils des Ernährungsmaterials der Nervenzelle; die Erholung der Zelle, die Wiederherstellung der Function, ist noch möglich und wird durch den Wiederaufbau der Nissl'schen Chromatin-Körper herbeigeführt.

Dieser hier vorgetragenen Theorie, nach welcher durch das Zusammenwirken mannichfacher Umstände locale Gewebsschädigungen im ganzen Centralnervensystem, jedoch vorwaltend in der Hirnrinde zu Stande kommen, steht eine andere vor kurzem von Kraepelin aufgestellte gegenüber. Er versetzt die Paralyse in die Reihe der Stoffwechselerkrankungen und stellt sie in eine Linie mit dem myxödematösen Irresein, dem Kretinismus und den verschiedenartigen Verblödungsprocessen (Dementia praecox, Katatonie, Dementia paranoides). Während diese Parallele für die verschiedenen Verblödungsprocesse sicherlich zutreffend ist, wie wir später bei der differentiellen Diagnose sehen werden, wird die Zusammenstellung mit den erstgenannten Krankheitsvorgängen gerechtfertigten Bedenken nnterliegen. Ich halte die Beweisführung Kraepelin's für verfehlt, dass eine allgemeine Selbstvergiftung des Organismus dem Krankheitsprocess zu Grunde liege. Nach ihm ist der cerebrale Process nur ein Theil einer schweren allgemeinen Ernährungsstörung. Zu den Symptomen dieser Allgemeinerkrankung, deren Entstehungsbedingungen und pathologisch-anatomische Merkmale durch die Ausführungen Kraepelin's mir durchaus nicht verständlich geworden sind, rechnet er die Störungen der Ernährung, die Herz- und Nierenkrankheiten, das Atherom der Gefässe, die parenchymatöse Hepatitis, die erhöhte Knochenbrüchigkeit, u. s. w., kurzum alle Erscheinungen, welchen wir im gelegentlichen Krankheitsbild der Paralyse begegnen. Bislang, und wie mir scheint mit grösserem Rechte, hat man diese Krankheitszeichen als

Folgen der mit der paralytischen Erkrankung einhergehenden bezw. aus ihr entspringenden Ernährungsstörung angesehen, soweit es sich nicht um zufällige, durch eine der die Paralyse mitbedingenden Schädlichkeiten verursachte (z. B. Syphilis) Erkrankungen anderer Körperorgane handelt. So ist, um nur ein Beispiel herauszugreifen, der an sich seltene Befund einer ausgeprägten Hepatitis viel leichter dadurch zu erklären, dass das syphilitische Gift auch in diesem Organ Verheerungen angerichtet hat. Das Mittelglied einer noch ganz nebelhaften Allgemeinerkrankung ist für die Erklärung dieses Zusammentreffens durchaus unnöthig. Auch dürfen wir nicht vergessen, dass der Ausfall grosser, weiter Gebiete funktionstragender Nervensubstanz allgemeine und locale Ernährungsstörungen in den verschiedensten Körperorganen durch „trophische“ Einflüsse verursachen kann. Man kann mit diesem Begriff sowohl die Störungen belegen, welche direct durch nervöse Einflüsse entstanden sind, als auch jene, welche indirect durch die Functionsstörung des betreffenden Organs hervorgebracht wurden. Die paralytischen Anfälle betrachtet Kraepelin als einen weiteren Beweis seiner Lehre und bezeichnet sie als toxisch bedingte Convulsionen. Das klinische Studium der Anfälle lehrt aber gerade das Gegentheil; es zeigt uns, dass die überwiegende Mehrzahl der Anfälle von ganz umschriebenen Stellen ausgehet und in ihrem Reiz- und Ausfallssymptome auch die typischen Merkmale der Heerderkrankungen darbietet. Dass bei dem stürmischen und acuten Einsetzen der Anfälle auch die begleitenden Allgemeinerscheinungen nicht fehlen werden, ist aus der allgemeinen Hirnpathologie von vornherein zu entnehmen.

Kraepelin hat gegen meine Auffassung, dass die functionelle Ueberanstrengung einen wesentlichen Antheil an dem Zustandekommen des paralytischen Krankheitsprocesses besitzt, den Einwand geltend gemacht, dass Ermüdung und Erschöpfung fortschreitende Krankheitsprocesse nicht erzeugen könne. Ich habe früherhin in allen meinen einschlägigen Arbeiten darauf hingewiesen, dass eine ganze Reihe anderer Factoren mit thätig ist, um auf dem Boden functioneller Ueberanstrengung die organische Gehirnerkrankung hervorzurufen und habe auch vorstehend diesem Gedankengang wiederum Ausdruck gegeben. Ich möchte hier nur noch einmal, vielleicht zum Ueberfluss, darauf hinweisen, dass der Krankheitsprocess unterhalten und während des Bestehens des Leidens direct gefördert wird, einmal durch die durch die Gewebsschädigungen erzeugten Zerfallsproducte, welche in das Saftbahnsystem gelangen und immer neue Krankheitsheerde hervorrufen, sodann sind pathologisch-vasomotorische Einflüsse gerade im erkrankten Gehirne höchst wahrscheinlich doppelt nachtheilig und rufen im Vereine mit den pathologisch veränderten Gewebssäften immer neue Störungen in bislang noch verschonten Bezirken hervor. Es wird dies um so leichter geschehen, je frühzeitiger die Gefässwand selbst durch die schädigenden Agentien in den Degenerationsprocess mit hineingezogen wird.

Wir wenden uns nun dem 2. Theil unseres Themas zu: der Abgrenzung der progressiven Paralyse von anderen anatomisch-symptomatologisch verwandten Krankheitszuständen. Die Paralyse charakterisirt sich als eine Krankheit, welche sich anatomisch durch atrophisch-degenerative Processe im Centralnervensystem und klinisch durch fortschreitende geistige und körperliche Lähmungserscheinungen auszeichnet. Erst der tödtliche Ausgang setzt dem Krankheitsprocess ein Ende. Ich habe Eingangs dem klinischen Theil dieser Definition die Einschränkung hinzugefügt, dass es sich bei der Paralyse um eine Erkrankung derjenigen Lebensperiode handelt, in welcher das Individuum seine völlige Ausreifung erlangt hat und auf der Höhe seiner Leistungsfähigkeit steht.

Diese Definition der Paralyse lässt sich nur aufrecht erhalten, wenn man sowohl die anatomischen als auch die klinischen Kriterien berücksichtigt; denn wir finden auch in dieser Lebensperiode Erkrankungen, welche mit einem progressiven Verfall der geistigen Kräfte verknüpft sind, jedoch die anderen Merkmale der Paralyse nicht aufweisen. Ich erinnere hier vor allem an die alkoholistische Demenz, welche in der Form der Pseudoparalyse uns späterhin noch beschäftigen wird. Es giebt aber auch andere Verblödungsprocesse, welche gelegentlich zu Verwechselungen mit der progressiven Paralyse geführt haben, weil sie mit ausgeprägten Lähmungserscheinungen sich vergesellschaften. Ich erinnere an die Luescerebri, d. h. die auf specifisch gummöser Erkrankung der Gefässe der weichen Hirnhäute und der mesodermalen Stützsubstanz beruht, sowie an bestimmte auf dem Boden der Arteriosklerose entstehende Degenerationsprocesse; auch multiple traumatische Zertrümmerungen der Hirnsubstanz können Bilder zeitigen, welche denjenigen der progressiven Paralyse klinisch sehr nahe kommen. Berücksichtigen wir aber in all' diesen Fällen nicht nur die klinischen Endstadien, sondern auch die Entwicklung und den Verlauf der Fälle, erforschen wir in jedem einzelnen Fall die anatomische Grundlage, so werden wir wenigstens bei vielen Fällen die unterscheidenden Merkmale zwischen diesen Erkrankungen und der Paralyse herausfinden können. Es darf uns auch nicht der Umstand abschrecken, dass zweifellos Misch- oder Uebergangsformen bestehen, in welchen sowohl anatomisch wie klinisch die Kriterien sowohl der Paralyse als auch anderer Krankheitsformen neben einander auffindbar sind. Hierfür liefert besonders das Studium des Lues cerebri mannichfache Beispiele. Am schwierigsten wird diese Unterscheidung, wenn diese verwandten Krankheiten in der gleichen Altersperiode einsetzen und verlaufen.

Da wir aber gegenwärtig wissen, dass selbst das kindliche und spätere Entwicklungsalter immer häufiger, vornehmlich auf dem Boden der hereditären Syphilis, von der Paralyse befallen wird, wenn wir ferner berücksichtigen, dass selbst an der Schwelle des Greisenalters sich noch wahre Paralyse entwickeln kann, so müssen wir sagen, dass die alleinige Berücksichtigung des Lebensalters uns über die Schwierigkeiten der Diagnose durchaus nicht hinweg helfen kann. Und ebenso schwierig gestalten sich die Fälle, welche derjenigen Lebensperiode angehören, in welche wir wenigstens für den Durchschnittsmenschen den Beginn der senilen Involution (zwischen 55 und 60) verlegen.

Dass auch in solchen Fällen die Syphilis das wesentlichste ätiologische Moment ist, bestätigt auch folgende Beobachtung:

Krankengeschichte I.

A. M., 58 J. alt. Rec. 18. V. 96. † 27. 8. 97. Keine Heredität, vier nervengesunde Kinder im erwachsenen Alter. Pat. war früher immer gesund mit Ausnahme vorübergehender früherer „Erkältungskrankheiten." Im Alter von 52 Jahren inficirte er sich syphilitisch und soll nach Angabe des damals behandelnden Arztes auch die Frau inficirt haben. Etwa 3 Wochen vor der Aufnahme in die Klinik zeigte er erhöhte Gemüthsreizbarkeit, Streitsucht, Geschwätzigkeit, verübte Alkoholexcesse, glaubte bestohlen zu werden und äusserte maasslose Grössenideen. Er wurde schlaflos, verlor den Appetit und konnte sich in den Strassen seiner Vaterstadt nicht mehr orientiren.

Status praes. bei der Aufnahme: Mittelgrosser, kräftig gebauter Mann, mit reichlichen Fettpolstern, schwacher Muskulatur, stark ergrautes Haupthaar, Arcus senilis. Arterien stark geschlängelt, mässig rigide. Grösserer narbiger Defect am Sulcus coronarius der Glans penis. Keine Drüsenschwellungen. Auf der linken Tibia am medialen unteren Rande eine circumscripte rauhe Auflagerung.

Augenbewegungen frei, Pupillen eng, prompt reagirend. Zunge stark zitternd. Sehnenphänomene gesteigert. Psych. stat. Deutlicher Intelligenzdefect, unorientirt über den Aufenthaltsort, giebt Datum aber richtig an. Er ist zum Theil nicht im Stande, einfache Rechenaufgaben richtig zu lösen. Aeusserst profuse Grössenideen in incohärenter Weise.

Nachts sehr unruhig; will Reichskanzler werden, sein Sohn Statthalter von Frankreich. Oft gehäufte Zornaffecte und lautes Schimpfen. Glaubt in einem Hotel zu sein, hält den Oberwärter für den Oberkellner u. s. w.

16. VII. Häsitation; linke Mundfacialis stärker innervirt als rechts.

23. VII. Sammeltrieb. Hochgradige Euphorie trotz schlechtem Ernährungszustande und fortschreitender körperlicher Schwäche bei andauernder Schlaflosigkeit.

27. IX. Pupillenreaction entschieden träger.

18. III. 97. Ausgeprägte Parese der linken Rumpfhälfte. Pupille wieder prompt reagirend bei directer und indirecter Wiederbelichtung.

11. V. 97. Diarrhoen; leichte Fieberbewegungen.

23. VIII. 97. Paralytischer Anfall: Strecktonus des linken Armes; zuckende Bewegung der Finger und ruckartige Erschütterung des ganzen Armes. Kopfdrehung nach links, Augendeviation nach links und oben. Später traten Greifbewegung mit der rechten Hand hinzu; Kopfdrehung nach rechts und Augendeviation nach rechts, dann Tonus des r. Armes in Beugestellung. Die Anfälle wiederholen sich in Pausen von 1 bis 5 Minuten. Es treten auch klonische Zuckungen in oberen und unteren Extremitäten, Facialis und Kaumuskulatur bald links, bald rechts hinzu. Gesicht blauroth, erschwerte beschleunigte Respiration. Salivation. Kupirung der Anfälle durch Morphium. Schluckpneumonie. Am 27. VIII. Exit. letalis.

Obduction: 6 Std. p. m. Hirngewicht: 1438 g. Mässiger Hydrocephalus externus. Basalarterien zart. Hydroceph. internus. Ependymitis granularis in sämmtlichen Ventrikeln. Hirnsubstanz bleich. Makroskopisch ohne Besonderheiten. Im Rückenmark graue Verfärbung im Bereiche der Seiten- und Hinterstränge.

Manche Forscher haben die hier skizzirten Hindernisse der Diagnose für unüberwindlich gehalten und deshalb auf jede schärfere Diagnostik verzichtet. Es werden bei dieser für die fortschreitende Entwickelung unserer Erkenntniss freilich trostlosen Auffassung alle Krankheitsbilder, welche eine fortschreitende Verblödung und mehr oder weniger ausgebreitete körperliche Lähmungssymptome darbieten, in den grossen Topf der Paralyse hineingeworfen.

Schliesslich möchte ich diesen allgemeinen Betrachtungen noch hinzufügen, dass auch die Bezeichnung der Paralyse als einer unheilbaren, tödtlich endenden Krankheit durch vereinzelte casuistische Mittheilungen in Frage gestellt ist. Nach meinen eigenen persönlichen Erfahrungen wird man nur mit grösster Reserve selbst beim überraschend günstigen Verlauf des Leidens von einer völligen und dauernden Heilung sprechen. In dem einzigen Falle, den ich als geheilten Paralytiker ansprechen könnte, indem der Betreffende jetzt seit über 12 Jahre wieder in seinem Berufe thätig ist, findet sich heut noch als Restbestand auf somatischem Gebiet das Westphal'sche Zeichen, während andere tabische Symptome durchaus fehlen. Auf geistigem Gebiete ist eine merkbare Abweichung der Intelligenz nicht nachzuweisen, wohl aber klagt der Patient über störende Begleit-Erscheinungen bei der geistigen Arbeit, nehmlich über plötzlich aufschiessende Blutwallungen zum Kopfe, welche ihm vorübergehend jede geistige Thätigkeit unmöglich machen. Es war dies auch der Grund, warum er seiner Thätigkeit an einer öffentlichen Schule entsagen musste und sich dauernd nur mit literarischen Arbeiten beschäftigte.

Derartige Fälle zeigen uns, dass in seltenen Ausnahmen der paralytische Krankheitsprocess in einem relativ frühen Stadium, in welchem die Gewebsschädigung noch auf wenige Heerde im Centralnervensystem beschränkt ist, zum Stillstand gelangen kann. Selbstverständlich sind aber diejenigen Functionen, welche den erkrankten Hirn-, bezw. Rückenmarksbezirken zugehörig sind, je nach der grösseren oder geringeren Ausdehnung des degenerativen Krankheitsheerdes dauernd geschädigt. Man wird also in solchen Fällen immer nur von einer Heilung mit Defect sprechen können, und ob die Heilung dauernd ist, möchte ich selbst bei einem vieljährigen Stillstand des Leidens noch in Zweifel ziehen. In der Literatur ist eine genügende Anzahl von Fällen verzeichnet, in welchen selbst nach vieljährigen Remissionen das Leiden plötzlich wieder Fortschritte machte. Ich glaube deshalb, dass diese Ausnahmefälle die Regel nicht erschüttern und man ruhig auch fernerhin die Paralyse als eine fortschreitende und tödtlich endende Krankheit bezeichnen darf.

Diese allgemeinen Erwägungen haben uns darüber belehrt, dass die Begriffsbestimmung der Paralyse sich in relativ weiten Grenzen bewegt und dass in diesem grossen Rahmen die mannichfachsten Krankheitszustände Aufnahme finden. Die Aufgabe harrt noch der Lösung, das reiche Gewirr von psychischen und somatischen Krankheitserscheinungen zu bestimmten Krankheitsbildern oder auch nur zu einzelnen genau abgrenzbaren Stadien der Erkrankung zu gruppiren. Man hat zwar mannichfach versucht, sowohl nach der Verlaufsrichtung, als auch nach bestimmten hervorstechenden Krankheitssymptomen verschiedene klinische Formen der Paralyse aufzustellen. Die Unzulänglichkeit dieser Versuche wird schon daraus ersichtlich, dass noch keine Eintheilung allgemeine Gültigkeit erlangt hat. Die ursprüngliche (Boyle), relativ einfache schematische Gliederung der „typischen" Paralyse in die 3 Stadien des Grössenwahns, der maniakalischen Erregung und des terminalen Blödsinns ist schon längst durch die Gewalt der Thatsachen über den Haufen geworfen worden. Auch heute noch gilt das Wort von Calmeil, dass alle Bemühungen, Stadien oder Unterformen nach den psychischen Krankheitserscheinungen aufstellen zu wollen, fruchtlos seien. Vom symptomatologischen Standpunkt aus umfasst die Paralyse alle psychischen Krankheitserscheinungen, sowohl die affectiven, als auch die intellectuellen Störungen neben den motorischen Reiz-, Hemmungs- und Ausfalls-Erscheinungen, welche die allgemeine Psychopathologie uns kennen gelehrt hat.

Hypochondrische, melancholische, heiter und zornig erregte Stimmungs-Anomalien, Wahnvorstellungen mannichfachster Art und Abstufung, Hallucinationen, stuporöse Zustände, psychomotorische Reizvorgänge u. s. w. treten in buntester und regelloser Aufeinanderfolge auf. Man wird deshalb Westphal nur zustimmen können, wenn er sagt, dass auch die Eintheilung in melancholische, hypochondrische, maniakalische Varietäten eine tiefere Bedeutung nicht beanspruchen kann. Dieser vor bald 30 Jahren aufgestellte Grundsatz hat sich immer mehr Geltung verschafft, besonders im Hinblick auf den Umstand, dass die sogenannte einfache Demenz, bei welcher sowohl der blühende Grössenwahn, als auch die negativen hypochondrischen Wahnvorstellungen, selbst die Erregungszustände vollständig fehlen können, immer häufiger geworden ist und die typischen Fälle der älteren Psychiatrie immer mehr in den Hintergrund gedrängt hat. Das einzig maassgebende psychische Krankheitssymptom, welches schon im Beginn des Leidens nachgewiesen werden muss, ist die sich ganz allmählich vollziehende und unaufhaltsam fortschreitende Zertrümmerung des intellectuellen Besitzstandes, der geistige Verfall. Alle anderen psychischen Krankheitserscheinungen, welche den Beginn des Leidens insceniren, sind gewissermaassen Beiwerk, erklärbar aus dem Reichthum der psychischen Vorgänge an sich und aus den durch die complicirte Hirnkrankheit bedingten Reiz- und Hemmungs-Vorgängen der mannichfachsten Art und Localisation. Im weiteren Verlauf werden die Ausfallsymptome immer schärfer ausgeprägt und kann dann ein Zweifel an der geistigen Verödung nicht mehr auftauchen.

Leider ist es nicht möglich, aus einer qualitativen Abschätzung des Intelligenz-Defectes eine allgemein gültige Eintheilung der Paralyse in einzelne Stadien herzuleiten. Denn sowohl das Maass der social-ethischen Verkümmerung, als auch der Verlust anderer bestimmter Erinnerungsbilder ist individuell zu verschiedenartig. Man ist deshalb gezwungen, nur grob quantitative Unterscheidungen für den Aufbau von Stadien zu verwerthen und sich mit einer Eintheilung zu begnügen, welche den Verlauf, bezw. das Fortschreiten der

Krankheit berücksichtigt. Wir unterscheiden so: 1. Stadium prodromale, 2. Stadium initiale, 3. Stadium akmes und 4. Stadium terminale s. decrementi.

Wir haben damit natürlich nur einen Rahmen geschaffen, in welchen für jeden Einzelfall die psychischen und somatischen Krankheitszeichen ohne Zwang eingefügt werden können. Da im Prodromalstadium sowohl auf psychischem, als auf somatischem Gebiete Reiz- und Hemmungs-, bezw. Erschöpfungssymptome ausschliesslich das Krankheitsbild beherrschen, so ist zu dieser Zeit eine Trennung des Krankheitsfalles von ähnlichen, symptomatologisch verwandten Nervenleiden überhaupt nicht durchzuführen. Am nächststehenden sind die Neurasthenie und die Hypochondrie, und es ist deshalb durchaus gerechtfertigt, wenn vielfach von einem neurasthenischen, bezw. hypochondrischen Vorstadium der Paralyse gesprochen wird. Freilich wird man von dieser Bezeichnung im Einzelfall erst dann mit Sicherheit Gebrauch machen dürfen, wenn durch den weiteren Verlauf die wahre Natur des Leidens sicher gestellt ist. Dieses neurasthenische Vorstadium, welches erfahrungsgemäss in vielen Fällen durch mehrere Jahre zurück sich verfolgen lässt, ist gekennzeichnet durch die Symptome der cerebralen Erschöpfung, nehmlich durch die Uebererregbarkeit und die Dauerermüdung. Wir haben schon bei dem pathologisch-anatomischen Excurs darauf hingewiesen, dass wir bislang keine Hülfsmittel haben, um die Uebergänge der functionellen Erschöpfung zur dauernden Vernichtung anatomisch festzustellen; auch bei der klinischen Untersuchung unterliegt es den grössten Schwierigkeiten, die ersten Anfänge des Intelligenz-Defectes, d. h. die psychischen Ausfallserscheinungen von den Hemmungs-, bezw. ausgleichbaren Erschöpfungssymptomen abzutrennen. Nur zu häufig werden wir gezwungen sein, mit der bestimmten Formulirung der Diagnose „Paralyse" so lange zu warten, bis sie durch die somatischen Ausfallssymptome sicher gestellt ist.

Ueberblicken wir eine grössere Zahl von Krankheitsfällen, in welchen wir diese ersten Anfänge des Leidens verfolgen konnten, so können wir geradezu zwei Gruppen unterscheiden: die eine, bei welchen die sich allmählich vollziehende Urtheilsschwäche den somatischen Ausfallssymptomen vorauseilt. Hier verbinden sich die psychischen Störungen (Abnahme des Gedächtnisses, maasslose Ueberschätzungs- oder Unterschätzungsideen, kritikloses Ueberwuchern der Phantasiethätigkeit, planloses Handeln) mit Parästhesieen, digestiven Störungen, Steigerung der Reflexaction u. s. w., kurzum mit jenem Symptomencomplex, den wir in gleicher Weise der Neurasthenie und Hypochondrie zuerkennen. In diesem Stadium der Krankheit sind die schwerwiegendsten Irrthümer besonders dann sehr nahe gerückt, wenn ausgeprägte Intoxicationen oder Infectionen (Alkohol, Morphium, Blei, Syphilis u. s. w.) die hauptsächlichste Krankheitsursache sind. Es besteht heutzutage in ärztlichen Kreisen eher die Neigung, die Paralyse zu oft zu diagnosticiren. Die Erfahrung lehrt, dass bei dieser Gruppirung der Symptome nur der weitere Verlauf und das Ergebnis einer längeren, auf die Beseitigung der schädigenden Ursachen gerichteten Behandlung eine völlige Aufklärung über die Bedeutsamkeit des Falles bringen kann. Dass aber auch durch das Hinzutreten vereinzelter somatischer Ausfallssymptome die Diagnose der Paralyse in derartigen Fällen durchaus nicht immer ausser Zweifel gestellt ist, beweist u. A. die häufige Verwechselung der alkoholischen Pseudoparalyse mit der Dementia paralytica. Wir werden auf diesen Punkt später noch zurückkommen.

Bei der zweiten Gruppe begegnen wir der umgekehrten Verknüpfung der Symptome: funktionelle Erschöpfung auf intellectuellem Gebiete, verbunden mit affectiver Reizbarkeit aber keinem deutlich ausgesprochenen Intelligenzdefekt; zu gleicher Zeit weisen aber ausgeprägte somatische Ausfallssymptome (Augenmuskellähmungen, die typischen Pupillarstörungen, in seltenen Fällen beginnende Opticusatrophie, ein- oder doppelseitige Abweichung resp. Aufhebung des Knie- oder des Fussphänomens) auf das Bestehen einer organischen Läsion des Centralnervensystems mit Sicherheit hin. Hier taucht dann die Frage auf: Handelt es sich hier ausschliesslich um umschriebene degenerative Processe, oder sind diese Ausfallssymptome nur Theilerscheinungen eines diffusen, langsam fortschreitenden Schwundes der centralen Nervensubstanz. Gewiss wird in der überwiegenden Mehrzahl der Fälle der weitere Verlauf des Leidens uns darüber belehren, dass die letzte Annahme zutreffend war; aber jeder erfahrene Nervenarzt weiss, dass diese Gruppirung der Symptome durchaus kein untrügliches Zeichen des beginnenden paralytischen Processes ist. Denn er wird immer einer, wenn auch kleinen Zahl von Beobachtungen begegnet sein, bei welchen locale Ausfallserscheinungen, besonders die Pupillarstörungen, Jahre hindurch, ja Jahrzehnte lang bestanden haben, ohne dass zu den Zeichen der intellectuellen Erschöpfung sich diejenigen des charakteristischen paralytischen Intelligenzdefectes hinzugesellt hätten. Im Gegentheil wird ihn die längere Beobachtung gelehrt haben, dass der psychische Zustand bei zweckmässiger geistiger Diätetik sich wesentlich gebessert hat, während die somatisch-nervösen Ausfallserscheinungen unverändert geblieben sind.

Wir haben diese Fragen, welche insbesondere bei der Unterscheidung der Syphilis-Neurasthenie, bezw.-Hypochondrie von der Paralyse auftauchen, schon hier erwähnt, weil sie thatsächlich am häufigsten in dieser Uebergangszeit zwischen Prodromal- und Initialstadium zur Discussion gelangen.

Gesichert erscheint die Diagnose der Paralyse, wenn der paralytische Intelligenzdefect, und sei er auch nur in seinen Anfängen erkennbar, in Gemeinschaft mit den somatischen Ausfallssymptomen zur Beobachtung gelangt. Hier sind die Störungen der Sprache, der Schrift, die, wenn auch flüchtigen und unvollkommenen Lähmungen des Gesichtsfacialis u. s. w. von markanter Bedeutung. Ich weise der Vollständigkeit halber nur auf diese Dinge hin, eine genauere Erörterung der Symptomatologie des Initialstadiums sowie der späteren Stadien ist unmöglich, da sie als allgemein bekannt vorauszusetzen sind.

Bevor wir uns der Aufgabe zuwenden, die Paralyse von verwandten Formen psychischer Erkrankungen abzugrenzen, muss noch die Frage erörtert werden, ob unter Berücksichtigung des Verlaufes und der Gruppirung der Symptome die Aufstellung bestimmter Krankheitsformen der Paralyse selbst möglich sein wird. Ich glaube, dieselbe unter gewissen Voraussetzungen bejahen zu dürfen. Die gleichen Uebelstände, welche uns verbieten, aus einzelnen psychischen oder somatischen Symptomen die Eintheilung in Stadien herzuleiten, sind, wie schon oben erwähnt, auch vorhanden, sobald wir die früher geltende Aufstellung von einer maniakalischen, erregten oder hypochondrisch-melancholischen oder verwirrten und epileptischen Form der Paralyse verwerthen wollen. Das sind alles nur Zustandsbilder, aber keine Formen mit typischem Verlaufe. Die einfachste Eintheilung der Paralyse, welcher wir schon bei den anatomischen Erwägungen begegnet sind, ist diejenige in acut bezw. subacut und chronisch verlaufende Fälle. Wir haben dort gesehen, dass diese Eintheilung auch aus anatomischen Gesichtspunkten gerechtfertigt ist; in klinischer Hinsicht besteht das unterscheidende Merkmal darin, dass bei den ersteren Fällen die stürmischsten Reizerscheinungen auf psychischem und motorischem Gebiete das Krankheitsbild beherrschen und unaufhaltsam binnen kurzer Frist, d. h. binnen weniger Wochen oder Monate, zum tödtlichen Ausgang führen, während bei den letzteren der Krankheitsverlauf sich auf Jahre erstreckt und die oben erwähnte Eintheilung der Stadien erkennen lässt.

Die weitere Aufgabe, unter den chronisch verlaufenden Fällen bestimmte Formen auszuscheiden, ist bislang nicht gelöst. Es ist jedoch möglich, einige solche Formen aufzustellen, welche nicht bloss durch den Verlauf, sondern auch durch den anatomischen Befund sich von dem grossen Haufen unterscheiden. Ich will kurz skizziren:

1. die meningitisch-hydrocephalische Form. Klinisch zeichnet sie sich aus durch den typisch remittirenden Charakter des Leidens. Gewaltige Erregungszustände werden durch apoplekti-, bezw. epileptiforme Insulte mit allgemeinen und localisirten motorischen Reiz- und Lähmungs-Erscheinungen, sowie aphasischen Störungen mannichfachster Art eingeleitet. Der Kranke ist auf der Höhe des Krankheitsanfalles vollständig benommen, incohärent, unorientirt, motorisch erregt. Das Bewusstsein klärt sich im Verlauf einiger Wochen vollständig auf, Patient ist mürrisch, verdriesslich, reizbar, ohne richtige

Krankheitseinsicht; für die Erregungsperiode besteht fast völlige Amnesie, der Intelligenzdefect ist nach den ersten Anfällen kaum erkennbar. Nur den nächsten Angehörigen fällt die ethische Verkümmerung auf.

Die Kranken sind in den ersten Remissionen scheinbar wieder völlig hergestellt und gehen ihren Berufsgeschäften nach, bis im weiteren Verlauf des Leidens durch erneute und gehäufte Anfälle, welche geradezu das Bild der idiopathischen Epilepsie mit ihren Folgeerscheinungen vortäuschen können, die geistige und körperliche Lähmung offenkundig wird. Bemerkenswerth ist, dass im Beginn der Insulte nicht selten beträchtliches Fieber besteht. Die Krankheit endigt entweder auf der Höhe des Leidens tödtlich im Anschluss an einen heftigen und protrahirten Anfall, oder sie verläuft ganz langsam bis zur völligen Erschöpfung der Kräfte. Hinsichtlich des Intelligenz-Defectes bietet die zweite hier mitzutheilende Beobachtung das Eigenthümliche, dass relativ frühzeitig, bevor die Urtheilsfähigkeit eine erhebliche und dauernde Einbusse aufwies, ein ausgeprägter, dem Kranken selbst bemerkbarer Verlust des Gedächtnisses stattgefunden hat. Die Obduction ergiebt ausgedehntesten Hirnschwund, welcher durch sehr beträchtliche Herabminderung des Hirngewichts, Verschmälerung der grauen und weissen Substanz, sowie durch enorme Ausweitung der Ventrikel auf den ersten Blick erkennbar ist. Die Hirnhäute sind verdickt, diffus getrübt, in den subarachnoidealen Maschenräumen findet sich eine die Norm weit überschreitende seröse Flüssigkeit. Aus dem mikroskopischen Befund ist hervorzuheben, dass der Nervenfaserschwund sowohl intracortical, als auch subcortical eine aussergewöhnliche Ausbreitung erlangt hat, während die degenerativen Veränderungen der Nervenzellen verhältnissmässig wenig ausgeprägt sind.

Bei der relativen Seltenheit dieser Fälle füge ich zwei hierher gehörige Beobachtungen etwas ausführlicher bei.

Krankengeschichte II.

H. X. Arzt, 42 Jahre alt, rec. 15. III. 86. † 30. III. 86.

Patient, erblich belastet, beim Vater periodisch hypochondrische Zustände, bei der Mutter Neigung zu tiefen Ohnmachten. Die 4 Brüder des

Patienten sind gesund. Patient musste schon vom 10. bis zum 15. Lebensjahr öfters wegen „Wechselfieber" ohnmächtig aus der Schule gebracht werden. Im Uebrigen war seine geistige und körperliche Entwickelung eine sehr gute. Er führte nach Ablegung des Abiturientenexamens bei grosser körperlicher und geistiger Anstrengung ein unruhiges, unregelmässiges Leben. Nach anderen Mittheilungen ist es wahrscheinlich, dass er sich syphilitisch inficirt hat. Er erwarb sich in America und auf den südafrikanischen Diamantfeldern das Geld zur Fortsetzung seiner Studien in Deutschland. Im 24. Jahre soll er eine tiefe Ohnmacht durchgemacht haben (Potus, Rauschzustand), im 28. Jahre drei schwere Malaria-Attaquen und deshalb Rückkehr nach Deutschland. Im 34. Jahre, nach vollendetem Studium und zweijähriger ärztlicher Praxis, Wiederkehr der „Malaria" (insbesondere Parästhesien im linken Fusse) mit Krämpfen und Lähmungserscheinungen in den Beinen und andauerndem Gürtelgefühle. Nach sechsmonatlichem Aufenthalte in einer Nervenheilanstalt vollständige Erholung. In den folgenden Jahren bestanden als einzige Krankheitserscheinungen, die ihn jedoch in seiner ärztlichen Thätigkeit nicht hinderten, leichte, ganz kurzdauernde, Schwindelanfälle mit starken Congestiones ad caput, so dass er plötzlich stehen bleiben musste. Heirath im 37. Jahr, 2 gesunde Kinder. In den folgenden Jahren Hexenschuss nach Erkältung und Steifheit der Beine, öfters Klagen über Brustbeklemmungen und ziehende Schmerzen im linken Bein. Im 38. Jahr nach „Erkältung" Rheumatismus, das linke Bein gebrauchsunfähig, hartnäckige Obstipation, beim Stuhlgang Ohnmachten und heftige Schmerzen. Patient war 14 Tage bettlägerig. Er selbst hatte die Diagnose auf Darmverschlingung gestellt. Im 39. Lebensjahre die ersten Anzeichen von Hypochondrie mit enormer Schlaflosigkeit, Angstzustände, Entschlussunfähigkeit, gehäufter Gebrauch von Narcoticis. Im 40. Lebensjahr melancholische Selbstanklagen, zeitweilige Nahrungsverweigerung wegen Verarmungsideen, deutliche Abnahme des Gedächtnisses, heftige Gereiztheit, Auftauchen von Selbstmord-Ideen. Nach kurzem Kuraufenthalt in einer Klinik Besserung. Wenige Wochen später aber erneute heftige Angstaffekte, Hallucinationen, Selbstmordversuch, heftigste motorische Erregung, so dass drei Wärter ihn halten mussten, völlige Verwirrtheit, Ueberführung in eine Irren-Anstalt. Unvermittelter Abfall der Krankheitserscheinungen: nach 14 Tagen trat er in seine ärztliche Thätigkeit wieder ein.

Drei Monate später erneute Angstzustände, hypochondrischer Vorstellungs-Inhalt, unsinnige Kurversuche. Nach einem sich selbst verordneten elektrischen Bad mit intensivsten faradischen Strömen starker „Krampfanfall" mit Bewusstlosigkeit, allgemeinen Zuckungen und Beissen in die Zunge. Darnach trat Sprachlähmung und Gestörtheit des Geistes für kurze Zeit ein. In den folgenden Monaten 3—4 kleinere Anfälle oder Ohnmachten. Nach einer forcirten Wagenfahrt, bei der ihm die Pferde durchgegangen waren und er dieselben erst nach $^3/_4$stündiger rasender Fahrt wieder zum Stehen bringen konnte, hatte er krampfartige Zustände in den Händen, 2stündige

Sprachlosigkeit, Erbrechen grünlicher Massen. Nachher Grössenideen und motorische Unruhe. 2tägiger Aufenthalt in einer Irren-Anstalt, dann 3 Wochen Ferienaufenthalt bei einem Bruder. Danach vollständige Besserung; er besorgte seine ärztliche Thätigkeit $^1/_2$ Jahr ohne jegliche Störung.

Ostern 1885 in Folge einer Gemüthsbewegung (Tod einer Patientin) „Ohnmacht" mit leichten Zuckungen.

Pfingsten 1885 zwei Anfälle an einem Tage frühmorgens und abends von mehrstündiger Dauer. Im August 1885 angeblich heftiger Malariafieberanfall, wobei er sich selbst viel Chinin verordnete. Im August 2 starke Anfälle von Benommenheit und völliger Sprachstörung von je einstündiger Dauer. Daran anschliessend melancholische Verstimmung, völlige Apathie, Gedächtnissschwäche, schwerfälliger Gang. Am 15. August Aufnahme in eine Irrenanstalt. Nach 2 weiteren Anfällen Nachschleppen des rechten Beins, sowie Parese der beiden oberen Extremitäten. Auffallend ist die langsame, gedehnte, aber nicht stotternde Sprache

Auf psychischem Gebiet fällt die Interesselosigkeit auf, Patient äussert zahlreiche hypochondrische Vorstellungen, er werde Idiot, Kopf und Hirn seien ganz leer. Die Nächte oft schlaflos. Am 24. August zeigt sich die Sprache mehr behindert als bisher, er stockte, konnte einzelne Worte nicht finden. Er konnte nur mühsam eine Unterschrift unter eine Vollmacht geben, da ihm alle Hand- und Armbewegungen sehr schwer fielen. Am 26. versuchte er ein Rezept für seine Frau zu schreiben, war aber unfähig, auch nur einen Buchstaben zu Papier zu bringen, ist äusserst deprimirt über seine geistige Leistungsunfähigkeit. Der Gang ist auffallend langsam, schwerfällig, er spricht langsam, aber verständig über seine Krankheits- und Lebensverhältnisse. Für Stunden ist er geistig viel belebter, auch körperlich geschickter, spielt dann Skat und Billard mit den anderen Kranken. Am 14. September fast völlige Sprachlosigkeit, erschwertes Schlucken, Temperatur Abends 7 Uhr 39,2, um $9^1/_2$ Uhr 38,7, rechtes Auge geschlossen, geistig benommen, „duselig", erkennt aber den Arzt, nennt ihn „Herr College", klagt über Kopfschmerzen Am 15. Nachmittags 3 Uhr ohne jede Vorboten ein 2 Minuten dauernder Anfall mit klonischen Zuckungen in sämmtlichen Extremitäten und im Gesicht. Er reagirte unmittelbar hinterher auf Anrede, sprach nach 5 Minuten wieder spontan. Temperatur vor dem Anfall 37,4, Puls 96, während des Anfalls 120. Nach dem Anfall keine Temperatursteigerung.

Nachts 15/16. September um 1 Uhr erneuter Anfall, klagt über Blitzesehen und über das Gefühl, als ob ihm mit einem Finger in die Ohren gestossen würde. Bei beiden Anfällen Zungenbiss. Erzählt am andern Morgen, dass er in der Nacht allerlei Visionen gehabt habe. Weitere Krampfanfälle sind am 16. verzeichnet mit nur wenigen Zuckungen, aber massenhaften Thier-Hallucinationen bei klarem Bewusstsein. Die linke Hand war nach den Anfällen oft für Stunden gelähmt, der Arm aber frei. Die Schmerzempfindlichkeit in der linken oberen Extremität aufgehoben.

Am 17. September benommen und viele Gesichts- und Gehörshallucinationen, Situationstäuschungen. Am 18. September völlig verworren und erregt, stets fortstrebend, war aber nicht im Stande, allein zu gehen oder zu stehen, fiel immer hinten über und nach rechts. Die Beine wurden weit gespreizt aufgesetzt, stürzte einmal bei Gehversuchen hin. Häufiger treten einzelne Zuckungen in den Armen und Beinen, sowie choreatische Zuckungen in den Händen auf. Dieser Zustand dauerte 3 Tage. Wurde dann klar, klagte über allgemeines Mattigkeitsgefühl, Dumpfheit, Leere des Kopfes. Die Motilität der oberen und unteren Extremität zurückgekehrt; er macht einen Spaziergang im Garten, isst gut mit eigener Hand. Die Sprache war besser, als vor den Anfällen. Er erholt sich körperlich und geistig vollständig in den nächsten Tagen, liest medicinische Werke, macht Spaziergänge nach auswärts. Am 24. September ist bemerkt: Belebter, die Sprache ziemlich fliessend, nimmt seit gestern wieder an dem gemeinsamen Mittagstisch Theil. Schlaf mangelhaft. Stimmung im Ganzen gut, schreibt correcte Briefe an seine Frau.

Anfang Oktober Entlassung aus der Anstalt, Aufgabe der ärztlichen Thätigkeit. Am 2. December 1885 Ausgleiten an der Hausthür, Stürzen mit dem Kopf vor einen Pfahl, völlige Bewusstlosigkeit, Erbrechen, starkes Fieber. Dauer der Bewusstlosigkeit 8 Tage. Zunehmende Gedächtnissschwäche, vergisst den Namen seiner Kinder, schreibt seinen eigenen Namen falsch.

18. Januar 1886. Schwindelanfall auf der Strasse, verlor den „Orientirungssinn", so dass er von einem Kinde nach Hause geführt werden musste. Danach mehr Muth zur Arbeit, aber erhöhte Reizbarkeit. Am 19. Februar 1886 schwerer Fieberanfall, 3 Nächte lang beständiges Toben, Groll gegen die Ehefrau und unmotivirte Vorwürfe wegen ehelicher Untreue. Sprache dann wieder geläufiger, Denkvermögen klarer, aber Abnahme des Gedächtnisses, besonders für jüngst Vergangenes. Häufig unterbrochener Schlaf, Morgens stets Schwindelanfälle mit dem Gefühl des Erbrechens, ausserordentliche Reizbarkeit, behauptete immer, seine Frau wäre nicht richtig im Kopfe. Am 15. März Krampfanfall mit völliger Bewusstlosigkeit, erkennt aber seine Frau.

17. März. Ueberführung in die hiesige Klinik in bewusstlosem Zustand unter der Diagnose epilept. Geistesstörung.

Status praesens: Uebermittelgrosser, kräftig gebauter Mann, in gutem Ernährungszustand. Gesicht stark geröthet, leicht cyanotisch, Blick ausdruckslos, keine Störungen der Augenmuskel-Innervation, Mundfacialis links überwiegend, Naso-Labialfalte rechts flacher, Pupillenreaktion beiderseits träge, Pupillen übermittelweit, Patient liegt meist zu Bett, reagirt auf Anrufen fast gar nicht, murmelt unverständliche Worte. Zeitweise wird er erregt, schreit, verlässt das Bett uud geht taumelnd und schwankend im Zimmer auf und ab, rechte Schulter tiefer stehend. Kniephänomene beiderseits gesteigert, Sensibilität nicht prüfbar, grobe motorische Kraft anscheinend nicht wesentlich herabgesetzt. Leichte Fieberbewegungen bis zu 38,4. Nach einigen Tagen klärt sich das Bewusstsein, er orientirt sich in seiner Umgebung, fragt, wie er hierher gekommen, Sprache stockend, undeutlich. Erinnerung an jüngst Vergangenes ganz erloschen, an die frühere Vergangenheit leidlich, doch nur lückenhaft erhalten. Stimmung meist gereizt, äussert Anklagen gegen seine Frau, dass sie gegen ihn schlecht gewesen sei, gelegentlich Klagen über Kopfschmerzen. Diese Besserung dauert aber nur 3 Tage, dann neue tiefe Benommenheit, welche bis zum Tode andauert Auffällig ist eine allgemeine, erhöhte Muskelspannung, welche besonders an den Extremitäten bei passiven Bewegungen hervortritt. Isolirte motorische Reiz-Erscheinungen fehlen (vgl. Bemerkung am Schluss).

Krankengeschichte III.

E. X., Geologe, 39 Jahre alt, rec. 2. IV. 89. † 17. II. 93.

Keine erbl. Belastung. Normale geistige Entwickelung, kein Alkoholismus, keine Nahrungssorgen, keine erhebliche Ueberarbeitung. Im 30. Jahre luetische Infection mit specifischer Behandlung. Späterhin keine manifesten Zeichen der Syphilis mehr. Verheirathet, Vater zweier gesunder Kinder. Beginn des Leidens im 34. Jahre mit Zittern der rechten Hand, welches sich bei willkürlichen Bewegungen verringerte, bei geistiger Anstrengung aber sich über den ganzen Körper ausbreitete. Im 35. Jahre ganz plötzlich und unvermittelt maniakalischer Erregungszustand, in dem er heiter erregt war, dichtete, planlos herumlief, mit der Polizei in Konflikt gerieth und in eine Irrenanstalt eingeliefert wurde. Es soll dort 6 Monate lang vollständige Tobsucht bestanden haben. Nach 14 monatlichem Aufenthalt wurde er gebessert entlassen und that seinen Dienst wieder wie zuvor. Im 37. Jahr kam er plötzlich vom Dienst nachhause, war müde, erschöpft, schnitt beim Abendessen fortwährend zwecklos Brot ab, hallucinirte Nachts. Am anderen Morgen völlig unklar, es stellten sich eigenthümliche Krampfanfälle ein, Kopf nach links gedreht, Verziehung des Mundes nach links, tonische Starre des rechten Armes und des rechten Beines. Der Anfall dauerte 5 Minuten und war mit Bewusstlosigkeit verknüpft. Im Laufe des Vormittags erfolgte noch ein zweiter gleicher Anfall. Wurde wegen epileptischer Geistesstörung 8 Tage lang im Krankenhause behandelt, dann völlige Erholung. Jedoch 4 Monate später nach einer kleinen Bergtour schwerer epileptiformer Insult, wurde bewusstlos auf der Strasse gefunden und 4 Wochen im Krankenhaus behandelt. Es soll dort 8 Tage lang ein andauernder Kinnbackenkrampf bestanden haben. Fieber war nicht vorhanden. Im Krankenhaus sollen noch zwei epileptische Anfälle beobachtet worden sein. Im 38. Jahr ruhig, anfallsfrei, jedoch deutliche Abnahme des Gedächtnisses. Im folgenden Jahre öfters „Anfälle“, in welchen er Stimmen hörte und erregt war.

Status bei der Aufnahme: grosser, schlecht genährter Mann. Linkes, kleines geschrumpftes Othaematom. Gesicht und Conjunctivae bleich, keine deutliche Narbe am Penis, keine Drüsenschwellungen. Pupillen mittelweit, linke etwas weiter, Reaction prompt, Mundfacialis symmetrisch. Zunge gerade und ruhig vorgestrekt. Händedruck beiderseits abgeschwächt. Beinbewegungen schwach, gut coordinirt, kein Romberg'sches Phänomen. Sehnenphänomene leicht gesteigert. Sensibilität intakt. Gesichtsausdruck heiter, ruhig, klagt mit lächelndem Munde über „generelle Gedächtnissschwäche", giebt aber seine Personalien richtig an, erkennt die Aerzte als solche, glaubt aber in seiner Heimath und in seiner Wohnung zu sein. Kein Krankheitsgefühl. Behauptet viele Sprachen zu verstehen und schöne Oelbilder malen zu können. Einfache Rechenaufgaben löst er znm Theil richtig, zum Theil falsch. Weiss die einfachsten Daten der moderuen Geschichte nicht, verlegt den deutsch-französischen Krieg z. B. auf das Jahr 80. Sprachstörung wenig ausgeprägt. Grashey'sche Lesestörung angedeutet. Patient geht stark vorn über gebeugt, sonst normaler Gang. Augenspiegelbefund normal.

9. IV. Vorgänge in seiner Umgebung apercipirt er meist sehr scharf, vergisst sie aber sofort wieder. Nachdem er eben gegessen, behauptet er noch nichts gegessen zu haben. Meist euphorisch, öfters reizbar.

1. V. Zunehmende Reizbarkeit, leichter Tremor der rechten Hand.

10. V. Ganz kurz dauernder Krampfanfall mit Hinstürzen und völliger Bewusstlosigkeit.

1. VII. Nachts heftiger Erregungszustand, schrie um Hülfe, sprang aus dem Bett, schrie zusammenhangslose Worte. Nach einer halben Stunde fiel er bewusstlos hin, klonische Zuckungen im ganzen rechten Facialis, welcher minutenweise tonisch wurde. Ab und zu kam zu den isolirten Facialiskontraktionen ein allgemeiner nur den rechten Arm freilassender Krampf, Kopf nach rechts gedreht, Augen nicht deviirt, Pupillen starr, Sehnenphänomene und Hautreflexe erloschen. Diese Krampfzustände dauerten sechs Stunden, dann Coma ohne Krampfbewegungen. Rektaltemperatur 38,3. Am Morgen waren die Pupillenreactionen zurückgekehrt. Kniephänomene normal, Kranker benommen, alle Glieder etwas gespannt. Leichtes Hängen des rechten Mundfacialis, Schluckstörungen. Am Abend des 2. VII. waren leichte coordinirte Bewegungen wieder zurückgekehrt. Sprache völlig aufgehoben, Patient versteht Aufforderungen nicht, Schluckstörung schwindet am Abend des 3. Gestikulirt lebhaft mit beiden Armen, spricht unverständlich, lallend. Sensibilität, Sehen, Hören, lässt vom 4. ab keine Störungen mehr nachweisen, findet die Worte für einfache Gegenstände wieder, irrt sich aber bei einzelnen in der Bezeichnung, z. B. Tisch statt Thür, Bettgeschirr statt Bettdecke. Seit dieser Zeit stumpfer, zunehmender geistiger Verfall, producirt abgerissen sinnlose Grössenideen, schreibt nach Aufforderung seinen Namen richtig, andere Worte in sinnloser Silbenzusammenstellung. Rieger'sche Lesestörung deutlich ausgeprägt. Von October bis Ende December fünf kurz dauernde Krampfanfälle mit völliger Bewusstlosigkeit. Seit Januar 90 öfters unreinlich, Erregungszustände mit Zerreissen. Selbst einfachste Sinnes-

eindrücke behält er höchstens 2 Minuten im Gedächtniss. Sammeltrieb. Durchschnittlich wöchentlich 1 Krampfanfall, gelegentlich gehäufte Anfälle bis zu 6 innerhalb 24 Stunden. Ein Anfall am 13. XI.: Kopfdrehung nach links unter Ausstossen eines kichernden Lautes, Augendeviation nach oben Schlag- und Greifbewegungen mit beiden Armen.

1891 öfters somnolente Zustände, zahlreiche Krampfanfälle, Temperatur im Anfall 39,5, einige Stunden später 38,8. Für gewöhnlich normale Temperaturen. Die Sprache wird stolpernder, der Gang schlechter. Weiss, dass er in einem Krankenhause ist, kennt die Namen der Aerzte nicht mehr. Auf die Frage, was ihm fehle, antwortet er „Gedächtnissschwäche." Haltung zunehmend gebückt, hängt beim Gehen links über. Seit Mai 91 Verhalten total apathisch, keine spontanen sprachlichen Aeusserungen mehr, benennt aber nach Aufforderung einzelne Gegenstände richtig, oft aber deutliche Paraphasie, zahlreiche epileptiforme Insulte: initialer Schrei, allgemeiner Tonus und nachfolgende coordinirte Bewegungen. Im November 91 innerhalb 12 Stunden 10 Anfälle, andauernde Benommenheit, gelegentlich subnormale Temperaturen. Oft vorübergehend auffallende Besserung des Gedächtnisses, erinnert sich z. B. am 10. XI., dass er am Tage vorher Besuch seiner Frau gehabt habe.

1892. 5. I. Liest die Uhr richtig ab, starkes Ueberhängen nach rechts, Katzenbuckel, monotone Reibebewegungen mit den Händen.

24. II. 12 Anfälle in 24 Stunden. Temperatur 37,4.

20. III. Kopf häufig congestionirt.

22. III. Sehr vergnügt; auf die Frage: worüber freuen Sie sich? antwortete er: über meine geologischen Arbeiten.

23. IV. Heftiger Erregungszustand während der Nacht, geht aus dem Bett, zeigt heftige Angst, klettert am Fenster empor, schreit: es platzt, sehen Sie nicht das Feuer? Morgens wieder ganz ruhig.

1. VII. Linkes Kniephänomen abgeschwächt.

1. X. Erkennt den Arzt richtig, fühlt sich „ganz gut," schreibt auf Dictat ganz unsinnig, zeichnet aber eine Uhr und einen Bleistift richtig.

15. X. Pupillen eng, Lichtreaction träge, starkes statisches Schwanken der Zunge, Mundfacialis symmetrisch, Kniephänomene wieder normal. Im Jahre 92 zahlreiche Anfälle. Einmal (1. XII.) in 24 Stunden 9 Anfälle: langdauernder Tonus, kurzer Clonus, extrem weite Oeffnung des Mundes, conjugirte Augenablenkung nach rechts. Oefters (auch unabhängig von den Anfällen) Fieberbewegungen bis zu 38,6.

1893. 10. I. Sprachliche Aeusserungen fast völlig aufgehoben.

13. II. Morgentemperatur 40,5. 2 Krampfanfälle, profuse Diarrhoen mit Schleimabgang.

14. II. 40,5 Abends, blutiger Stuhl.

17. II. Durchfälle halten bis zum Tode an. Vereinzelte klonische Zuckungen im Mundfacialis.

Aus dem **Sectionsprotokoll** ist hervorzuheben: **Medulla spinalis; Halsmark** schmutziggraue Verfärbung im rechten Seitenstrang und in den medialen Theilen der Hinterstränge, rechts ausgedehnter als links. Oberes Brustmark: die hinteren zwei Drittel beider Seitenstränge und die ganzen Hinterstränge blass röthlichgrau gestreift. Im unteren Dorsalmark ausgedehnte grauröthliche Verfärbung der gesammten weissen Substanz. Lendentheil: medialer Theil der Hinterstränge und hinteres Drittel der Seitenstränge blassgrau gestreift.

Gehirnbefund: Dura des Gehirns bleich, Innenfläche glatt, flache, strahlige Trübung der Innenfläche. An der Einmündungsstelle der rechtsseitigen Vene des Stirnhirns flachwarziges Osteophyt längs des Sulcus longitudinalis. Arachnoidea besonders über dem Stirnhirn weiss getrübt, flache Pacchioni'sche Warzen längs der Mantelkante. In den supraarachnoidalen Maschen eine grosse Menge farbloser Flüssigkeit. Die Piagefässe zart, schwach gefüllt. Gehirnwindungen namentlich im Stirntheil stark verschmälert, die Sulci weit klaffend. Die basale Dura in sämmtlichen Schädelgruben mit dünnem, zahlreiche kleine rostfarbene Flecken aufweisendem Gallertbelag versehen. Gehirngewicht 1181 gr. Die basalen Meningen zart, unbedeutende Verdickungen der linken Vertebralarterie, starke Verdickung und weissliche Trübung der Pia an der queren Hirnspalte. IV. Kammer und Aquaeduct erweitert, das Ependym im Boden der Rautengrube granulirt, die Seitenkammern beiderseits sehr bedeutend erweitert, klare, leicht röthlich gefärbte Flüssigkeit enthaltend. Ependym der Seitenkammern fein granulirt. Die Substanz des Grosshirns mittelfest, sehr blass, besonders im Stirntheil sehr verschmälert. Die Verschmälerung der 5. Temporalwindung, nach vorn zunehmend, besonders auffallend.

Bei der zweiten, hämorrhagischen Form, finden wir ein länger oder kürzer dauerndes Prodromalstadium (in der ersten Beobachtung dauerte dasselbe nachweislich nur wenige Wochen). Die Krankheit nimmt dann entweder sofort, sobald das Vorhandensein einer schweren organischen Gehirnerkrankung offenkundig wird, einen eigenartigen, charakteristischen Verlauf (vergl. Krankengeschichte III und IV), oder sie entwickelt sich anfänglich unter dem Bilde der einfachen paralytischen Demenz, um erst späterhin durch einen besonderen Symptomenkomplex und ihre Verlaufsrichtung von den typischen Fällen abzuweichen. Die besonderen Kennzeichen bestehen in dem acuten Einsetzen schwerster Krankheitserscheinungen (vornehmlich tiefe Somnolenz, Unorientirtheit, hallucinatorische Erregungszustände und heftigste motorische Reiz-Erscheinungen, wie Schütteltremor und choreatische Zuckungen), welche mit unverminderter Heftigkeit bis zu dem endgültigen Kräfteverfall andauern.

Auffällig ist der rapide geistige Verfall, welcher vornehmlich sich in maasslosen Grössenideen kund giebt. Beendigen nicht intercurrente, mit dem Gehirnleiden nicht in directem Zusammenhang stehende Krankheiten das Leiden frühzeitig, so kann der Verlauf sich über viele Monate hin erstrecken.

Aetiologisch-klinisch betrachtet, bietet das Krankheitsbild auf der Höhe der Erkrankung am meisten Aehnlichkeit mit den toxisch-infectiösen Cerebralerkrankungen, insbesondere der Polyneuritis infectiosa.

Die Besonderheit dieser Fälle wird vornehmlich durch die Autopsie aufgedeckt. Neben den bekannten diffusen, makroskopisch und mikroskopisch nachweisbaren Veränderungen des Gehirns und Rückenmarks, fallen grössere, schon makroskopisch sichtbare Blutungen in die Hirnsubstanz und in die epicerebralen sowie subarachnoidalen Lymphräume auf. Die mikroskopische Untersuchung zeigt dann, dass zahlreichste miliare Blutungen innerhalb der Hirnrinde, des Marklagers und des Hirnstamms stattgefunden haben, deren Residuen in der Form von amorphem und crystallinischem Blutpigment oder auch in der Gestalt gelber, kleiner Pigmentkörner auffindbar sind. Bei Fall IV fehlten fast an keinem untersuchten Gefässe die Ueberbleibsel stattgehabter Blutungen, bezw. extravasirter rother Blutkörperchen. Diese Beobachtung gab mir zuerst Veranlassung von einer hämorrhagischen Form der Paralyse zu sprechen. Bekanntlich finden wir vereinzelte Ueberreste extravasirter und zu Grunde gegangener rother Blutkörperchen in den cerebralen Lymphräumen fast bei allen Paralytikern, am ausgedehntesten aber bei durchaus chronisch verlaufenen Fällen, die im Endstadium verstorben sind. Die Besonderheit dieser hämorrhagischen Form besteht in dem frühzeitigen Auftreten massenhafter miliarer Blutungen. Dass wir es auch bei den feineren gelben bis schwarzbraunen Pigmentkörnern mit Derivaten des Blutfarbstoffs zu thun haben, geht aus ihrer mikrochemischen Reaction bei der Eisen-, bezw. Kupfer-Haematoxylinbeize hervor, bei welcher sowohl die rothen Blutkörperchen, als auch ihre Zerfallsproducte tief schwarz gefärbt werden. Man findet dann die mannichfachsten Abstufungen zwischen fragmentirten rothen Blutkörperchen, amorphen, klumpigen und grobkörnigen Pigmentschollen und den feinsten körnigen Pigmentresten. Diese letzteren waren sowohl von den Leukocythen als auch den Endothelien der Lymphräume als auch den Gliazellen aufgenommen. Das mikroskopische Bild erhält durch dies zahlreiche Vorkommen solcher Pigmentzellen ein ganz charakteristisches Gepräge. Als Grundlage dieser Blutungen muss die ausgedehnte hyaline Degeneration vornehmlich der Capillaren, Arteriolen und der venösen Gefässe aufgefasst werden. Die ersten Anfänge dieser regressiven Veränderung der Gefässwandungen stellen sich als kleine tropfenförmige Anlagerungen stark lichtbrechender, hell glänzender Substanz dar, welche an der Aussenwand des sonst unveränderten Gefässrohres sich befinden. Endothelkerne und rothe Blutkörperchen lassen sich bei Hämatoxylin-Eosinfärbung scharf von diesen Gebilden unterscheiden. An grösseren Venen sind hyaline Einlagerungen sowohl in der Form buckelartiger, knotiger Verdickungen von hellglänzender Beschaffenheit als auch unter dem Bilde der Verbreiterung und Verdickung der stark glänzenden Endothel-adventitia erkennbar. Der intravasculäre Lymphraum ist durch die gegen die Gefässwand vorgedrängte verdickte Endothelscheide an manchen Stellen versperrt, während in der Nachbarschaft diese Räume stärker ausgebuchtet sind. Sowohl in den intra- wie extravasculären Lymphräumen finden sich blasse, homogene und feinkörnige Massen, welche entweder Fibringerinnsel oder der Coagulationsnekrose verfallene Blutgerinnsel sind. Bei stärker veränderten Capillaren ist die Gefässwand streckenweise zu einer starren, stark lichtbrechenden, durch Eosin gar nicht oder nur ganz schwach gefärbten Röhre umgewandelt Die Gefässwand der Arteriolen zeigte dann knotige, hyaline Einlagerungen, die Gefässwand ist allgemein streifig verdickt, die Gefässkerne sind stark geschwellt und vergrössert. Das Gefässlumen ist dann unregelmässig verengt, auch die Aussenwand der Media hat eine vielfach wellige und höckrige Form

Sowohl das acute stürmische Einsetzen der schweren, für diese Form charakteristischen delirienartigen Krankheitserscheinungen, als auch der anatomische Befund weisen auf toxische Einwirkungen hin, welche in erster Linie die Gefässwand betroffen haben. Auch die zwei folgenden Beobachtungen sprechen für diese Annahme. Bei der ersten (Fall IV) bestand noch floride Syphilis zur Zeit der paralytischen Erkrankung, im zweiten Falle (Fall V) Tuberculose, also Krankheitsvorgänge, welche sowohl primär durch specifische Bacteriengifte, als auch secundär durch tiefgreifende Beeinflussungen des Gesammtstoffwechsels und dadurch entstehende Autointoxication solche Giftwirkungen entfalten können.

Krankengeschichte IV.

E. X., 30 Jahre alt, rec. 18. III. 88. † 6. I. 89.

Schwere hereditäre Belastung von väterlicher und mütterlicher Seite, normale geistige Entwicklung, nur schwerfällige polternde Sprache. In der Kindheit öfters Kopfcongestionen. Im Jahre 84 Ulcus durum, 1885 Retinitis syphilitica. Eine geistige Veränderung wurde erst in den letzten Wochen vor Ausbruch der Erkrankung bemerkt. Er soll zerstreuter und unlustiger zur Arbeit geworden sein; in Briefen, welche noch von December 87 und Februar 88 datiren, ist sowohl hinsichtlich des Inhalts als auch der Schrift noch keine krankhafte Störung zu erkennen. In seiner beruflichen Thätigkeit traten in den letzten Monaten Zeichen gesteigerter gemüthlicher Erregbarkeit hervor, so dass man nur schwer mit ihm verkehren konnte. Das Gedächtniss nahm rapide ab, so dass man ihm wichtige Arbeiten nicht mehr anvertrauen konnte. Am 4. März 88 zeigte er sich im Geschäft ganz besonders erregt und zerstreut, schwatzte unaufhörlich und mit solcher Hast, dass ihm wiederholt die Sprache versagte. Er consultirte einen Arzt, der ihn nur für nervös, im Uebrigen aber für ganz gesund erklärte. Schon am folgenden Tage war er geistig ganz verwirrt und zeigte eigenthümlich krampfartige Bewegungen in den oberen Extremitäten. Nach 8tägigem Aufenthalt in einem städtischen Krankenhaus wurde er in die hiesige Klinik transferirt.

Status bei der Aufnahme: ziemlich kräftig gebauter, grosser Mann, guter Ernährungszustand. Narbe am oberen Umschlagsrand der Glans, tief eingezogene Narbe in der rechten Inguinalgegend.

Gesicht und Conjunctivae stark geröthet, Schläfen- und Radialarterien wenig geschlängelt und weich.

Pupillen etwas über mittelweit, linke erheblich weiter. Die Reaction der linken sämmtlich erhalten, die rechte ist bei Convergenz und Licht starr.

Lachen, Mundspitzen, Zähnefletschen symmetrisch. Linker Mundwinkel steht spurweise tiefer, Uvula deviirt nach rechts, Zunge deviirt nach links geringer Tremor.

Händedruck rechts und links schwach. Gang stürmisch, nach rechts von der Geraden abweichend. Patient hängt unbedeutend nach rechts über.

Kniephänomene stark erhöht.

Keine groben Sensibilitätsstörungen.

Romberg'sches Symptom scheint vorhanden zu sein, andere Prüfungen sind bei den fortgesetzten unwillkürlichen Bewegungen des Kranken nicht möglich.

In der Rückenlage dreht er den Kopf bald nach rechts bald nach links, bläst die Backen auf, spitzt den Mund, fletscht die Zähne, stülpt die Lippen rüsselartig vor und lacht oft. Dabei bewegt sich auch die Zunge fortwährend im Munde. Ab und zu beisst er sich auf die Unterlippe, dann schmatzt er wieder. Fast ununterbrochen stösst er hauchende und zischende Laute aus, dazwischen kaum verständliche Worte. Die Lider und die Brauen zieht er ununterbrochen in die Höhe und runzelt die Stirne. Oft combiniren sich die verschiedenen Bewegungen im Gesicht zu sehr ausdrucksvollen und verständigen mimischen Actionen. Secundenlang hält er die Hände ruhig auf der Bettdecke gefaltet, dann schleudert er die Arme in die Luft, klatscht auf die Wand, fasst sich an Bart, Stirn und Nase, legt die Hände unter den Kopf. Die Bewegungen des rechten und des linken Armes sind durchaus nicht immer symmetrisch, oft klatscht er auch in die Hände, zuweilen legt er die Decke wieder zurecht. Die Beine sind in fast ebenso fortwährender und durchaus combinirter Bewegung, namentlich Flexion und Extension im Knie herrschen vor, doch legt er auch ein Bein über das andere. Die Rumpfmusculatur ist ganz ruhig. Als die Bettdecke weggezogen wird, zieht er das Hemd über die Genitalien. Manchmal deutet er den Arzt anblickend auf einige Körpertheile. Aus seinem unablässigen hauchenden und zischenden Sprechen sind öfters die Worte „harter Schanker“ zu verstehen. Auf Fragen giebt er sein Alter richtig an. Die meisten Antworten sind unverständlich, von Zischlauten begleitet. Im Schlaf cessiren die choreatischen Bewegungen. Auf starkes Anfahren kann Patient momentan die unwillkürlichen Bewegungen fast vollkommen beherrschen, z. B. fasste er nach Aufforderungen seine Nase an ohne erhebliche Ataxie. Soll er trinken, so hält er den Becher anfangs gut und setzt richtig an, schluckt auch zunächst normal. Bald aber verschluckt er sich, hält den Becher zu steil und übergiesst sich. Glaubt er sich unbeobachtet, so sind die unwillkürlichen Bewegungen zeitweilig schwächer. Wird die Aufmerksamkeit durch sensorische Einflüsse gefesselt, so nehmen die choreat. Bewegungen ebenfalls an Intensität ab. Vorgehaltene Gegenstände bezeichnet er anfangs sprachlich correct, erst bei dem 3. oder 4. Wort nimmt das Sprechen paraphasischen Charakter an. Bei Affecten steigern sich die choreat. Bewegungen sichtlich, Hautreize scheinen ohne Einfluss zu sein. Patient ist reinlich. Schlaf ohne Schlafmittel kaum vorhanden.

Choreat. Bewegungen steigern sich in den nächsten Tagen. Er wirbelt und boxt mit den Armen fast unaufhörlich, lacht und weint, strebt stets aus dem Bett.

Vom 21. III. an ruhiger. Die durchaus coordinirten unwillkürlichen Bewegungen geringer, im Gesicht fast völlig geschwunden. Beständiges ideenflüchtiges Geplauder, aus dem hervorgeht, dass er orientirt ist. Einfache Fragen werden richtig beantwortet. Nachts stets erregt.

Am 23. III. hochrothes Gesicht, heftige Agitation mit den oberen und unteren Extremitäten. Auf Hyoscininjectionen fast völlige Beruhigung der Krampfbewegungen.

Am 30. III. Grössenwahnvorstellungen.

Am 31. III. choreat. Bewegungen bedeutend geringer, reicht die Hand ohne choreat. oder atactische Störungen.

4. IV. Diarrhoen.

7. IV. leichter Decubitus, Flexionscontractur in den Kniegelenken. Haut- und Sehnenreflexe sehr gesteigert, Schmerzempfiudlichkeit allenthalben erhalten.

9. IV. verunreinigt sich.

12. IV. noch immer eine leichte Neigung zu unnützen leichten Handbewegungen, Inunctionskur. Einfache Rechenaufgaben werden unsinnig beantwortet.

1. VI. Oefteres Einnässen, Masturbation, Sammeltrieb.

5. VI Inunction beendet (50 g Hydr. migr.).

20. VI. beim Gehen knickt er links mehr als rechts ein.

26. VI. täglich eine Injection von 0,3 Ol. ciner., etwas geordneter, sammelt weniger.

3. VII. Injection sistirt.

1. VIII. Dämpfung rechts vorn oben, ebenda Rhonchi.

1. X. Auch über der linken Lungenspitze besteht jetzt Dämpfung, fortgesetzt Fieber.

1. XI. nässt öfters ein, zuweilen übelriechende Durchfälle. Beim Essen führt er den Löffel noch recht sicher zum Munde. Der linke Facialis ist stärker innervirt. Beim Gehen hängt Patient links über. Der Gang ist steif.

20. XI. Oedem des linken Fusses, Spuren von Eiweiss im Urin.

1. XII. Tastvorstellungen noch gut erhalten.

15. XII. Schmerzen im Kehlkopf, zunehmende Athembeschwerden.

1889. 3. 1. Pleuritis links.

6. I. Exitus letalis.

Makroskopischer Hirnbefund: Hirngewicht: rechte Hemisphäre 570, linke 575 g. Dura mitteldick, bleich, glatt. Arachnoidea mässig getrübt, im Ganzen zart. Mässige Pacchioni'sche Warzen. Pia zart, blutarm. Deutlicher Hydrocephalus externus. Arterien an der Basis zart. Ventrikel leicht erweitert, Ependym granulirt. 3. Stirnwindung links in ihren unteren hinteren Partien sowie die erste Schläfenwindung fast in ihrer ganzen Länge eingesunken. Die Fossa Sylvii klaffend. Die klaffenden Spalten zwischen beiden von der Arachnoidea überbrückt und mit klarer Flüssigkeit angefüllt. Die rechtsseitigen Windungen des Schläfen- und Stirnlappens mittelfest, makroskopisch nicht verändert, während die linke Insel flacher abgeplattet erscheint. Auf dem Durchschnitt ist die 3. Stirnwindung links deutlich schmäler wie rechts, von derberer Consistenz und bräunlichgelber Verfärbung, während in den benachbarten Windungen die graue und weisse Färbung scharf hervortritt. Die Rinde zeigt jedoch keine deutliche Verschmälerung, wohl aber ist das Mark verschmälert und eingesunken. Der rechte Gyrus rectus ebenfalls verschmälert und auf dem Durchschnitt bräunlich-gelb gefärbt und derber anzufühlen. Der linke Gyrus rectus zeigt eine blass-gelblich-graue Färbung der Rindensubstanz und mittlere Consistenz. An den grossen Ganglien makroskopisch nichts Abnormes. Medulla spinalis: leicht graue Verfärbnng der hinteren Wurzeln im unteren Halsmark und im ganzen Lumbal- und Sacralmark. Auch die vorderen Wurzeln grau gefleckt und verschmälert. Die Seitenstränge im Halsmark braun gestreift, im Dorsalmark beide Hinterstränge unbedeutend graufleckig, ebenso die centralen Abschnitte der Seitenstränge. Unteres Lumbal- und Sacralmark diffus schmutzig grau-weiss.

Tuberculosis pulmonum.

Krankengeschichte V.

H. A. Handelsmann, 43 Jahre alt, rec. 4. I. 97, † 16. IX. 97.

Heredität unbekannt, verheirathet. 2 Kinder, 1 todtgeboren, 1 starb im ersten Lebensjahr an Krämpfen. Normale Entwickelung bis zum 2. Lebensjahr, dann eine schwere „Nervenkrankheit", später gesund. Militärdienst vom 20. bis zum 23. Jahr. Im 24. Lebensjahr gonorrhoische Infection zugestanden, kein Potus. Seit 2 Jahren Harndrang unter Schmerzen. Uriniren erschwert, kein Harnträufeln, kein Einnässen. Seit $^1/_4$ Jahr ist ihm selbst die Schwerfälligkeit der Sprache auffällig, er stottert und wird leicht gereizt. Seit derselben Zeit Zittern in den Händen und Fingern, besonders links. Seit 6 Wochen Schmerzen in beiden Knieen, Gedächtniss „ein bisschen" gehemmt. Tritt freiwillig in klinische Behandlung, weil er sich krank fühlt.

Status praesens 12. I. 97: ziemlich grosser (172 cm) abgemagerter Mann mit blasser Gesichtsfärbung und leidlich kräftiger Musculatur. Temporalarterien rigide geschlängelt, Conjunctivae blass. Puls 90, regelmässig. Innere Organe gesund, Urin sauer, ohne Zucker und Eiweis. Deutliche Präputial-Narbe. Inguinaldrüsen beiderseits geschwollen, links stärker, schmerzlos. Axillardrüsen vergrössert. Ueber der linken Leistengegend eine alte, etwas eingezogene Incisions-Narbe. Pupillen über mittelweit, gleich, Reactionen sämmtlich prompt und ausgiebig. Augenbewegungen frei. Mundfacialis links stärker innervirt, Zunge spurweise etwas nach links abweichend, leicht fibrillär zitternd vorgestreckt. Armbewegungen: stärkerer, unregelmässiger, grobschlägiger Tremor, besonders der linken Hand. Kein Intentionstremor. Bewegungen links etwas ungeschickt, leicht ataktisch. Spracharticulation: starkes Tremoliren und Hesitiren. Psych. Status: Gesichtsausdruck stumpf. Patient ist über die gegenwärtigen politischen Vorgänge ziemlich gut orientirt, löst einfache Multiplikationen richtig, ebenso einfache Zinsberechnungen, giebt über seine Familienverhältnisse vollkommen richtige Auskunft, keine Grössenideen. Stimmung meist weinerlich, gereizt. Nach Angabe des Bruders hat er bis zuletzt seine Geschäfte richtig besorgt.

Patient verlässt die Klinik nach wenigen Tagen.

Erneute Aufnahme am 13. VII. 97. Patient ist geistig und körperlich enorm verfallen. Typische Euphorie, öfters Zornausbrüche mit lautem Schreien. Somatisch fällt ein enormer Tremor der sämmtlichen Muskeln auf. Aus dem Status ist noch hervorzuheben: Zunge nach links deviirend, stark zitternd vorgestreckt, starkes Zittern im Mundfacialis (Orbicularis oris u. s. w.) Rechte Nasolabialfalte tiefer stehend. Beim Augenschluss starke Mitbewegungen, starkes Zittern im Mundfacialis. Armbewegungen: starker Tremor in den grossen und den kleinen Gelenken, geringe Atasie, links stärker, kein Intentionstremor. Die Beinbewegungen kräftig, keine Ataxie. Sehnenphänomene gesteigert. Sprachartikulation: starke Hesitation, Silbenversetzen, Buchstabenverschleifen. Pupillen weit, gleich, Lichtreaction sehr träge. Augenbewegungen: bei starken Seitwärtsbewegungen Nystagmusartige horizontale Zuckungen. Psych. Status: Gesichtsausdruck blöde, Patient gesticulirt beim Sprechen lebhaft mit den Händen. Die ihm aufgetragenen Bewegungen werden häufig falsch, immer langsam und ungeschickt ausgeführt. Einfache Multiplicationen werden richtig gelöst, leichte Zinsberechnungen kann er nicht mehr ausführen. Datum wird falsch angegeben. Den Arzt erkennt er richtig als solchen. Es ist nicht möglich, seine Aufmerksamkeit länger als für einige Augenblicke zu fesseln. Deutliche Grössenideen, Schrift unleserlich, Dictatschreiben unmöglich. Leseversuche misslingen, er behauptet, die Schrift sei verschwommen. Oft erregt, zahlreiche Fluchtversuche, sinnlose Grössenideen.

4. IX. Furunculose, eitrige Lymphadenitis.

16. IX. Exitus letalis. Finale Temperatur 41,2.

Obduction 3 h. p. m. Rückenmark: Hinter- und Seitensträngediffus grau verfärbt. Gehirn: mässiger äussererHydrocephalus. Hirngewicht 1329 gr. Ventrikel wenig erweitert. Im 4. Ventrikel Ependymitis granularis Linke Hemisphäre stärker ödematös. Die weisse Substanz eigenthümlich gelblich gefärbt. Mitten im Centrum semiovale, vom Stirnpol 20 mm entfernt, ein erbsengrosser schmutzig-braunrother Erguss geronnenen Blutes, in der Umgebung zahlreiche punktförmige bis Stecknadelkopf grosse Blutaustritte. Ein zweiter Bluterguss 10 mm medialwärts von dem ersteren. Das Ependym der Seitenventrikel links gleichmässig verdickt, flach, netzförmig, uneben. Leichte graue Streifung der Capsula interna im hinteren Schenkel. Grobkörnige Granulirung des Ependyms im Uebergang vom Hinterhorn zum Unterhorn. Rechte Hemisphäre weniger durchfeuchtet. Sonst makroskopisch nichts Auffälliges.

Die dritte, sowohl klinisch wie pathologisch-anatomisch scharf abgrenzbare Form ist die taboparalytische. In diese Kategorie fallen, wohlverstanden, nur diejenigen Fälle, bei welchen eine vollentwickelte Tabes der paralytischen Erkrankung voraufgegangen ist, oder mit anderen Worten: die Paralyse als eine gewissermaassen selbständige Erkrankung sich der Tabes zugesellt hat. Ich habe schon bei den anatomischen Erörterungen darauf hingewiesen, dass auch der pathologisch-anatomische Befund für eine gewisse Selbständigkeit dieser Form spricht, da der Faserschwund sowohl im Kleinhirn als auch in den hinteren, jenseits der Centralwindungen gelegenen, Rindenabschnitten viel ausgeprägter ist, als bei den übrigen Paralysen. Man wird diese Fälle wohl zu unterscheiden haben von jenen anderen, bei welchen erst im Verlaufe der Paralyse gewisse tabische Phänomene, besonders das Westphal'sche Zeichen, sich einstellen. Sowohl der klinische als der anatomische Befund belehren uns darüber, dass bei diesen letzteren Fällen von einer systematischen Erkrankung der Hinterstränge in ihrer ganzen Ausdehnung nicht die Rede ist, sondern dass nur streckenweise bald die Lissauer'sche Zone der Hinterstränge für sich allein, bald combinirt mit Erkrankungen der vorderen oder hinteren Abschnitte der Seitenstränge, die spinalen Symptome hervorgebracht haben.

Das wesentlichste klinische Merkmal der reinen Tabo-Paralyse besteht in dem protrahirten, gelegentlich über 8—10 und mehr Jahre sich erstreckenden, Verlaufe des paralytischen Krankheitsprocesses, welcher durch langdauernde Stillstände des Leidens bedingt ist. Treten diese Remissionen in einem relativ frühen Stadium der Erkrankung, in welchem der Intelligenzdefect noch wenig ausgeprägt ist, ein, so kann eine völlige Heilung des Leidens vorgetäuscht werden. Charakteristisch ist das äusserst langsame Fortschreiten des geistigen Verfalls. Jahrelang können die intellectuellen Schädigungen nur auf den Verlust der feineren ethischen und ästhetischen (altruistischen) Vorstellungen und Empfindungen beschränkt sein, ohne dass irgend welche Gedächtnissstörung oder Urtheilsschwäche für andere geistige Vorgänge bemerkbar geworden sind. Es contrastirt dann die gemüthliche Verarmung, welche sich in rohen und lieblosen Handlungen und brutalen Zornausbrüchen gegen die nächste Umgebung sowie durch die unanständige, unmoralische Lebensführung am häufigsten kund giebt, recht auffällig mit der noch vorhandenen geistigen Frische und Productivität, welche besonders früherhin intellectuell hochstehenden Männern aus gelehrten Ständen geblieben ist. Ich habe längere Zeit hindurch einen solchen Krankheitsfall verfolgen können, bei welchem die klinische Diagnose späterhin durch den Obductionsbefund sicher gestellt wurde. Hier bestanden Remissionen von $1^1/_2$—2 Jahren, in welchen der Patient nur seinen nächsten Angehörigen durch eine auffällige Charakterveränderung (Neigung zu verschwenderischen Ausgaben, Excesse in Venere, Lügenhaftigkeit, Neigung zu kleinen Betrügereien, liebloses, rohes Verhalten gegen Frau und Kinder) krankhaft erschien, während die Fernerstehenden durch die logisch völlig geordnete, ja geradezu scharfsinnige Denk- und Redeweise und durch die völlige Selbstbeherrschung im Verkehr mit Fremden in den krankhaften Zustand keinen Einblick erhielten. Der Kranke führte in diesen Remissionen umfängliche, literarische Arbeiten aus, welche in der wissenschaftlichen Welt sich grosse Anerkennung verschafften. Erst die unaufhaltsam fortschreitende Atrophie der Sehnerven setzte seiner schriftstellerischen Thätigkeit ein Ziel.

Das Fortschreiten des paralytischen Krankheitsprocesses wird in diesen Fällen durch paralytische Anfälle oder intercurrente, acut einsetzende und oft wochenlang währende hallucinatorische Erregungszustände mit völliger Verwirrtheit klinisch bemerkbar. In den ersten Jahren der Erkrankung folgt selbst in den schwersten Attaquen dieser Art eine weitgehende Remission. Eine sehr lehrreiche Beobachtung konnte ich im Verlaufe dieses Jahres machen:

Krankengeschichte VI.

X., 39 Jahre alt, rec. 9. VI. 96, entl. 14. VIII. 96.

Hereditär belastet. Von jeher leicht reizbare, misstrauische Gemüthsstimmung. Gute geistige Entwickelung. Lues vor 17 Jahren, Schmierkur. Kein Trauma, kein Potus, keine Tabakvergifung. Heirath vor 6 Jahren. 3 Kinder: 1 Knabe starb mit $^3/_4$ Jahren, 1 Kind mit 9 Monaten Krämpfe, drittes Kind gesund. Februar 1896 Verminderung der Sehschärfe, besonders links. Ophthalmiatrische Diagnose: beginnende Sehnervenatrophie und reflector. Pupillenstarre. Im März 96 auffällige, geistige Müdigkeit und Theilnahmlosigkeit. Dann gesteigerte Erregung und Ruhelosigkeit. Uebersiedelung in eine Nervenheilanstalt. Zahlreiche hypochondrische Vorstellungen, Angstaffecte, Suicidiums-Tendenzen. Diagnose wurde schon damals auf Paralyse gestellt. Zunehmende Rathlosigkeit, allmählich wachsende psychische Hemmungen bis zu völliger Benommenheit bei gesteigerter motorischer Erregung. Drei Tage vor der Aufnahme in die hiesige Klinik paralytischer Anfall während der Nacht von epileptiformem Charakter. Am Morgen Sugillation und Petechien an der Kopf- und Gesichtshaut. Incontinentia urinae et alvi. Sprache fast unverständlich. Gedächtniss stark verschlechtert.

Status praesens: Mittelgross, gut genährt. Haupthaar stark gelichtet und grau. Iris grau-braun, asymmetr. gefleckt. Gaumen mässig geschwellt, leichte Excoriationen der Wangenschleimhaut, Zunge belegt. Conjunctivas bulbi beiderseits, rechts stärker sugillirt. An der Stirn und am Mittelkopf zahlreiche kleinste, punktförmige Blutaustritte. Grosse Körperarterien etwas geschlängelt, rigide; Puls 90, leicht unterdrückbar. Nervenbefund: Pupillen mittelweit, rechte weiter. Lichtreactionen links nicht, rechts spurweise erhältlich. Convergenzreaction beiderseits mässig ausgiebig, prompt. Augenbewegungen frei, Stirnrunzeln rechts überwiegend. Mundfacialisinnervation in der Ruhe activ, und beim Sprechen rechts überwiegend. Fibrilläre Zuckungen in beiden Mundfacialisgebieten. Zunge nach rechts deviirend, zitternd vorgestreckt. Grobe motorische Kraft der Extremitäten kaum geschädigt, hängt beim Gehen nach rechts. Kniephänomene links schwach, rechts erloschen Achillessehnen-ph. beiderseits erloschen. Berührungsempfindlichkeit bei Prüfung mit der Stecknadel nicht geschädigt. Schmerzempfindlichkeit etwas verlangsamt, öfters Doppelempfindung. Ulnarisstamm druckempfindlich. Spracharticulation etwas schwerfällig, aber keine deutliche Hesitation.

Psych. Status: Gesichtsausdruck ängstlich, zornig, abweisend, schimpft mit unverständlichen Worten, geht unruhig auf und ab, stösst den Wärter zurück, kann mit Mühe entkleidet und zu Bett gebracht werden.

10. VI. Nachts unruhig, wenig Schlaf. Morgens ruhiger, klarer, über die Vorgänge der letzten Tage nur unvollständig orientirt, giebt dagegen seine Krankheitsgeschichte für die letzten Monate ziemlich lückenlos und richtig an, weiss auch, dass er zeitweilig eigenartige geistige Hemmungs- und Erregungszustände hat, für die er keine klare Erinnerung besitzt.

11. VI. Morgens ängstlich erregt, Respiration beschleunigt, vertieft; Gesicht congestionirt, mässiger Schweiss, Tremor. Patient geht unruhig aus dem Bett, legt sich auf den Boden, klappert mit den Kiefern, kratzt am Kopf, zupft an der Bettdecke, streicht hastig und unruhig über seine Schenkel. Mutismus, reagirt auf Anreden nicht. Nachmittags freier, doch immer noch mangelhaft orientirt, „kann sich nicht zurecht finden," glaubt 4 Tage hier zu sein, weiss den Namen des Arztes nicht, fürchtet bestraft zu werden, Gegenstände veruntreut zu haben.

13. VI. Brief seiner Gattin mit Verständniss gelesen, kann sich nicht entschliessen zu antworten.

16. VI. Nachts Verunreinigung, glaubt auf einem hohen Thurm sich zu befinden, fürchtet todtgeschossen zu werden, steht regungslos mitten im Zimmer, setzt allen Versuchen, ihn in's Bett zu bringen, Widerstand entgegen.

18. VI. Völlig klar, giebt eine genaue Schilderung der in den letzten Tagen stattgehabten Sinnestäuschungen. Aehnliche Attaquen am 19., 27. VI. und 4. VII. mit heftigen Angstaffecten, Hallucinationen, Verfolgungs-Vorstellungen.

10. VII. Pathol. Misstrauen, Eigenbeziehungen, hypochondr. und persecutorische Wahnvorstellungen.

15. VII. Verweigert öfters die Nahrungsaufnahme. Ptosis links.

17. VII. Ophthalm. Befund: Beiderseits Atrophia nervi optici, keine entzündlichen Processe an der Papille.

5. VIII. Klagt über Gedächtnissschwäche. Mundfacialis rechts stärker paretisch. Geistig vollständig klar und geordnet, jedoch keine richtige Krankheitseinsicht über die verflossenen Wochen. — Verlässt die Klinik mit dem Wunsche, seine Berufsthätigkeit bald aufzunehmen. Er führte diesen Entschluss trotz ärztlichen Abrathens einige Monate später wirklich aus und ist bis heute in angestrengtester amtlicher Wirksamkeit von neuen Anfällen verschont geblieben.

Diese Fälle sind praktisch sehr bedeutungsvoll, weil sie sowohl beim Arzte, als auch in der Laienwelt den Eindruck erwecken, dass hier ein verhängnissvoller diagnostischer Irrthum stattgefunden habe. Die Mehrzahl der in der Literatur erwähnten Heilungen von Paralytikern gehört sicherlich zu dieser Gruppe. Bleiben in den Remissionsstadien gewisse Ausfallssymptome auf somatischem Gebiete bestehen, welche auf eine cerebrale Erkrankung hinweisen, so wird die Berechtigung der Diagnose kaum angezweifelt werden können. Am bedeutsamsten sind neben den spinalen und Augen-Symptomen, welche die Diagnose der Tabes gewährleisten, die Sprachstörungen und die Paresen der Mundfaciales. Schwinden auch diese cortico-motorischen Störungen im Remissions-Stadium, so ist thatsächlich der Nachweis, dass es sich um einen paralytischen Krankheitsprocess handelt, nicht mehr zu liefern. Eine solche vollständige Rückbildung aller corticalen Ausfallssymptome wird aber nur nach den ersten paralytischen Krankheitsschüben eintreten; wir sind dann zur Bestätigung unserer Diagnose auf den späteren Verlauf angewiesen. Bleiben solche weiteren Schübe aus und ist vor Allem ein fortschreitender Intelligenzdefect selbst nach Jahren nicht nachweisbar, so sind Zweifel an der Richtigkeit der ursprünglichen Diagnose berechtigt. Es sind vornehmlich zwei diagnostische Irrthümer, welche hier in Frage kommen: einmal treten bei der gewöhnlichen Tabes intercurrente psychische Krankheitszustände auf, welche bei dem heutigen Stande unserer Kenntnisse als ausgleichbar functionelle bezeichnet werden müssen. Es ist in der Literatur eine ganze Reihe derartiger Fälle mitgetheilt; am häufigsten sind hypochondrische, melancholische Zustände, sodann Zwangsvorstellungen, einfach paranoische Störungen, sowie hallucinatorische Verwirrtheit. Sodann ist eine Combination der Tabes mit acut entzündlichen exsudativen und Proliferations-Processen der cerebralen Meningen ein, wenn auch seltenes Vorkommniss. Ueber den anatomischen und klinischen Charakter dieser syphilitischen Gehirnerkrankungen, welche nicht zur Paralyse gehören, wird weiter unten ausführlich gesprochen werden. Hier sei nur erwähnt, dass gerade Fälle, wie der vorstehend mitgetheilte, uns nöthigen, dieser Complication der Paralyse, welche bei günstigem Verlaufe wieder völlig schwinden kann, eingedenk zu sein. Es giebt aber auch Fälle ausgeprägter Tabo-Paralyse, denen der remittirende Verlauf fehlt. Trotzdem ist auch hier das Fortschreiten des Krankheitsprocesses ein äusserst langsames und es besitzt die Intelligenzschädigung viele Jahre hindurch die oben erwähnten Kennzeichen. Besonders auffällig ist die relativ geringfügige Schädigung der Gedächtnissfunction, selbst bei fortgeschrittener Verkümmerung des intellectuellen Besitzstandes. Die Kranken sitzen theilnahmslos, stumpf, anscheinend ohne Verständniss für die Vorgänge in ihrer Umgebung da. Werden sie angesprochen und nicht nur über ihre frühere Vergangenheit, sondern auch über jüngst Erlebtes und Gegenwärtiges befragt, so überrascht die Richtigkeit und Sicherheit ihrer Angaben, soweit es sich um die Orientirung in ihrer Umgebung und um die Befriedigung der Ansprüche des täglichen Lebens handelt. Da die Sprachstörung bei diesen Kranken selbst nach vieljähriger Krankheit ausser leichten dysarthrischen Störungen nur wenig ausgeprägt ist, so ist ein Einblick in ihre intellectuellen Leistungen leichter erhältlich.

Hinsichtlich der anatomischen Besonderheiten der Tabo-Paralyse möchte ich mich auf die vorstehenden Andeutungen beschränken, da meine Untersuchungen über die Ausbreitung des Faserschwundes und über das Verhalten der corticalen Nervenzellen noch nicht abgeschlossen sind. Man wird eine völlig befriedigende Aufstellung der pathologisch-anatomischen Vorgänge nur erlangen können, wenn methodische, vom Rückenmark über den Hirnstamm und das Kleinhirn zum Grosshirn aufsteigende Untersuchungen der Degenerationen vorliegen. Wir werden dann wenigstens über die Ausbreitungen und Endausgänge des paralytischen Processes belehrt werden. Ueber die dem Frühstadium der Tabo-Paralyse zu Grunde liegende Cerebralerkrankung, insbesondere über die besondere Localisation und Ausdehnung des Nervenfaser-Schwundes in bestimmten Hirnregionen, bezw. corticalen Schichten, werden uns nur Fälle unterrichten können, welche in einem der ersten paroxystischen Schübe oder Remissionen an intercurrenten Krankheiten zu Grunde gingen.

Indem ich diese 3 klinischen Formen von den übrigen Paralysen-Fällen abtrenne, möchte ich nicht die Anschauung erwecken, dass damit die Zahl der klinisch und anatomisch aus dem weiten Rahmen der Paralyse abgrenzbaren Formen erschöpft wäre. Im Gegentheil glaube ich, dass die künftige Entwickelung der Paralysen-Forschung uns auf diesem Wege noch bedeutend weiter bringen wird. Sodann muss man nicht glauben, dass bei allen Fällen sich der anatomische Befund mit einer ganz bestimmten klinischen Varietät deckt Im Gegentheil, man wird immer Krankenbeobachtungen begegnen, welche in der klinischen Entwickelung und dem Verlaufe eine wesentliche Abweichung von den sogen. typischen Fällen kaum erkennen lassen, obgleich späterhin bei der anatomischen Untersuchung die Kriterien einer der drei genannten Unterformen vorhanden sind. Man wird also nur den Schluss ziehen dürfen, dass in einer immerhin begrenzten Zahl von Fällen den klinischen Besonderheiten besondere pathologisch-anatomische Befunde entsprechen.

Wir haben vorstehend die Schwierigkeiten beleuchtet, welche bei der klinischen Diagnose der progr. Paralyse heutzutage noch bestehen. Es ist leicht verständlich, dass diese Schwierigkeiten sich erheblich steigern, sobald wir die Paralyse von ihr nahestehenden Krankheitsformen scharf trennen sollen. Während in der ersten Entwickelung des Leidens im Prodromalstadium die differentielle Diagnose aber nicht eine genaue Grenzlinie zwischen den functionellen Erschöpfungszuständen und der organischen Gehirnkrankheit aufzufinden vermag, wird in den fortgeschritteneren Krankheitsfällen die klinische und anatomische Abgrenzung von verwandten organischen Gehirn- und Rückenmarksleiden die Hauptaufgabe sein.

Dass in den Prodromalstadien eine Entscheidung darüber, ob eine einfache functionelle Neurose (Neurasthenie) oder Psychose (Hypochondrie, Melancholie, gelegentlich auch Manie oder Paranoia simplex) vorliegt, auf kaum überwindbare Hindernisse stösst, ist schon früher erwähnt worden. Alle Versuche, aus den Entstehungsbedingungen oder aus dem Verlaufe und der Gruppirung der Symptome einen festeren Stützpunkt für die Diagnose zu gewinnen, scheitern sowohl an der Gleichartigkeit der ätiologischen Factoren, als auch an der Unbeständigkeit und Mannichfaltigkeit der neurasthenischen Krankheitszustände Es genügt, diesen Satz mit wenigen Beispielen zu belegen Während früher allgemein angegeben wurde, dass in der erblichen Prädisposition ein wesentliches Merkmal für die Neurasthenie, in dem erworbenen neuropathischen Zustande ein solches für die Paralyse gelegen sei, so ist diese Unterscheidung im Hinblick auf die neuerdings festgestellte erbliche Belastung bei Paralytikern durchaus hinfällig. Das Gleiche gilt von der Behauptung, dass Erkrankungsfälle vor dem 35. Lebensjahr der Neurasthenie zuzurechnen seien, während jenseits dieser Altersgrenze die functionellen Erschöpfungszustände die Vorläufererscheinungen der Paralyse darstellen. Auch die Entwickelung des Leidens giebt keine genügenden Anhaltspunkte. Es kann durchaus nicht zugegeben werden, dass die Neurasthenie in specie ihre psychische Form (Cerebrasthenie) vorwaltend durch einen plötzlichen Zusammenbruch der Leistungen der Hirnrinde sich auszeichne, während eine schleichende und sprungweise Entwickelung für Paralyse spreche (v. Krafft-Ebing). Jeder Beobachter wird genügsam Fälle in's Feld führen können, in welchem gerade das Gegentheil der Fall war. Bei einer vergleichenden Betrachtung der affectiven und intellectuellen Krankheitserscheinungen hat man mit Recht auf die tiefgreifende Charakterveränderung und ethischen Defecte ein Hauptgewicht gelegt. Sicherlich wird aus diesen Symptomen recht häufig der Intelligenzdefect unschwer erschlossen werden können. Es darf aber nicht vergessen werden, dass die reizbare Verstimmung mit maasslosen Zornausbrüchen und der oft brutale Egoismus des Neurasthenikers, welcher sich bis zur Ausserachtlassung der einfachsten Anstandspflichten steigern kann, dem ethischen Defect des Paralytikers zum Verzweifeln ähnlich wird.

Bedeutungsvoller sind die intellectuellen Störungen im engeren Sinne. Man wird v. Krafft-Ebing durchaus beipflichten können, wenn er die Gedächtnissschwäche des Neurasthenikers durch ihre wechselnde Intensität und durch das Missverhältniss zwischen den subjectiven Klagen und den thatsächlichen Erschwerungen der geistigen Reproduction kennzeichnet. Schwindel, temporäre Betäubungsgefühle, sowie eigenartige Hemmungs-Insulte auf motorischem Gebiete sind beiden Krankheiten eigenthümlich. Gewiss sind sie bei der Paralyse häufiger; dass aber auch die beiden letztgenannten Erscheinungen der Neurasthenie nicht fehlen, habe ich in meinem Lehrbuch der Neurasthenie an einwandsfreien Beispielen dargethan. Ich kann mich mit diesen Andeutungen begnügen und will nur wiederholen, dass erst der weitere Verlauf, der progressive Charakter des paralytischen Krankheitsprocesses, welcher zu bleibenden Ausfallserscheinungen auf intellectuellem und somatischem Gebiete führen muss, die Diagnose sicher stellt.

Es tauchen dann aber, wenn anscheinend das Initialstadium der Paralyse erreicht ist, für eine bestimmte Kategorie von Fällen neue Schwierigkeiten auf. Die Syphilis ist, wie wir früher gesehen haben, fast der bedeutsamste ätiologische Factor der Paralyse. Manche Autoren gehen so weit, dass sie ohne Bedenken die functionellen Erschöpfungszustände zu Vorläufererscheinungen der Paralyse stempeln, sobald sie die Gewissheit erlangt haben, dass der Patient syphilitisch gewesen ist. Dass ein Schluss in dieser Allgemeinheit zu bedenklichen diagnostischen Irrthümern Veranlassung werden kann, zeigen uns die durchaus nicht seltenen Fälle der Syphilis-Neurasthenie und Syphilis-Hypochondrie, welche auf dem Boden einer durch die syphilitische Durchseuchung gesetzten Ernährungsstörung entstanden sind. Verfolgt man solche Fälle über einen grösseren Zeitraum hin, so wird man zu der Erkenntniss gelangen, dass die durch die Syphilis gesetzten Gewebsschädigungen der centralen Nervensubstanz durchaus nicht immer unausgleichbar und progressiv-degenerativ sind. Sie lehren uns im Gegentheil, dass auch das Syphilis-Gift sowohl quantitativ als auch höchstwahrscheinlich qualitativ recht verschiedenartige Alterationen der Nervensubstanz hervorrufen kann. Bald schädigt es, wenn wir die früher erörterte Hypothese zu Grunde legen, nur die Ernährungssubstanzen der Nervenzelle, bald greift es auf die specifischen, functionstragenden Elemente über.

Es entstehen so die wechselvollsten psychischen Krankheitsbilder, unter denen hallucinatorische und motorische Erregungszustände, depressive Wahn-Ideen (Verfolgungs-, Versündigungs- und Verarmungsvorstellungen) an Häufigkeit hervorragen. Die psychische Krankheit ist prognostisch nicht sehr günstig, indem der grössere Theil dieser Krankheitsfälle in chronischer Paranoia endigt. Diese syphilitischen Psychosen, welche nicht der Paralyse angehören, sind in den letzten Jahrzehnten, seit der Monographie von Erlenmeyer nicht mehr Gegenstand einer klinischen Bearbeitung gewesen. Man ist versucht zu glauben, dass die ätiologische und klinische Erforschung der Paralyse das Interesse an diesen „functionellen“ Syphilis-Psychosen in den Hintergrund gedrängt hat. Doch ist ihre Kenntniss so wichtig, weil die Verwechselung mit der Paralyse im Beginne des Leidens bei gleicher Aetiologie sehr nahe liegt.

Aber auch eine dritte Möglichkeit ist vorhanden: das Syphilis-Toxin erzeugt degenerative Processe an ganz umschriebenen Stellen des Gehirns, während eine allgemeine Einwirkung auf das Centralnervensystem gar nicht oder nur in dem erörterten Sinn einer functionellen Erkrankung stattfindet. Hier häufen sich die diagnostischen Schwierigkeiten, wenn der somatische Befund einer reflectorischen Pupillenstarre in Folge einer durch Syphilis bedingten Erkrankung des Pupillar-Centrums im centralen Höhlengrau auf Dementia paralytica oder Tabes hinweist, während auf psychischem Gebiete noch keinerlei Anzeichen von Anfallssymptomen erkennbar sind. Ich habe in meinem Lehrbuch der Neurasthenie drei Fälle ausgesprochener reflectorischer Pupillenstarre bei früherhin syphilitisch erkrankten neurasthenischen Individuen geschildert, bei welchen sich bei jahrelanger sorgfältiger Beobachtung bislang kein weiteres Zeichen eines organischen Leidens des Centralnervensystems hinzugesellt hat; hingegen schwanden die neurasthenischen Beschwerden bei geeigneter Behandlung, die reflectorische Pupillenstarre blieb unverändert bestehen. Noch wahrscheinlicher wird das Vorhandensein umschriebener syphilitischer Processe, wenn die reflectorische Pupillenstarre mit dem Verlust der Convergenzreaction verbunden ist. Ebenso wird in Fällen mit einseitiger Aufhebung der Lichtreaction, mit Mydriasis und Accommodationslähmung ohne reflectorische Pupillenstarre oder isolirte Lähmung einzelner äusserer Augenmuskelnerven bei syphilitisch durchseuchten Individuen wohl immer den Verdacht der Paralyse oder Tabes erwecken. Es ist aber durchaus nicht nöthig, dass sie in allen Fällen die ominösen Vorboten einer organischen Erkrankung des Centralnervensystems sind. Man wird sich deshalb in all diesen Fällen das endgültige Urtheil vorbehalten müssen, bis die weitere Entwickelung die Diagnose nach dieser oder jener Richtung hin führt. Es darf dabei nicht unberücksichtigt bleiben, dass diese somatischen Ausfallssymptome im Gebiet der Augen-Innervation der Paralyse oft viele Jahre voraufgehen können. Z. B. in einer meiner Beobachtungen bestand eine einseitige Abducens-Lähmung 6 Jahre lang vor dem Einsetzen der ersten paralytischen Krankheitserscheinungen.

Die gleichen Erwägungen sind maassgebend bei der diagnostischen Verwerthung des Westphal'schen Zeichens. Auch hier wird in der überwiegenden Mehrzahl der Fälle ein-

oder doppelseitiges Fehlen der Kniephänomene nach voraufgegangener syphilitischer Infection ein schweres und progredientes organisches Gehirn- und Rückenmarkleiden kund thun; aber auch hier ist Vorsicht geboten, indem der syphilitische Krankheitsprocess nur umschriebene Zerstörungen im Lendenmark bewirkt haben kann. Selbst wenn diese localen Ausfallssymptome mit ausgeprägten psychischen Krankheitserscheinungen zusammen vorkommen, ist unter Umständen eine grosse Zurückhaltung in der Diagnose, ob der psychische Krankheitszustand functionell oder organisch bedingt sei, vollauf gerechtfertigt. Eine Beobachtung, die ich in der jüngsten Zeit anstellen konnte, mag diese gewiss seltenen Ausnahmefälle kennzeichnen. Ein mir seit vielen Jahren persönlich bekannter 58 jähriger Herr wurde in meine Klinik verbracht, weil sich ganz plötzlich eine hochgradige maniakalische Erregung entwickelt hatte. Der Kranke war ideenflüchtig, producirte massenhaft, zum Theil ungeordnete und widersinnige Grössenideen und war in heftigster motorischer Erregung. Keine Sprach- und Pupillarstörungen, jedoch doppelseitiges Fehlen der Kniephänomene. Die Erregung dauerte 5 Tage an, dann rascher Nachlass der Krankheitserscheinungen mit vollkommener geistiger Klärung mit reactiver Reizbarkeit und nachfolgender gemüthlicher Depression. Ein Intelligenzdefect ist nicht mit Sicherheit nachzuweisen. Ohne Kenntniss der Vorgeschichte bei alleiniger Berücksichtigung des psychischen und somatischen Befundes würde ich kaum Bedenken getragen haben, den maniakalischen Erregungszustand als manifestes Zeichen der Paralyse zu deuten, zumal mir bekannt wurde, dass er sich vor 20 Jahren luetisch inficirt hatte. Ich habe aber den Patienten schon seit Jahren gelegentlich ärztlich berathen, da derselbe seit seinen Jugendjahren an periodisch wiederkehrenden, immer zur Herbstzeit sich einstellenden Exaltationszuständen litt, welche in Schlaflosigkeit, einer expansiven Gemüthsstimmung, gesteigertem Thätigkeitsdrang, vor allem aber in einer fast unbezwingbaren Lust zu Reisen äusserte. Das logische Raisonnement war dabei niemals aufgehoben; Patient hatte auch äusserlich genügend Selbstbeherrschung, um die ihm selbst als krankhaft bekannte Erregungsphase vor der Welt zu verschleiern. Er ist erblich schwer belastet; eine seiner Schwestern leidet an einer typischen circulären Psychose und wurde zweimal während der maniakalischen Phase in meiner Klinik behandelt; eine Nichte ist epileptisch. Hier ist die Anschauung sicher gerechtfertigt, dass es sich um eine Combination zweier ganz verschiedener Krankheitsvorgänge handelt, welche weder pathogenetisch noch symptomatologisch enger zusammenhängen: einerseits die auf dem Boden der hereditären Belastung entstandene periodische maniakalische Exaltation und andererseits der durch die umschriebene spinale Erkrankung auf syphilitischer Grundlage hervorgerufene Verlust der Kniephänomene. Diese Deutung ist für den hier skizzirten Krankheitsfall die zutreffendste. Man wird aber bei ähnlichen Fällen auch an die Möglichkeit denken, dass es sich um eine in fortgeschrittenen Lebensjahren sich entwickelnde Paralyse handelt, welche der congenital bedingten psychischen Abnormität gewissermaassen aufgepfropft ist.

Diese Betrachtungen leiten uns hinüber zu der weiteren Aufgabe, die anatomischen und klinischen Kriterien zu besprechen, welche für die Trennung der Hirnlues s. str. von der progressiven Paralyse bestimmend sind. Hier taucht vor allem die Frage auf, ob die auf gummösen (diffusen und umschriebenen grauröthlich gallertigen und gelben, verkästen) Infiltraten in die Meningen, die angrenzende Hirnsubstanz und in die Wandung der Gehirnarterien beruhenden Hirnerkrankungen psychische und somatische Krankheitsbilder hervorrufen, welche zu Verwechselungen mit der progressiven Paralyse Veranlassung werden können. Dieselbe ist unbedingt zu bejahen. Am häufigsten werden diagnostische Irrthümer dann stattfinden, wenn die diffuse syphilitische Neubildung weit ausgedehnte Bezirke der weichen Hirnhäute ergriffen hat, also bei jenen Formen, welche Heubner als gummatöse Meningitis bezeichnet hat. Aber auch umschriebene Syphilome besonders in den basalen Abschnitten der Arachnoidea können klinische Krankheitsbilder hervorrufen, welche mit den stuporösen, ängstlich agitirten Zuständen der Paralytiker im Anfangsstadium übereinstimmen. Klinisch betrachtet werden eben alle diejenigen syphilitischen Gehirnerkrankungen zu Täuschungen führen können, bei welchen die Allgemeinsymptome die Heerdsymptome verdecken. Treten diese Krankheitserscheinungen zu der Zeit auf, in welcher syphilitische Affectionen der Haut und der Schleimhäute, des Periosts und der Knochen über den Charakter des Leidens keinen Zweifel lassen, setzen die Hirnsymptome ganz acut ein, ohne dass prodromale Erscheinungen auf eine tiefer greifende psychische Veränderung hingewiesen hatten, so wird die Diagnose mit grosser Wahrscheinlichkeit auf eine specifische Hirnerkrankung gestellt werden können. Ist die Hirnerkrankung, wie z. B. in der früher mitgetheilten Beobachtung IV, trotz acuten Einsetzens der psychischen und motorischen Symptome nachweislich schon vorher in, wenn auch scheinbar geringfügigen, Ermüdungs-, Erschöpfungs- und Ausfallsymptomen erkennbar gewesen, so wird die Diagnose auf Paralyse lauten müssen, wenn auch in dieser acuten Phase des Leidens manifeste Zeichen der Syphilis (Haut- und Schleimhaut-Eruptionen u. s. w.) vorhanden sind. Dass aber auch eine subacute und ganz allmählich sich vollziehende Entwicklung einer syphilitischen Gehirnerkrankung stattfinden kann, welche durch Benommenheit, Denkhemmungen, Angstaffecte, Gedächtnissschwäche, Urtheilslosigkeit, Unorientirtheit u. s. w. die psychischen Krankheitsmerkmale der progressiven Paralyse längere Zeit hindurch in mannichfachster Gruppirung darbieten kann, lehrt die folgende Beobachtung, die ich nur kurz skizziren will.

Krankengeschichte VII.

S., 30jähr. Mann. Rec. 4. III. 94.

Aus gesunder Familie stammend, früher immer gesund, luetische Infection im Anfang der 20er Lebensjahre, in späteren Jahren mehrfache luetische Haut- und Schleimhautaffectionen, seit $1^1/_2$ Jahren häufiger intensive, bohrende Kopfschmerzen. Seit einem halben Jahr häufige Schwindelempfindungen, vorübergehende Zustände von Benommenheit und Erschwerung der Sprache, erhöhte geistige Müdigkeit. Patient wurde in den letzten Wochen vor der Aufnahme in die Klinik immer stumpfer, theilnahmloser, er sprach nicht mehr, lag dauernd zu Bett, Nahrungsaufnahme erfolgte noch spontan; Patient war reinlich.

Status bei der Aufnahme: Mittelgrosser, kräftig gebauter Mann. In der Mund- und Gaumenschleimhaut mehrere weissliche, glatte und strahlige

Narben, Cervicaldrüsen geschwellt. Auf der vorderen Bauchwand ein über Handteller grosse Hauteruption von Psoriasis syphilitica. Gesichtsausdruck stumpf, leer, rechter Mundfacialis in der Ruhe und bei activen Innervationen paretisch, Zungendeviation nach rechts. Augenbewegungen frei; rechte Pupille erweitert, auf Licht- und Convergenzreaction nur träge reagirend. Augenspiegelbefund (Prof. Wagenmann): doppelseitige, ausgesprochene Papillitis mit lebhafter Röthung der Pupillenmitte, wallartiger Trübung und Schwellung des Papillenrands und mässig starker Ausdehnung der Netzhautvenen. Sehschärfe beiderseits normal bei geringer Hypermetropie. Gesichtsfeld frei. Keine ausgeprägten Lähmungen der Rumpf- und Extremitätenmuskulatur. Alle activen Bewegungen erfolgen äusserst langsam, schwerfällig, doch ist der Patient im Stande, allein zu gehen und zu stehen; keine Ataxie, kein Romberg'sches Schwanken. Keine Spasmen, Knie- und Achillessehnenphänomene ziemlich gesteigert. Sensibilität bei der geistigen Hemmung des Patienten nicht prüfbar. Er liegt meist theilnahmlos zu Bett, lässt sich ohne Widerstreben entkleiden und geht nach Aufforderung auch im Garten spaziren. Spricht spontan gar nichts, auf Anreden nennt er seine Personalien richtig, ist auch über seinen gegenwärtigen Aufenthaltsort orientirt, weiss aber nicht, wie lange er sich hier befindet. Er erkennt die Verwandten, die zu Besuch kommen, verhält sich aber theilnahmlos gegen sie.

Bei einer kräftigen Inunctionskur auffallend rasche Besserung aller Symptome. Patient wird geistig ganz frei, Papillitis schwindet nach Ablauf von 3 Monaten vollständig. Patient wird ein lebhafter, geistig frischer Mensch, welcher keine Zeichen eines Intelligenzdefectes oder motorische bezw. sensible Störungen darbietet. Nur der rechte Mundfacialis bleibt dauernd leicht paretisch.

Patient ist dauernd gesund geblieben.

Hier hatte das ausgebreitete Syphilom der Haut sowie die Stauungspapille und endlich der glänzende Erfolg der antisyphilitischen Behandlung die Diagnose einer gummösen Neubildung im Schädelinnern gesichert und die von anderer Seite gestellte Diagnose der Paralyse widerlegt.

Recht mühsam, ja fast unmöglich, wird die Unterscheidung der gummösen Hirnerkrankung von der Paralyse in den Fällen bezw. Phasen der Erkrankung, in welchen die Allgemeinerscheinungen oder indirecten Heerdsymptome in der Form motorischer Störungen überwiegen (allgemeine tonische Spannungszustände fast der gesammten Körpermuskulatur, passagere Hemiplegien, epileptiforme Insulte, choreatische und athetotische Bewegungen). Es ist dann das Krankheitsbild fast identisch mit den subacut und mit zahlreichen paralytischen Anfällen verlaufenden Fällen der progressiven Paralyse.

Eine besondere Stellung nehmen die Fälle von Hirnlues ein, bei welchen aus der Entwickelung, der Gruppirung und dem Verlauf der Krankheitserscheinungen ein ziemlich sicherer Rückschluss auf eine ganz langsam und schubweise stattfindende syphilitische Erkrankung der Hirngefässe gestattet ist. Hinsichtlich der Symptomatologie dieser Fälle darf ich auf die bisher unübertroffene Schilderung von Gowers verweisen. Ist man in der Lage, solche Patienten längere Zeit hindurch zu beobachten, und trifft man vor allem die ersten Anfänge der Gehirnerkrankung, so ist die Diagnose unschwer zu stellen. Der charakteristische Kopfschmerz, die Insomnie, die Schwindel-Attaquen, sowie die flüchtig auftauchenden, aber mit unheimlicher Regelmässigkeit wiederkehrenden Heerdsymptome (Augenmuskellähmungen, Aphasie, Mono- und Hemiparesen u. s. w.) bei völlig intacter Intelligenz sichern die Diagnose des umschriebenen Syphiloms eines oder mehrerer kleiner Hirngefässe. Sind die Allgemeinsymptome intensiver (acut einsetzende Benommenheitszustände bis zu tiefer Somnolenz) und treten ausgeprägte hemiplegische Insulte mit stabilen Ausfallssymptomen auf motorischem Gebiete (hemiplegische Contractur) hinzu, so weist das Krankheitsbild auf die diffus obliterirende Endarteriitis syphilitica in den grösseren Gefässen oder ihren Hauptästen hin.

Die Fälle beider Gruppen bieten nur dann Schwierigkeiten für die differentielle Diagnose dar, wenn sie a) mit ausgeprägten intellectuellen Erschöpfungssymptomen complicirt sind oder b) wenn im Gefolge schwererer Insulte ausgesprochene Intelligenzdefecte sich einstellen. Ad a) ist zu bemerken, dass, wie ich schon in meiner früheren Arbeit (Hirnsyphilis und Dementia paralytica) betont habe, es auch Fälle von typischer Paralyse giebt, bei welchen in dem Prodromal- und Initialstadium, d. i. zu Zeiten, in welchen ein ausgesprochener Intelligenzdefect durchaus nicht vorhanden war, passagère Lähmungssymptome, Schwindelattaquen, kurzum alle die Zeichen, welche ich vorstehend bei der arteriitischen Form der Hirnsyphilis zusammengestellt habe, den paralytischen Krankheitsprocess kennzeichnen. Hier kann nur die weitere Entwickelung des Leidens Aufklärung über die Natur desselben geben.

Ich habe eine grössere Zahl solcher Fälle anatomisch untersucht und kann versichern, dass sowohl der makroskopische wie der mikroskopische Befund auch bei unzweifelhaften syphilitischen Antecedentien nichts ergeben hat, was auf eine Combination einer specifischen Gefässerkrankung mit den paralytischen Veränderungen schliessen liess. Man darf eben nicht vergessen, dass auch der paralytische Krankheitsprocess mit ganz umschriebenen Degenerationsheerden innerhalb des Gehirns und Rückenmarks beginnen kann. Sind dieselben in der motorischen Sphäre gelegen, so werden unvollständige Lähmungserscheinungen der intellectuellen Verödung oft lange Zeit voraufgehen können; denn diese letzte hat eine weit ausgedehnte diffuse Erkrankung der Hirnrinde zur Voraussetzung. Dass diese umschriebenen Degenerationsheerde schon frühzeitig im centralen Höhlengrau sich etabliren können und dadurch die für die Paralyse fast pathognomischen Pupillarstörungen als erste sinnenfällige Ausfallserscheinungen darbieten können, habe ich oben schon hervorgehoben. Eine Ausnahmestellung ist nur denjenigen Beobachtungen mit unzweifelhafter Paralyse einzuräumen, bei welchen durch die Section eine Combination von specifisch gummösen Neubildungen mit den charakteristischen Merkmalen des paralytischen Krankheitsprocesses aufgedeckt wird. Ich erinnere an die von Zambaco, Westphal, L. Meyer, von mir u. A. mitgetheilten Beobachtungen dieser Art. Man kann, wie besonders in dem Westphal'schen Falle, frische gummöse Processe und arteriitische Veränderungen im Gehirn und seinen Häuten neben den diffusen degenerativ-atrophischen Hirnrindeveränderungen der Paralyse auffinden und wird dann zu dem Schlusse gelangen, dass der syphilitische Virus gleichzeitig eine doppelte Einwirkung ausgeübt hat: es regt derselbe die Entwickelung infectiöser Granulationsgeschwülste an und wirkt (durch die Stoffwechselproducte des hypothetischen Syphilisbacillus?) chemisch schädigend auf die functionstragende Nervensubstanz. In den beiden von mir mitgetheilten

Fällen ist diese dopppelte, pathogenetisch und anatomisch durchaus verschiedenwerthige Wirkungsweise leichter erkennbar, indem die specifisch gummöse Erkrankung von der später nachfolgenden Paralyse durch einen langen Zeitraum getrennt war. In dem ersten Fall fand sich ein spindelförmiges Syphilom in dem einen Oculomotorius. Aus der mikroskopischen Untersuchung konnte der Schluss gezogen werden, dass es sich um das Residuum einer alten abgelaufenen und räumlich sehr beschränkten specifischen Neubildung gehandelt hat. In dem zweiten Fall fanden sich zwei alte derbe, von Spindel- und Rundzellen durchsetzte knotige Verdickungen in der Falx cerebri und in der Arteria basilaris. Bei dieser Gelegenheit möchte ich nur noch darauf aufmerksam machen, dass der endarteriitische Krankheitsprocess gelegentlich eine Gruppirung der Symptome hervorruft, welche eine Unterscheidung von der Paralyse im Prodromal- resp. Initialstadium sehr erschwert. Ich habe hier die Fälle im Auge, in welchen die obliterirende Arteriitis einer der vom basalen Gefässkranz ausgehenden Endarterien zu einer umschriebenen Erweichung im centralen Höhlengrau, und zwar in den Kernregionen für die Pupillarbewegungen (Sphincter pupillae und Musculus ciliaris) geführt hat.

Es werden dann neben den übrigen Symptomen der syphilitischen Gefässerkrankung Pupillenstörungen zur Beobachtung kommen, welche für die Diagnose der progr. Paralyse schwer ins Gewicht fallen. Sind sie nur einseitig vorhanden und ist der Intellect noch völlig ungeschädigt, so halte ich trotz dieser verhängnisvollen Gruppirung der Symptome an einfacher Lues cerebri fest.

Die Schwierigkeiten, welche der differentiellen Diagnose bei den zu b) verzeichneten Fällen entgegenstehen, betreffen vornehmlich die richtige Abschätzung des Intelligenzdefectes sowohl in diagnostischer als in prognostischer Beziehung. In diagnostischer Beziehung werden besonders im acuten, den schweren Allgemein- und Heerderscheinungen nachfolgenden intellectuellen Erschöpfungsstadium Zustände weitgehendster geistiger Verblödung zu Verwechselungen mit fortgeschrittener paralytischer Demenz führen.

Wenn in der Vorgeschichte des Krankheitsfalles schon mehrfach leichtere und schwerere Insulte der gleichen Art und von gleichen Folgeerscheinungen sich vorfinden, die durch antisyphilitische Behandlung völlig geschwunden sind, so wird die Diagnose zu Gunsten der gummösen Erkrankung der Hirnarterien gestellt werden dürfen.

Ich verfolge seit 9 Jahren einen hierher gehörigen Krankheitsfall mit unzweifelhaften syphilitischen Antecidentien, bei welchem sich während dreier Jahre ungefähr alle 4 Monate wiederkehrend schwerere Erscheinungen der Hirnsyphilis einstellten. Nach einem etwa 8 Tage dauernden Prodromalstadium (mit intensivem, umschriebenen Stirn- oder Scheitelkopfschmerz in der rechten Schädelhälfte, Schwindelanfällen, Betäubungszuständen mit motorischen Sprechstockungen) treten entweder Monoplegien (rechter Arm, rechtes Bein) ausgesprochene motorische Aphasien, Anfälle von Bewusstlosigkeit mit hemilateralen (rechtsseitigen) Convulsionen auf, welche die Ueberführung des Patienten in die Klinik veranlassten. Nach diesen Attaquen war der Kranke noch mehrere Wochen vergesslich. unordentlich in seiner Kleidung, meist apathisch und theilnamslos, zu Zeiten aber auch heftig aufbrausend und bot so das Bild eines ausgeprägten Schwachsinns dar. Bei energischen Schmierkuren schwanden sämmtliche Krankheitserscheinungen einschliesslich der intellectuellen prompt und ausgiebig. Wie mir der Hausarzt mitteilt, sind in den letzten 6 Jahren, nachdem der Patient auch in jedem folgenden Jahr eine antisyphilitische Kur durchgemacht hatte, die genannten Anfälle nur noch selten und in leichtem Grade aufgetreten und beschränkten sich auf die Prodromalerscheinungen. Ein Intelligenzdefect ist zur Zeit nicht vorhanden, Patient steht seinem kaufmännischen Geschäfte mit grosser Umsicht und Thatkraft vor.

Ist die Anamnese gar nicht oder nur unvollständig bekannt und insbesondere der Intelligenzbefund vor dem Einsetzen des letzten Insultes nicht zu erfahren, so halte ich die Entscheidung zwischen beiden Krankheiten nicht für möglich. Die Prognose hinsichtlich des einzelnen Falles ist bei schweren Insulten auch dann recht zweifelhaft, wenn die specifisch luetische Natur des Leidens erkannt worden ist. Denn abgesehen von den Fällen, welche bei schweren Insulten tödtlich endigen, kennen wir auch solche, bei welchen die dem Anfalle nachfolgende intellectuelle Erschöpfung zu einem bleibenden Ausfall an geistiger Kraft geführt hat (postsyphilitische Demenz). Wir gelangen damit zu den Krankheitsbildern, welche am häufigsten zu Verwechselungen mit der Paralyse führen.

Wenn wir die ältere Literatur über die syphilitischen Gehirnerkrankungen überschauen, so finden wir, dass der Schilderung der syphilitischen Demenz ein breiter Raum gewährt ist. Es wurden in dieser Rubrik alle Fälle abgehandelt, bei welchen durch die Anamnese eine frühere syphilitische Infection nachgewiesen war und späterhin sich ein Hirnleiden entwickelte, welches ausgeprägt intellectuelle Ausfallssymptome darbot. Die Schilderungen gehören einer Zeitepoche und einem Kreise von Beobachtern an, in welchem der genetische Zusammenhang zwischen der syphilitischen Durchseuchung und der Paralyse noch bestritten wurde und das Bemühen vorwaltete, die „wahre" Dementia paralitica, welche als eine nicht syphilitische Erkrankung galt (Heubner), von der Pseudoparalyse syphilitischen Ursprungs (Fournier) vollständig zu trennen.

Wenn auch heute noch selbst hervorragende Syphilitologen diese Anschauungen und Bestrebungen hartnäckig festhalten, so kann doch im Kreise der Neuropathologen und Psychiater von einer allgemeinen Diskussion dieser Frage abgesehen werden, weil wir eben im Lauf der Jahre durch Erfahrung gelernt haben, dass die überwiegende Mehrzahl jener Fälle von sog. syphilitischer Pseudoparalyse sowohl hinsichtlich des klinischen Bildes als auch des anatomischen Befundes von der Paralyse nicht abweicht.

Dabei soll durchaus nicht bestritten werden, dass es Paralysenfälle mit schweren syphilitischen Antecedentien giebt, welche in ihrem Verlaufe manche Eigenthümlicekeiten darbieten. Wir haben ja solche Beobachtungen bei den Schilderungen der drei Varietäten der Paralyse kennen gelernt. Aber gerade wenn man jene Fälle überschaut, wird man finden, dass atypische Paralysenfälle nicht allein (vielleicht mit Ausnahme der tabo-paralytischen Form) bei Patienten beobachtet werden, welche unzweifelhaft syphilitisch inficirt gewesen waren.

Zu solchen atypischen Fällen gehören auch die Beobachtungen, deren ich früher schon gedacht habe, wo die Paralyse oft viele Jahre später, nachdem eine specifisch syphilitische Erkrankung des Gehirns vorhanden gewesen war, in Erscheinung trat. Bei dieser Combination anatomisch ganz differenter und nur ätiologisch zusammenhängender Erkrankungen kommen sowohl auf psychischem, als auch auf somatischem Gebiete die merkwürdigsten Abweichungen von dem regelrechten Verlauf der Paralyse vor. Als charakteristisches Merkmal muss immer die Vereinigung der incompleten motorischen Lähmungen mit stabilen motorischen Ausfallssymptomen angesehen werden.

Nicht diese Fragen sollen uns aber hier beschäftigen, sondern die Scheidung der Paralyse von der postsyphilitischen Demenz s. str. Als solche bezeichnen wir jene geistigen Schwächezustände, welche im Gefolge einer specifischen Erkrankung des Centralnervensystems auftreten. Ihre besonderen klinischen Merkmale werde ich an der Hand einiger Krankheitsbeobachtungen zeichnen. Es wird dann klar werden, dass aus der Schilderung des psychischen Zustandes oder auch aus der besonderen Vereinigung psychischer und somatischer Krankheitszeichen die postsyphilitische und die paralytische Demenz sich ausserordentlich nahe kommen. Das allein Maassgebende in differentiell diagnostischer Hinsicht ist der Verlauf: die paralytische Demenz entwickelt sich allmählich und schreitet unaufhaltsam fort bis zur völligen geistigen Verblödung, die postsyphilitische Demenz entwickelt sich acut oder subacut im Anschluss an eine gummöse Erkrankung, sei es der Häute, sei es der Substanz des Centralnervensystems, sei es der Gefässe; sie beharrt auf dem Stande, welchen sie durch einen solchen Krankheitsschub erreicht hat und bleibt, falls nicht neue Schübe neue Einbussen an Intelligenz herbeiführen, während des ganzen Lebenslaufes unverändert bestehen. Erst in fortgeschritteneren Lebensjahren tritt dann unter dem Einfluss der senilen Involution ein weiterer Rückgang der geistigen Kräfte ein.

Es geht aus dieser Charakteristik zur Genüge hervor, dass es sich hier um Fälle handelt, welche durch einen chronischen Verlauf des Leidens ausgezeichnet sind. Ich sehe hier absichtlich von der Schilderung der acut und subacut tödtlich verlaufenden Fälle von gummöser Meningitis und Meningo-encephalitis circumscripta et diffusa ab, welche mit schweren psychischen Krankheitserscheinungen einhergehen und meist mit einem rapiden Verfall der geistigen Kräfte verknüpft sind. Denn hier ist durch den Verlauf und vor allem durch den Leichenbefund die differentielle Diagnose gesichert, wenn auch die klinischen Erscheinungen für sich allein (Sopor, Delirien, hallucinatorische Erregungszustände, epileptiforme und choreatische Erscheinungen, sowie motorische Reiz-Erscheinungen, Fieber u. s. w.) sehr wohl mit denjenigen acut und subacut verlaufender Paralysen verwechselt werden können.

Bei der chronischen postsyphilitischen Demenz finden sich neben den nachher zu besprechenden psychischen Veränderungen alle jene nervösen Reiz- und Ausfallssymptome vorwiegend auf motorischem Gebiete, welche die Krankheitsbilder der Lues cerebro-spinalis auszeichnen. Denn es mag hier gleich beigefügt werden, dass bei den einwandsfreien Fällen dieser Art, welche in meiner Klinik zur Beobachtung kamen, neben den cerebralen die spinalen Symptome nie vermisst wurden. Man wird von differentiell-diagnostischen Gesichtspunkten aus in der Beurtheilung dieser Fälle zu ganz verschiedenen Anschauungen gelangen können, je nachdem man sie in acuten bezw. subacuten Phasen der gummösen Erkrankung des Centralnervensystems oder in einem späteren Stadium, in welchem nur die Residuen der syphilitischen Processe vorhanden sind, zu untersuchen hat. Die nervösen Krankheitserscheinungen werden um so ausgeprägter und ausgedehnter sein, je frischer der Krankheitsfall, je beträchtlicher also die durch die gummösen Auf- und Einlagerungen gesetzten allgemeinen und Heerdsymptome sind.

Das Krankheitsbild kann sich in diesen acuten Stadien des Verlaufs ausserordentlich mannichfaltig gestalten, je nach dem Vorwalten der cerebralen oder der spinalen Störungen. Fast allen Fällen gemeinsam ist der specifische Kopfschmerz, die Schwindel-, Betäubungs- und Ohnmachts-Attaquen, hartnäckige Schlaflosigkeit, Paresen einzelner äusserer oder innerer Augenmuskeln; hierzu gesellen sich bald aphasische Zustände, Erkrankungen des Sehnerven (Neuritis optici u. s. w.), bald cortico-motorische Reizerscheinungen und ausgeprägte epileptische Insulte, bald Hemiparesen und Hemiplegien, bald

Coordinationsstörungen des Ganges mit ataktischen oder spastischen und paraparetischen spinalen Symptomen, bald die Symptome einer spinalen Wurzel-Neuritis mit den heftigsten Rücken- und gürtelartig ausstrahlenden Intercostalschmerzen u. s. w. Auch die psychischen Symptome fehlen in diesen frühen Phasen der Erkrankung selbstverständlich nicht. In den schweren, acut verlaufenden Schüben finden wir neben tiefem Sopor und Somnolenz leichtere Grade von Benommenheit (traumhaftes Verhalten mit Unorientirtheit, Erschwerung und Incohaerenz der Ideenassociation), sowie hallucinatorische delirienartige Erregungszustände. Bei allmählicher Entwicklung der cerebralen und spinalen Symptome tritt die Erschwerung aller psychischen Operationen, die erschwerte Ideenassociation, die mühsame Reproduction von Erinnerungsbildern besonders in den Vordergrund. Es genügt, auf all diese Symptome, denen wir schon früher bei der Schilderung der Hirnlues überhaupt begegnet sind, hier nochmals hingewiesen zu haben. Es ist dort auch schon erörtert worden, welche Gesichtspunkte für die differentielle Diagnose in diesen Stadien der Erkrankung maassgebend sind.

Es ist aber noch einer anderen Entwicklung der cerebralen und spinalen Störungen zu gedenken. Dieselben treten hier niemals in stürmischer, gefahrdrohender Art auf; nur leichtere, passagere Anfälle von Schwindel und Bewusstlosigkeit, mit kurzdauernder Arbeitsunfähigkeit deuten auf die cerebrale Erkrankung hin, bis dann, oft erst nach jahrelangem Bestand des Leidens, die allgemeine Abnahme der geistigen und körperlichen Kräfte offenkundig wird. Das Endresultat sowohl der acut und stürmisch einsetzenden, als auch das der langsam und remittirend verlaufenden Fälle bleibt, falls nicht eine frühzeitige Beschränkung und Ausheilung der syphilitischen Processe durch die Therapie erreicht werden kann, das gleiche: ein mehr oder weniger ausgeprägter Defect, den ich oben als postsyphilitische Demenz bezeichnet habe. Wir begegnen hier den verschiedensten Graden geistiger Abstumpfung: relativ geringfügige Urtheilsschwäche, welche sich nur bei der Ausführung complicirterer Denkoperationen, bei der Fassung wichtiger Entschliessungen und der Nothwendigkeit raschen energischen Handelns bemerkbar macht, während die einfacheren geistigen Verrichtungen des täglichen Daseins scheinbar ohne jegliche Störung von statten gehen. Der pensionirte Beamte oder Officier, der kleine oder grosse Rentier pflegt seinen Garten und sein Haus, macht die gewohnten Spaziergänge, besucht seinen Stammtisch, macht sein Kartenspiel, unterhält sich über die Ereignisse des Tages, ohne dass dem Uneingeweihten und Fernerstehenden, welcher den Patienten in gesunden Tagen nicht gekannt hat, die Einbusse an geistiger Potenz bemerkbar wird. Offenkundiger wird der pathologische Zustand dann, wenn ausgesprochen ethische Defecte sich einstellen. Der Patient wird lügenhaft, verschwenderisch, macht leichtsinnig Schulden, verübt gelegentlich kleine Diebstähle und Betrügereien, wird egoistisch, roh, gefühllos, brutal gegen seine nächsten Angehörigen, begeht Trinkexcesse, verfällt sexuellen Verirrungen, kurzum er wird durch eine unregelmässige, haltlose und unmoralische Lebensführung der Schrecken seiner Familie.

Der psychische Status dieser Kranken gleicht gelegentlich auffallend demjenigen, welchem wir früher bei manchen Fällen von Taboparalyse begegnet sind. Die Intelligenz erscheint dann im Uebrigen auffallend wenig geschädigt, das Gedächtniss kann besonders für positive, wissenschaftliche Kenntnisse völlig intact bleiben, selbst schwierige Denkoperationen auf wissenschaftlichem, z. B. mathematischem Gebiete werden noch völlig correct ausgeführt.

Krankengeschichte VIII.

H. B., 47 J. alt, Gymnasiallehrer. Rec. 26. IX. 93. Entl. 28. VI. 94. Eltern nicht nervenkrank. Eine Schwester starb an morb. Basedowii. Patient ist verheiratet, hat 6 Kinder. Aeltestes Kind abnorme geistige Entwickelung mit psychischen und motoriellen Erregungszuständen. Patient intellectuell sehr gut veranlagt, als Kind körperlich schwächlich. gehäufte Kopfschmerzen und Congestionen ad caput im 12. Lebensjahre. Als Student Excesse in Venere et Baccho; syphilitische Infection zugestanden. Seit 1879 verheirathet, war von Anfang der Ehe ab ein leicht erregbarer, etwas formloser Mensch, doch in seinem Berufe tüchtig. Im Jahre 1881 Strabismus divergens sinister. Ein Augenarzt bezog diese Störung auf ein Rückenmarksleiden. Seit dieser Zeit auch lancinirende Schmerzen in den unteren Extremitäten. Seit 91 bemerkte die Frau, dass das Gedächtniss des Patienten abnahm. Er war zu Hause völlig unthätig, während er sich früher immer mit wissenschaftlichen Arbeiten beschäftigte. Im Laufe der nächsten zwei Jahre wurde eine auffällig gemüthliche Verarmung der Familie bemerkbar. Während er früher sein Kind niemals schlug, misshandete er bei den geringsten Anlässen seine Kinder, besonders seinen ältesten psychopathischen Sohn. Auch gegen seine Frau wurde er thätlich. In seinen Geldausgaben wurde er unordentlich und verschwenderisch; er erhob heimlich Geldsummen von seinem Banquier und konnte über deren Verbleib keine rechten Angaben machen. Er wurde in geradezu schwachsinniger Weise lügenhaft, so bestritt er z. B. trotz schriftlicher Beweise, dass er das Geld erhoben hatte.

Seit etwa 1 Jahre besteht Blasenschwäche und Incomnentia urinae. In den letzten Wochen (vor der Aufnahme) klagte er zum ersten Male über Kopfschmerzen und Schwindel-Empfindungen. Seit 4 Wochen ertheilt er keinen Unterricht mehr, nachdem seine Vergesslichkeit und Unaufmerksamkeit seinen Kollegen und Schülern schon längere Zeit auffällig geworden war.

Status praesens. Ueber mittelgrosser Mann, 185 cm, 82 kg Körpergewicht. Muskel und Fettpolster mässig entwickelt, Haare ergraut; Arterien wenig geschlängelt, mässig rigide Narbe im Sulcus coronarius der Glans penis. Keine deutlichen Drüsenschwellungen. Urin sauer, eiweiss- und zuckerfrei.

Pupillen mittelweit, linke spurweise weiter. Directe und indirecte Lichtreactionen erloschen. Convergenzreaction nur rechts spurweise erhältlich. Strabismus divergens sinister als Ausgang einer früheren Internuslähmung. Z. Z lässt sich nur noch eine geringe Schwäche nachweisen. Strabismus ist durch Secundärcontractur entstanden. Nach Aufforderung kann alternirt werden, wobei dann das linke Auge fixirt und das rechte schielt. Doppelsehen nicht mehr hervorzurufen. Binoculares Sehen aufgehoben. Ferner bleibt das linke Auge beim Blick nach oben zurück.

Fordert man den Patienten auf, ein weit nach rechts oder nach links geführtes Object zu fixiren, so treten Nystagums-artige Zuckungen auf. Am linken Auge muss früher auch ein Ptoris bestanden haben, da das Oberlid schlechter gehoben werden kann, als das am anderen Auge. Die Lidspalte ist etwas enger auf der linken Seite. Sehschärfe beiderseits bei Hypermetropie von 1,75 Dioptrie nahezu normal. Die Accomodation ist auf beiden Seiten etwas geringer, als dem Lebensalter entspricht. Gesichtsfeld frei. Farbenempfindungen intact. Augenspiegelbefund normal. (Prof. Wagenmann.) Linke Nasolabialfalte etwas seichter. Bei aktiven Bewegungen im Gebiet der Stirn und Mundfacialis überwiegt der rechte. Zunge spurweise nach links deviirend. Kniephänomen rechts erloschen, links erheblich abgeschwächt. Achilles-Sehnenphänomen doppelseitig aufgehoben. Ganz normal. Keine Ataxie der unteren Extremitäten, geringe Herabsetzung der groben motorischen Kraft; kein Romberg. Spracharticulation etwas undeutlich (von jeher näselnde langsame Sprache), sonst normal. Geringer Tremor manuum.

Sensibilität: Rechtes Bein an der Innenfläche des Ober- und Unterschenkels deutliche Herabsetzung der Berührungsempfindlichkeit; an der Aussenseite wird stumpf und spitz deutlich unterschieden mit verspäteter Schmerzempfindung. Am linken Unterschenkel auf der Aussenfläche aufgehobene Schmerzempfindlichkeit vom Knie bis zum Maleolus externus. Am Abdomen oberhalb des Nabels über der ganzen Bauchfläche meist spitz statt stumpf angegeben, deutliche Dissociation der Berührungs- und Schmerzempfindung.

Stat. psych Kein grober Intelligenzdefect, ausgezeichnetes Gedächtniss, unterhält sich über wissenschaftliche Fragen vollständig correct. Er besitzt keine Spur von Krankheitseinsicht, bestreitet, dass er beim Unterricht lässig, unpünktlich und unaufmerksam gewesen sei, erklärt die Angaben über sein verschwenderisches und liebloses Verhalten für unrichtig. Er fügte sich ohne Widerstreben in den Anstaltsaufenthalt als einer Concession an die Wünsche seiner Frau. Er ist entschieden euphorisch, „ich fühle mich jetzt so wohl wie seit Jahren nicht.“

Sich selbst überlassen ist er apathisch; er lässt sich zu keiner geregelten Thätigkeit anhalten. Trotz wenig günstiger Vermögensverhältnisse verlangt er fortwährend im Briefen an seine Frau Geld, z. Th. unter der Motivirung, dass er Liqueurchen für Besuche anschaffen müsse. Ueberschüttet die Frau mit Vorwürfen, dass sie ihn in eine Anstalt gebracht habe und nicht genügend Geld schicke. Beim Anstaltsfest hielt er eine kleine Ansprache, fliessend und logisch vollständig correct. Bei der Abendtafel machte er bei diesem Anlasse einer Dame gegenüber sehr zweideutige Aeusserungen sexuellen Inhalts. Späterhin darüber zur Rede gestellt, erklärt er diese Aeusserungen für äusserst harmlos. Es werfe auf die betreffende Dame ein höchst bedenkliches Licht, dass sie eine solche Anzüglichkeit aus seinen Worten herausgehört habe.

2. I. 94. Armbewegungen spurweise ataktisch; unregelmässiger statischer Tremor, ganz geringer Intensionstremor beider Hände. Händedruck dynamometrisch rechts 120 kg links 113 kg. Beinbewegungen namentlich rechts über das Ziel hinausschiessend, zuweilen das Ziel seitlich verfehlend. Beim Stehen mit geschlossenen Füssen starkes Schwanken, welches bei Augenschluss wenig zunimmt. Hypalgesie der ganzen Körperoberfläche, keine deutlichen Paraesthesien, keine Schmerzen; feinste Berührungen an beiden Beinen öfters nicht empfunden, nirgends constante völlige Anästhesie. Localisationsfehler an den Beinen, namentlich distalwärts stark vergrössert. Selbst komplicirte Rechenaufgaben werden im Kopf richtig gelöst, ebenso Aufgaben aus der höheren Mathematik.

15. I. Er wird auf eine Abtheilung mit strengerer Ueberwachung verlegt, da er durchaus unfolgsam ist, ohne Erlaubniss viel raucht und in Wirthshäusern trinkt und unnütze Geldausgaben macht. Sein körperliches Befinden ist bei lang fortgesetzter Inunctionskur durchaus nicht günstig,

er hat erheblich an Körpergewicht verloren und leidet häufig an profusen blutig tingirten Diarrhoen. Der Zustand bessert sich erst, nachdem er unter strengere Controle genommen und Alcoholica und Tabak ihm entzogen sind

25. II. Besuch der Frau, er ist ganz einsichtslos, murrt über Freiheitsberaubung, beschäftigt sich fast ausschliesslich mit Roman-Lesen.

1. IV. Hat gelegentlich eines Besuches in einer bekannten Familie ganz unberechtigt die Schwester des Hausherrn geduzt und sie zu umarmen gesucht Auf Vorhalt bleibt Patient ganz ohne Verständniss für diese Ungehörigkeit. Seit Ende April ist ein sichtlicher Fortschritt zu verzeichnen, er beschäftigt sich regelmässig und fleissig mit wissenschaftlichen Arbeiten und befolgt den ihm verordneten Stundenplan pünktlich. Er wird versuchsweise in ein Pfarrhaus beurlaubt, in welchem er sich tadellos geführt haben soll. Nachprüfung am 11. IX. 94.

Patient fühlt sich subjectiv ganz wohl, hat seit 1 Monat keine Schmerzen in den Beinen mehr gehabt, kann ohne Beschwerden mehrere Stunden gehen.

Patient wünscht seine Lehrthätigkeit wieder aufzunehmen. Im körperliehen Status ist eine wesentliche Aenderung nicht eingetreten; beide Pupillen reactionslos auf leichten Convergenzreiz. Augenbewegungen frei, die oberen Lider besonders links leicht hängend, bei stärkerer Convergenz Versagen des linken Auges. Beide Kniephänomen völlig erloschen, ebenso die Achillessehnenphänomen. Berührungsempfindlichkeit im Ganzen intact; feinste Berührung an Füssen und Schenkeln gelegentlich nicht empfunden. Localisationsfehler ebendaselbst vergrössert. An beiden Unterschenkeln und am rechten Oberschenkel öfters stumpf statt spitz angegeben. Schmerzempfindlichkeit allenthalben, namentlich an den Unterschenkeln deutlich herabgesetzt; an letzteren folgt zuweilen die Schmerzempfindung der Berührungsempfindung nach.

Muskelgefühl an den Zehen deutlich gestört. Grobe motorische Kraft der Beine intact, keine merkliche Ataxie, keine Gehstörung.

Psych. stat. Keine Krankheitseinsicht, intellectuelle Schädigung nicht nachweisbar.

Das Missverhältniss zwischen dem Erhaltenbleiben einzelner, unscheinbarer Wissensgebiete und der ihnen zugehörigen geistigen Operationen auf der einen Seite und dem tiefgreifenden und weitausgedehnten intellectuellen Verfalle auf der anderen Seite, tritt besonders klar in dem Fall IX. hervor.

Krankengeschichte IX.

O. X., Postsekretär a. D., 59 Jahre alt. Rec. 2. 6. 89. Entl. 8. 6. 89. 2. Aufn. 16. 7. 89. Entl. 29. 11. 89.

Patient erblich etwas belastet. Vater † an Schlagfluss, Mutter † an Schlagfluss, 64 Jahre alt. Vater der Mutter † an Gehirnschlag, litt an

Hämophilie. Der älteste Bruder des Vaters ausserordentlich reizbar und jähzornig, eine Schwester des Patienten etwas nervös. Zwei Kinder des Patienten sind gesund.

Als Kind machte Patient ein „schleichendes Nervenfieber" durch im Alter von 8 Jahren, war stets etwas nervös. Besuchte bis zu seinem 17. Jahr ein Gymnasium, mittelmässiger Schüler, trat dann bei der Post ein. Vom Militär frei wegen Halsleidens.

1866 Ulcus durum; angeblich keine Secundärerscheinungen. Mässiger Potus. Heirath mit 40 Jahren. 1869 Sturz vom Pferde, kam unter dasselbe zu liegen, keine Wunde, kein Bewusstseinsverlust, konnte noch eine Strecke von $^1/_2$ Stunde gehen. Zwei Tage lang danach war er noch dämmerig. Ein Viertel- bis ein halbes Jahr darauf ein Anfall von Bewusstlosigkeit (bückte sich nach einem Papier, fiel dabei nach vorn über). Zuckungen waren nicht aufgetreten. Der Arzt rieth ihm, keinen Nachtdienst mehr zu thun. Im Kriegsjahr sehr anstrengender Dienst, die Anfälle wiederholten sich in dieser Zeit öfters, meist, wenn Patient viel Dienst gehabt hatte. Er will es nie vorher gemerkt haben, dass ein Anfall kam, Zuckungen fehlten immer. Nach dem Anfall immer grosses Schwächegefühl und Ausbruch von kaltem Schweiss. Damals keine Kopfschmerzen. Die Anfälle liessen nach, als Patient sich 1872 pensioniren liess; wurde in dem Physikatszeugniss wegen Plethora abdominalis und Gehirncongestionen für dauernd dienstunfähig erklärt. Seit dieser Zeit blieb Patient immer etwas hinfällig, konnte keine anhaltende Beschäftigung auf die Dauer aushalten (einen Brief zu schreiben kostete ihm einen halben Tag), die Augen wurden schwächer, beim Lesen sah er die Buchstaben doppelt, die Buchstaben entschwammen vor den Augen. Oefters hatte er ein taubes Gefühl, fühlte nicht, wenn er auftrat, stürzte in Folge dessen einmal und brach den Malleolus int. Im Sommer 1888 Verschlimmerung (es traten wieder Anfälle auf), Abnahme des Gedächtnisses, besonders für jüngst Vergangenes. Zuweilen, aber selten, Gefühl von Eingeschlafensein in den Füssen, kein Ameisenkriechen. Wenn er längere Zeit gesessen hatte, konnte er nicht aufstehen, ohne sich zu stützen. Beim Gürtelgefühl keine lancinirenden Schmerzen. Die Augen besserten sich nicht, in die Ferne kann Patient gut sehen. In den letzten Jahren wurde Patient sehr reizbar, die kleinste Veranlassung regte ihn auf, er kam leicht in weinerliche Stimmung. In dieser Beziehung gegen früher ganz verändert.

Der körperliche Befund bei der 1. Aufnahme (2. 6. 89) ergiebt:

Pupillen gleich, mittelweit, Lichtreactionen rechts spurweise träger, Convergenzreaction intact. Leichtes Hängen des rechten Mundwinkels in der Ruhelage, geringes Zurückbleiben des rechten Mundfacialis bei activen und mimischen Innervationen. Zunge gerade, zitternd vorgestreckt. Gang kaum schleudernd, ermüdet beim Gehen bezw. starker Tremor manuum, mässiges Romberg'sches Schwanken. Kniephänomene nur mit Jendrássik eben zu erzielen (dabei im Rect. fem. selbst fast keine Contraction, sondern nur eine leichte im Vast. med., Vast. lat. und in den Adductoren). Berührungsempfindlichkeit der Beine etwas, Schmerzempfindlichkeit stark herabgesetzt, namentlich am linken Bein. Unbedeutende Ataxie der Beine.

Auf psychischem Gebiete zeigt Patient Euphorie, starke Vergesslichkeit für die Jüngstvergangenheit, rechnet einfache Exempel falsch.

16. 7. 89 2. Aufnahme.

Patient hatte wieder grosse Reizbarkeit gezeigt und war vor einigen Tagen plötzlich, ohne ein Wort zu sagen, von seinem Wohnort Halle nach seinem früheren Aufenthaltsort Weimar gereist. Er giebt an, dass er sich über eine Kleinigkeit geärgert habe, welche, weiss er nicht mehr. Nach zwei Tagen kehrte er spontan zurück. Der somatische und geistige Zustand ist unverändert. Im Gespräch schweift er gern ab und ist überflüssig weitläufig, er spricht in gut gebauten Sätzen und stolpert selten, das Datum giebt Patient richtig an, ist über die Anlage seines Kapitals und die Höhe seiner Pension orientirt. Die Geburtstage seiner Kinder weiss Patient nicht genau.

23. 8. Entmündigungstermin des Patienten. Er berichtete über sein Vorleben mit gutem Gedächtniss, nur in den Jahreszahlen verrieth er öfters Unsicherheit. Die Bedeutung des Vorganges begreift er wohl. Nachher ziemlich erregt, frug weinerlich, ob er so schwer krank sei. Er erklärt ausdrücklich, er bedürfe eines Zustandsvormundes nicht.

28. 9. Die Stimmung immer sehr labil. Das Gedächtniss hat entschieden nachgelassen, kann über seine Geldausgaben gar keine Rechenschaft ablegen.

20. 10. Patient ist oft in seiner Toilette unordentlich, trotz starkem Foetor ex ore ist er nicht dazu zu bringen, für Reinigung des Mundes Sorge zu tragen.

29. 11. Von seiner Gattin abgeholt.

Der Zustand bleibt in der Folge unverändert. Patient benimmt sich äusserlich geordnet, macht seine regelmässigen Spaziergänge, besucht seinen Stammtisch, liest seine Zeitung und erscheint so Fernerstehenden als völlig gesund. Für seine Familienangehörigen ist jedoch die tiefgreifende Veränderung seines geistigen Verhaltens unverkennbar. Patient, der früher geistig sehr regsame und thätige Mann, sitzt stundenlang unthätig zu Hause, seine geistigen Interessen beschränken sich völlig darauf, dass die Mahlzeiten regelmässig stattfinden und die Speisen ihm genügen. Er ist gegen seine Angehörigen gleichgültig, geradezu lieblos, kümmert sich nicht um die Erziehung seines Sohnes, ist gegen Frau und Tochter bei den geringsten Anlässen brutal und schimpft in gemeinster Weise. Nach Angaben der Frau begeht er mit Vorliebe kleine Diebstähle sowohl im eigenen Hause an Geld und Esswaaren als auch in Kaufläden und Wirthschaften. So hat er einmal eine Wurst in einem Fleischergeschäft entwendet, ein anderes Mal ein Paar Glacéehandschuhe in einem Kaufladen.

Hier ist der Patient ausser Stande, auch nur die nächstliegenden Ueberlegungen und Handlungen, welche sich auf die Bedürfnisse des täglichen Lebens beziehen, selbständig ohne fremde Controle zu erfüllen. Dabei machte er correcte Uebersetzungen aus dem Griechischen und Französischen!

Diese Arten des Intelligenzdefectes können besonders in ihren leichteren Graden nicht bloss rein wissenschaftlich diagnostische, sondern auch praktisch forensische Schwierigkeiten darbieten. So ist in dem jetzt von neuem schwebenden Entmündigungsverfahren in Fall VII für den Richter die Frage noch unentschieden, ob der geistige Defect so hochgradig sei, dass der Patient für dispositionsunfähig erklärt werden könne. Der Patient selbst protestirt aufs Lebhafteste dagegen, dass er nach irgend einer Richtung hin geistig geschädigt ist.

Solange der Intelligenzdefect sich fast ausschliesslich im Gebiete der ethischen Gefühle und Vorstellungen hält, ist in der That die Entscheidung gelegentlich sehr schwierig, ob wir es mit den pathologischen Folgezuständen einer überstandenen syphilitischen Durchseuchung oder mit einem einfachen sittlichen Defecte als Endergebniss einer verkommenen Lebensführung zu thun haben. Es ist dies besonders dann der Fall, wenn in der Vorgeschichte dieser Patienten Verstösse gegen Ordnung und Sitte, Excesse in Baccho et Venere, lüderliche Vermögensverwaltung u. s. w. eine grosse Rolle spielen. Man wird, wie in dem Falle VIII, den pathologischen Charakter der späterhin offenkundigen Geschäftsunfähigkeit und der unvermittelten Steigerung und Verschärfung des ethischen Defectes erschliessen können, welche der specifischen Erkrankung nachfolgte. Ich bin auf die praktischen Schwierigkeiten, welche diese eigenartigen Schwachsinnsfälle darbieten, näher eingegangen, weil mir die Durchsicht unserer Fachliteratur gezeigt hat, dass der postsyphilitischen Demenz fast nirgends eine besondere Beachtung zu Theil geworden ist.

Bevor ich diesen Gegenstand verlasse, muss ich noch auf die durchaus nicht seltene Combination von postsyphilitischer und traumatischer Demenz kurz hinweisen. Ich sage absichtlich Combination, weil in vielen einschlägigen Beobachtungen kein sicherer Einblick in das ursächliche Verhältniss zwischen diesen beiden ätiologischen Factoren erlangt werden kann. Wir begegnen der folgenden Gruppirung von Thatsachen: normale geistige und körperliche Entwickelung, völliges Wohlbefinden auch nach überstandener syphilitischer Infection bezw. nach Ausheilung der Secundärerscheinungen, dann schwerem Trauma (Eisenbahnunfall, Sturz vom Pferde u. s. w.) mit Commotio cerebri et medullae spinalis, protrahirte Somnolenzzustände mit Stadien hallucinatorischer Erregung. Nach Beseitigung dieser activen Störungen auffälliger stabiler Intelligenzdefect der oben beschriebenen Art. Hier ist unzweifelhaft das Trauma das auslösende Moment der schweren Gehirnerkrankung; aber ebenso unzweifelhaft ist es, dass die Folgen der traumatischen Schädigung, insbesondere wenn wir die Erfahrungen der letzten Jahrzehnte über die traumatischen Psycho-Neurosen berücksichtigen, ausser allem Verhältniss zu der Schwere des Unfalles stehen. Im Hinblick auf die Thatsache, dass dem Ausbruche der Hirn- und Rückenmarkssyphilis gar nicht selten allgemeine und lokalisirte Traumen voraufgehen, ist der Schluss wohl gerechtfertigt, dass auch hier durch das Trauma specifische gummöse Processe im Centralnervensystem hervorgerufen wurden. Es steht mir freilich kein beweisender autoptischer Befund zur Verfügung. Für die klinische Entwickelung kann die folgende Beobachtung als charakteristisch gelten.

Krankengeschichte X.

X., Officier, 46 Jahre alt. Rec. I. 23. VI. 83. Entl. 3. VIII. 83. Rec. II. 26. VI. 94. Entl. 1. V. 95. Stammt aus nervengesunder Familie, intellectuell sehr gut veranlagt. Tüchtiger, zuverlässiger Officier. Im 29. Lebensjahre schwerer Sturz vom Pferde, wobei er mit dem Kopf gegen die Lafette eines Geschützes geschleudert wurde. Er lag mehrere Wochen bewusstlos und erholte sich sehr langsam. Nach einigen Monaten nahm er seinen Dienst wieder auf, klagte aber öfter über Kopfschmerzen und leichte Ermüdbarkeit bei geistigen Arbeiten. 1½ Jahre später acquirirte er sich Syphilis, machte im Lazareth eine sehr energische Schmierkur durch; seit dieser Zeit fühlte er sich sehr, sehr angegriffen und klagte öfters über Schwindelgefühle. Wenige Monate später bemerkte Patient selbst eine Abnahme seines Gedächtnisses und rasche geistige Ermüdbarkeit. Der sonst so pünktliche und diensteifrige Officier wurde unordentlich, ungenau in der Ausführung von Befehlen, in Haltung, Kleidung, in Manieren und Redeweise „salopp“; sehr auffällig war auch die Abnahme seiner körperlichen Fertigkeiten, während er früher ein äusserst schneidiger Reiter von grosser Geistesgegenwart und grossem Geschick zu Pferdedressur gewesen war, war er jetzt unfähig geworden, ein Pferd zu regieren; er war beim Exerciren und Turnen unbeholfen und ungewandt. Diese Erscheinungen steigerten sich ganz allmählich im Laufe der nächsten zwei Jahre, sodass er im Jahre 81 seinen Abschied nehmen musste. Er lebte dann auf seinem elterlichen Gute; wie sein Vater berichtete, verbrachte er den ganzen Tag unthätig, zeigte keinerlei Initiative mehr; der früher liebevolle Sohn kümmerte sich weder um Vater und Mutter, hatte keinerlei Verständniss dafür, dass eine völlige Verwandlung seiner geistigen Persönlichkeit stattgefunden hatte; er fühte sich ganz gesund und zufrieden; er musste sich unter der Aufsicht des Gärtners mehrere Stunden mit leichten mechanischen Arbeiten beschäftigen; er liess sich lenken wie ein Kind; zu einer selbständigen Thätigkeit war er nicht zu brauchen. Seine Interessen bezogen sich fast ausschliesslich auf Essen und Trinken; bleibt er unbeaufsichtigt, so läuft er gern in das benachbarte Dorf, kneipt mit Knechten und Bauernburschen Schnaps und Bier und fühlt sich in deren Gesellschaft sehr wohl. Er soll ihnen dann sehr gerne Zoten erzählen oder auch Scat mit ihnen spielen.

Status bei der ersten Aufnahme: Starker, gut gebauter, über mittelgrosser Mann mit schlaffer, vornüber gebeugter Körperhaltung. Gesichtsausdruck stumpf, Gesichtszüge plump. Ein stumpfes Lächeln herrscht vor. Auffällig ist die motorische Unruhe, er läuft fast beständig, ohne den Arzt oder den ihn begleitenden Bruder zu beachten, im Zimmer auf und ab, antwortet auf Fragen nur kurz, mürrisch, „lasst mich doch, was soll ich hier!“ Er ist in seinem Benehmen geradezu ungezogen, dreht dem besuchenden Arzt den Rücken zu, wird er angeredet, so gähnt er ostentativ, macht einige nichtssagende Witze oder burschikose Redensarten; erst wenn er energisch angefahren wird, wahrt er die nothwendigsten Formen der Höflichkeit. Im Gespräch mit den Mitkranken wird er bald unleidlich, weil er mit Vorliebe obscöne Dinge in den gemeinsten Ausdrücken spricht und in unanständiger Weise rülpst und den Flatus entleert. In seinem Anzug ist er unordentlich und unsauber, beschmutzt sich beim Essen, muss vor jedem Ausgange durch den Wärter erst zurechtgestutzt werden. Zu irgend einer noch so leichten geistigen oder körperlichen Thätigkeit ist Patient nur mit Mühe zu bewegen, „das hätte er nicht nöthig.“ Für alle Vorgänge, die vor seiner Erkrankung liegen, hat er ein ausgezeichnetes Gedächtniss; er ist ein trefflicher Lateiner und Grieche und liest heute noch Horaz und Homer ohne jede Schwierigkeit.

In auffälligem Gegensatze hierzu steht die hochgradige Verarmung des jetzigen Vorstellungsinhalts, ausser den erwähnten Redensarten producirt er spontan nur Bemerkungen über das Wetter, über Cigarren, Essen und Trinken, fragt fast täglich und stündlich nach denselben Sachen, auch wenn sie ihm erst eine Minute vorher beantwortet wurden, besitzt er Geld, so verliert er es entweder oder kauft unnütze Kleinigkeiten, die er bald wieder verliert. Dabei ist er durchaus nicht unfähig, neue Eindrücke aufzunehmen, sich in Zeit und Ort zu orientiren, er ist auf der Kbtheilung bald heimisch, kennt Aerzte, Wärter und Mitkranke beim Nomen, liest die Zeitung und weiss den Inhalt ziemlich genau anzugeben, wenn er ihm abgefragt wird. In der Befriedigung seiner Neigungen zeigt er eine gewisse Schlauheit, so weiss er beim Spaziergange unter nichtigen Vorwänden dem Wärter in eine Kneipe zu entwischen. Mit Vorliebe spielt er mit Mitkranken Scat und soll dabei eine grosse Geschicklichkeit und Umsicht entfalten.

Aus dem körperlichen Status ist noch zu entnehmen: Narbe am linken Gaumensegel, Zunge stark vergrössert, zahlreiche tiefe, grösstentheils parallel- und einzelne querverlaufende Rhagaden auf der Oberfläche. Unterlippe vorgewulstet. Ebenfalls von Rhagaden durchsetzt. Narbe auf der Glans penis, keine Drüsenanschwellungen.

Pupillen weit, rechte weiter, beide etwas verzogen, Lichtreaction sämmtlich erloschen, Convergenzreaction träg und unausgiebig, Augenbewegungen frei, starker alternirender Strabismus divergens. Gesichtsfacialisinnervation symmetrisch, Zunge gerade, etwas schwankend vorgestreckt, Armbewegungen coordinirt, beim Spreizen der Finger leichter unregelmässiger Tremor, Beinbewegungen ganz normal, kein Romberg. Sehnenphaenomene stark gesteigert, ebenso die Hautreflexe, Berührungsempfindlichkeit intact, allgemeine Hyperalgerie, Gesichtsnervenaustritte druckempfindlich, ebenso die interscapularen Dornfortsätze und die unteren Costalräume. Sprache intact.

Bei der II. Aufnahme ist der körperliche Status ganz unverändert, ebenso der intellectuelle Besitzstand. Einfache Rechenaufgaben löst er richtig und rasch. Beantwortet Fragen aus der römischen und deutschen Geschichte ganz richtig mit genauer Nennung der Jahreszahlen, auch der ethische Defect ist auf der gleichen Stufe geblieben. Bei den Unterredungen mit dem Arzt rülpst er demselben ins Gesicht und lacht dazu, er lässt sich willenlos leiten wie ein Kind. Auf dem Abtritt ist er unsauber, beschmutzt meist alles mit Urin und Koth, er hat für das Ungehörige solcher Vorkommnisse gar kein Verständniss („das macht doch nichts").

Eine schwere Erkrankung seines Bruders lässt ihn ganz theilnahmlos, im Laufe der Beobachtung stellt sich heraus, dass sein affectives Verhalten einen typisch circulären Typus besitzt, den einen Tag ist er heiter, gesprächig, macht grosse Zukunftspläne (will Jura studiren, Corpsstudent werden, Reisen machen, hofft in vier Jahren Landrath zu sein), spielt lebhaft Karten, geht viel hin und her, raucht und isst mehr, steht früh auf und will spät zu Bette gehen, es sind dies seine „feenhaften" Tage. Dann folgt ein Tag mit depressiver Stimmung, er liegt morgens lange zu Bett, ist tagsüber ungesellig, spricht spontan sehr wenig, ist mürrisch, verstimmt, liegt viel auf dem Sopha und geht schon $^1/_2$6 Uhr Abends wieder zu Bett. An den erregten Tagen ist er oft durch rohes Schimpfen störend.

Der Z stand bleibt in der Folge ganz unverändert, Pat. wird in die Obhut ein s Landpfarrers gegeben, wo er sich noch heute bei gleichem körperlichen und geistigen Befinden aufhält.

Neben den syphilitischen Hirnerkrankungen besitzen die senilen und praesenilen Degenerationsprocesse in differentialer diagnostischer Hinsicht die grösste Bedeutung. Ich habe unter denselben[1]) schon früherhin zwei Formen hervorgehoben: die Encephalitis subcorticalis chronica und die diffuse arteriosklerotische Hirndegeneration. Ich hoffe binnen Kurzem über die klinischen und pathologisch-anatomischen Merkmale dieser Formen in diesem Archive Mittheilung machen zu können.

Anmerkung zur Krankengeschichte II. Die Section (leider ist das ausführliche Sectionsprotokoll verloren gegangen) ergab: Leptomeningitis chronica diffusa, starken Hydrocephalus internus und externus, Ependym-Granulationen im III. und IV. Ventrikel, enormen Schwund des Marklagers beider Hemisphären, besonders im Stirntheil, auffallend geringen Schwund der Hirnrinde.

[1]) Vgl. meinen Vortrag auf dem Psychiater-Congress zu Dresden. Allgem. Zeitschrift für Psychiatrie. Bd. 52.

a) Dermoidcysten und -fisteln (dorsal und ventral).
b) Mit Wirbelspalte verbundene Aussackungen des Rückgratinhaltes (dorsal und ventral) einschl. der Spina bifida occulta.
2. Geschwülste durch doppelte Keimanlage.
(a) Vollkommene Doppelbildungen.)
b) Unvollkommene Doppelbildungen (freie, subcutane Parasiten).
c) Parasitäre cystische Mischgeschwülste (die Teratome alter Terminologie), embryoide Geschwülste.

I.

Die Entwickelungsvorgänge am unteren Stammende haben in erster Linie zur Folge die Bildung der sogenannten sacrococcygealen Fisteln und Dermoidcysten. Nur die letzteren fallen dem Aussehen und Umfange nach unter den Begriff „Geschwulst"; ihre Entwickelung aber wird uns erst klar, wenn wir auch die in der chirurgischen Praxis nicht bedeutungslosen Fisteln mit in den Bereich unserer Betrachtung ziehen.

Wenn man näher darauf achten würde, dürfte man finden, dass die Gegend, in der man gewissermaassen den Schlussstein der Entwickelung des Stammes zu suchen hat, die Sacralregion, an Mannigfaltigkeit in der feineren Configuration derjenigen des Gesichtes nicht viel nachgiebt. Die französischen Autoren haben zuerst und bis heutigen Tages diesen Bildungsverschiedenheiten ihre Aufmerksamkeit geschenkt. Sie haben zuerst hingewiesen auf jene bei Neugeborenen besonders oft anzutreffenden flachen Einsenkungen der Haut, die entweder als längliche Rinne in der Medianlinie hinlaufen oder als mehr rundliche Einziehungen, als Dellen, Dépressions, sich darstellen. Die Haut derselben ist manchmal mehr glänzend wie die der Nachbarschaft, zuweilen etwas geröthet. Sie erscheint auf der Unterlage stärker fixirt. Ueber den Sitz dieser Foveae sacrococcygeae gehen die Ansichten dahin, dass sie stets liegen innerhalb des Bereiches des Kreuz- und Steissbeines, niemals dicht an die Analöffnung herantreten, sondern sich immer wenigstens 1 cm davon entfernt halten. Lannelongue fand, dass bei 95 Beobachtungen 29 mal ihr Sitz am Kreuzbein, 38 mal an der Verbindung zwischen Kreuz- und Steissbein und 28 mal an der Spitze des Steissbeines war. Zwölfmal waren mehrere Dellen gleichzeitig vorhanden. Déspres glaubt, die Einziehungen häufiger zwischen Os coccygis und anus, Lawson Tait mehr am oberen Beginn der Gesässspalte gesehen zu haben. Sie sind jedenfalls bei Neugeborenen ungemein häufig, in 1/3 aller Fälle nach Déspres, in 95 Fällen bei 130 Kindern nach

Lannelongue. Bei Erwachsenen findet man sie ungleich seltener, Heurtaux wies sie bei 960 Personen nur 42 mal, Peyramaure-Duverdier bei 30 Personen nur einmal nach. Kulm glaubt sie häufiger gesehen zu haben, gerade bei Individuen, die noch anderweitige Missbildungen aufwiesen. Auch Wendelstadt führt eine Reihe von Fällen an, wo diese Dellen in der Kreuzsteissbeingegend vorkamen neben anderweitigen Missbildungen, so bei Gaumenlippenspalte, congenitaler Fistel am Ohr, Deformität der Ohrmuschel, Spina bifida, Verbildung des Steissbeines. Wir würden also diese Foveae sacrococcygeae zu jenen meist wenig beachteten Degenerationszeichen zu zählen haben, die dem Psychiater in der Regel besser bekannt sind als dem chirurgischen Praktiker.

Längliche, vertieftere Foveae erscheinen oft als deutliche Rinnen, und als eine ausgebildetere Entwickelungsform dieser dürfen wir die von den schon genannten Autoren vielfach beobachteten Fistulae sacrococcygeae ansehen. Dafür spricht, dass nicht nur die Auskleidung des Fistelganges epidermoidalen Charakter hat und in die äussere Haut ununterbrochen übergeht, es spricht dafür auch die feste Verwachsung der Kanalwand mit der knöchernen Unterlage. Féré hat in 3 Fällen, einmal bei der Obduction eines fünfjährigen Mädchens ligamentöse Stränge zwischen den Wirbeln und der Fistelwand wahrgenommen. Auch bei der Extirpation verdient diese Thatsache Berücksichtigung.

Ich habe zwei ähnliche Fälle auch histologisch untersucht.

Beobachtung 1.

Wahrscheinlich angeborene, erst im 30. Lebensjahre zu Unbequemlichkeiten führende epidermoidale Fistel der Kreuzsteissbeingegend, durch Extirpation geheilt.

Der 31 Jahre alte Ingenieur Z. kam im Mai 1897 in die Behandlung des Herrn Prof. Dr. Wagner in Königshütte O.-S. Er habe schon seit mehreren Jahren eine nässende Stelle an der Kreuzbeingegend, die, wie er glaube, während eines Abdominaltyphus dort entstanden sei. Doch habe er schon vor diesem Krankenlager, schon als Knabe an der betreffenden Stelle einen derben Strang gefühlt. Jetzt belästige ihn die Sache erheblicher, da die Haut über dem Gesäss sich entzündet habe. Er fühle sich seit einigen Tagen nicht recht wohl und habe schmerzhafte Drüsen in der Leistenbeuge beiderseits bekommen.

Die Besichtigung der Kreuzbeingegend ergab eine handtellergrosse phlegmonöse Entzündung über dem untersten Theile des Kreuzbeines. In der Mitte der gerötheten und leicht geschwellten Stelle liegt eine Fistel, durch welche die Sonde 7 cm in der Medianlinie gerade nach oben dringt. Man gelangt nirgends auf rauhen Knochen. Eiter enthält dieser Fistelgang nicht, doch bleiben am Sondenknopf missfarbene

Krümel haften. Es war nicht möglich, im Quetschpräparat etwas über die Natur dieser Massen zu sagen. Die Phlegmone scheint von kleinen Kratzeffecten in der Nachbarschaft der Fistel ausgegangen zu sein.

Da sich um die Fistel her ein mehr als bleistiftdicker Strang fühlen lässt, nimmt Herr Professor Wagner von vornherein eine angeborene Sacralfistel an, sieht aber mit Rücksicht auf die Phlegmone vorläufig von einer radicalen Entfernung durch Excision ab. Die Fistel wird zunächst einfach gespalten und ausgekratzt und darauf die phlegmonöse Stelle mit essigsauren Thonerdeverbänden behandelt. Erst als nach einigen Tagen die Entzündung gänzlich beseitigt war, wurde, zumal die Fistel keine Tendenz zur Heilung zeigte, die Excision des ganzen Stranges, der dem Periost fest anhaftete, unter Schleich-Anästhesie vorgenommen. Nun heilte die Wunde innerhalb von 3 Wochen sehr günstig, obwohl wegen der starken Hautspannung dieser Gegend auf einen Verschluss der Wunde durch Naht verzichtet werden musste. Die Excisionsstelle ist nach dieser Zeit mit einer trockenen und festen Narbe bedeckt.

In dem mit dem scharfen Löffel aus der Fistel ausgekratzten krümligen Inhalt fanden sich neben reichlichem Detritus, Cholestearinkrystallen und Fettsäurenadeln noch erhaltene Pflasterepithelien und Wollhärchen. Der excidirte Strang zeigte infolge der Auskratzung nur an einzelnen Stellen noch ein recht charakteristisches Verhalten. Es liess sich nämlich feststellen, dass an mehreren Stellen die Wand des Fistelkanales fast genau dieselbe histologische Structur hatte, wie die äussere Körperhaut, nur ist die Epidermisschicht niedriger und weniger verhornt. Haarbälge sind nicht zu sehen, doch reichen drüsige Gebilde, die mit Talgdrüsen die grösste Aehnlichkeit haben, weiter in die Tiefe, als man dies von normaler Oberhaut erwarten würde. Das zwischen dem Fistelepithel und der Epidermis der äusseren Haut gelegene Bindegewebe ist kleinzellig stark infiltrirt und sehr gefässreich, in Rücksicht auf die abgelaufene Entzündung ein natürlicher Befund. Wo der scharfe Löffel die epitheliale Kanalwand abgekratzt hat, finden sich frische Granulationen. Da wo der Kanal der dorsalen Kreuzbeinfläche anhaftete, war eine dicke Lage derben Bindegewebes vorhanden, dessen Fasern die Richtung nach dem Knochen hatten.

Man hatte es also, wenn man von den acut entzündlichen Erscheinungen und den durch die Auslöffelung gesetzten Läsionen absieht, mit einem nach unten offenen, nach oben geschlossenen engen Kanal zu thun, dessen Wand durchweg von Epidermis gebildet war.

Ganz ähnlich lagen die Verhältnisse in dem folgenden Falle, der indess mehr als Tumor imponirte.

Beobachtung 2.

Im 36. Lebensjahre aufgebrochene sacrale Dermoidcyste, Extirpation, Heilung.

Der 38jährige Polizeisergeant K. kam im Juli 1896 in die Behandlung des Herrn Professor Wagner in Königshütte. Er hatte sich bereits $1^1/_2$ Jahr zuvor von einem anderen Arzt wegen einer nässenden Stelle in der Kreuzbeingegend behandeln lassen. Dieser habe eine Fistel dort mit dem Messer geöffnet und dann lange Zeit mit Höllenstein und Salben behandelt. Aber die feuchte Absonderung habe nie ganz aufgehört.

Es fand sich nun ein flacher, markstückgrosser Tumor mit gerötheter Haut in der Furche zwischen dem oberen Theil beider Glutäen. Hier gelangt man mit einer Sonde durch eine narbenumgebene Oeffnung in eine etwa 8 cm tiefe Fistel, die sich nach oben in einen mehrere Centimeter breiten Sack erweitert. Durch die bedeckende derbe Haut ist die Sonde nicht zu fühlen, aber auch auf Knochen stösst dieselbe nirgends. Am Eingange der Fistel fühlt man weiche Granulationen, während man in der Tiefe dieses Gefühl nicht hat.

In der Annahme, dass es sich um eine angeborene Sacralfistel handelt, wird die Excision des Sackes in Chloroformnarkose vorgeschlagen und ausgeführt. Nachdem der Sack in der Medianlinie gespalten ist, zeigt sich, dass der Anfangstheil des Fistelganges von Granulationen ausgefüllt ist. Im ausgebuchteten oberen Theil aber findet sich krümlicher Zellbrei auf einer missfarbenen Epidermis, die gegen die knöcherne Unterlage des untersten Kreuzbeinabschnittes ungemein fest angewachsen ist. Doch gelingt die Ablösung auch der Rückwand des Sackes, ohne dass man den Knochen ganz seines Periostes entblösst.

Die mikroskopische Untersuchung der oberen Sackwand ergab eine schleimhautartige Beschaffenheit. Haarbälge sind nicht vorhanden, und drüsige Gebilde auch nur selten. Der zu der Ausbuchtung hinführende Fistelkanal ist mit granulösem Gewebe ausgekleidet. Ein Uebergang der äusseren Haut in die Epidermiswand der Cyste war daher nicht wahrzunehmen.

Die Heilung der zwei fingerbreiten Wunde, die man durch Thiersch-sche Transplantation alsbald schloss, erfolgte sehr rasch. Der Patient ist seitdem dauernd von Beschwerden frei.

Wir hatten also hier auch einen nach obenhin allerdings cystisch erweiterten Kanal vor uns, der zwar im unteren Theil eine Granulationsfistel, zweifellos infolge der früher stattgehabten Operation, darstellte, in dem unberührten Theile aber epidermoidale Auskleidung zeigte.

Manche dieser Einstülpungen mögen von vornherein grösser angelegt sein, andere dilatiren sich nach Art der Retentionscysten infolge Verlegung des äusseren Fistelausganges, indem das abgesonderte Product der Talgdrüsen den Binnendruck erhöht. Bei dauerndem Verschluss der äusseren Fistelöffnung muss es dann nothwendig zur Bildung von Tumoren kommen. Denn nur selten sind die mit der Aussenwelt communicirenden Fisteln so gross, wie Lannelongue es berichtet, dem es vorkam, dass eine Frau, welche die Temperatur im Mastdarm ihres Mannes messen sollte, versehentlich das Thermometer in eine solche Fistel einführte.

Wenn solche epidermoidale Kanäle durch vollständigen Verschluss in erheblicherem Grade sich erweitern, dann können sie als echte Tumoren imponiren, die man als Dermoidcysten bezeichnen muss. Es sind besonders französische Autoren (Chenantais, Déprès, Delens Routier) ferner Beale, Ceci, Prochnow, Wendelstadt und Wette, die derartige Fälle beschrieben haben. Die Kenntniss ihres Vorkommens ist offenbar nicht Gemeingut aller Aerzte, denn nicht selten ist, ehe die Patienten an die richtige Schmiede kamen, die Diagnose irrthümlich auf Furunkel oder Abscess gestellt worden, wie wir dies an unserem 2. Falle gesehen haben, und wie dies auch Wette von mehreren Fällen berichtet. Die demgemäss ausgeführte einfache Spaltung ist naturgemäss ein erfolgloser therapeutischer Eingriff. Nur die radicale Extirpation dieser Gebilde kann einen Dauererfolg gewährleisten.

Die Patienten selber haben keine rechte Vorstellung von dem Process, der sich an einer für sie unsichtbaren Körpergegend abspielt, und den sie allenfalls tasten können. Nicht selten machen sich diese Fisteln, bezw. Cysten erst unangenehm bemerkbar nach einem längeren Krankenlager. So geschah es in unserem ersten Falle nach einem Typhus abdominalis, ebenso in einem Falle von Wette, in dem ein 15jähriges Mädchen nach einem Decubitus bei Typhus eine Fistel zurückbehielt, die in diesem Falle bemerkenswerther Weise bis in den Wirbelkanal reichte, in welchem links vom Duralsack eine Höhle von atheromatösem Brei entleert wurde.

Wette hat die Häufigkeit auf die grosse Zahl seines Beobachtungsmaterials berechnet, er fand, dass auf 15000 Kranke 7 Fälle von epidermoidaler Sacralfistel kamen. Es handelt sich da aber ausschliesslich um das Vorkommen bei Erwachsenen. Wenn wir ein grosses Kindermaterial daraufhin sorgfältig beobachten würden, so würde sich, wie mir Kinderärzte nach oberflächlicher Schätzung versichern, das Vorkommen dieser Fisteln und Cysten der Sacrococcygealgegend wahrscheinlich als ein noch viel häufigeres Ereigniss erweisen.

Zur Erklärung des Zustandekommens derselben am unteren Stammesende haben Tourneux und Hermann eine Theorie aufgestellt, die wir ein wenig eingehender berücksichtigen müssen, weil sie auch für die Genese ganz anders gearteter Sacraltumoren vielfach angezogen worden ist.

Tourneux und Hermann haben nämlich beim Fötus hinter dem Os coccygis Reste der Rückenmarksanlage gefunden. Die Medullarröhre reicht nach Ecker und Rosenberg anfänglich bis an das unterste Ende des letzten Coccygealwirbels. Das letzte Stück besteht nur aus einer strangförmigen Bildung (Tractus fibrillaire), aus unregelmässig angeordneten Nervenfäden, zwischen denen im Bereich des letzten Steisswirbels eine Höhle liegt, deren Wände von einem vielschichtigen Epithel bekleidet sind. „Schon am Ende des 3. Monats hat dieser unterste hohle Theil des Rückenmarkes eine andere Gestalt und Lage. Er hat sich nach hinten gebogen und zeigt nun eine hufeisenförmige Gestalt mit nach oben und hinten gerichteter Concavität, eine Schlinge und 2 Schenkel bildend, einen vorderen tieferen (hinabsteigenden), der mit der Rückseite der Coccygealwirbel zusammenhängt, und einen hinteren oberflächlichen (aufsteigenden), der im Gewebe hinter dem untersten Coccygealwirbel dicht unter der Haut liegt. Der vordere Schenkel atrophirt bald, der hintere bleibt das ganze fötale Leben hindurch bestehen, so dass sich Reste von ihm bei der Geburt noch finden." Diese Reste des Medullarrohres nennen Tourneux und Hermann Vestiges coccygiens médullaires. Mallory hat die Angaben dieser Autoren nachgeprüft, indem er Schnitte durch das Kreuz- und Steissbein sammt den umgebenden Weichtheilen bei Föten von 3—6 Monaten machte. Er kam zu demselben Resultat wie jene.

In der Anwendung dieser embryologischen Thatsache nun auf die Entstehung der Fisteln und der echten Sacraltumoren schiessen Mallory und andere Autoren, besonders Ritschl, zweifellos über das Ziel hinaus. Der Umstand, dass man in vielen Sacralgeschwülsten Nervengewebe in neuerer Zeit nachweisen konnte, legte den Gedanken nahe, diese Wucherung von Nervensubstanz auf die ausserhalb des Wirbelkanales zurückbleibenden Reste des Filum terminale zurückzuführen. Aber wie will man dann das gleichzeitige Vorhandensein von Knochen-, Knorpel-, Muskel-, Darmteilen, insbesondere von Flimmerepithelien erklären? Den später noch zu behandelnden postanalen Darm, ferner den Ductus neuroentericus hat man dafür herangezogen. Aber dann wäre für die Bildung jeder derartigen Mischgeschwulst ein solches Multiplum von Ursachen anzunehmen, dass ein häufigeres Vorkommen wirklich unwahrscheinlich wird. Wir werden überdies sehen, dass es für die angeborenen Mischgeschwülste am unteren Stammesende eine andere Erklärung giebt, die durch Analogieen an anderen Körpergegenden sehr kräftig gestützt wird.

Für die Bildung von Fisteln und echten Dermoidcysten werden wir die sehr viel urgirte Theorie meines Erachtens aber auch fallen lassen müssen oder wenigstens nur mit sehr erheblicher Einschränkung verwerthen dürfen. Denn gerade für diese Gebilde fehlt uns der Nachweis von Nervengewebe als wesentlichem Bestandtheile. Nicht die Medullarreste selber, wohl aber die mit ihrem Auftreten und Schwinden verknüpften eigenartigen Wachsthumsverhältnisse sind für die Entwickelung der Fisteln und Cysten von Bedeutung. Jenes das sacrale, nach aufwärts steigende Nervenbündel begleitende Bindegewebe, welches von der Spitze des Steissbeines ausgeht und später das Ligamentum caudale bildet, ist gewiss nicht ohne Bedeutung für die Entstehung der oben erwähnten Dellen und Rinnen, der Foveae coccygeae. Auch wenn die extravertebrale Nervenmasse physiologischer Weise im extrauterinen Leben verschwindet, mögen durch das, wie man sich vorstellen muss, bilaterale weitere Wachsthum der begleitenden Bindegewebsstränge, Dellen und Rinnen entstehen, die bei verhältnissmässig frühzeitiger, intrauteriner Entwickelung durch Verlöthung der überquellenden Epidermis zu Kanälen sich ausbilden. Das wird um so wahrscheinlicher, wenn wir bedenken, dass die Medullarreste im Anfange des 5. Monates ihre grösste Entwickelung bereits erreicht haben und vom 6. Monat an zu verschwinden beginnen.

Ich bin demgemäss der Ansicht, dass man die Dermoidcysten an der Dorsalseite des Kreuzsteissbeines streng abtrennen soll von den eigentlichen congenitalen Sacraltumoren, welche, wie wir sehen werden, Mischgeschwülste ganz eigenartiger Genese sind. Wir dürfen diese sacralen Dermoidcysten entwickelungsschichtlich auf eine Stufe stellen mit den epidermoidalen Fisteln dieser Gegend und beide als eine weitere Ausbildung jener ungleich häufigeren und ebenso zu erklärenden Foveae coccygeae ansehen. Denn es sind, wie jene, mit der knöcheren Unterlage verwachsene, rein epidermoidale Gebilde. Auf diese Verwachsung durch ein derbes Bindegewebe und auf die daraus resultirende Unverschieblichkeit ist besonders Werth zu legen. Dass in den Fisteln und epidermoidalen Cysten die Hautauskleidung manchmal auf einer relativ zurückgebliebenen Entwickelungsstufe stehen geblieben ist (Wette), darf uns an sich nicht wunder nehmen. Die Bildung von Haaren, Haarbälgen, Talg- und Schweissdrüsen ist ja an den verschiedenen Stellen der äusseren Körperbedeckung so überaus verschieden, dass wir nicht erwarten dürfen, in diesen auf so mannigfacher Entwickelungsstufe stehenden Missbildungen immer genau die gleichen Verhältnisse oder dieselben wie in der nachbarlichen Haut zu finden.

Zu grösseren Geschwülsten wachsen die besprochenen Dermoide, wie es scheint, meist erst im späteren Leben an; Lannelongue, Gangolphe, Kutz haben solche beschrieben, sie haben dann eine Eigenthümlichkeit (Streit), die gegenüber cystischen Tumoren mit flüssigem Inhalt diagnostisch von Werth ist, sie sind bei Druck formbar. Sie erreichen aber, soweit aus der Litteratur hervorgeht, in den ersten Lebensmonaten nie eine solche Grösse, wie die cystischen Mischgeschwülste, welche wir später kennen lernen werden.

So können wir zusammenfassend sagen:

Es kommen an der Dorsalseite des Kreuz- und Steissbeines angeborene Tumoren vor, die wir als reine Dermoidcysten bezeichnen müssen. Sie erreichen nie mehr als Faustgrösse und auch solche meist erst im späteren Lebensalter. Es sind median gelegene, bei Druck oft formbare Geschwülste über dem untersten Stück der Wirbelsäule, die vielfach nach unten eine fistelartige Oeffnung haben und in der Regel — eine Ausnahme — nicht mit dem Wirbelkanal in Verbindung stehen. Sie sind mit den Fisteln und Depressionen der Sacrococcygealregion ihrer Entstehung nach verwandt.

Aber auch ventralwärts vom Kreuz- und Steissbein finden wir in dessen unmittelbarer Nachbarschaft gelegentlich Geschwülste, die wir als reine Dermoide bezeichnen müssen. Ihre Zugehörigkeit zu den Sacraltumoren ist für den grösseren Theil nur eine äusserliche, topographische, indem sie eben in der Excavatio sacrococcygea liegen und diese ganz ausfüllen, sobald sie einen erheblichen Umfang annehmen. Sie stehen daher mit dem Knochen auch nicht in engerem Zusammenhange und werden mehr der Differentialdiagnose als ihrer Natur und Genese wegen zu den in Rede stehenden Geschwülsten gezählt.

Diese vor dem Kreuz- und Steissbein gelegenen Epidermoidalcysten gewinnen bei stärkerer Grössenentwickelung besonders durch die Verdrängung der Beckenorgane an pathologischer Bedeutung. In einem Falle von Deahna hat der Druck des Tumors gegen die Scheide und Harnblase hier schliesslich einen solchen Grad erreicht, dass eine Blasenscheidenfistel entstand. Biernacki berichtet von einer zwischen Mastdarm und Steissbein gelegenen Dermoidcyste, die ein Geburtshinderniss abgab.

Derartige Dermoide sind offenbar sehr selten. Sänger konnte nur 11 Fälle zusammenstellen. Es ist diesem Autor gewiss zuzustimmen, dass diese Tumoren, von denen er glaubt, dass sie nicht eigentlich angeboren, sondern nur in ihrer Keimanlage bei der Geburt vorhanden seien, als eine eigene Geschwulstart, und als wesentlich verschieden von den teratoiden Sacralcysten anzusehen seien. Sänger hebt hervor, dass für ihre Erkennung wichtig sei das Vorhandensein normaler Ovarien, die Verschiebung vom Mastdarm, Scheide und Uterus nach vorn und endlich das langsame

Wachsthum unter wenig Beschwerden. Als Gynäkolog hat er diese Dinge besonders betont, um die Unterscheidung von Ovarialtumoren zu kennzeichnen.

Aber nicht nur mit Ovarialdermoiden können sie leicht verwechselt werden, häufiger noch täuschen verjauchte derartige Tumoren periproctitische Abscesse vor. v. Bergmann berichtete schon von solchen retrorectalen Dermoidcysten, die vereitert waren und aus einer Fistel lange Zeit absonderten. Manche dieser Cysten enthielten Haare, und wenn diese sich in den Mastdarm entleerten, so kamen die Patienten gelegentlich in den bei Hysterischen ja nicht allzufern liegenden Verdacht, Haare zu verschlucken (Sänger).

Für die Diagnose werden wir beachten müssen, dass diese reinen Dermoide auch selten die Grösse erreichen, bis zu der die teratoiden Sacralcysten anwachsen können. Ihr Inhalt aber, der sich per Rectum auch wohl manchmal als formbar erweisen dürfte, entleert sich viel häufiger als aus jenen durch Fisteln und ist dann an seinen epidermoidalen Bestandtheilen leicht erkennbar. Sie werden äusserlich selten als Tumoren sichtbar und sind offenbar auf Anomalien in der Bildung und Differenzierung des Urogenitalapparates und des Afters zurückzuführen. Aschoff weist darauf hin, dass auch schleimhautbekleidete Cysten in dieser Gegend angetroffen werden können, wie ja auch die aus der Urogenitalplatte hervorgehende Harnröhrenschleimhaut den mannigfachsten Charakter habe. Auf die entwickelungsgeschichtlichen Vorgänge an der Genitoperinealgegend näher einzugehen, würde von diesem Thema zu weit abführen, da dieser Gegenstand eine Fülle von Litteratur allein gezeitigt hat. Die Arbeiten von Keibel, Reichel, Born fassen die Ergebnisse der neuesten Forschungen auf diesem Gebiete zusammen.

Die 2. Gruppe der auf Störungen im Zusammenschluss der embryonalen Componenten des unteren Stammesendes beruhenden Geschwülste der Kreuzsteissbeingegend sind die mit Wirbelspalte verbundenen Aussackungen des Rückgratinhaltes, also der spinalen Meningen, bezw. des Rückenmarkes selber. Wir haben auch hier solche cystischen Geschwülste zu unterscheiden, die an der dorsalen Seite des untersten Abschnittes der Wirbelsäule in die Erscheinung treten, die Spina bifida, und zweitens die an der ventralen Seite sich entwickelnden Cysten, mit denen ein völliger oder theilweiser Defect der untersten Wirbelbeine einherzugehen pflegt. Besondere Schwierigkeit für die klinische wie anatomische Erkennung macht jene unvollkommene Form der Wirbelspalte, die als Spina bifida occulta die Autoren besonders vielfach beschäftigt hat. Wir müssen daher auf diese Dinge ein wenig eingehen.

v. Bergmann hat 1884 als Chirurg besonders die Differentialdiagnose gewürdigt zwischen den angeborenen Cystosarkomen und den mit oder ohne Wirbelspalte einhergehenden cystischen Missbildungen des Rückenmarkes und seiner Hüllen. Es würde zu weit führen, bei einer topographischen Behandlung der Geschwülste der Kreuzsteissbeingegend auf das Wesen der Spina bifida näher einzugehen; wir wollen die Ergebnisse der fruchtbaren Untersuchungen von Marchand, v. Recklinghausen, Hildebrand und Muscatello nur insoweit hier heranziehen, als sie für die Differentialdiagnose von Bedeutung sind. Wir werden dabei finden, dass die äussere, scheinbare Verwandtschaft der Spina bifida lumbosacralis mit den parasitären cystischen Tumoren vielfach eine sehr erhebliche ist, und dass auch Combinationen beider vorkommen, so dass die Scheidung nicht bloss für den Kliniker, sondern auch für den pathologischen Anatomen manchmal ungemein schwierig ist.

v. Recklinghausen hat als Spina bifida neben der totalen Rachischisis, die uns hier nicht interessirt, als weitere Form beschrieben, die Myelomeningocele, die Myelocystocele, die Myelocystomeningocele und die Meningocele. Sie alle werden auch in der Sacralgegend angetroffen. Die erstgenannte Myelomeningocele, die in der Regel durch einen Spalt in den unteren Lenden- und in den oberen Kreuzbeinwirbeln hervortritt, kann für den äusseren Anblick durchaus den sonstigen angeborenen Kreuzbeingeschwülsten gleichen. Es ist eine von der Haut des Rückens überzogene Cyste, deren Wand auf der Höhe des Tumors ausschliesslich aus der Pia spinalis besteht. Durales Gewebe wird nach diesem Autor hier stets vermisst, ein Umstand, der in der Entwickelung dieser Missbildung begründet liegt. Die Flüssigkeit bringt gelegentlich die Nervenwurzeln, welche nicht von dem in sich abgeschlossenen Rückenmark, sondern von einem nervösen Anteil der Sackwand selber ausgehen (Area medullo-vasculosa) zum Schwunde, so dass wir eine reine Cyste vor uns zu haben glauben. Die rein sacrale, also am ehesten zu diagnostischen Schwierigkeiten Anlass gebende Myelomeningocele ist viel seltener, als diejenige mit lumbosacralem Sitz.

Noch seltener wird die Myelocystocele und die Myelocystomeningocele in einer Kreuzbeinspalte angetroffen; ihr Lieblingssitz ist die Gegend der Lendenwirbel. Sie stellen eine cystische Erweiterung des Centralkanales, bezw. des Subarachnoidealraumes dar, ein Process, der also erst nach Abschluss des Rückenmarkrohres vor sich geht. Die Dura ist in der Sackwand dieser Tumoren, deren Innenfläche durch das Cylinderepithel des Centralkanales und an der ventralen Seite meist durch die nervösen Spuren der Area medullo-vasculosa charakterisirt ist, nicht vorhanden. Die mikroskopische Untersuchung der Cystenwand hat gelehrt, dass die früher für überwiegend häufig angesehene Meningocele doch verhältnissmässig selten vorkommt. Es ist nach Hildebrand's Untersuchungen eine Verstülpung der Rückenmarkshäute, und zwar bildet bald die Arachnoidea allein, bald nur die Dura die Cystenwand, bald sind beide zugleich in derselben vorhanden.

Von grosser diagnostischer Bedeutung ist der Umstand, dass es Meningocelen am unteren Theile der Wirbelsäule erwiesenermaassen giebt, die ohne Spalt in dieser an der Aussenseite des Rückgrates liegen, diese Aussackungen communiciren durch die Zwischenwirbellöcher oder zwischen 2 Wirbelbögen hindurch (Marchand). Daraus entspringt ein schon von v. Bergmann hervorgehobenes diagnostisches Hülfsmoment, es ist die Thatsache, dass die Meningocelen gelegentlich seitlich von der Medianlinie sitzen, während die Myelocelen immer median liegen. Für die praktisch wichtige Differenzirung gegenüber den parasitären Sacralgeschwülsten ist freilich dadurch so gut wie nichts gewonnen, oder nur insofern, als man bei sicherem Fehlen eines Wirbelsäulendefectes und medianem Sitze eine Myelocystocele bestimmt, eine Meningocele mit Wahrscheinlichkeit ausschliessen kann.

Die Schwierigkeit, parasitäre Cystengeschwülste und Spina bifida zu unterscheiden, wird aber noch dadurch erhöht, dass auch an der ventralen Seite gelegentlich Spaltbildung am unteren Wirbelsäulenende und Aussackungen der Meningen beobachtet werden. Kroner und Marchand haben, „als Beitrag zur Kenntniss der Beckencysten“, einen besonders lehrreichen Fall sorgfältig beschrieben. Uns interessirt derselbe mit Rücksicht auf die an der Vorderfläche des Kreuzbeines sich entwickelnden Dermoidcysten und Mischgeschwülste.

Es handelte sich um ein 20 Jahre altes Mädchen; man diagnosticirte ein Cystoma ligamenti lati dextri und entleerte durch Punktion 3000 ccm Flüssigkeit. Infolge von Meningitis trat Exitus ein. Marchand fand bei der Obduction eine grosse Cyste, welche, das Becken zu einem Theil erfüllend, Uterus und Blase nach oben gedrückt hatte und selbst über dasselbe hinausragte. Ein fistulöser Gang führte von der Cyste nach oben in das Kreuzbein hinein und durch dieses unterhalb des 1. Kreuzbeinwirbelkörpers in den Duralsack. Der 1. Kreuzbeinwirbelkörper erwies sich als gespalten, am zweiten bestand ein Defect der rechten Hälfte, und die unteren waren stark verbildet. Die grosse Cyste war vielkammerig, ihre Wand bestand aus duralem Gewebe mit endothelialem Zellbelag. Das Rückenmark reichte tiefer herab als in der Norm und war am Ende gespalten. Im Stiele der Geschwulst aber war nur ein einzelner Nervenstamm zu finden.

Günther citirt einen ähnlichen Fall von Park, der eine 30jährige Dame verlor, ebenfalls durch Meningitis nach Incision eines angeborenen cystischen Tumors. Derselbe bestand aus einer „bruchsackähnlichen Vorstülpung der Dura zwischen den Hörnern des Kreuz- und Steissbeines.

Neuerdings hat endlich Borst eine vor dem rudimentären Kreuzbeine entwickelte Meningocele beschrieben, die Schönborn bei einem 1/4-jährigen Kinde operirte. Bei der Section fand sich die Lendenwirbelsäule an ihrem unteren Ende in einen stummelartigen, nach hinten schwanzähnlich umgebogenen Fortsatz übergehend. Vom Kreuzbeine war die laterale Partie der linken Hälfte durch einen fibrösen, mit Knorpelinseln durchsetzten Strang angedeutet, die medialen Theile und die ganze rechte Hälfte des Kreuzbeines, sowie das Steissbein fehlten ganz. Zwischen der rudimentären Wirbelsäule und dem Rectum traf man auf eine Reihe von glattwandigen, serösen Cysten, die einen wasserklaren Inhalt aufwiesen, die Cystenwände waren durchaus endothelial ausgekleidet. Das Rückenmark und die rudimentäre Cauda equina endigten in der Spitze des stummelartigen Fortsatzes der Lendenwirbelsäule. Eine Communication der Cysten mit dem Duralsacke war nicht nachzuweisen. Die bei der Operation entleerte Cyste entsprach ihrer Lage nach dem erwähnten Defecte des Kreuz- und Steissbeines, und es ist in hohem Grade wahrscheinlich, dass an dieser Stelle eine Communication mit den Rückenmarkshäuten, bezw. der Dura bestanden hat, dass aber der Stiel der hier etablirten Meningocele infolge secundärer Vorgänge sich abgeschnürt hat.

Man würde die Zahl der hierher gehörigen Fälle gewiss noch erheblich vermehren können, wollte man in die Litteratur der Zeit zurückgreifen, da weder über die Aussackungen der spinalen Hüllen, noch über die Structur der sacralen Mischgeschwülste einigermaassen Klarheit herrschte. Manche Autoren sprechen von einer Combination solcher ventralen Duraausstülpung mit Sacralgeschwulst; es ist höchst wahrscheinlich, dass die embryonale Anlage eines Tumors nicht ohne ursächliche Bedeutung ist für die Entstehung einer Dehiscenz, sei es an der ventralen, sei es an der dorsalen Seite der Wirbelsäule.

Aus dem eben Gesagten geht hervor, dass für den Kliniker die Unterscheidung zwischen dorsaler Spina bifida lumbosacralis, bezw. sacralis und angeborenen cystischen Sacraltumoren eigentlich keine Schwierigkeiten macht. Jene sitzen so viel höher als diese, sie reichen fast immer auf die Lendenwirbel hinüber, während die Steissgeschwülste mehr nach abwärts zu wachsen. Dazu kommt, dass bei ganz grossen Hydrorrhachissäcken man über die Natur überhaupt nicht im Zweifel sein kann. Druck auf einen solchen erhöht den intracraniellen Druck, erzeugt also Convulsion, Ohnmacht etc., Druck auf cystische, rein extravertebrale Tumoren natürlich nicht.

Dahingegen sind die ventral sitzenden Sacralgeschwülste und die mit Wirbeldefect verbundenen Aussackungen der spinalen Meningen sehr schwer zu unterscheiden. Ein diagnostischer Irrthum aber kann, wie wir noch sehen werden, leicht einen verhängnissvollen therapeutischen Schritt zur Folge haben. Wir kommen deshalb nach der Besprechung der ventral entwickelten Sacraltumoren parasitärer Natur noch einmal auf diesen Punkt zurück.

Einer besonderen Erwähnung wert sind noch die für die klinische wie für die anatomische Erkennung so überaus schwierigen Missbildungen am unteren Wirbelsäulenende, die man unter dem Namen Spina bifida occulta so vielfach und doch vielleicht noch nicht erschöpfend erörtert hat. Man versteht darunter eine manchmal mit Geschwulstbildung einhergehende und darum uns interessirende angeborene Missbildung vornehmlich an dem Lumbosacralteil der Wirbelsäule, deren übrige Abschnitte nur überaus selten (viermal unter 38 Fällen) diesen Fehler zeigen. Es besteht dabei meist wie bei der Spina bifida cystica ein Defect in den Wirbelbögen, aber er ist durch fibröse Membranen oder eine Knochenplatte völlig ausgefüllt (v. Recklinghausen). Gewisse spinale Symptome, motorische, sensorische, trophische Anomalien an den unteren Extremitäten, an Blase und Mastdarm, abnorme Behaarung und besonders Entwickelung einer fibrolipomatösen Geschwulst am Rücken weisen äusserlich darauf hin, dass im Bereich des Rückenmark- und Rückgratendes etwas nicht in Ordnung ist. In einem solchen Falle zog die Dura als fibröser Strang zu der behaarten und infolge voraufgegangener Operation narbig veränderten Haut; mehrfach war das Rückenmark durch fibrolipomatöse Geschwulst erheblich geschädigt (v. Recklinghausen, Bohnstedt). Indem an der abnorm behaarten Stelle das subcutame Fettgewebe abnorm wuchert, kommt es auch ohne Aussackung der Rückenmarkshüllen zu einer deutlichen Tumorbildung, und diese Fälle sind es, welche mangels einer fühlbaren Wirbelspalte, und wenn spinale Symptome fehlen, zu der irrthümlichen Auffassung führen können, dass ein Zusammenhang mit dem Wirbelkanal und dem Rückenmark nicht besteht. Nach von Recklinghausen's Ueberzeugung sind viele von den als lumbosacrale Lipome oder als Schwanzbildungen oder Pseudoschwänze beschriebene Tumoren Combinationen von Spina bifida mit geschwulstartiger Vermehrung eines der Gewebe des Standortes. Es sind diese Tumoren ihrer histologischen Zusammensetzung nach als Fibromyolipome zu bezeichnen.

Indem nun auch teratoide Geschwülste neben Spina bifida cystica und occulta vorkommen, werden die Verhältnisse noch um ein gut Theil complicirter. Virchow hat einen solchen Fall als erster klar erkannt.

Bei einem todtgeborenen Mädchen sah er am unteren Ende der Wirbelsäule eine Geschwulst von der Grösse eines zweijährigen Kindes. Durch einen Spalt in den unteren Kreuzbeinwirbeln ging die Dura mater spinalis, ebenso das Filum terminale in die Oberfläche des Tumors über. Dieser selbst aber bestand aus Gehirnmasse, Knorpel, Knochenteilen. Der Verfasser sprach die Vermuthung aus, dass es sich um „eine unvollkommene Darstellung eines Individuums" handele. Auch Rizzoli und Schreiber, in neuester Zeit noch Bechthold haben derartige Fälle beschrieben. Borst hebt hervor, wie gerade der letztgenannte Fall von Bechthold die diagnostisch schwierige Combination von Spina bifida occulta mit angeborenen teratoiden Mischgeschwülsten der Kreuzsteissbeingegend illustrirt.

Es handelte sich um eine von elephantiastisch verdickter, gewulsteter Haut überzogene, umfangreiche Geschwulst, die über dem dorsal gespaltenen Sacralkanal gelegen war. Ein Stiel verband diese ausserhalb des Sacralkanales unter der Haut gelegene Tumormasse mit einer umfänglichen Fettanhäufung, die den ganzen Sacralkanal selbst ausfüllte. Das Rückenmark reichte abnorm weit nach unten in den Sacralkanal hinein und endigte mit einem stumpfen Conus; ein Filum terminale war nicht vorhanden, ebenso keine eigentliche Cauda equina; von letzterer waren nur einige Nervenfäden sichtbar. Die Dura spinalis ging in den Stiel der Geschwulst über und bildete in letzterem einen central gelegenen Hohlraum, der verzweigt und blind endigte in der Geschwulstmasse, die dem Os sacrum aufgelagert war; den Stiel begleiteten zahlreiche Nervenfaserbündel. Die Geschwulst über dem Kreuzbein, in die sich der mehrfach erwähnte Stiel auflöste, bestand der Hauptsache nach aus Binde-, Fett- und Muskelgewebe; ferner fanden sich zahlreiche, meist in fibröser Entartung begriffene oder bereits völlig in schwielige Stränge entartete Nervenfaserbündel vom Charakter der peripheren Nerven, weiterhin Theile eines völlig entwickelten Spinalganglions und überall zerstreute Bruchstücke embryonaler Nervensubstanz, innerhalb welcher Bruchstücke zahlreiche einfache und verzweigte Cystchen auftraten, mit dicht gedrängten cylindrischen Zellen bekleidet, ganz vom Aussehen der Centralkanalepithelien".

Borst hatte den Eindruck, dass sich im Anschluss an die Defectbildung der hinteren Wand des Rückgrates und der Dura eine Wucherung der umgebenden mesodermalen Teile (Fett, Muskel, Bindegewebe) entwickelt habe. Diese Wucherung schien ihm auf den Verschluss des bestehenden Defectes abzuzielen. Sie habe aber, in ihrer In- und Extensität über das Ziel hinausschiessend, zu einer Zersprengung und Zerstörung des abnorm weit abwärts reichenden Rückenmarkes und seiner Ausläufer geführt.

Diese Geschwülste, in denen zweifellos ein Zusammenhang mit dem Inhalt des Rückgratkanales, sei es mit, sei es ohne Dehiscenz der Wirbel, erweisbar war, und in denen sich auch Nervengewebe und verschiedene andere Gewebsarten, Knochen, Knorpel, glatte und quergestreifte Musculatur zugleich vorfanden, haben vor allen Dingen zu der Anschauung geführt, dass die später näher zu behandelnden, complicirten Mischgeschwülste sämtlich auf eine Anomalie in dem Abschluss des Medullarrohres zurückzuführen seien. Wenn man aber, wie wir später zu erweisen suchen, die aus verschiedensten Geweben combinirten Mischgeschwülste als durch Implantation einer besonderen Keimanlage am unteren Stammesende auffasst, so liegt der Gedanke nahe, dass umgekehrt die Entwickelung eben dieses Keimes die primäre Veranlassung zu jenem unvollkommenen Abschluss des Wirbelrohres manchmal ist. So würde das Nebeneinander von Spina bifida und teratoider Geschwulstbildung sich jedenfalls leichter erklären, als dies durch die Theorie der Autoren geschieht, welche in der Persistenz medullärer Reste an ungehöriger Stelle den Anreiz zu der regellosen Wucherung so mannigfaltiger Gewebsarten sehen.

Eine Gruppe von angeborenen Sacralgeschwülsten endlich wird meist auf eine Störung im Zusammenschluss oder besser in der Rückbildung der embryonalen Componenten des unteren Stammesendes zurückgeführt, das sind die den Anthropologen mehr als den ärztlichen Praktiker interessirenden „Schwanzbildungen“. Unter dieser Bezeichnung werden indess recht heterogene Dinge zusammengetragen, wie Virchow gezeigt hat. Ein Teil der hierher rubricirten Anhänge gehört offenbar zu der Spina bifida occulta. Ein bestimmtes Urteil kann man sich darüber nicht bilden, solange das ohnehin sehr spärliche Material nicht hinreichend durchforscht ist. Es genügt hier nicht bloss, das liegt auf der Hand, die Untersuchung eines etwa extirpirten Tumors, es bedarf auch der sorgfältigsten Präparation der unteren Wirbel und ihres Inhaltes. An alledem fehlt es bei der Beschreibung der einschlägigen Fälle. Die untersuchten Tumoren zeigten die mannigfachste Zusammensetzung. Virchow sah eine Fettgeschwulst mit einem centralen bindegewebigen Strang in der Glutäalgegend und ein andermal ein Anhängsel des Steissbeines, das aus cavernösem Gewebe bestand und einen musculösen Stiel hatte. Da man an jeder anderen Körperstelle auch gelegentlich, aus verirrten Zellkeimen hervorgegangen, derartige Anhängsel trifft, so scheinen mir derartige, zweifellos exorbitant seltene Gewächse mit den eigentlichen Sacraltumoren nichts gemein zu haben.

Anders steht es mit jenen Gebilden, die durch die Art ihrer Structur die Herkunft von dem Rückenmark vermuthen lassen, ich meine die Fälle von Rankenneurom, welche Bruns-Schreiber und Waslé veröffentlicht haben. Diese Tumoren, welche meist gar nicht ein schwanzartiges Aussehen hatten und, wie Borst richtig sagt, der Spina bifida occulta zuzuzählen sind, sollte man gar nicht als Schwanzbildungen bezeichnen. Dann erübrigt sich auch die Einteilung in wahre und falsche Schwänze.

Giebt es nun überhaupt echte Schwanzbildung beim Menschen? Bartels verneint diese Frage und offenbar mit Recht, denn der Fall von Hennig und Rauber, die bei einer auch sonst mit vielen Missbildungen ausgestatteten Frucht in einem 27 mm langen, caudalen Anhang zwei gelenkig verbundene längliche Knochen fanden, ist bis jetzt allein geblieben. Man muss sich allerdings wundern, dass eine echte Schwanzbildung beim Menschen nicht vorkommen sollte, denn den Schwanz der Thiere bilden die Steissbeinwirbel, als deren Fortsetzung ein wirbelloser „Schwanzfaden" nach Braun vorhanden ist. Noch im 2. Fötalmonat bildet beim Menschen das Steissbein eine scharfe Prominenz, die dann allmählich von den überwachsenden Weichtheilen umfangen und ventralwärts gezogen wird. Für eine echte Schwanzbildung müsste man demgemäss verlangen den Nachweis eines knöchernen Inhaltes, nämlich persistirender Steissbeinwirbel und der Continuität desselben mit dem unteren Ende der Wirbelsäule. Dieser Nachweis ist bis jetzt nicht erbracht, und so können wir bezüglich der Schwanzbildung beim Menschen zur Zeit nur sagen: Es wäre aus entwickelungsgeschichtlichen Gründen wohl denkbar, dass auch beim Menschen gelegentlich echte Schwanzbildung vorkäme, und zwar durch Persistenz der normaler Weise zum Schwunde bestimmten überzähligen fötalen Steissbeinwirbel. Mit Sicherheit beobachtet ist ein solcher Fall noch nicht.

Nun habe ich in Königshütte ein caudales Anhängsel seiner Zeit operirt, das ich anfänglich als einen angeborenen echten Sacraltumor auffassen zu müssen glaubte. Die nachträgliche histologische Untersuchung bestätigte indess diese Vermuthung nicht. Sie liess mich bezüglich der Herkunft der Geschwulst überhaupt keine stichhaltige Erklärung finden, und da überdies es nicht erwiesen ist, ob sie wirklich angeboren, das heisst schon bei der Geburt vorhanden gewesen ist, so entfällt sie eigentlich nicht in dieses Thema. Aber als Beitrag zur Differentialdiagnose dürfte der Fall doch erwähnenswerth sein.

Beobachtung 3.

Grosses Fibrom ausgehend von der Vorderfläche des Kreuzsteissbeines einer 42jährigen Frau, vielleicht angeboren. Erfolgreiche Extirpation (Fig. 1).

Die 42 Jahre alte Bäuerin Florentine Ch. aus O. kam am 15. Februar 1897 in unsere Poliklinik wegen einer von der rechten Gesässhälfte herabhängenden grossen Geschwulst. Dieselbe gab an, dass sie seit etwa 4 Jahre die Entwickelung derselben wahrnehme, nachdem sie schon als Kind manchmal einen hühnereigrossen Knollen an dieser Stelle bemerkt habe. Seit einem halben Jahre wachse dieselbe stetig und sei ihr beim Sitzen und Gehen durch das Hin- und Herpendeln so unbequem, dass sie dieselbe gern entfernt haben möchte.

Fig. 1.

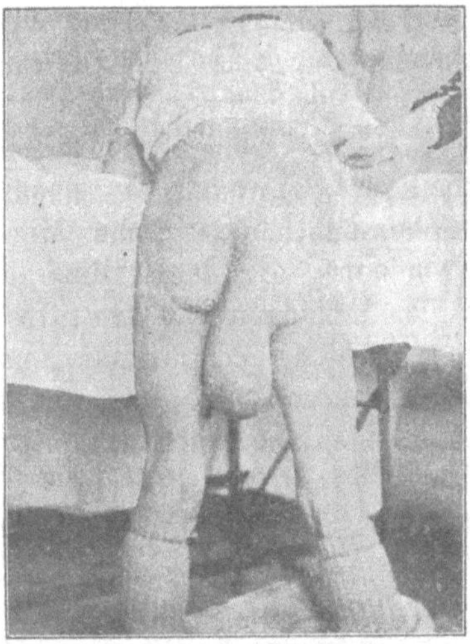

Die zwar nicht besonders kräftige, aber normal gewachsene und an den inneren Organen gesunde Frau, Mutter von vier lebenden und zwei verstorbenen Kindern, hat einen reichlich dreifaustgrossen Tumor an der Gesässgegend, welcher in seiner Form an ein Scrotum bovis erinnert. Er hängt von der rechten Hinterbacke herab und hat durch sein Eigengewicht deren Contouren erheblich verzerrt (siehe Fig. 1). Man sieht äusserlich eine halsartige Einschnürung zwischen der Glutäalrundung und dem Tumor, der bei jeder Bewegung hin- und herpendelt. Die darüberziehende Haut ist im allgemeinen gesund, nur wo der Tumor dem linken Oberschenkel sich anlegt, besteht, offenbar infolge von Beschmutzung mit Koth und Urin eine leichte entzündliche Röthung. Für die Palpation ist die Haut überall leicht verschieblich um den sehr harten Inhalt. Die ganze Geschwulst lässt sich leicht nach oben schlagen und dem Kreuzbein anlagern. Die feste eigentliche Geschwulst, über der sich die Haut offenbar nur ausgedehnt hat, steht durch einen leicht eingeschnürten Stiel, wie es scheint, mit dem Steissbein in Verbindung. Dieser Umstand sprach gegen die Vermuthung, dass es sich um ein Lipom handle; ein cystischer Sacraltumor, wie sie angeboren vorkommen, war auch nicht anzunehmen, da man Cysten keinesfalls wahrnehmen konnte.

Am 16. Februar 1897 versuchte ich zunächst unter Schleich'scher Localanästhesie den Tumor zu extirpiren. Da sich aber die Frau sehr ungeberdig zeigte, so wurde Chloroformnarkose alsbald in Anwendung gebracht.

Der Stiel wurde durch einen vorderen und einen hinteren Schnitt durch die Haut freigelegt. Hierbei blutete es aus den Venen ziemlich stark. Als ich den Tumor nach oben hin frei machte, zeigte sich, dass der feste Stiel ziemlich weit hinaufreichte, nämlich bis an die vordere concave Fläche des Steissbeines und des Kreuzbeines. Er liess sich aber nach sorgfältiger Isolirung stumpf von der Kreuzsteissbeinvorderfläche ablösen. Der Tumor hatte hier dem Periost aufgesessen. Die Auslösung in der Tiefe war wegen der aus den Sacrallöchern austretenden Nerven immerhin nicht ohne Bedenken, doch zeigte sich nachträglich, dass wir jede Nervenläsion vermieden hatten.

Die überreichliche Haut liess einen vollständigen Verschluss der Operationswunde zu, doch wurde mit Rücksicht auf die Nachbarschaft des Afters und die unvermeidliche Quetschung der Musculatur ausgiebig drainirt. Innerhalb von circa 3 Wochen heilte die Wunde ohne erhebliche Absonderung, und die Patientin konnte bei der Entlassung jede Bewegung ohne Schmerzen oder Unbequemlichkeit ausführen. Bis jetzt — nach mehr als einem Jahr — ist ein Recidiv nicht aufgetreten. Die Narbe ist reizlos und macht sich in keiner Weise bemerkbar.

Pathologisch-anatomische Untersuchung: Die Geschwulst schneidet sich sehr schwer und erweist sich für das blosse Auge durchweg solid. Die weissglänzende Schnittfläche gleicht genau derjenigen von Fibromyomen des Uterus und, wie in diesen, setzen sich einzelne Abtheilungen des Tumors durch verschiedenen, oft concentrischen Verlauf der Faserzüge kugelartig gegen einander ab. Die Oberhaut ist von dem eigentlichen Tumor durch ein lockeres, in den untersten Theilen etwas ödematöses Zwischengewebe getrennt. Der Stiel, mit dem die Geschwulst der ventralen Fläche des Kreuzsteissbeines angeheftet war, ist ebenfalls von fibrösem Aussehen.

Die mikroskopische Untersuchung bestätigt durchaus die makroskopische Diagnose auf Fibrom. Es ist eine durchweg gleichmässige Faserstructur, die nur in den abhängenden Partien etwas reichlicher saftdurchtränkt ist. Die Kerne sind verhältnissmässig spärlich, länglich, nehmen überall gleichmässig die Farbe an. An arteriellen Gefässen ist die Geschwulst ziemlich reichlich, nirgends sind Zeichen einer regressiven Metamorphose zu finden. Bezüglich ihres Ausgangsortes giebt die histologische Untersuchung keinen Anhalt, nach dem Befund bei der Operation müsste man das Periost der vorderen Kreuzsteissbeinfläche als den Boden ansehen, auf dem die Geschwulst gewachsen ist.

II.

Der unlängst verstorbene Leipziger Anatom Wilhelm Braune hat als Assistent der dortigen chirurgischen Klinik im Jahre 1862 die Frage der „Doppelbildungen und angeborenen Geschwülste der Kreuzbeingegend in anatomischer und klinischer Beziehung“ monographisch in überaus sorgfältiger und umfassender Weise behandelt.

Wir dürfen diese Arbeit zum Ausgangspunkte für unsere Betrachtungen machen; denn sie berücksichtigt erschöpfend die ältere Litteratur, auf die zurückzugreifen sich nicht mehr verlohnt, da alle jene Veröffentlichungen rücksichtlich der histologischen Erhebungen den heutigen Ansprüchen nicht mehr genügen. Immerhin sind bei der Seltenheit der einschlägigen Fälle auch die Erfahrungen der älteren Autoren bezüglich der grobanatomischen Verhältnisse der Beachtung werth.

Braune, der allerdings die Dermoidcysten und die Spina bifida nicht in den Kreis seiner Betrachtungen zieht, hat die Doppelbildungen von den eigentlichen Sacralgeschwülsten scharf getrennt. Er giebt in tabellarischer Uebersicht

I. Doppelbildungen	56	Fälle
nämlich a) vollkommene	7	„
b) unvollkommene	49	„
α) freie Parasiten und Tripodieen	(8)	„
β) subcutane und freigewordene Parasiten	(41)	„
II. Geschwülste	(95)	„

wobei er unterscheidet

1. Die eigentlichen Steissbeingeschwülste der Autoren, d. s. Geschwülste, die mit dem Spinalkanale zusammenhängen, Degenerationen der Luschka'schen Steissdrüse und Steissbeingeschwülste im engeren Sinne (62 Fälle).
2. Sacralhygrome (22 Fälle).
3. Lipome (6 Fälle).
4. Geschwülste an Erwachsenen, deren congenitale Natur nicht erwiesen ist (5 Fälle).

Damit hat Braune in das Wirrsal von Benennungen wenigstens einigermaassen Ordnung gebracht. Unsere heutigen onkologischen Erfahrungen indes zwingen uns, mit allen den alten Bezeichnungen, noch weiter gehend, aufzuräumen, denn wir können keinesfalls mehr von Sarkomen und Carcinomen, Medullarcarcinomen, Encephaloiden, Fibroiden, Zottengeschwülsten, auch nicht mehr von Cystosarkomen reden gegenüber den angeborenen sacralen Mischgeschwülsten, wie dies die alten Autoren in buntem Wechsel thun.

Auch in dem Braune'schen Commentar seiner Eintheilung vermissen wir eine scharfe Begrenzung der Gruppen von Sacralgeschwülsten. Wie es natürliche Uebergänge giebt zwischen den vollkommenen und unvollkommenen Doppelbildungen, zwischen den freien und subcutanen und den nachträglich frei gewordenen Parasiten, so giebt es auch solche zwischen den unvollkommenen Doppelbildungen und den eigentlichen Geschwülsten, die man später meist als Teratome bezeichnet hat.

Braune glaubte die genetische Einheit aller dieser Neubildungen oder besser Missbildungsn leugnen zu müssen, wir kommen zu dem entgegengesetzten Resultate, dass alle diese sacralen Gebilde genetisch eng verwandt sind. Um dies zu erweisen, wollen wir mit einer kurzen Betrachtung der zweifellosen Doppelbildungen beginnen, die ja nur in verkümmerten Formen als Geschwülste imponiren.

Braune nennt vollkommene Doppelbildungen der Kreuzbeingegend „zwei am Steisse mit einander zusammenhängende Individuen einerlei Geschlechts, jedes mit einem eigenen Blutkreislauf.“ Der Zusammenhang betrifft entweder die Weichtheile oder die Wirbelsäule oder selbst das Rückenmark. Er giebt die auch in allen einschlägigen Handbüchern zu findende Abbildung des von Torcos 1757 beschriebenen ungarischen Schwesternpaares, Helena und Judith, die ein Alter von 22 Jahren erreichten. Ihre Kreuzbeine erwiesen sich bei der Section verschmolzen, sie liefen in ein gemeinsames Steissbein aus. Auch die Mastdärme vereinigten sich zu einem gemeinsamen Kanal. Ihre Lebensfunktionen waren durchaus getrennt und selbstständig. Die anderen Beispiele vollkommener Doppelbildung, von denen einer, v. Parè (1475), noch älterer Zeit angehört, wiesen ganz ähnliche Verhältnisse auf, nur dass an einem Präparate, das Walter und Barkow (1805, bezw. 1828) beschreiben, auch das Rückenmark beider Individuen in dem gemeinsamen untersten Wirbelkanal zusammenläuft. In neuerer Zeit sind die sogen. amerikanischen Schwestern Chrissie und Millie und die böhmischen Schwestern Rosalia uud Josefa Blazek bekannt geworden. Von letzteren hat man noch 1894 gehört, sie waren damals bereits 15 Jahre alt. Endlich hat Marchand 1895 einen menschlichen Pygopagus beschrieben, bei dem das Steissbein und der grösste Theil des Kreuzbeines gemeinsam waren, ebenso Conus und Filum terminale. Beide Aorten gingen in einander über. Es bestanden 2 Enddärme, aber nur eine Afteröffnung, neben der allerdings eine blind endende Aftergrube sich fand. Das Vestibulum vaginarum war einfach, Harn- und Geschlechtsorgane aber doppelt. Die Placenta und das placentare Ende der Nabelschnur waren einfach.

Der Abstand dieser Doppelbildungen von den unvollkommenen Doppelbildungen, den Parasiten, ist rücksichtlich der Gesammtentwickelung ein überaus grosser. Während nämlich jene zwei, bis auf kleine Grössendifferenzen, in ihren Extremitäten und Sinnesorganen ganz gleich entwickelte Individuen darstellen, fehlt bei diesen bereits Kopf und Rumpf oder, wenn diese entwickelt, die Extremitäten. „Das Anhängsel in der Kreuzbeingegend befindet sich im Zustande eines Acardiacus, erhält das Ernährungsmaterial durch communicirende Gefässe vom Hauptindividuum, hat also keinen Kreislauf. Diese Formen stellen entweder frei herabhängende Körpertheile dar oder erscheinen als geschwulstförmige, von der Haut des Trägers eingeschlossene Masse, in welcher Bruchstücke von Skelett, Darmkanal, Extremitäten eingebettet liegen." Schon August Foerster hat in seinen „Missbildungen des Menschen" diese Parasiten in freie und in subcutane unterschieden, Er hat schon die Vermuthung ausgesprochen, dass die in ihrer histologischen Zusammensetzung damals noch nicht genügend gekannten Sacraltumoren, die er als „Cystosarkome" zusammenfasst, auf parasitischen Ursprung zurückzuführen seien. Er erwartet von ferneren Untersuchungen, dass sie eine Einheit für die freien und subcutanen Parasiten und für die letztgenannten Neubildungen liefern werde, da dieselben genau an derselben Stelle sitzen, wie die wirklichen Parasiten, und da auch letztere zuweilen cystosarkomatöses Gewebe in grösserer Menge enthielten. Die oben genannte Thatsache führt auch Braune in seiner Definition der subcutanen und frei gewordenen Parasiten an, die nach seiner Schilderung „eine Geschwulst bilden, in der man beim Aufschneiden eine Masse entdeckt, welche deutliche, fötale Organe enthält." Die Parasiten liegen aber darin nicht frei, wie etwa ein Fötus in seinen Eihäuten, sondern sie hängen mit den nächsten Umgebungen zusammen, sind auch oft mit Kreuz- und Steissbein fest verbunden und ragen zuweilen in Becken und Bauchhöhle hinein. Diese Parasiten zeigen nicht mehr den regelmässigen Bau wie die freien, sondern bestehen meist aus unvollkommenen, unförmlichen Extremitäten- und Stammtheilen oder auch rudimentären Darmstücken.

Auf 2 Umstände möchte ich besonders hinweisen, um zu zeigen, dass freie Sacralparasiten und subcutane, an organoiden Geschwulsttheilen reiche Sacraltumoren nur verschieden sind durch den Grad ihrer Entwickelung, das ist erstens die Thatsache, dass manche bei der Geburt und in den ersten Lebensjahren subcutan gewesene Doppelbildungen später erst frei geworden sind und ferner die Beobachtung, dass auch neben wohlausgebildeten Organen, welche dem betreffenden Sacraltumor das unanfechtbare Kennzeichen einer Doppelbildung geben, nicht selten Geschwulstgewebe angetroffen wird, welches durchaus die Structur der als monogerminale Bildungen bezeichneten Tumoren hat.

Die erste Behauptung beweisen ausser anderen die folgenden Fälle. Bei der von Spitta nnd später von Neugebauer besprochenen Anna Prenosil aus Czaslau in Böhmen war ein durch einen dünnen Stiel am Kreuzbeine festgewachsenes 3. Bein erst im 3. Lebensjahre aus einer aufgebrochenen Cyste zum Vorschein gekommen und weiter gewachsen. Und Trapp beobachtete in Stawropol in Süd-Russland einen 8 Jahre alten, sonst gut gewachsenen Knaben, der ein 3. Bein einer Vertiefung der rechten Hinterbacke aufsitzend hatte. Obwohl damals bereits 39 cm lang, 43 cm im Umfange und 15 Pfund schwer, war es doch erst im 7. Lebensjahre zum Vorschein gekommen, während bei der Geburt nur eine unbedeutende Geschwulst sichtbar war. — Es kommt unter dem Drucke der wachsenden Organe oder durch ulceröse Processe gelegentlich die Haut zum Bersten; so wird aus dem anfänglichen Tumor mit einem Male ein freier Parasit.

Neben ausgebildeten Skeletttheilen fand man vielfach cystisches Geschwulstgewebe mit all jenen Criterien, die wir an den sacralen Mischgeschwülsten kennen lernen werden, nämlich Cysten (Fleischmann, Luschka, Schwarz), „encephaloidartige“ oder „sarkomähnliche Massen“ (Mayer), Darmtheile, Muskelgewebe u. a. Braune zählt elf solche Fälle auf.

Ausserdem aber berichtet er von 10 Fällen von subcutanen Parasiten, in denen die als Kopf- oder Stammskeletttheile gedeuteten Partien vielfach nur unsicher erkennbare Formen zeigen. Darunter wird auch eine Beobachtung von Virchow angeführt, die dem Referenten selbst die Ueberzeugung nahelegt, wie schwer es ist, „eine Grenze zwischen den Duplicitäten und den Neubildungen zu ziehen, da sich eine ununterbrochene Skala von den vollkommenen pygopagen Doppelbildungen bis herab zu den leisesten Andeutungen eines Organismus verfolgen lässt.“

Virchow sah bei einem todtgeborenen Mädchen eine kindskopfgrosse, mit normaler Haut bedeckte Geschwulst, die durch die vorn offenen untersten beiden Kreuzbeinwirbel mit der Dura spinalis, bezw. dem Filum terminale in Verbindung stand. Die Geschwulstmasse war verschiedenartig zusammengesetzt; zum Theil fanden sich cystoide Massen, zum Theil markige, knollige Gebilde mit einer Substanz erfüllt, die dem Gehirn eines neugeborenen Kindes sehr ähnelte. In ihr fanden sich zwar weder Nervenfasern noch Ganglien, dagegen zeigten sich hier und da gyri-artige Erhebungen und eine reiche Grundsubstanz, in welcher eine Menge grosser und kleiner Kerne und Zellen eingebettet lagen. Virchow hielt sie für luxuriirende graue Rindensubstanz. Daneben fand er Knorpel- und Knochenfragmente, ferner erbsen- bis dattelkerngrosse, dünnwandige, mit gelber Flüssigkeit erfüllte Höhlen und grössere, ausgebuchtete Säcke, die, weil peripherisch gelagert, bei der Geburt geplatzt waren. Wo die Wandungen dicker, da hatten sie den Bau der Cutis, mit Epidermoidalstratum, Bindegewebe, Talgfollikeln, Schweissdrüsen.

Luschka beschreibt eine Sacralcyste, „deren Basis ein Cystosarkom war, an welchem erst ein Parasit mit deutlichen Organanlagen hing.“ Hesselfach ferner fand in einem Subcutanparasiten, der zwei rudimentäre Füsse enthielt, noch eine Geschwulstmasse von sehr verschiedenem Bau. In einem weichen Gewebe liegen grössere, bis haselnussgrosse Cysten, deren Inhalt, wie es scheint, flüssig war. Das Bild der cystischen Mischgeschwulst kehrt auch in den Fällen von Richardson und Naudin, von Pacini, von Kubis und anderen zweifellos wieder.

Kurzum, es giebt sacrale Gewächse, die eine Combination von Doppelbildung und teratoider Geschwulstwucherung bilden. Soll man da nicht in der letzteren den unentwickelt gebliebenen Antheil der 2. Keimanlage erblicken, deren besser entwickelten wir eben in den Organen vor uns haben? Zwischen einer teratoiden Geschwulst, wie sie Virchow oben schildert, und den später näher zu beschreibenden sacralen Tumoren wird man aber keinen wesentlichen Unterschied finden.

Die anatomische Bestimmung der vorgefundenen Organe und Extremitätentheile seitens der älteren Autoren ist keineswegs immer eine ganz einwandfreie; auch das verwischt die scharfe Grenze zwischen den unvollkommenen Parasiten und den eigentlichen Sacraltumoren. Das hebt auch Braune schon hervor, indem er bemängelt, dass z. B. Joseph ein längliches Knochenrudiment als Clavicula, Otto 3 Knorpelstücke ohne Muskeln und Sehnen mit Sicherheit als Finger anspricht. Da wir auch in den neuerdings histologisch genauer durchsuchten, vermeintlich monogerminalen Sacralteratomen derartige Gebilde angelegt finden, legen uns diese Betrachtungen den Gedanken nahe, dass die früher beschriebenen Cystosarkome mit unseren angeborenen cystösen Mischgeschwülsten identisch sind, und dass diese nichts weiter sind, als in der Entwickelung zurückgebliebene Sacralparasiten.

Unter den Geschwülsten der Kreuzsteissbeingegend (Neoplasmata sacralia congenita), die Braune scharf gesondert von den Doppelbildungen wissen will, erscheinen ihm die Steissbeingeschwülste im engeren Sinne (Tumores coccygei) dadurch charakterisirt, dass sie durch ihre Structur ein klinisch malignes Verhalten erwarten lassen, und dass sie ganz bestimmte Verhältnisse bezüglich der Anheftung, Gefässverbindung und Begrenzung aufweisen. Hinsichtlich des ersten Punktes, der aus der Structur sich ergebenden Malignität ist durch die angezogenen Fälle nach dem heutigen Stande der Wissenschaft für die Bösartigkeit der Beweis keinesfalls erbracht. Die Diagnose Carcinom und Sarkom ist meist ohne eingehende histologische Beschreibung und Begründung ausgesprochen.

Ein einziger Autor, Lotzbeck, erwähnt metastatische Verbreitung eines sacralen „Medullarcarcinoms“ in Lungen, Leber und Drüsen, aber dieser Fall ist bezüglich des „angeboren“ nicht ganz einwandfrei; denn es heisst ausdrücklich, dass man die Geschwulst erst bemerkte, als der Knabe 1/2 Jahr alt war. Zudem fällt auch er in die Zeit (vor 1858), in welcher die mikroskopische Diagnose der Tumoren noch in den Kinderschuhen steckte. Auch Braune's Schilderung der Structur dieser Steisstumoren ist deshalb sehr unzulänglich. „Man findet“, schreibt er,

„eine faserige oder körnige, härtliche oder weichere, vielfach zerklüftete Masse, meist sarkomatöse Structur. Doch sieht man auch fibroide und selbst Zottengeschwülste, Carcinome, und zwar nicht nur bei verschiedenen Fällen, sondern mitunter in einer einzigen Geschwulst die verschiedenartigste Structur an verschiedenen Stellen.“ Als Ausgangsorte kommen für ihn in Frage 1) das untere Ende des Meningealsackes, das knöcherne oder knorpelige Ende der Wirbelsäule und die Luschka'sche Steissdrüse.

Neben diese ebenfalls meist cystischen Steissbeintumoren stellt Braune als besondere Gruppe die Sacralhygrome, die mit Lotzbeck's reinen Cystengeschwülsten übereinstimmen. Er charakterisirt sie als nicht maligne, cystische Tumoren, von weniger typischem Sitz, deren Inhalt oder Wandstructur sie nicht von Cysten anderer Körperregionen unterscheidet. Sehen wir uns aber die Repräsentanten dieser Gruppe genauer an, so finden wir, dass keine einzige der hier hergezählten Geschwülste wirklich sorgfältig untersucht ist. Die beste und eingehendste Beschreibung, von Braune selbst geliefert, betrifft eine nicht vollständig extirpirte Geschwulst. Der untersuchte Theil aber war auch eine „Fettmasse mit Cystenwand“.

Wir kommen nach alledem zu dem Schlusse, dass die Ergebnisse der Untersuchungen bis zu Braune's Arbeit die Nothwendigkeit, angeborene Steissbeingeschwülste und Sacralhygrome streng von einander zu scheiden, keineswegs erwiesen haben. Wir hoffen, aus den Beschreibungen späterer Autoren, die freilich noch vielfach Braune's Directiven gefolgt sind, sowie aus unseren eigenen Beobachtungen erweisen zu können, dass ein principieller Unterschied zwischen den mehr cystischen und den solideren Tumoren nicht besteht. Ausser Molk hat auch kein Autor späterhin Werth auf diese Unterscheidung gelegt, welche das Ergebniss vorwiegend makroskopischer Beurtheilung war. Indem man der Erforschung der Genese nachging, musste man auch die räumlich zurücktretenden soliden Antheile dieser Cystome untersuchen; da fand man nun eine überaus charakteristische und übereinstimmende Zusammensetzung bei all den angeborenen Sacraltumoren auch ohne unzweifelhaft parasitäre Einschlüsse. Wenn man die oben besprochenen reinen Dermoide und die Spina bifida-Cysten bei Seite lässt, so ist für die Sacralgeschwülste im engeren Sinne die Cystenbildung im Groben zwar ein wichtiges Kennzeichen, ihre genetische Eigenart aber drückt sich vielmehr aus in der bunten Zusammensetzung der zwischen und neben den Cysten gelegenen soliden Geschwulsttheile, deren Kenntniss das Ergebniss erst neuerer Untersuchungen ist.

Was Braune über den Sitz, die Grösse und die äussere Gestalt der angeborenen Sacralgeschwülste sagt, kann auch heute noch als zutreffend bezeichnet werden. Die von mir beobachteten Fälle unterscheiden sich im wesentlichen nur durch die Grösse von einander, sowie von den Abbildungen gleichartiger Geschwulste, die wir in den Arbeiten von Vrolik, Virchow, Foerster, Braune, Ahlfeld, Strassmann, H. Kaufmann u. a. finden. Es sind Tumoren von Apfelgrösse bis zur halben Grösse seines Trägers, von kugliger Gestalt, an deren Oberfläche oft mehrere Knollen oder Cysten prominiren. Sie sitzen äusserlich am unteren Ende des Stammes, nach oben nicht über die Mitte der Glutäen hinaufreichend, nach unten aber oft die Kniekehle des aufrecht gestellten Trägers überragend. Wenn sie an der Dorsalseite des Kreuzsteissbeines erwachsen, so sind sie den lumbosacralen Hydrorhachissäcken nicht unähnlich. Diese hochsitzenden echten Sacraltumoren sind aber zweifellos selten. Viel häufiger hängen sie, mehr oder weniger gestielt, in der Längsachse der Wirbelsäule von deren Steissbeinspitze herab, so dass zunächst nicht recht zu sagen ist, ob sie von der dorsalen oder von der ventralen Fläche des Kreuzsteissbeins ausgegangen sind. Dieser Punkt ist überhaupt oft erst bei präparatorischem Vorgehen feststellbar, da die starke Entwickelung des basalen Theiles ein Durchgreifen bis an die Ausgangsstelle nicht zulässt. Zudem sind Missbildungen des Steissbeines, dorsale Umbiegung desselben, Verkümmerungen oder Hyperplasien dabei nicht selten.

Die central herabhängenden und die von der Ventralfläche sich entwickelnden Sacraltumoren haben naturgemäss bei halbwegs bedeutender Grössenentwickelung eine starke Verzerrung der After- und Dammgegend zur Folge. Die Analöffnung sitzt manchmal mitten auf der freien Vorderfläche der Geschwulst.

Für den Kliniker ist von grösserer Bedeutung die Beziehung der Geschwulst zu den Nachbarorganen. Das auch genetisch wichtige Verhalten derselben gegenüber dem Kreuz- und Steissbein scheint sehr verschieden zu sein. Zum Wesen dieser Tumoren gehört jedenfalls nicht eine Spaltbildung in den Wirbeln, ein breiter Zusammenhang mit der Dura spinalis oder auch nur ein kleiner dahinführender Strang. Diese Dinge werden gelegentlich beobachtet (Kümmel, Defect der knöchernen Bögen, Defect des untersten Abschnittes des Steissbeines), (Borst, Stiel durch den Hiatus sacralis bis an die Dura), aber in der Mehrzahl der Fälle ist der Rückgratkanal durchaus normal abgeschlossen, und die Tumoren lassen sich in der Regel von der knöchernen Anheftungsstelle gewissermaassen abschälen. Nur die ernährenden Gefässe bilden eine unerlässliche organische Verbindung mit dem Stamm des Trägers, es ist die Arteria sacralis media, welche mit ihren Aesten sich in die Mitte des Tumors einsenkt und sich in die peripheren Antheile mit kleineren Zweigen verbreitet. In einem Fall von Jastreboff betheiligten sich auch Aeste der Art. umbilicalis, der Pudenda communis und der Sacralis lateralis.

Sitzen die Geschwülste dorsal, so kommen andere Nachbarorgane nur bei exorbitanter Grössenentwickelung in Frage. In diesem Falle und bei ventralem Sitz ist die Nachbarschaft des Mastdarmes für den Operateur von hoher Bedeutung. Derselbe ist nicht immer ohne Läsion ablösbar gewesen (Middeldorpf, Schmidt, Hildebrand, Pannwitz). Ragen die Tumoren ins Becken hoch hinauf, so kann ihre Ausrottung auch dem Peritoneum gefährlich werden, und es ist von Stanley, Mauthner, Lehmann, Gläser eine solch starke Entwickelung der Geschwulst innerhalb des Beckens beschrieben worden, dass durch Compression der Ureteren Hydronephrose, durch Druck auf das Rectum Darmverschluss herbeigeführt worden ist.

Es ist nothwendig, schon hier hervorzuheben, dass das äussere Aussehen der als unvollkommene subcutane Parasiten allgemein anerkannten Tumoren sich in nichts unterscheidet von dieser für die eigentlichen sacralen Geschwülste gegebenen Beschreibung. Selbst weit entwickelte Extremitäten- oder Organanlagen, welche einen diagnostischen Schluss vor der Eröffnung zuliessen, sind nicht durchzufühlen gewesen, da diese Theile von Fett oder anderen Geweben umgeben sind oder aber in prall gefüllten Cysten liegen. So legt schon die äussere Aehnlichkeit in Sitz, Form und Grösse den Gedanken an eine innere, genetische Verwandtschaft der Parasiten mit den als solche nicht anerkannten cystischen Sacraltumoren nahe.

Ehe wir den Beweis führen, dass auch die histologischen Einzelheiten einen gemeinsamen Ursprung wahrscheinlich machen, wollen wir unsere eigenen hierher gehörigen Fälle beschreiben.

Beobachtung 4.

Erfolgreiche Extirpation einer zweifaustgrossen Steissgeschwulst bei einem 9 Tage alten Mädchen. Cystischer Tumor mit Darm- und Nervengewebe, lymphadenoidem und lymphangiomatösem Gewebe. (Hierzu Fig. 2.)

Am 11. Mai 1896 wurde uns nach Königshütte O.-S. ein 9 Tage altes Mädchen Ernestine Wislo aus Sosnowice in Russ. Polen gebracht. Das reife und sonst wohl entwickelte Kind, das dritte gesunder Eltern, hatte in der Steissbeingegend eine aus der Medianfurche herauswachsende, kuglige Geschwulst von der Grösse zweier Männerfäuste. Die Haut darüber ist etwas stärker behaart, leicht verschieblich. Der höckerige Inhalt besteht dem Gefühl nach aus soliden und cystischen Partien. Die Geschwulst war angeblich seit der Geburt schon ein wenig gewachsen, deshalb verlangten die Eltern die Entfernung. Ohne Narkose wurde von Herrn Professor Dr. W. Wagner nach Umschneidung die Ausschälung stumpf vorgenommen. Der daumendicke Stiel allein musste abgebunden und mit der Scheere durchtrennt werden. In demselben lag eine Arterie, offenbar die Art. coccygea. Der Stiel haftete der unteren und hinteren Fläche des Kreuzbeines an. Man konnte den Steissbeinknorpel an normaler Stelle fühlen. Der Tumor lag mit seiner Hauptmasse dem Mastdarm dicht an, so dass dieser sich nach der Enucleation stark aus der Wunde hervorstülpte. Tamponade der Höhle; Seidennaht. Die Heilung ging glatt vor sich. Nur wegen einer kleinen granulirenden Stelle zog sich die Behandlung über 5 Wochen hin. Das Kind ist seitdem — jetzt 2 Jahre — recidivfrei geblieben.

Auf einem frisch angelegten Schnitt erwies sich der auf dem Durchschnitt 11 cm messende Tumor als eine Mischgeschwulst zum grösseren Theil bestehend aus einer grossen vielkammerigen Cyste und mehreren kleinen; deren Inhalt ist eine bernsteingelbe seröse Flüssigkeit. Die grosse Cyste bildete den tiefsten Theil des Tumors; der oberste bestand aus muskelartigem Gewebe von blassröthlicher Farbe, der mittlere im wesentlichen aus einem soliden Fettklumpen. In dem oberen Abschnitt, da wo der Tumor fern ab vom Darm des Kindes lag, sitzt in dem muskelartigen Gewebe ein Strang von der doppelten Dicke etwa wie die Tube eines erwachsenen Weibes. Das Aussehen desselben legt ohne weiteres den Gedanken nahe, dass es sich um Darm handelt. Ein Mikrotomquerschnitt durch dies Gebilde lehrt, dass es alle Bestandtheile einer Darmwand enthält, nämlich eine circuläre und eine longitudinale Schicht von glatten Muskelfasern in einer verhältnissmässig einer Darmmuscularis entsprechenden Stärke. Weiterhin bemerkt man eine Submucosa von lockerem Bindegewebe mit kleinen Gefässen und endlich eine Mucosa mit allen Kriterien der Darmschleimhaut. Hohe Zotten werden von einem hohen Cylinderepithel, vielfach von Becherzellen bekleidet. Aber auch Follikel sind wohl ausgebildet an der Grenze zwischen Mucosa und Submucosa, es kann gar kein Zweifel sein, dass man es mit Solitärknötchen zu thun hat. Zwischen den Zotten liegt als Inhalt des Darmlumens eine colloide, kernlose Masse, in der indes angedeutete Umrisse noch erkennen lassen, dass es abgestossene Darmepithelien sind. Dieses Darmstück lag dicht neben einem bohnengrossen Stück Knochen, der mit dem Os coccygis oder Os sacrum sicher nicht in Zusammenhang gestanden hat und vollständig isolirt im Geschwulstgewebe lag. Aber es ist dies nicht das einzige Gebilde von unzweifelhafter Darmstructur. Auch in den centraleren Abschnitten der Geschwulst, mitten in den solidesten Theilen finden sich Darmtheile, und man hat den Eindruck, als ob auch Mesenterium daneben angelagert sei. Wenigstens lassen sich die follikelartigen Einlagerungen von adenoidem Gewebe in das Fettgewebe der nächsten Nachbarschaft der Darmwand mühelos so deuten. Ein Zusammenhang zwischen den verschiedenen Darmtheilen besteht nicht, und eine räumliche Beziehung zu dem Mastdarm des Kindes ist keinesfalls vorhanden.

Schwieriger zu beurtheilen sind die zwischen den grösseren Cysten und zwischen den fettigen Antheilen des Tumors gelegenen, für das blosse Auge ganz soliden Gewebe. Man trifft nämlich vielfach auch kleine Drüsenherde regellos zwischen breite, unregelmässig dahinziehende Züge von glatter Musculatur eingelagert. Es sind der Form der Lumina und der Auskleidung mit hohem Cylinderepithel nach zu urtheilen, Darmdrüsengebilde, Zotten einer Darmschleimhaut, der indess die zu erwartenden übrigen Bestandtheile einer Darmwand, also Submucosa und die beiden Muskelschichten fehlen. In weiteren Schnitten haben die Drüsen nicht mehr eine Form, die sie als Darmbestandtheile charakterisirte. Es sind cystisch erweiterte Spalten mit einem flockigen Inhalt; nur ihr hohes Cylinderepithel, in dem oft Becherzellen zu finden, erinnert noch an die Verwandtschaft mit den früher genannten Gebilden. Sie liegen immer an Stellen, wo das Gewebe etwas lockerere Structur annimmt, indem zwischen die dichten breiten Züge glatter Musculatur sich lockeres Bindegewebe hineinschiebt. Es haben sich in dem Tumor einzelne lange Spalten gebildet, durch welche einzelne Knollen gegeneinander abgesetzt erscheinen. Den Ueberzug solch eines Knotens bildet einmal eine Darmmucosa mit hohen, wohl ausgebildeten Zotten und einer überaus gefässreichen Submucosa. In der Regel aber bildet die Oberflächenbekleidung ein flaches Epithel, das in einfacher oder vielfacher Schicht den Bindegewebszügen ohne jede Vermittelung aufliegt.

Ein Schnitt, der aus dem unteren Pol des Tumors stammt und die kaum 1 cm dicke Wand einer grossen Cyste einschliesslich der äusseren Haut umfasst, zeigt, dass auch hier Darmschleimhaut, also fern ab vom Stiel der Geschwulst zu finden ist. Die Haut ist mit allen ihren Bestandtheilen wohlausgebildet, Schweiss-, Talgdrüsen, Haarbälge liegen in regelrechter Anordnung. Dann folgt das mässig fettreiche subcutane Bindegewebe. An dieses endlich schiebt sich ein Zug glatter Musculatur heran, auf welche wieder ein lockeres gefässreiches Bindegewebe, die Submucosa, folgt. Dieser liegt dann eine regelrecht entwickelte Darmschleimhaut an mit hohen Zotten und Solitärfollikeln.

Neben diesen, dem Intestinaltract zugehörigen Geweben enthält der Tumor noch ein anderes specifisches Gewebe, nämlich Nervengewebe. Dasselbe mischt sich in unregelmässiger Anordnung in schmalen Zapfen oder breiteren Balken zwischen die bindegewebigen und musculösen Antheile des Tumors. Es setzt sich meist durch einen schmalen Spalt von diesen ab, wie wenn es im Alkohol geschrumpft wäre. Ein andermal lassen gerade diese Uebergangsstellen die faserige, netzförmige Grundsubstanz dieses gliösen Gewebes erkennen, das wegen seiner Kernarmuth sehr durchsichtig ist. Die Identität mit Nervensubstanz erwies eine specifische Gliafärbung nach der Methode von Mallory und nach der von Golgi-Ramon y Cajal. Auch giebt die van Gieson'sche Färbung sehr gut differencirende Bilder.

In den nervösen Partien finden sich Spalten, Lumina, in denen ein kernreiches Bindegewebe, oft auch ein oder mehrere Gefässe zu finden sind. Die Nachbarschaft dieser gliösen Partien besteht aus Bindegewebe mit musculösen Einsprengungen. Sehr nahe dabei aber stösst man auch auf jene kleinen Cylinderepithelcysten, die nach der Form ihres Epithels als Darmgebilde anzusprechen sind.

An einzelnen Stellen setzt sich ein Knoten von vorwiegend nervösem Gewebe durch einen schmalen, aber der Länge nach weithin sich erstreckenden Spalt gegen andersartiges Gewebe, zum Beispiel an einer Stelle gegen die Oberhaut ab. Da fällt an dem den Spalt auskleidenden Epithel die Verschiedenheit in der Form auf. Während es eben noch ein hohes schlankes Cylinderepithel ist, geht es in der Nachbarschaft allmählich in ein flacheres, breiteres Epithel über, das bald die Form von Pflasterepithel bildet. Ja an Stellen, wo der Spalt eine schmale, drüsenartige Ausbuchtung bildet, liegt in dieser hohes Cylinderepithel und dicht daneben im Hauptspalt mehrfach geschichtetes Pflasterepithel.

Sehr auffallend aber sind endlich Gewebspartien von der Structur eines Lymphangioms, wie sich deren mehrere in den soliden Abschnitten des Tumors finden. Zwischen glatten Muskelfasern liegen diese Herde von langgestreckten Alveolen mit einem hohen, aber doch nicht cylindrischen Zellbesatz, der sicher einschichtig ist, obwohl er bei wandständiger Lage des Schnittes oft mehrschichtig erscheint. Die offenen Lumina sind frei von Blutkörperchen oder anderem Inhalt. Zwischen diesen dicht gelagerten Alveolen liegen reichliche arterielle und venöse Blutgefässe.

Es ist unmöglich, alle diese verschiedenen Eindrücke in Abbildungen wiederzugeben: Aber eine Partie aus jener oben schon erwähnten Cystenwand ist der Wiedergabe besonders werth. Das Bild (Fig. 2) stammt von einer Stelle des Tumors, an der ein solider Knollen (*g*) in eine Cyste hineinragt, deren Wand (*a*, *b*, *c*, *d*, *e*) hier durch einen schmalen Spalt sich gegen diesen eingestülpten Knollen absetzt. Die Cystenwand lässt deutlich die Structur der Oberhaut, Epidermis (*a*), subcutanes Gewebe (*b*) mit Schweiss- und Talgdrüsen, subcutanes Fett (*c*), ferner eine langfaserige, gefässreiche Schicht (*d*) erkennen, in der glatte Musculatur sehr reichlich ist. Die Innenfläche der Cystenwand bildet ein hohes, vielfach von Becherzellen unterbrochenes einschichtiges Cylinderepithel (*e*), das auf niedrigen, aber breiten Papillen aufsitzt. Dann folgt der Spaltraum (*f*) und jenseits desselben ein Gewebe, das mit einem Saum ungefärbter Zellen gegen die Spalte sich absetzt, und eine breite nicht recht erkennbare Randzone besitzt. Die weiteren Partien (*g*) nehmen dann deutlich das Aussehen von Gliagewebe an. Es wird durch kleine Lücken, in denen Capillaren, grössere Gefässe und kleinzelliges Gewebe sich findet, inselartig abgetheilt. Nervenfasern, Ganglienzellen sind nicht darin zu finden. Man hat den Eindruck aus der makroskopischen Besichtigung, als ob hier eine junge Hirnanlage sich in die Cyste hinein vorschiebt, deren Wand aus einer ecto- und mesodermalen Anlage besteht.

Der ganze Tumor stellt sich demnach als eine höchst complicirte Mischgeschwulst dar, die ohne jede Verbildung des unteren Wirbelsäulenendes, leicht von diesem ablösbar, nur äusserlich mit

Fig. 2.

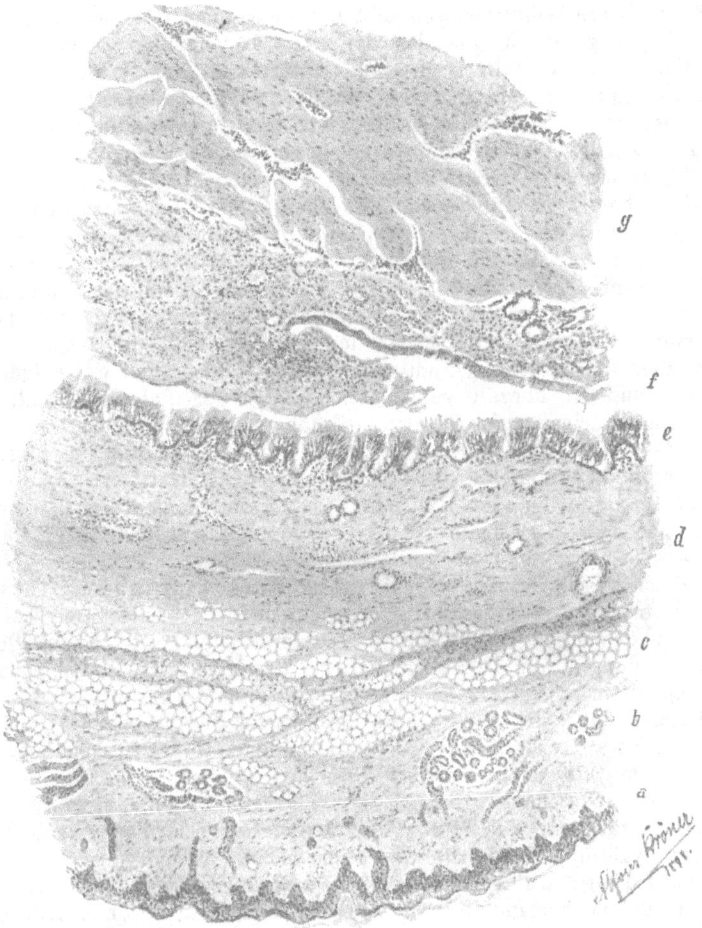

dem Kreuzsteissbein zusammenhing. Wir sahen, dass Abkömmlinge aller 3 Keimblätter in dem Tumor zu finden waren, dessen Cystenbildung neben der eigenartigen Structur der soliden Geschwulsttheile als etwas ganz Nebensächliches, für die genetische Beurtheilung ganz Unwesentliches ist.

Beobachtung 5.

Extirpation einer riesigen Steissgeschwulst bei einem 5 Monate alten Mädchen. Exitus. Cystischer Tumor mit besonders reichlich entwickeltem Nervengewebe und Anlagen von Darm- und Respirationstractus. (Hierzu Fig. 3, 4, 5.)

Das 5 Monate alte Kind, Agnes R. aus Gleiwitz, wurde am 20. Mai 1896 in unsere Poliklinik gebracht mit einer Sacralgeschwulst, die mehr als halb so gross ist wie das ganze Kind, welches 62 cm lang ist. Das Kind hat zwei ältere gesunde Geschwister; es sei bei der Geburt angeblich ausgetragen gewesen und hatte damals bereits am Gesäss eine Geschwulst gehabt halb so gross wie der Kopf. Seitdem sei dieselbe stetig gewachsen bis zu der jetzigen Grösse. Der im Verhältniss zu den Dimensionen des Kindes ganz riesige Tumor geht von der Gegend des Kreuzbeines und Steissbeines aus und bildet eine nicht ganz regelmässige Kugel, deren Umfang in der Medianlinie vom Kreuzbein bis zum Ansatz am Damm gemessen 48 cm beträgt. Ihr äquatorialer Umfang beträgt in maximo 58, in minimo 52 cm. Wenn das Kind schreit, so bemerkt man wellenförmige Bewegungen an dem Tumor. Electrische Auslösung von Contractionen wurde leider verabsäumt. Die Haut über der Geschwulst unterscheidet sich nicht von derjenigen des Körpers und ist überall verschieblich. Bei der Palpation fühlt man zwischen prallelastischen Theilen, offenbar Cysten, solide Partien, deren musculöse Natur sich der aufliegenden Hohlhand durch die fühlbaren Contractionen kundgiebt. Die Eltern verlangen trotz der geäusserten Bedenken die alsbaldige Extirpation, die am 21. Mai in der Privatklinik des Herrn Professor Wagner von diesem in leichter Chloroformnarkose vorgenommen wurde (Fig. 5).

Die Ausschälung des Tumors ging fast ohne Blutverlust, stumpf vor sich. Der anscheinend sehr breite Stiel sass nur an einer 2 Finger dicken Stelle in der Gegend der Kreuz-Steissbeinverbindung an der Dorsalfläche dieser Knochen fest. Das Os coccygis aber lag ausserhalb des Tumors und hatte normale Formen. Hier wurde abgebunden und mit der Scheere die Brücke durchschnitten. Bei der Grösse der Geschwulst hatte die Operation immerhin 1 Stunde gedauert, zu lange mit Rüchsicht auf das Alter des Kindes. Es starb noch am Abend desselben Tages, indem der Puls immer elender wurde. Die Section wurde von der Mutter nicht gestattet; sie hätte auch keine weiteren Aufschlüsse wie die Operation geben können.

Pathologisch-anatomische Untersuchung: Die Geschwulst wog, nachdem bereits eine Cyste ausgeflossen war, noch 3 Kilo. Sie besteht im unteren Theil aus einer grossen Cyste, die allein 1100 ccm wasserhelle Flüssigkeit mit einigen Fibrinflocken enthält. Zellige Elemente sind nicht darin zu finden. Das specifische Gewicht der Flüssigkeit beträgt 1008; sie ist fast eiweissfrei, ihre Reaction alkalisch. Der solide obere Theil des Tumors besteht zum Theil aus derbem, lappigem Fett, zwischem dem sich in mehreren schmalen Schichten ein weisses, blassröthliches muskelartiges Gewebe verbreitet. Stellenweise erreicht es indess eine erhebliche Dicke bis zu 3—4 cm. Wir werden später sehen, dass dieses muskelartige Gewebe in der That nicht durchweg Muskel ist, sondern zu einem grossen Theil nervöser Natur. Was davon wirklich quergestreifte Musculatur ist, das ist auch an seinem fleischfarbenen, mehr röthlichen Farbenton von dem mehr blassgrauen Nervengewebe mit blossem Auge zu unterscheiden. Musculös sind vornehmlich die peripheren Theile der Geschwulst, und die Richtung dieser Muskelzüge lässt die Continuität mit den dorsalen Rumpfmuskeln des Kindes vermuthen. Sieht man die Geschwulst auf das Lageverhältniss der einzelnen Gewebsarten zu einander näher an, so ist eine Regelmässigkeit in den soliden Theilen überhaupt nicht zu erkennen. Nur um die grosse Cyste her ordnen sich dieselben regelmässig, und zwar so, dass nächst der Haut und dem subcutanen Fett eine Schicht des muskelartigen, wie wir aber sehen werden nervösen Gewebes, dann eine Lage Fettgewebe und endlich die aortendicke Cystenwand folgt. Ein Abstrichpräparat von der Innenfläche der Cystenwand lässt nur an gewissen trüb aussehenden Stellen noch Epithel von cubischer Form entdecken. Weite Strecken der Innenfläche enthalten keine epitheliale Bekleidung mehr. In den nervösen Partien bemerkt man vielfach Spalträume, die mit einer besonderen Auskleidung versehen zu sein scheinen.

Schon bei der Untersuchung des Zellbesatzes dieser Cysten, besonders der kleinen, im Quetschpräparat gewann man die Ueberzeugung, dass alle diese Cystenwände Darmschleimhaut wären. Zupfpräparate aber von den muskelartigen Stellen ergaben nicht immer Fasern von musculösem Aussehen.

Aus den verschiedensten Stellen entnommene Probestücke wurden in Celloidineinbettung weiterhin untersucht. In denselben kehrten gewisse Bilder immer wieder, die sich in folgende 4 Typen zusammenfassen lassen.

Erstens: Der Schnitt durch eine solide Partie trifft doch auch kleine, manchmal bis erbsengrosse Cysten, in denen stellenweise ein hyaliner Inhalt, der noch eine Andeutung von Zellcontouren erkennen lässt. Der Innenfläche der Cystenwand sitzt ein in seiner Gestalt sehr wechselndes Epithel auf. Es ist zumeist Pflasterepithel, einschichtig oder vielschichtig, oft sehr deutliches Hornepithel. Wo aber diese weiten Strecken der Cystenwand gelegentlich eine sackartige oder keulenförmige Ausbuchtung zeigen, da ist der Zellbesatz ein einschichtiges hohes Cylinderepithel, dessen freier Rand vielfach das Aussehen von Becherzellen hat.

In der schmalen bindegewebigen Cystenwand liegen auch vielfach kleinere epithelausgekleidete, etwas cystisch erweiterte Lumina. Hier ist der Zellbesatz niedriges Plattenepithel, wo die lichte Weite der Drüse gross; wo aber die Erweiterung fehlt, da sehen die Gebilde aus wie Talgdrüsen, grosse zusammenfliessende Zellen, deren Ausführungsgang ebenfalls diesen Vergleich hervorruft. Dazu kommt der überraschende Befund von Knorpelherden in der Wand grösserer Cysten. Es sind mehrere mit blossem Auge kaum sichtbare Partikelchen von hyalinem Knorpel, den ein Ring derben Bindegewebes wie ein Perichondrium umschliesst. Die Hauptmasse der Cystenwand aber bildet ein langfaseriges, dichtes Bindegewebe, dem weiter nach aussen hin meist Fettgewebe anlagert (Fig. 3).

Fig. 3.

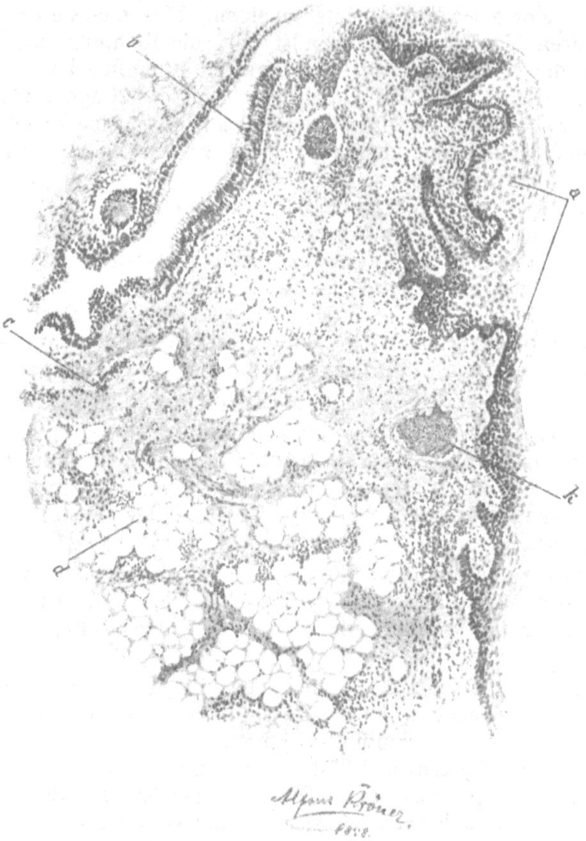

In einem anderen Bezirk, der für das blosse Auge derber, solider sich darstellt, und dessen Grundgewebe mikroskopisch ein Gemisch von derbem Bindegewebe und Musculatur mit sehr zahlreichen Gefässen darstellt, sieht man in grosser Anzahl kleinere Cysten, die vielbuchtig und unregelmässig geformt sind, und die an der Innenwand kleine Papillen mit einem einschichtigen hohen Cylinderepithel tragen. Endlich aber stösst man in einem Knollen, der mikroskopisch etwa so aussah wie der bekannte Durchschnitt eines intracanaliculären Fibroadenoms der Mamma, auf deutliche Darmgebilde. Es ist, wie wenn ein etwa 3—4 cm langer fadendicker Darm hier regellos zusammengedrückt wäre. Um die unverkennbare Aehnlichkeit mit Darmwand zu veranschaulichen, gebe ich eine Abbildung (Fig. 4), die bei a und b die Längs- und die Ringmusculatur, bei c die Submucosa, bei d einen eingelagerten Follikel und bei e die nicht zu verkennende Schleimhaut darstellt, mit Lieberkühn'schen Krypten, Darmdrüsen und der ganzen charakteristischen Configuration. Dabei zeigt die nächste Nachbarschaft eine Structur, dass man meinen möchte, es hätten sich hier auch die übrigen Organe der Bauchhöhle, etwa die Leber ausgenommen, ein Rendezvous gegeben. Hier sieht man Drüsen, die aufs lebhafteste an die Structur des Pankreas erinnern, Rundzellhaufen, die man als Follikel oder Lymphdrüsen ansprechen möchte, dazwischen reichliche Gefässe, Fettgewebe.

Fig. 4.

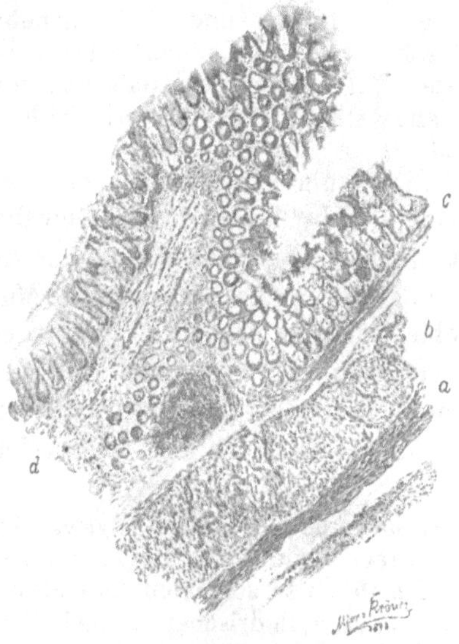

Fig. 5.

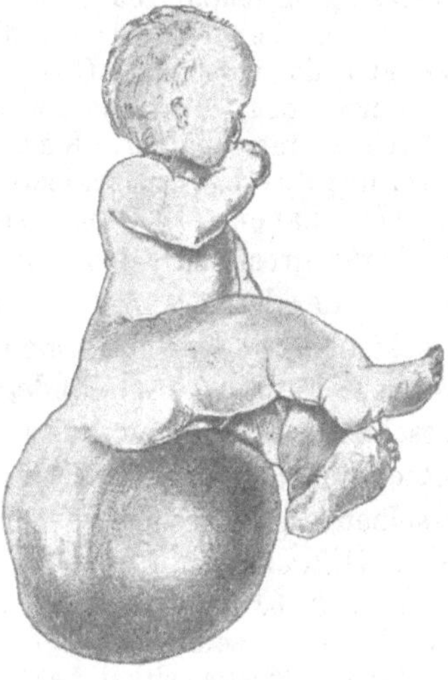

Die dritte besonders ins Auge fallende Gewebsgruppe ist nervöses Gewebe. Es ist in so grossen Mengen in den soliden Theilen der Geschwulst, dass es schätzungsweise ein Viertel der soliden Geschwulstmasse ausgeben mag. Aber nur an wenigen Stellen ist es in breiten Lagen rein und unvermischt anzutreffen. In der Regel ist es in unregelmässigem Durcheinander mit bindegewebigen Zügen, mit glatter und quergestreifter Musculatur, mit Fettgewebe anzutreffen. Und auch wo es ganz rein vorkommt, da findet man gelegentlich jene Epithelcysten, die wir oben geschildert haben, in dasselbe eingesprengt. Die äussere Form dieser Gewebsmasse oder ihre Wachsthumsrichtung lässt also keinerlei sicheren Schluss zu, mit welchem nervösen Organe wir es zu thun haben. Auch die morphologischen und tinktoriellen Eigenschaften der Zellen dieses Gewebes bieten nach dieser Richtung keinen Anhalt. Wir haben durch Weigert'sche Färbung markhaltige Nervenfasern nicht nachweisen können, und auch eine Unterscheidung in graue oder weisse Substanz ist nach unseren Präparaten nicht möglich. Es sind nur gelegentlich kernreichere Partien vorhanden. Wir haben es vorwiegend mit gliösem Gewebe zu thun, in das nur hier und da eine Zelle von der Form und Grösse einer Ganglienzelle eingestreut ist. Die Untersuchung kleinster Stücke mit Kalium bichrom. — Osmiumsäure — Argent. nitric. ergiebt die für Gliazellen charakteristischen schwarzen Gebilde. Sehr scharf differencirt aber van Gieson's Färbung die gliösen Partien. Es treten da die bräunlich-gelben, schwach gefärbten nervösen Partien in schärfsten Gegensatz zu den scharf imprägnirten rothen Bindegewebszügen. Doch auch die Kernarmut dieser Gewebe, der lockere von Capillaren zartesten Calibers durchzogene Aufbau sprechen ohne weiteres für die nervöse Natur derselben. Dazu aber kommen noch 2 Besonderheiten, die die Identität mit Nervensubstanz vollständig machen, das sind jene eigenthümlichen Verkalkungsherde in der Wand verdickter Gefässe und dicht daneben hier und da verstreute Corpora amylacea. Endlich müssen wir noch erwähnen, dass in den reinsten Partien nervöser Substanz auch vielfach kleine Spalten, Kanäle anzutreffen sind, die mit hohem Cylinderepithel ausgekleidet sind.

Wir haben also hier einen Riesentumor vor uns, der zum Theil aus grossen Cysten, zum Theil aber auch aus soliden Geweben besteht, der letztere Antheil stellt ein regelloses Durcheinander der verschiedensten Gewebsformen dar: glatte und quergestreifte Musculatur, Fettgewebe, Bindegewebe, drüsige Gebilde von dem Aussehen wie Speicheldrüsen, Cysten mit Platten- und Cylinderepithel nebeneinander und mit Knorpel in der bindegewebigen Wand derselben, nervöses Gewebe mit wenig Ganglienzellen, aber reichlichen Gliamassen.

Fig. 3 ist ein Abschnitt der Wand einer grösseren Cyste. Die Innenfläche derselben ist bei a mit einem stellenweise besonders vielschichtigen Pflasterepithel bekleidet, das in einer schmalen Ausstülpung der Cyste bei b ganz unvermittelt in hohes cylindrisches Epithel übergeht. In der nächsten Nähe des Epithelbelages sieht man hier und da drüsige Lumina, und bei k bemerken wir eine kleine Insel von Knorpelgewebe. Die weitere Nachbarschaft wird aus Bindegewebe und viel Fettgewebe gebildet.

Fig. 5 ist die verkleinerte Umzeichnung einer Photographie des Kindes, die sich nur wegen der in der Eile nicht besser herzurichtenden Umgebung des Kindes nicht zur directen Wiedergabe eignete. Sie giebt das Verhältniss der Grösse des Tumors zu der des Kindes, sowie die Formen und den Sitz durchaus naturgetreu wieder.

Beobachtung 6.

Erfolgreiche Exstirpation einer hühnereigrossen Steissgeschwulst, die, scheinbar ein einfaches Lipom, sich doch als Mischgeschwulst mit Darm-, Drüsen- und Nervengebilden erwies. (Fig. 6.)

Das 4. Kind eines jüdischen Handelsmannes aus Bendzin in Russ. Polen, Heidel Blümel, alt 5 Monate, wurde als reifes Kind mit einer taubeneigrossen, rundlichen Geschwulst in der Steissbeinfurche geboren. Da dieselbe jetzt sichtlich wächst, bringt die Mutter das Mädchen zur Operation. Die Eltern und Geschwister des Kindes sind gesund und frei von einer ähnlichen Anomalie.

Wie die Abbildung (Fig. 6) zeigt, hat das mässig ernährte Kind am Gesäss, genau der Medianlinie aufsitzend, eine reichlich hühnereigrosse, runde Geschwulst, die sich mit einer Furche deutlich gegen die Nachbarschaft absetzt. Sie ist im allgemeinen derbweich, enthält aber einen bohnengrossen, harten Knoten und einen ebenfalls festen Stiel, der nach der Tiefe hin in das Kreuzbein überzugehen scheint. Bei genauer Abtastung von allen Seiten her und bei Einführung des

Fig. 6.

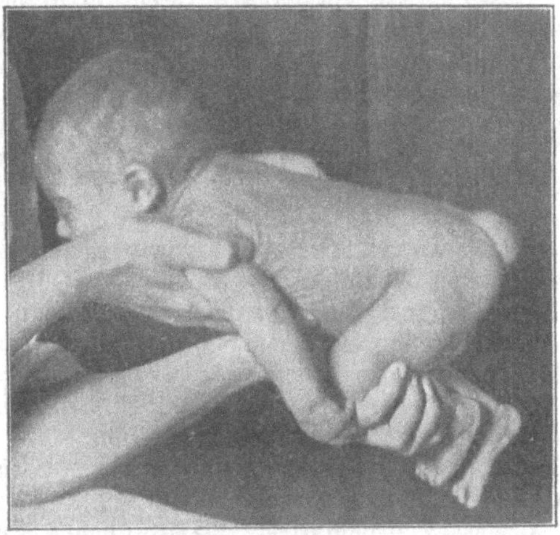

kleinen Fingers in den Mastdarm hat man den Eindruck, als ob das Steissbein sich nicht in das Becken hinein biege, sondern von dem Kreuzbeine her in die Mitte der Geschwulst hineinwachse. Die Haut über dem Tumor ist um denselben verschieblich, von der Farbe der Körperhaut, aber reichlicher mit kleinen Wollhärchen besetzt als die Nachbarhaut.

Die Operation (Dr. P. Stolper) wird in der Poliklinik, ohne Narkose vorgenommen, die Haut auf der halben Höhe der Geschwulst umschnitten, ringsum ohne Mühe abgelöst, so dass man einen kinderfingerdicken, derben Stiel sehr bald freigelegt hat. Auch jetzt ergiebt die Palpation, dass das Steissbein in den Stiel übergeht. Dieser wird mit dem Messer durchschnitten, wobei einige Knorpelstücke in den hinteren Theil der ausgelösten Geschwulst entfallen. Es spritzt aus der Arteria sacralis media (coccygea), doch gelingt es rasch, sie zu fassen und mit Katgut zu unterbinden. Nun wurde die Wunde mit tiefen Seitennähten geschlossen, nachdem ein kleiner Jodoformgazetampon eingelegt war. Die Naht wurde, da ein grösserer Verband wegen der natürlichen Verunreinigung nicht angezeigt schien, mit Airolpaste verschmiert und bloss durch Aufstreichen einer dicken Lage von Zinkleim geschützt. Die Wundheilung ging überraschend schnell vor sich, am 3. Tage wnrde der Gazestreifen entfernt. Nach 14 Tagen war die Wunde glatt geschlossen, nach weiteren 14 Tagen gut vernarbt. Seitdem ist die Mutter nicht wiedergekommen.

Pathologisch-anatomische Untersuchung. Ein frisch angelegter Medianschnitt durch den extirpirten Tumor zeigt im Bereiche des Stieles zwei kleine, bohnengrosse Knorpelfragmente, an welche sich ein weisses, faseriges Gewebe ansetzt von dem Aussehen wie Bindegewebe oder glatte Musculatur. Dieses verliert sich schliesslich in dem die Hauptmasse des Tumors ausmachenden, gelblichen Fettgeweben, indem ziemlich distal ein Knoten sitzt, der sich als erbsengrosse Cyste mit gallertartigem Inhalt und einer dicken, derben, fibrösen Kapsel erweist. In der Gallerte wurden im mikroskopischen Quetschpräparat, zellige Elemente gefunden, an denen oft noch cylindrische Gestalt erkennbar ist. Auch in dem Inhalte der im Fette versprengten, zahlreichen kleinsten Cysten werden Cylinderepithelien gefunden, und auch wohlerhaltene Darmzotten sind im Quetschpräparate nachweisbar. Die allmähliche Abtragung einer und der anderen derartigen Cyste durch Flachschnitte lehrt, dass es kugelige Gebilde sind, nicht etwa Schläuche, und dass sicher keine Communication der Cysten unter einander besteht.

Für die Untersuchung von Schnittpräparaten wurden Blöcke aus den verschiedensten Stellen entnommen, in Celloidin eingebettet und theils mit Hämatoxylin-Eosin, theils nach van Gieson gefärbt. Es ergeben sich im wesentlichen 3 Typen histologischer Structur, die auch makroskopisch einigermaassen unterscheidbar sind:

I. Kleine, isolirte Cysten, umgeben nur von weissgelbem Fettgewebe; die Cystenwand ist Darmschleimhaut.

II. Derbes, fast knorpelhartes, blassröthliches Gewebe, Cysten enthaltend, die mit blossem Auge nicht sichtbar sind und Cylinderepithel tragen.

III. Lockeres, blassgraues Gewebe, mikroskopisch und mikrochemisch als Nervengewebe erkennbar, mit zahlreichen eingesprengten, eben sichtbaren, cylinderzellenhaltigen Cysten. Diese Partien liegen vornehmlich im distalen Abschnitte des Tumors.

ad I: Die in lockerem Fettgewebe liegenden stecknadelkopfgrossen Cysten werden gebildet aus einem Faserringe, den etwa zehn- bis zwölf schmale, concentrische Fibrillen mit langem, stäbchenförmigem Kerne znsammensetzen. Sie sind, da die Fasern für Musculatur zu schmal, als Bindegewebsfasern anzusprechen. Nach innen kleidet die meisten der Cysten ein mehrfach (6- bis 8 fach) geschichtetes Epithel aus, das offenbar seines Cylinderbesatzes verlustig gegangen ist, denn dass ein solcher da war, ist an den auf einigen Schnitten nur anzutreffenden Ausstülpungen zu sehen, die noch mit hohen Cylinderzellen ausgekleidet sind. Es ist mit dem gallertigen Inhalt der Besatz meist ausgefallen. War es mittels des Quetschpräparates sehr leicht, ausgebildete Darmzotten im Cysteninhalte nachzuweisen, so gelang dies in den Mikrotomcelloidinschnitten erst nach langem Suchen. Endlich fanden sich doch in zwei in derbem Bindegewebe neben einander liegenden kleinen Cysten alle Bestandtheile von Darmmucosa als Innenwand derselben. Man kann hier deutlich ein lockeres Bindegewebe der Umgebung als Submucosa, den circulären Faserring als Muscularis mucosae und weiter gegen das Lumen hin Lieberkühnsche Drüsen und dazwischen hervorziehende Zotten unterscheiden. Die Drüsen, kreisrunde Tubuli, sind, ebenso wie die Zottenoberfläche, mit einem hohen, einschichtigen Cylinderepithel besetzt. Ein Cuticularsaum von dem freien Rande derselben war nur an dem frischen Quetschpräparate, hier aber oft sehr deutlich erkennbar. Flimmerhaare sind nicht erkennbar. Den Inhalt des Darmlumens im Schnitte bildet eine schollige, gegen Kernfärbung unzugängliche Masse. Solitärfollikel werden in der Mucosa selber vermisst; dahingegen sind follikelartige Anhäufungen von Leukocyten in der nächsten Nachbarschaft der Darmgebilde und Cysten vorhanden.

ad II. In einem makroskopisch grauröthlichen, derben Gewebe der Mitte des Tumors treten in theils straffen, theils welligen und von Fettgewebe durchzogenen Partien vielfach Züge glatter Musculatur auf. Neben kleinen, runden, arteriellen Gefässen sind ungewöhnlich zahlreiche und ausserordentlich weite sinuöse Venen in dem Schnitt zu sehen. Sie alle sind blutüberfüllt. Daneben sind cylinderepithelausgekleidete Hohlräume von unregelmässiger Gestalt, in welche manchmal papillenartige Vorsprünge hineinragen. Die Form dieser Cysten erinnert nicht mehr, wohl aber das hohe Cylinderepithel dieser Lumina an die Verwandtschaft mit den oben beschriebenen Darmgebilden.

Ein ganz neues Structurbild aber tritt in diesen Schnitten in die Erscheinung: ein Herd von tubulösen Drüsen, der in seiner Gesamtheit wie eine Speicheldrüse oder wie Pankreas aussieht. Ein ovales Feld von quer oder tangential getroffenen Drüsentubulis mit einschichtigem, hohem Epithel ist es, und es findet sich auf einer so ansehnlichen Anzahl von Schnitten wieder, dass wir eine beträchtliche räumliche Ausdehnung dieses eigenartigen Gebildes annehmen müssen.

ad III. Eine ganz andere dritte Gewebsart liefern Schnitte aus den blassgrauen, lockeren, aber soliden Partien des distalsten Abschnittes der Geschwulst. Es ist Nervengewebe. Bei gewöhnlicher Hämatoxylinfärbung sieht man eine leichte, reticulirte, durchscheinende Grundsubstanz, in welcher verhältnissmässig wenige runde oder ovale Kerne liegen, die keine eigentliche Protoplasmaumgebung haben. Eosinfarbe nimmt dieses Grundgewebe nicht in dem Maasse an, wie das daneben liegende Bindegewebe. Die specifische Nervenfärbung nach Golgi-Ramon y Cajal (mit Kal. bichrom-Osmiumsäure vorbehandelt, dann Höllensteinlösung) ergab ein positives Resultat, die schwarzen Spinnenfiguren der Neurogliazellen sind unverkennbar. Für Uebersichtspräparate indess eignet sich die Färbung nach van Gieson (Hämatoxylin-Fuchsin-Pikrinsäure) am besten. Sie lässt das hellrothe, scharf gefärbte Bindegewebe von dem an runden Kernen reichen, aber doch matt tingirten, gelblichbraunen Nervengewebe ungemein leicht unterscheiden.

Auch hebt man dadurch die Musculatur sehr scharf heraus. Für die neue Weigert'sche Gliafärbung waren die Präparate nicht entsprechend vorbereitet. Das Nervengewebe ist eigentlich nur Glia, Nervenfasern liessen sich auch mit der alten Weigert'schen Färbung nicht darstellen, und Ganglienzellen sind ebenso wenig zu finden.

Fig. 7.

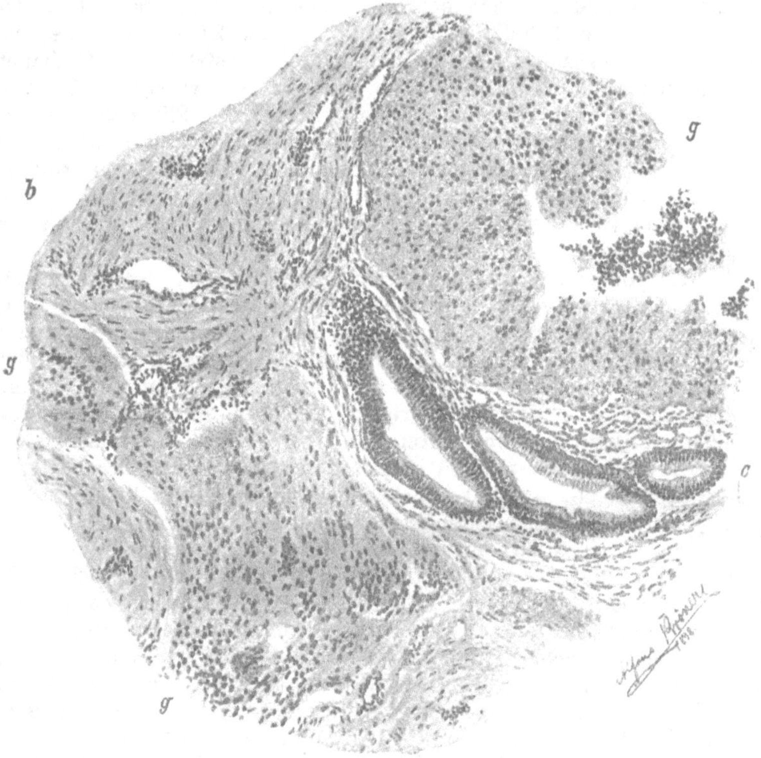

Höchst überraschend wirkt der Befund von cylinderzellenausgekleideten Spalträumen, die, zwar umgeben von gliösem Gewebe, doch nicht eigentlich in diesem mitten drin, sondern in den bindegewebigen Zwischenzügen liegen. Es sind, wie dies Fig. 7 veranschaulicht, längliche Lumina (c) mit einem hohen, einschichtigen Cylinderepithel, dessen hoher, freier Rand sich scharf gegen den kerngefärbten Basaltheil absetzt. Das Bild lässt auch die bindegewebige nähere (b) und die gliöse fernere Umgebung sehr wohl unterscheiden (g).

So hat sich der bei der Palpation und nach der Exstirpation auch auf dem Durchschnitt zunächst als einfaches Lipom imponirende Tumor als ein überaus complicirt zusammengesetztes Gebilde erwiesen, das, je länger man es durchsuchte, immer neue überraschende Structurverhältnisse darbot. Darmanlagen mit Follikeln und tubulösen (Schleim?) Drüsen waren in den verschiedensten Abschnitt in das Fettgewebe eingesprengt, ohne jeden Zusammenhang mit einander. Es ist, als ob das rasch wachsende Gewebe die Keimanlagen aus einander getrieben und so isolirt hätte. Daneben fand sich nervöses Gewebe, unzweifelhaft Glia, in dessen Nachbarschaft wieder Cylinderzellencysten, deren Genese nicht leicht erklärbar, da sie als Gebilde des Centralkanals keinesfalls angesprochen werden können wegen der excentrischen Lage. Bindegewebe und glatte Musculatur vervollständigen das Bild einer höchst complicirten Mischgeschwulst.

Wenn wir uns das Ergebniss der vorstehend beschriebenen Fälle noch einmal vergegenwärtigen, so haben wir es mit drei, vielleicht nichl ganz zufällig ausschliesslich bei Mädchen beobachteten, angeborenen Geschwülsten der Kreuzsteissbeingegend zu thun, die bezüglich ihres Sitzes und der groben Form der obigen Schilderung durchaus entsprechen. Sie waren dorsal vom unteren Wirbelsäulenende, bezw. direct in dessen Längsaxe subcutan fixirt, jedenfalls nicht ventral vom Os sacracoccygeum entwickelt. So stimmen sie in ihrer äusseren Erscheinung durchaus überein mit den subcutan entwickelten unvollkommenen Doppelbildungen, deren innerer Unterschied allein ein wohl ausgebildetes Organ ist, neben dem sich indess, wie wir schon hervorhoben, oft noch Geschwulstentwickelung findet. Soweit dies die Beschreibungen erkennen lassen, besteht aber auch in der feineren Structur dieser neben dem parasitären Organ liegenden Tumormasse eine auffallende Aehnlichkeit mit dem Bau unserer Tumoren. Hier haben wir zwar kein ausgebildetes Organ, aber unzweifelhaft die bereits weit differencirten Anlagen nicht einer, sondern mehrerer solcher. In jedem der 3 Tumoren fanden wir Abkömmlinge aller 3 Keimblätter, und zwar in einer für unsere spätere Beweisführung sehr wohl verwerthbaren Verschiedenheit der Fortentwickelung. Es erscheint mir keineswegs ohne Bedeutung, und deshalb hebe ich besonders hervor die Wahrnehmung, dass in dem mächtig gewachsenen Tumor des ältesten der 3 Kinder die Entwickelung der ectodermalen Antheile, des Centralnervensystems, und des Entoderms eine so fortgeschrittene, räumlich nicht bloss, sondern auch bezüglich der feineren Ausbildung der Gewebe, (Ganglienzellen, Darmwand mit Follikeln etc.), während in der kleinen lipomatösen Geschwulst eine viel niedrigere Entwickelungsstufe nachzuweisen war. Aber mehr als die Zeit, welche diesen embryonalen Anlagen zur Entwickelung bleibt, mögen die räumlichen Druckverhältnisse von Bedeutung sein für die Ausgestaltung der Bildungszellen. Wilms hat ganz ähnliche Beobachtungen an Ovarialteratomen gemacht. „Es ist klar, dass unter der Raumbeengung und dem mechanischen Druck die frühzeitiger differencirten Zellen die anderen zu hemmen und zu ersticken vermögen.“ So könnten die Anlagen des Entoderms z. B. in einer Weise in der Entwickelung zurückbleiben, dass sie bei oberflächlicher Untersuchung leicht übersehen werden können. Das trifft für unsere Beobachtung 6. in seltener Weise zu.

Eine Regelmässigkeit in der Lagerung der Abkömmlinge der 3 Keimblätter können wir, wohl aus demselben Grunde wegen der Raumbeengung, nicht wahrnehmen. Die über die Geschwulstanlage hinziehende Oberhaut des Trägers lässt es offenbar zu einer freien Entwickelung der Keimblätter nicht kommen, und wenn man auch, wie in der Fig. 2 abgebildeten Partie, eine Andeutung einer ordnungsmässigen Nebeneinanderlagerung der verschiedenen Keimabkömmlinge manchmal zu finden meint, die Regel bleibt doch das regellose Durcheinander. In allen 3 Tumoren unserer Beobachtung fanden wir als Vertreter des Entoderms cystische oder schlauchförmige Gebilde, die stellenweise bis zur Bildung einer regulären Darmwand freilich in kleinsten Dimensionen entwickelt waren. Neben diesen unanfechtbaren Befunden wurden cystische Gebilde, cylinderepithelausgekleidete Spalträume und Schläuche angetroffen, die nur mit mehr oder weniger Wahrscheinlichkeit als entodermale Abkömmlinge anzusprechen waren. Zum mindesten wahrscheinlich ist auch die Deutung mancher Cystenwand als deformirte Anlage eines Respirationstractus (Knorpelinsel und Drüsen in der Wand).

Das Mesoderm lieferte, wie wir sahen, alle Formen des einfachen Bindegewebes, Fettgewebe, elastisches Gewebe, glatte und quergestreifte Musculatur, Knorpel, nur Knochen ist mir in den angezogenen Fällen nicht zu Gesicht gekommen. Vielleicht ist daraus ein Schluss auf das Alter der Anlage zu entnehmen. Die auf das Mesoblast zurückzuführende mehrfach sehr starke Entwickelung von Gefässen, weniger arteriellen als venösen und lymphatischen, gab manchen Theilen der Geschwülste ein Aussehen, dass man es mit einem Angiom oder Lymphangiom oder gar mit einer bösartigen Geschwulstbildung endothelialer Natur zu thun zu haben meinte. Diese Thatsache erklärt es vielleicht, warum die älteren Autoren die angeborenen sacralen Tumoren vielfach als maligne bezeichneten, ohne doch jemals eine perniciöse

Verbreitung der Geschwulst in die Organe ihres Trägers zu berichten. Wir dürften vornehmlich dieser Structur neben dem Umstande der Cystenbildung die Bezeichnung „Cystosarkom" zuzuschreiben haben. Die Zahl und die Grösse der Gefässe in diesen Tumoren standen nicht in einem solchen Verhältniss zu dem zuführenden und allein ernährenden Gefässe, der Arteria sacralis media, dass man eine vielleicht nur technisch nicht nachweisbare Verbindung zwischen beiden annehmen müsste. Es ist aus der unverhältnissmässig grossen Entwickelung und der Isolirtheit vielmehr der Schluss zu ziehen, dass wir hier eine autonome Gefässanlage vor uns haben, die aber für eine selbstthätige Funktion weder Gelegenheit, noch auch den richtigen Anschluss hat.

Vom Ectoderm ist in unseren Geschwülsten die Epidermis auffallenderweise gar nicht zu finden, das ist offenbar zufällig. Wir werden sehen, dass andere Autoren entgegengesetzte Erfahrungen haben, und von zwei weiteren eigenen Beobachtungen berichten, die bezüglich dieses Punktes auch einen anderen Befund ergaben. Regelmässsig aber müssen wir das Vorhandensein eines centralen Nervensystems verzeichnen. Es ist in allen 3 Fällen vorwiegend Gliagewebe, nur in dem auch sonst die meisten Kennzeichen stärkerer Entwickelung zeigenden Tumor (Beobachtung 5) waren auch Ganglienzellen vorhanden. Nervenfasern wurden nicht angetroffen, und so musste man auch auf eine Unterscheidung etwa in weisse und graue Substanz verzichten. Die in die Nervensubstanz hier und da eingestreuten, mit Cylinderepithel ausgekleideten Spalträume sind nicht wohl anders aufzufassen wie als Centralkanalanlagen.

Ehe ich auf die kurze Anführung zweier weiterer, aus äusseren Gründen nicht ganz vollkommener Beobachtungen und zweier nicht operirter Fälle und auf die Frage der Genese übergehe, sei zu Händen der vorstehenden 3 Fälle noch darauf hingewiesen, wie alle die mannigfachen Bilder doch nur graduelle Unterschiede in der Entwickelung dieser und jener Keimanlage bilden. Würde diese Entwickelung noch einige Schritte weiter gehen, so müsste es nothwendig zur Bildung wohlentwickelter Organe kommen. Diese allein sollten nun einen wesentlichen Unterscheidungsfactor zwischen den Parasiten, den unvollkommenen Doppelbildungen und den Sacraltumoren ausmachen?

Die nicht in allen Stücken untersuchten folgenden Sacralgeschwülste meiner Beobachtung mögen bestätigen und ergänzen, was die bisher wiedergegebenen Fälle uns lehren.

Beobachtung 7.

Vielcystischer angeborener Sacraltumor (Sammlungspräparat) mit Darm, Glia, Muskel- und Knochengewebe im Centrum und reichlich epidermoidalen Gebilden.

In der Sammlung des pathologischen Instituts in Breslau fand sich ein Sacraltumor, über den leider eine ausführliche Anamnese fehlt. Wir wissen aus der Signirung nur, dass er bei der Geburt bereits kindskopfgross ein Geburtshinderniss abgegeben hat. Das Präparat, welches in Spiritus aufbewahrt und gut erhalten ist, stellt einen flachkugeligen Körper dar, der zur Hälfte mit Haut bedeckt ist. Zwischen dieser und dem von Haut nicht bedeckten solideren Theil des Tumors liegt eine grosse Cyste, deren Inhalt abgeflossen ist. Sie war gross genug, um eine Männerfaust bequem aufzunehmen. An ihrer Innenfläche konnte ein Epithelbesatz nicht nachgewiesen werden. Der solidere Theil der Geschwulst hat einen Kreisdurchmesser von 15 cm, ist aber nur etwa 5 cm hoch. Das Gewebe ist übrigens nicht eigentlich solid, sondern erinnert in seinem Aussehen, wie in seiner Consistenz an Placentargewebe. Es ist vielcystisch und baut sich so ähnlich auf wie Zotten. Die Cysten sind von sehr ungleichmässiger Grösse, bald kleinste längliche Spalten, bald wieder erbsen- bis fingerkuppengross und rund. Sie alle enthalten entweder eine glasig gallartige Masse oder aber einen bräunlichen krümeligen Brei. Manche der angeschnittenen Cysten communiciren mit einander, aber sicher bei weitem nicht alle. Nur eine Partie im Centrum der Geschwulst, ein fingerdicker Strang, unterscheidet sich von diesem cystösen Gewebe, er ist derb von faseriger Structur. Fig. 9 giebt die Ansicht der Schnittfläche des Tumors wieder.

Diese Geschwulst hatte durch viele Jahre in einem Spiritusgefäss gelegen und war deshalb nicht mehr in allen Theilen mit unanfechtbarer Genauigkeit zu untersuchen. Jedenfalls aber fehlten in derselben Bestandtheile, die sie ohne weiteres als unvollkommene Doppelbildung charakterisirten. Die Cysten, deren gallertiger Inhalt keinerlei Zellen erkennen liess, erwiesen sich nicht als ganz gleichartig. Ein grosser Theil derselben war mit Epidermis im Inneren ausgekleidet, nur sind die Zapfen des Rete Malpighii niedrig. Man sieht Talgdrüsen, Haarbälge in normaler Anordnung. Die Septen zwischen den einzelnen Hohlräumen und ihrem epidermoidalen Wandbelag werden aber von einem zarten Gewebe gebildet, das sich besonders im Vergleich mit den obigen Befunden ohne weiteres als Gliagewebe ansprechen lässt. In demselben findet man aber Bindegewebszüge und an den Grenzpartien vielfach eine körnige, detritusartige Masse.

Im Centrum der Geschwulst und gegen ihre Basis hin, wo die Cysten und Spalträume spärlicher werden, und das Geschwulstgewebe compacter ist, findet sich erstens ein wohlausgebildetes Stück Darm von der Dicke eines Faberbleistiftes und etwa 3 cm lang, unregelmässig zusammengedrückt. Es scheint sich aus dem morschen Tumor wie von selbst herauszulösen. Die solide Umgebung bietet ein regelloses Durcheinander von bindegewebigen Zügen, glatter und quergestreifter Musculatur und von gliösem Gewebe. An mehreren

Stellen aber stiess das Mikrotommesser auf knochenharte, aber äusserst minimale Partikel, die sich im Celloidin-Schnitt erst nach Entkalkung eines solchen Blockes zur Anschauung im Zusammenhang mit der Nachbarschaft bringen liessen. Es sind, wie sich nun zeigte, knöcherne Einlagerungen, die en miniature Röhrenknochen darzustellen scheinen. Wenigstens hatte ein solches Gebilde die Form etwa eines Oberschenkelknochens. Aber es wurde, was man erwarten sollte, jede Differencirung in Schaft und Epiphyse oder durch Knorpel an und um denselben vermisst.

Neben dieser Knocheneinsprengung fand ich auch lymphadenoides Gewebe und Drüsen vom Aussehen der Speicheldrüsen in den auch von Fett reichlich durchwachsenen soliden Teilen. Epidermoidale Gebilde sind hier nicht zu finden.

Wenn wir auch keine genauen Notizen über den Sitz dieser Geschwulst haben, so geht doch aus der nachträglichen mikroskopischen Untersuchung hervor, dass es sich weder um ein reines Dermoid, noch auch etwa um eine vom Rückenmark oder seinen Hüllen ausgehende Neubildung handeln kann. Es ist eine Mischgeschwulst, die sich von den oben beschriebenen nur in zwei Punkten unterscheidet. Sie ist reich an epidermoidalen Theile und innerhalb dieser besonders reich an kleinen Cysten.

Von einer wahrscheinlich ganz gleichgearteten Geschwulst habe ich leider nur sehr wenig Präparate gesehen. Aber ich erwähne theilweise nach dem mündlichen Bericht des Herrn Geheimraths Ponfick auch diesen Fall noch, um zu zeigen, dass die hierhergehörigen Tumoren doch häufig genug vorkommen, um einem Arzt bei weitem mehr als einmal im Leben zu begegnen. Sie bietet für den Chirurgen das besondere Interesse, dass ihre Extirpation nicht möglich war.

Beobachtung 8.

Vielcystische Steissgeschwulst von Kindskopfgrösse bei einem Knaben. Partielle Extirpation.

Die Geschwulst wurde dem pathologischen Institut zu Breslau von Herrn Kreisphysikus Dr. Heidelberg in Reichenbach u. d. E. zugesandt. Das betreffende Kind, ein Knabe P. J., war reif und wurde am 17. März 1898 ohne Kunsthülfe in Schädellage geboren. Der Tumor hatte ungefähr die Grösse des Kopfes des Kindes und sass an einem Stiel von ungefähr 4 cm Durchmesser. Der After befand sich in der vorderen Peripherie der Geschwulst, hart an der Basis. Herr Dr. Heidelberg sah das Kind am 22. März zum erstenmal und operirte es am 23. Ein Wachsthum war in den wenigen Tagen seit der Geburt nicht beobachtet worden, doch da dieselbe anfing, zu ulceriren, so erschien die Extirpation geboten. Die Geschwulst war mit der vorderen Fläche des Kreuzbeines fest verwachsen und verlor sich in der Tiefe des Beckens, so dass eine totale Entfernung unmöglich war. Beziehungen zum Mastdarm bestanden nicht, seine Funktionen waren vor und nach der Operation völlig normal und die Lage des Anus auf der Basis der Geschwulst war lediglich das Resultat der Hautspannung durch den Tumor. Eine stärkere Blutung trat bei der Operation nicht ein, Unterbindungen waren daher nicht nöthig. Der Stumpf des Tumors wurde mittels Thermokauters verschorft.

Das Kind, welches von vornherein mager und dürftig entwickelt war, lebt noch und ist bislang recidivfrei (Juli 1898)

Es waren nur wenige mikroskopische Präparate und nicht der ganze Tumor aus Versehen zurückgelegt worden. Aber aus den Bildern lässt sich sagen, dass die vielen Cysten mit einem der Form nach sehr wechselnden Epithel, bald hohem Cylinderepithel, bald Pflasterepithel ausgekleidet waren. Auch fand ich in dem Gewebe zwischen den Cysten Glia. Einzelne Cysten hatten eine ganz epidermoidale Auskleidung.

Endlich mögen noch zwei mikroskopisch gar nicht untersuchte Beobachtungen von angeborenem Sacraltumor hier eine Stelle finden, die mir ebenfalls im Knappschafts-Lazareth zu Königshütte O.-S. begegnet sind. Sie veranschaulichen die Verschiedenheit in Sitz und Grösse. Das Kind Czirka ist ein seltenes Seitenstück zu dem sogen. „Schliewener Kinde“, welches seiner Zeit so viel von sich reden gemacht hat. Sitz und Grösse, sowie die Contractilität der Geschwulst sind ganz ebenso wie bei dem zuerst von Preuss, dann von vielen anderen beschriebenen Kinde, dem Ahlfeld das „Gohliser Kind“ an die Seite setzen konnte.

Beobachtung 9.

Bei der Geburt hühnereigrosse, bis zu Kindskopfgrösse angewachsene Steissgeschwulst bei 2½jährigem Mädchen. Operation verweigert. (Fig. 8.)

Marie Czirka, das 2½ Jahre alte Kind eines Bergmanns aus Thurzow Colonie, kam als sonst wohlentwickeltes, reifes Kind mit einer hühnereigrossen Geschwulst in der Gesässgegend zur Welt. In den letzten 1½ Jahren sei dieselbe stetig gewachsen. Sie hat jetzt im August 1895 ungefähr dieselbe Grösse wie der Kopf des seinem Alter entsprechend kräftigen, leicht rhachitischen Kindes (Fig. 8). Trotz seines schweren Anhängsels kann das Mädchen frei stehen und an Stühlen und Wänden umhergehen. Die zwar unregelmässig gestaltete, im wesentlichen aber ovale Geschwulst sitzt breit der Mitte des Gesässes auf und setzt sich, von hinten her betrachtet, nicht gegen die Glutäen ab. Ihre Anheftungsstelle am Kreuzsteissbein ist nicht leicht durchzufühlen, doch scheint das Os coccygis nach hinten umzubiegen, so dass man einen Zusammenhang der Geschwulst mit der Vorderfläche annehmen muss. Dieselbe fühlt sich in den oberen Theilen solid, in den unteren prallelastich wie eine grosse Cyste an; sie ist nirgends transparent.

Die Analöffnung ist ein wenig nach abwärts gezogen und liegt bereits auf der Geschwulstoberfläche; der Damm erscheint dadurch verlängert. Die den Tumor umgebende Haut ist überall leicht verschieblich.

Wo sie den Oberschenkeln anliegt, sowie der untersten, tiefgelegenen Partie ist sie entzündlich geröthet, stellenweise exulcerirt, offenbar durch von aussen her einwirkende Reize.

Herr Professor Wagner empfahl die Ausrottung der Geschwulst nach voraufgegangener Beseitigung der Hautentzündung; doch lehnte der Vater jeden operativen Eingriff unbedingt ab. So beschränkten wir uns darauf, mittels einer Punktionsspritze 200 ccm wasserheller, zellfreier seröser Flüssigkeit aus der Hauptcyste am unteren Pol des Tumors zu entleeren. Dadurch wurde die Haut erheblich entspannt, die Geschwulst beträchtlich kleiner. Als bei dieser Manipulation das Kind schrie, liessen sich durch die ganze Geschwulst Contractionen sehen und fühlen. Der Vater brachte dss Kind noch mehrmals wieder; die Cyste füllte sich nach jeder Entleerung, die auf das Allgemeinbefinden des Kindes ohne Einfluss war, sehr bald wieder. Bei der mangelhaften Pflege, die dem Kinde zu theil wurde, ist anzunehmen, dass es an der zunehmenden Exulceration zu Grunde gegangen ist. Ferneres konnten wir über das Ergehen des Kindes nicht erfahren.

Fig. 8

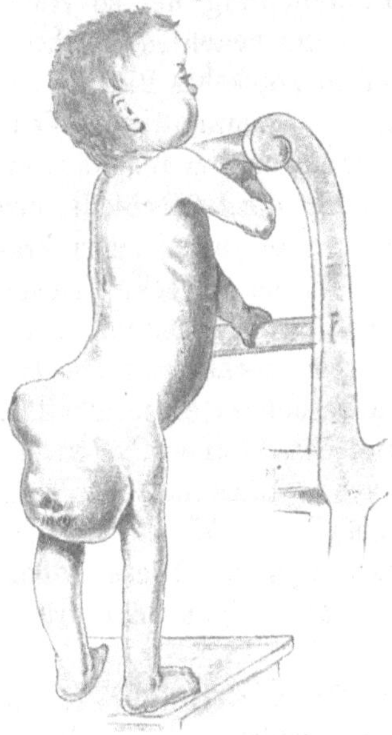

Beobachtung 10.

Apfelgrosse Steissgeschwulst, zufällig gefunden bei einem dreijährigen Knaben. Operation abgelehnt.

Der 3 Jahr alte Knabe Paul K. wurde uns im Juni 1896 zugeführt wegen eines rhachitischen Genu valgum. Bei der Untersuchung des entkleideten Kindes fiel mir eine leichte Formveränderung an der Steissgegend auf; eine weniger sichtbare als vielmehr fühlbare Geschwulst von Apfelgrösse war die Ursache davon. Die Mutter giebt an, dieselbe vor einem Vierteijahr zum erstenmal bemerkt zu haben; sie hat dem aber keine Bedeutung beigelegt. Der Tumor liegt genau in der Medianfurche, lässt sich leicht umtasten, er ist prall elastisch. Die umgebende Haut ist leicht verschieblich, von demselben Aussehen wie die Körperhaut. Die Steissbeinspitze ist vom After aus nicht tastbar, sie scheint in den Tumor hineinzuziehen. Eine Punktion ergab ein wenig klare, seröse Flüssigkeit ohne zellige Beimengungen, aber in so geringer Menge, dass eine Verkleinerung des Tumors nicht erzielt wurde. Die Mutter lehnte den Vorschlag der Extirpation ab. Während der mehrmonatlichen Behandlung der Rhachitis, bezw. des linken Knies war keinerlei Veränderung an dem Sacrococcygealtumor, insbesondere keine Vergrösserung wahrzunehmen. Späterhin konnten wir nichts mehr über das Kind erfahren.

Von den angeborenen Sacralgeschwülsten eine knappe, für alle Fälle zutreffende Schilderung ihres Aufbaues zu geben, ist schwer, wenn nicht unmöglich. Eben das Bunte in der histologischen Structur, die Verschiedenheit in der Reife und Differencirung der so vielen Gewebsarten, kurz die Mannigfaltigkeit ist die beachtenswertheste Eigenthümlichkeit dieser Tumoren, deren mikroskopisches Bild Rindfleisch mit Reiss ein „histologisches Potpourri" genannt hat. Wenn man an möglichst wenig Präparaten, an einem einzigen, ja an nur einem eingestellten Gesichtsfeld eine Summe der verschiedensten Gewebe demonstriren will, so erfüllt am ehesten ein solches Präparat von einer sacralen Mischgeschwulst diesen Zweck. Neben dieser Vielheit der Gewebsarten im kleinen, ist die Mannigfaltigkeit der groben Zusammensetzung nicht weniger charakteristisch. Die Cystenbildung ist diesen Geschwülsten besonders eigenthümlich. Manche Geschwülste setzen sich aus zahlreichen kleinen Cysten zusammen, so dass der Querschnitt das Aussehen eines multiloculären Cystadenoms der Ovarien oder der Mamma hat. Wieder andere enthalten nur wenige, aber überaus grosse Cysten. Diese haben entweder eine wasserklare Flüssigkeit oder gallertigen oder krümlichen Inhalt.

Die Zusammensetzung dieser Cystenflüssigeit zu kennen, ist für die Diagnose der Sacralgeschwülste und die Beurtheilung ihrer Herkunft nicht ohne Bedeutung. Wir wollen deshalb schon hier erörtern, was bis jetzt darüber bekannt ist. Besonders die Unterscheidung des Inhaltes von Cysten sacraler Mischgeschwülste und desjenigen von Hydrorrhachissäcken ist von hohem Werth. Während diese natürlich nichts anderes als Cerebrospinalflüssigkeit enthalten, hat jene mehr den Charakter eines Transsudates und wird meist durch die Beimischung reichlicher Epithelzellen in ihrer Durchsichtigkeit und in ihrer Consistenz viel verändert. Wenn man zu diagnostischen Zwecken durch die Punktionsspritze von dem Cysteninhalt entnimmt, so wird man mehr Werth auf die morphologischen Beimengungen legen müssen, als auf die chemische Zusammensetzung, die übrigens Glogner für seinen Fall wie folgt bestimmt hat:

Leicht flüssige, fadenziehende, mit einzelnen Flocken vermischte Flüssigkeit, durch Carbonate alkalisch. Specifisches Gewicht 1,0025.

Wassergehalt	97,84 Proc.	
feste Bestandtheile .	2,16 „	davon
Eiweiss	1,07 „	= Albumin- u. myosinähnliche Körper.

Salze . . . . 0,82 Proc.
Extract u. Farbstoffe 0,27 „
kleine Menge von Harnstoff und Urobilin.

Aber der Inhalt der Cysten hat keine einheitliche Beschaffenheit, wie etwa derjenige der spinalen Aussackungen, er richtet sich nach der Natur der ursprünglichen Gebilde, aus denen die Cyste entstanden ist. Denn es kann kein Zweifel sein, dass die Cysten durch Absonderung von Flüssigkeit in den Binnenraum drüsiger Anlagen entstehen. Das ist an besonders grossen Cysten nicht mehr erweisbar, weil hier die Wand ihres Epithels oft ganz verlustig gegangen ist, aber es ist zu entnehmen aus dem mikroskopischen Befunde der kleineren Cystenräume, in denen der Innendruck noch nicht zu einer Nekrose der Epithelien und zu einer Veränderung der etwa charakteristischen Bauart der Cystenwand geführt hat. Die eigenen diesbezüglichen Beobachtungen haben uns gelehrt, dass ein Theil der Cysten dilatirte Darmlumina, ein anderer Dilatationen von Drüsen des Respirationstractus, einige wenige vielleicht des Centralkanales sind. Nicht so sehr die Beschaffenheit des Epithels, wohl aber die Structur der Wand liess dies erkennen. Das Epithel zeigt je nach den Druckverhältnissen, die in dem cystischen Raum geherrscht haben, alle möglichen Formen. Es ist geradezu überraschend, wie man sogar in einer und derselben Cyste Epithelien von allerverschiedenstem Aussehen, Pflasterzellen, ein- und mehrschichtig, neben Cylinder- oder cubischem Epithel, dicht neben einander sehen kann. Es ist daher wichtig, etwa durch Probepunktion erhaltene Cystenflüssigkeit auf zellige Elemente zu durchforschen, sie sind in dem gallertigen Inhalt nach unserer Erfahrung besonders reichlich, allerdings oft in so stark geqnollenem und gekörntem Zustande, dass man erst nach entsprechender Behandlung die Zellcontouren zu Gesicht bekommt.

Hat man einen durch Extirpation oder bei der Obduction gewonnenen Tumor zu untersuchen, so empfiehlt es sich, von der Cystenwand ein möglichst frisches Abstrichpräparat zu machen; nur so dürfen wir hoffen, über das Vorhandensein von Flimmerepithel sicheren Aufschluss zu gewinnen. Wenn man, wie es uns gelang, ganze Darmzotten findet, so ist schon aus dem einfachen Ausstrichpräparat eine weitgehende Diagnose zu stellen.

Die Mannigfaltigkeit der Epithelformen in den Cysten ist etwas, was fast alle Autoren als sehr eigenartig hervorheben. Am häufigsten sind dieselben mit einem Epithelbelag vom Aussehen der äusseren Haut, bezw. von Schleimhäuten bekleidet, aber nicht bloss die ein-

oder mehrfache Lage von Pflasterzellen und ihre Anordnung erinnert daran, auch jene der Haut allein eigenthümlichen Gebilde, wie Haare, Schweiss- und Talgdrüsen, Papillen, endlich die Zeichen der Verhornung sind von verschiedenen Autoren beobachtet worden. Dementsprechend ist auch der Inhalt mehr atheromartig.

In 2. Linie stehen der Häufigkeit nach die Cysten mit Darmepithel; dieses ist offenbar viel hinfälliger als der Wandbelag der dermoidalen Cysten und daher nur in Cysten von kleinerem Umfange mit Sicherheit als solches anzusprechen. Dann ist aber auch die weitere Cystenwand durch zottenartige Papillen, durch glatte Musculatur und die Gegenwart von Follikeln noch als Darmwand charakterisirt. Den Inhalt solcher Cysten hat man gewiss nicht ohne Berechtigung als meconiumartig bezeichnet. Die Wand derartiger Cysten erinnert auch durch ihre glatte Musculatur an ihre Bestimmung als Darm. Doch wenn die Cysten grösser und grösser werden, so verlieren die ursprünglichen Gewebe ihren Charakter immer mehr, so dass man nur aus der Beschaffenheit und Zusammensetzung weniger ausgedehnter Hohlräume auch auf die Entstehung dieser einen Wahrscheinlichkeitsschluss machen kann. Auch bezüglich dieser Deutung kann man leicht zu weit gehen, jedenfalls darf man der Form des Epithels allein keine ausschlaggebende Bedeutung beimessen. Denn wir haben die noch nicht sicher erklärte Thatsache vor uns, dass in mehreren durch Standort und sonstige Umstände, wie Zusammensetzung der Wand und Structur der Umgebung ganz gleichgearteten Cysten ganz verschiedenes Epithel zu finden ist. Ja in ein und derselben Cyste sieht man nicht selten Pflasterepithel neben Cylinderepithel. Hamel und Nasse sahen Plattenepithel neben Flimmerzellen, Hildebrand und Borst solches neben Epithelien, die sich durch Basalsaum und Schleimdrüsen als Darmepithel charakterisirten. Wenn man aber, wie wir, in der Wand von Cysten mit Cylinder, bezw. Plattenepithel noch kleine Knorpelherde eingelagert sieht, so liegt es ausserordentlich nahe, hierin eine in frühem Stadium dilatirte Anlage des Respirationstractus zu erblicken.

Perman, der gleich uns Cysten mitten in Neuroglia eingelagert und mit sehr wechselndem, theils cubischem, theils cylindrischem, theils mehrschichtigem Plattenepithel ausgekleidet fand, deutete, diese Bildungen als Abkömmlinge der in den Vestiges coccygiens gelegenen Spalträume, bezw. als solche des spinalen Centralkanales.

Einen Fall von Petrini aus neuester Zeit wollen wir zur Stützung des Gesagten noch kurz referiren: Er giebt die Beschreibung einer sacralen Mischgeschwulst von einem einjährigen Knaben. Sie war bei der Geburt hühnereigross gewesen, inzwischen aber bis zu Kindskopfgrösse herangewachsen. Sie zeigte bei der Operation 3 Lappen, von denen der eine stark behaart war. Die ganze Geschwulst war eine Mischung der verschiedensten Gewebsarten: Knorpel, Fette, Sehnengewebe, glatte und quergestreifte Musculatur, Nervengewebe. Mehrere Schleimcysten von beträchtlicher Grösse waren stellenweise mit mehrschichtigem Flimmerepithel ausgekleidet und am Rande von zahlreichen Schleimdrüsen begrenzt, deren Ausführungsgänge in die Cyste einmündeten. Die Drüsen erinnerten histologisch an Brunner'sche, die ganze Cystenwand mit der follikelartigen Mucosa und den in ihr eingeschobenen Bündeln glatter Muskelfasern an Darmwand. Der Cysteninhalt war milchartig, nähere Untersuchung indess unterblieb. Die Cystenwand, bisweilen papillär gewuchert, sehr blutgefässreich, erinnerte stellenweise an äussere Haut, doch war auch hier Flimmerepithel. Im Fettgewebe fand Petrini Pacini'sche Körperchen!

Wir haben Flimmerepithel an unseren Tumoren nicht gefunden, aber an der Thatsache, dass hohes Cylinderepithel, bezw. Flimmerepithel in den teratoiden Geschwülsten vorkommt, lässt sich nicht zweifeln. Es ist auch gewiss nicht unberechtigt, in diesen dilatirten Epithelschläuchen oder Cysten je nachdem eine Darmanlage oder einen in der Entwickelung begriffenen Respirationstractus zu erblicken oder einen Centralkanal. Aber diese Gebilde auf einen persistirenden Ductus neuroentericus, bezw. postanalen Darm oder auf die Vestiges coccygiens zurückzuführen, das erscheint sehr unnatürlich, dazu sind die histologischen Bilder doch zu zweckmässig construirt. Das würde ein so regelmässiges Durcheinander und Ineinanderwachsen der verschiedensten persistirenden Gewebsreste voraussetzen, wie es ohne jede Analogie in der Geschwulstbildung wäre. Diese Vielfältigkeit der Organanlagen zwingt, diese Genese abzulehnen, eine Keimimplantation am unteren Stammende anzunehmen.

Was nun die soliden Partien der Sacralgeschwülste selber betrifft, so sind sie oft unverhältnissmässig gering entwickelt gegenüber den cystischen Höhlen, deren Ausdehnung diesen Tumoren den monströsen Charakter giebt. Man kann sich, wenn man dies Missverhältniss zwischen solidem Antheil und Flüssigkeit erfüllten Cysten berücksichtigt, sehr wohl vorstellen, wie die Autoren bis zu Braune einschliesslich eine strenge Scheidung zwischen „Cystenhygromen" und sacralen Teratomen machten. Von den älteren Beobachtern, auch wohl von Lotzbeck sind zweifellos einige Fälle von Spina bifida zu den ersteren mit hinzugezählt worden. Aber seit Braune und Molk hat man eine derartige strenge Absonderung der sacralen Hygrome eigentlich nicht mehr versucht, offenbar weil man bei näherer Untersuchung eben nur einen graduellen, keinen genetischen Unterschied in dem Verhältniss der cystischen zu den soliden Geschwulstantheilen sah.

Es sind wohl nie eincystische Tumoren in der Sacralgegend beobachtet, wenn wir die mit Wirbelspalte verbundenen Aussackungen der spinalen Meningen hiervon ausnehmen. Die Geschwülste sind immer mehr cystisch, vielfach vielcystisch. Bei einer Anzahl derartiger Tumoren könnte man wie bei den Ovarialtumoren von einem multiloculären Kystom sprechen, wenn in den Septen und etwaigen soliden Knoten nicht doch noch andere Gewebe als die der Cystenwand zu finden wären, und zwar solche von maassgeblichem Werth. Es scheinen besonders die Geschwülste vielcystisch zu werden, bei denen der epidermoidale Antheil des Parasiten am reichlichsten zur Entwickelung kommt. Diese Vermuthung, welche uns die beiden eigenen Fälle dieser Art nahe legten, wird durch Fälle von Nasse und Giglio unterstützt. Auf den ersten Blick könnte man geneigt sein, sie als reine Dermoide aufzufassen, da man neben der epidermoidalen Auskleidung der Cysten auch in den Septen noch Hautgebilde, Haarbälge und papilläre Formationen findet. Giebt man sich indess die Mühe, grössere Theile der Geschwulst zu durchsuchen, so stösst man auch hier auf eine bunte Menge von Geweben, welche die Geschwulst als echte Mischgeschwulst fraglos charakterisiren.

Nasse fand in dem melonengrossen Tumor, den er einem dreizehnjähr. Mädchen sammt dem Steissbein exstirpirte, zahlreiche Dermoidcysten mit Haaren. Aber daneben enthielt die Geschwulst Fettgewebe, Darm, glatte Musculatur, Knorpel, Knochen, Cysten mit Flimmerepithel, lymphadenoides Gewebe, quergestreifte Musculatur. Wir vermissen allein Nervensubstanz. Ganz ähnlich war der Befund bei einer ebenfalls durch ihn von einem zehnjährigen Knaben gewonnenen, aber nur theilweise exstirpirten und darum nicht erschöpfend untersuchten Sacralgeschwulst.

Auch Giglio's Beobachtung gehört hierher. Er fand bei einem mit tuberculöser Peritonitis behafteten Fötus einen im Mesorectum ganz retroperitoneal sitzenden Tumor, der die linke Pfannenwand ausgebuchtet und so zu einer Subluxation des linken Schenkelkopfes geführt hatte. Dieser Tumor, den er als Teratoma sacrococcygeum bezeichnet, bestand zum grossen Theil aus fibrösem Gewebe, zum anderen aus multiplen Cysten mit blutig-serösem, theils mit mucös-opalescirendem Inhalt. Die Wand der letzteren war ein fibröses Gewebe, theils mit hohem Epithel, theils mit Papillen und geschichtetem Pflasterepithel nach innen bedeckt. Manchmal fanden sich daneben aber noch Drüsen, in deren Umgebung glatte Musculatur, und Ansätze zur Gewebsbildung mit Elementen der Darmwand.

Gelegentlich bleiben die Cysten so klein, dass sie, selbst multipel vorhanden, dem Durchschnitte des Tumors auf den ersten Blick kein charakteristisches Aussehen geben. Ich bin überzeugt, dass mancher als solid aufgefasste, als reines Lipom oder Fibrolipom angesehene Sacraltumor zu den cystischen Mischgeschwülsten gehört. Es giebt, wie unser Fall 6 lehrt, derartige, für das blosse Auge und auf wenig Durchschnitten als einfache solide Lipome imponirende Tumoren, die erst bei allersorgfältigster Zerlegung und Zerkleinerung ihre histologische Vielgestaltigkeit, ihre Natur als Mischgeschwulst erkennen lassen.

Während hier in den überwiegend soliden Theilen der Geschwulst die Cysten nur schwer zu finden sind, ist in den grosscystischen Geschwülsten, die nur aus wenigen, aber oft ganz ausserordentlich umfangreichen Blasen bestehen, der durch seine heterologen Bestandtheile so überaus charakteristische solide Antheil recht wenig ins Auge fallend. Das gelblich-weisse Fettgewebe scheint die wenigen Lücken auszufüllen, so sehr sticht es in allen diesen Tumoren ins Auge. Sieht man aber genauer zu, so findet man auch mit blossem Auge schon Gewebszüge, die sich durch ihre derbere Consistenz und ihre mehr graue oder mehr röthliche Farbe deutlich von dem Fette unterscheiden, Das zerlegende Messer findet einen festeren Widerstand, oder es trifft gar auf knorpel-, bezw. knochenharte Partikel. So sehr man sich auch Mühe giebt, makroskopisch eine Lagerung der Theile herauszulesen, die auf eine besondere Organanlage schliessen liesse: es will nicht gelingen. Es ist makroskopisch keine Aehnlichkeit mit den sich ohne weiteres als subcutane Parasiten darstellenden organhaltigen Sacralanhängseln. Aber im mikroskopischen Bilde finden wir dennoch alle jene Gewebe, aus denen sich ein parasitärer Fötus nur zusammensetzen könnte, freilich sind die einzelnen Gewebsarten quantitativ nicht in der Proportion vorhanden, in der sie zu irgend einer Zeit der Entwickelung eines Embryos normalerweise angetroffen werden. Neben dem schon erwähnten Fettgewebe bemerkt man einfaches Bindegewebe, in dem es oft zu einer mächtigen Vermehrung und Erweiterung von arteriellen und noch mehr von venösen Gefässen gekommen ist.

Glatte Muskelfasern sind uns, ausser in der Form von Darmwand, weniger begegnet, als dies andere Autoren berichtet haben. Recht überraschend aber wirkt auf den Beschauer das ganz regellose Auftreten von quergestreifter Musculatur. Wo sie einem in grösseren Zügen an der Peripherie der Geschwulst entgegen tritt, da könnte man geneigt sein, sie als Reste der Glutäalmusculatur des Autositen aufzufassen. Aber sie kommt ganz isolirt, mitten im Centrum des Tumors vor und hier oft in einer ohne die Annahme regellosen Durcheinanderwachsens der Gewebsanlagen nicht erklärbaren Weise. In unseren Präparaten fanden wir quergestreifte Musculatur mitten in der Nervensubstanz oder dicht neben lymphadenoidem Gewebe, zwischen Cysten oder Drüsengebilden. Die Muskelfasern liessen nicht immer deutliche Querstreifung erkennen, mussten aber doch als quergestreifte angesprochen werden, da die Reaction der Fasern auf gewisse Farbstoffe, die Längsstreifung, die äussere Form und Breite die für willkürliche Musculatur eigenthümlichen Besonderheiten darbot. Offenbar aber kommt es zu durchaus vollständiger Ausbildung der quergestreiften Musculatur, denn es kann heute kein Zweifel mehr sein, dass lediglich auf ihre Wirkung die zuerst beim „Schliewener Kinde“, später an mehreren ähnlichen Fällen beobachtete Contractilität der parasitären Geschwulst zurückzuführen ist. Nicht nur in zweifellosen Doppelbildungen, sondern auch in den von vielen Autoren noch angefochtenen sacralen Mischgeschwülsten ohne deutliche Organanlage wird diese Contractilität beobachtet, wie unser Fall 4 beweist. v. Bergmann glaubte, es den Funktionen dieser Muskelzüge zuschreiben zu müssen, dass eine schon extirpirte Sacralgeschwulst durch den faradischen Strom in Wellenbewegung gesetzt wurde.

Der Befund von Knorpel, bezw. Knochen kann fast als regelmässig angesehen werden, so oft ist er in sacralen Mischgeschwülsten gefunden worden. Aber es ist doch Knorpel von sehr verschiedener Bestimmung. Wir deuteten ihn in einem unserer Fälle als Bronchialknorpel, Kümmel, der auch perichondrale und enchondrale Ossification beobachtete, und Jastreboff, der über verkalkten Knorpel berichtete, mussten, da sie auch Muskelbündel am Perichondrium, bezw. Periost inseriren sahen, diese Rudimente als Extremitätenanlagen deuten. Denken wir uns, dass diese Einsprengungen zeitlich oder räumlich mehr Gelegenheit gehabt hätten, sich weiter zu entwickeln, so können wir uns vorstellen, dass der Weg bis zur Ausbildung von makroskopisch erkennbaren Extremitäten, zu Tripodieen oder anderen als Doppelbildungen ohne weiteres anerkannten Gewächsen nicht eben weit ist. Die Bestimmung eines solchen Knorpel- oder Knochenkeimes aus dem mikroskopischen Bilde sicher erkennen zu wollen, das wäre freilich zu viel verlangt, aber andererseits hiesse es, sich der Wahrheit absichtlich verschliessen, wenn man den Knorpelkern in der Wand einer Cylinderzellencyste und die Röhrenanlage mit Muskelansätzen als der Endbestimmung wie dem Ursprunge nach ganz gleichwertige Gebilde ansehen wollte. Es ist auch gar nicht einzusehen, dass in ein Organ so wohl hineinpassende, also zweckmässig geformte Gebilde aus einem persistirenden Reste einer embryonalen Wirbelanlage hervorgehen sollten. Die verschiedenen Gewebsarten haben in den meisten sacralen Mischgeschwülsten trotz aller Regellosigkeit ihrer Anordnung in gewissen Gebilden doch eine so zweckmässige, auf eine Organbildung ganz zweifellos abzielende Verwendung gefunden, dass wir für die ganze Neubildung den nur einem selbständigen Keim innewohnenden, hoch complicirten Bildungstrieb annehmen müssen.

Am leichtesten werden die Verfechter der Theorie des monogerminalen Ursprunges der Sacraltumoren mit der Erklärung fertig, wie die „embryonale Nervensubstanz" in diese Geschwülste komme. Diese, heute wohl besser Neuroglia genannt, ist den alten Autoren gewiss manchmal als eigenartiges Gewebe aufgefallen, aber nicht als Nervensubstanz erkannt worden. Es ist kaum zweifelhaft, dass gerade diese Antheile oft zur Diagnose Sarkom oder Myxosarkom Anlass gegeben haben. Virchow hat in dem schon erwähnten Falle mit seiner für histologische Dinge so ungewöhnlich geschärften Beobachtungs- und Beschreibungsgabe eigentlich als der Erste eine Gehirnanlage in solchem Sacraltumor geschildert. Es ist seitdem noch oft, ja man kann sehr wohl sagen in der Regel, gefunden worden. Perman hat als Erster eine der modernen, specifischen Färbungen zur Sicherstellung seiner Diagnose benutzt, indem er mit Erfolg die Golgi'sche Färbung in Anwendung brachte. Ich konnte in meinen Fällen, wie oben gezeigt, ebenso mikrochemisch die nervöse Natur gewisser Geschwulsttheile erweisen.

Perman hat die Reste des Medullarrohres, die man nach Tourneux und Hermann zunächst nur für die reinen Dermoide als ursächlich bedeutsame Gebilde ansah, auch für die Erklärung der gliahaltigen Mischgeschwülste herangezogen. Die eigenartige Cystenbildung mit dem polymorphen Epithelbelag schien, wie schon erwähnt, durch diese Annahme ebenfalls ihre hinreichende Erklärung zu finden. Nur hatten ihre Anhänger Schwierigkeiten, die ventral vom Kreuzsteissbein sich entwickelnden Geschwülste auch auf die Vestiges coccygiens zu beziehen. Da man unmöglich so viele weit ausgebildete Organanlagen, wie sie in unseren Fällen stets neben der Gliaentwickelung anzutreffen waren, auf Gebilde des unteren Stammendes zurückführen kann, so liegt es nahe, auch in dieser nervösen Substanz die Anlage des Centralnervensystems eines 2. Keimes zu erblicken, und nicht die Abkömmlinge persistirender Medullarreste.

Als Braune, gestützt auf einige eigene Beobachtungen die Erfahrungen über Sacralgeschwülste zusammenfasste, kam er zu dem Resultat, dass diese Tumoren keineswegs einen einheitlichen Ursprung hätten. Indem er an den Deutungen seiner Vorgänger keinerlei Kritik übte, nahm er als berechtigt an, für einen Theil der fraglichen Geschwülste die Dura mater spinalis, für einen anderen die Wirbel selber, für wieder andere die eben neuentdeckte Luschka'sche Steissdrüse und endlich für manche Chordareste als Ausgangsstelle anzusehen. Es wäre eine unfruchtbare Arbeit, die histologisch sämtlich mangelhaften Beschreibungen der älteren Autoren daraufhin zu prüfen. Es lässt sich nicht mit absoluter Sicherheit anzweifeln, dass manche der beobachteten Tumoren auch wirklich auf einem der genannten Böden gewachsen sein mögen, aber wenn wir die in histologischen Einzelschilderungen verlässigeren Publicationen der neueren Zeit vergleichend heranziehen und allgemein-pathologische Erfahrungen berücksichtigen, so wird die Zahl dieser doch eine sehr beschränkte sein. Exact erwiesen ist jedenfalls für keinen Fall ein derartiger Ursprung.

Fassen wir zunächst die von Braune und anderen angenommene „sarkomatöse Degeneration" der spinalen Dura ins Auge, so bliebe es immerhin unverständlich, warum gerade hier die Sarkome so gleichmässig den fast stets hervorgehobenen cystischen Charakter annehmen sollten, und warum gerade hier die Neubildung so verschiedener anderer Gewebsarten daneben ein so häufiges Ereigniss ist. Die Dura cerebralis ist zwar manchmal der Ausgangsort gewisser Sarkomformen, viel seltener die Dura spinalis, wie aus der umfassenden Arbeit Schlesinger's über Tumoren des Rückenmarkes und der Wirbel hervorgeht. Aber auch diese seltenen Neubildungen haben nicht im entferntesten Aehnlichkeit mit den angeborenen cystischen Geschwülsten der Sacralgegend.

Ganz denselben Einwand kann man gegen die Annahme machen, dass die knöchernen, bezw. knorpeligen Wirbelanlagen des untersten Stammendes der Mutterboden mancher Sacralgeschwülste seien. Indem man nach einer Erklärung für das Vorkommen von Knochen- und Knorpelgewebe in den sacralen Mischgeschwülsten suchte, hat man sich erinnert, dass das Steissbein, welches schliesslich nur 4 Einzelwirbel angedeutet enthält, aus ursprünglich neun solchen zusammengeschmolzen ist (Fol, Physalix). So hält es Borst für begründet, „die in den sacralen Mischgeschwülsten vorkommenden Knochen- und Knorpelmassen auf excessive oder abnorme Wucherung der normalerweise sich zurückbildenden Theile des

Axenskeletts zurückzuführen". Wir wissen aber, dass diese Gewebe keineswegs in einer geschwulstartig wuchernden Weise auftreten, sondern in einer der Bildung ganzer Organe entsprechenden, regelmässigen Lagerung und in einer zur Organentwickelung durchaus proportionalen Massenentwickelung. Man könnte sich aus der Analogie anderer Geschwulstbildungen vorstellen, dass Chondrome oder Osteome oder Osteo-, bezw. Chondrosarkome aus solchen restirenden Embryonalkeimen entstehen, aber für die Bildung so planmässig angelegter, den Bau mannigfacher Organe so deutlich nachahmender Geschwülste geben diese entwickelungsgeschichtlichen Thatsachen keine Erklärung.

Da Luschka erst im Jahre 1860 die nach ihm benannte Steissdrüse als anatomische Neuigkeit brachte, so war es nicht zu verwundern, dass bei der Unklarheit über Herkunft und Zweck dieses Organes dasselbe auch zur Erklärung der Entstehung der in ihrer Genese ebenso dunkeln Sacralgeschwülste herangezogen wurde.

Virchow's Autorität stützte damals diese Vermuthung. Heute aber zieht man sie von keiner Seite mehr in Rechnung. Arnold wies 1865 bereits durch Injection der Arteria sacralis media nach, dass dieses Gebilde überhaupt keine Drüse sei, sondern nur eine Art Endaufrollung der letzten Verzweigungen des genannten Gefässes. Nur Buzzi (1887) hält für einen Tumor die Möglichkeit des Ausganges von der Luschka'schen Steissdrüse nicht für ausgeschlossen. Derselbe ist indess in vieler Beziehung von den cystischen angeborenen Mischgeschwülsten der Sacralgegend auch verschieden.

Er hatte die Structur eines Carcinoms mit alveolärer Wucherung der Gefässendothelien und stammte von einem im Alter von 11 Monaten verstorbenen Knaben. Seinen Ausgang nahm er in der Gegend der Steissdrüsen, von der Vorderfläche des Kreuzsteissbeines. Der unterste Theil des Kreuzbeines und das ganze Steissbein waren in der Geschwulst aufgefangen; dieselbe war im Wirbelkanale bis zur oberen Kante des Kreuzbeines emporgewachsen. Buzzi selbst hält es indess auch für möglich, dass die Geschwulst, die freilich vielfach endothelialen Charakter hatte, von dem osteogenen Gewebe der sacrococcygealen Wirbelanlage ausgegangen sei.

M. B. Schmidt gelang es übrigens, neben einer Mischgeschwulst der Sacralgegend die unveränderte Steissdrüse und somit für einen bestimmten Fall die Unabhängigkeit der Neubildung von dem dunklen Organ zu erweisen. Es ist auch mit Recht hervorgehoben worden (Arnold, Bland Sutton), dass Geschwülste dieses Organes den, ausser in Buzzi's Falle, für unsere Neubildungen nie betonten, mehr angiomatösen Charakter tragen müssen.

Alle Autoren, welche die angeborenen Sacralgeschwülste zu diesem Gefässknäuel in Beziehung setzten, haben, dass muss festgestellt werden, nur die dahingehende Vermuthung ausgesprochen, niemals einen stricten Beweis dafür erbracht. Dahingegen ist als erwiesen anzusehen, dass alle an der Dorsalseite der Wirbelsäule entwickelten sacralen Mischgeschwülste und mehrere ventral entwickelte von dem ventral gelegenen Luschka'schen Organ nicht ausgegangen sind.

Was endlich die Möglichkeit des Ausganges von Chordaresten betrifft, so ist auch diese Theorie von Heinrich Müller nur aus der Thatsache abgeleitet worden, dass überhaupt Reste der Chorda dorsalis auch am Steissbeine gleichwie am Clivus über die Geburt hinaus nachweisbar sind. Dieselbe ergab sich aus der Analogie der Geschwülste des unteren mit denen des oberen Stammendes. Aber ganz abgesehen davon, dass auch für jene Geschwülste an der Schädelbasis, die man von Chordaresten ausgehen lässt, dieser Zusammenhang noch zu erweisen bleibt, so sind am unteren Stammende Geschwülste von gleicher histologischer Beschaffenheit überhaupt nicht beschrieben.

Es wird sich a priori nicht in Abrede stellen lassen, dass die genannten Componenten des unteren Stammendes einmal Geschwülste und auch angeborene der Kreuzsteissbeingegend zeitigen können, aber diese müssten nach unseren Erfahrungen über Geschwulstbildungen überhaupt eine viel einförmigere Structur und eine einheitlichere Zusammensetzung zeigen, als die sacralen Mischgeschwülste.

In dieser Ueberzeugung haben die neueren Autoren nach anderen Erklärungen gesucht, und da die stetig bessere mikroskopische Erkennung der Gewebe zunächst fast regelmässig Darmbestandtheile in diesen Tumoren nachwies, so wurde auch für diese Bildung zunächst eine Erklärung gesucht, gefunden und, wie wir dies immer in der Entwickelung einer neuen Lehre sehen, irrthümlicherweise auch sogleich verallgemeinert. Als Middeldorpf in einer Sacralgeschwulst, die auf den ersten Blick als Lipom anzusprechen war, eine kleine, mehrfach gewundene Darmschlinge fand, die unmittelbar dem Rectum aufsass, da lag es für ihn nahe, den persistirenden, postanalen Darmabschnitt als Ausgangspunkt der Neubildung anzusehen. Er fand alle Bestandtheile der Darmwand, nämlich Mucosa mit den charakteristischen Lieberkühn'schen Drüsenschläuchen; Submucosa, Ring- und Längsmuskelschicht und endlich zahlreiche Solitärfollikel. Diese Erklärung scheint sowohl durch Analogie wie durch die entwickelungsgeschichtlichen Vorgänge wohl begründet. Analoges sehen wir in der Bildung der Meckel'schen Divertikel und in jenen Schleimfisteln nach dem Ileum, welche entstehen, wenn der Ductus omphalo-mesaraicus durch den Nabel hindurch erhalten ist.

Entwickelungsgeschichtlich stellt sich nach Kowalewski, Kölliker, His und Balfour der Vorgang folgendermaassen dar. Bei einigen niederen Wirbelthieren (Ascidien, Amphioxus, Plagiostomen, Teleostiern) zieht sich in einem gewissen Fötalstadium der Enddarm hinter der späteren Analöffnung ein Stück weit in den Schwanzabschnitt des Körpers hinein, nämlich da, wo Darm und Nervenrohr durch den Ductus neuroenterius in Verbindung stehen (Kowalewski). Dieser von Kölliker, His und Balfour als ein integrirender Bestandtheil des Darmrohres erwiesene „postanale Darmabschnitt beginnt bald nach dem Stadium, wo der After dadurch angedeutet worden ist, dass der Darmkanal einen papillenförmigen Fortsatz gegen die Haut herabschickte, eine terminale Erweiterung (Blase) zu bilden, die durch einen engeren Stiel mit dem übrigen Kanal zusammenhängt.“ Die Wände der Blase und des Stieles werden aus Cylinderepithel gebildet. Später wird der Darmabschnitt zu einem soliden Zellstrang, der auch allmählich verschwindet. Tritt diese Obliteration nicht ein, dann könne der fortbestehende Rest zu einem Darmgebilde weiter wachsen.

Diese Erklärung könnte man sich gefallen lassen, sofern es sich, wie in der Middeldorpf'schen Beschreibung, wirklich um ein isolirtes Stück Darm ohne jede weitere fötale Anlage handelt. Solche Fälle aber sind seitdem nicht wieder beschrieben.

Für diejenigen, viel zahlreicheren Geschwülste aber, in denen auch andere complicirte Gewebe vorhanden sind, nehmen die Autoren, welche die Middeldorpf'sche Erklärung zu generalisiren geneigt sind, an, dass dieselbe Ursache, welche Hemmung des normalen Schwundes zur Folge hatte, gleichzeitig einen Anreiz zum Wachsthum der Nachbargewebe gegeben habe. Auch für die Cystenbildung und deren epitheliale Auskleidung liess sich diese Erklärung für manche Fälle verwerthen, aber doch nicht für alle, wie die weitere Erfahrung lehrte.

Die Polymorphie des Epithels jener Cysten und des weiteren die manchmal besonders hervorstechende Entwickelung von Nervengewebe in den fraglichen Geschwülsten konnte durch den postanalen Darmabschnitt und den Ductus neuroentericus nicht erklärt werden. Als daher Tourneux und Hermann die Aufmerksamkeit auf die Vestiges coccygiens lenkten und die Entstehung der sacralen Dermoidcysten durch sie erklärten, da lag es wiederum nahe, diese persistirenden Nervenreste auch als Keime des nervösen Antheils sacraler Mischgeschwülste anzusehen. Permann wusste auch die Mannigfaltigkeit des Epithels der Cysten durch die den Embryologen bekannte Polymorphie der Epithelien in den Medullarresten zu erklären. In den Spalten dieser Zellhaufen begegne man bald Plattenepithelien, bald Cylinderzellen. Nun sind aber gelegentlich auch Flimmerepithelien in den Cystchen der Sacralgeschwülste zu finden. Um ihre Anwesenheit zu erklären, musste man wieder eine besondere Theorie für die dorsal- und eine besondere für die ventral-entwickelten Sacraltumoren aufstellen. Für die von der Rückseite des Kreuzsteissbeines ausgehenden Geschwülste leitet man das Flimmerepithel ihrer Cysten vom Centralkanalepithel des Rückenmarkes ab, das bei Kindern noch Flimmerhaare trägt. Diese Erklärung setzt ferner voraus, dass eine erheblichere Abschnürung als bloss die der Vestiges coccygiens stattgefunden hat.

Aber noch gezwungener ist die Ableitung des Flimmerepithels in Cysten, welche an der Concavität des Kreuzsteissbeines ihren Sitz haben; hier muss die Darmanlage herhalten, und das erschien um so näher liegend, weil ja in vielen der in Rede stehenden Tumoren darmähnliche Gebilde, ja sogar voll ausgebildeter Darm angetroffen wurde. Nun enthält aber der Darmkanal bei Menschen nur bis zum Magen einschliesslich Flimmerepithel im Fötalleben. In den tiefer liegenden Darmtheilen, die man als Ausgangsort allein ansehen könnte, ist Flimmerepithel beim Menschen zu keiner Zeit des intra- oder extrauterinen Lebens zu finden. Deshalb bezieht man sich auf die Thatsache, dass bei niederen Wirbelthieren der gesammte Darmkanal Flimmerepithel trägt (Fortunatow) und vermuthet, dass dies in gewissen Entwickelungsstadien auch beim Menschen so sei; nur wegen der Hinfälligkeit dieser Gebilde könne es auf keine Weise nachgewiesen werden.

So erfordert die Summe von verschiedenen Gewebs- und Zellarten eine ganze Summe von nicht immer ungezwungenen Voraussetzungen, wenn wir, wie dies eine Reihe von Autoren in der neueren Zeit noch thun, in der Persistenz von im extrauterinen Leben zum Schwunde bestimmten Gebilden die Ursache und den Ursprungsort der sacralen Mischgeschwülste sehen wollen. Deshalb haben viele neuere Autoren die schon von Foerster ausgesprochene Vermuthung wieder aufgenommen, dass der fötale Rest einer Doppelbildung den Anstoss zu allen jenen Neubildungen gebe, und dass die Steissbeingeschwülste überhaupt demgemäss als pygopage Tumoren zu den Doppelbildungen zu zählen seien. Die Entwickelung der Lehre von den Missbildungen war der weiteren Fundirung der Foerster'schen Theorie nicht günstig. Man neigte allzusehr der Abspaltungs- und Abschnürungstheorie zu und hat daher für die Bildung der überzähligen Theile in den subcutanen Parasiten nach abnorm gelagertem Bildungsmaterial gesucht.

Da man Geschwülste mit wohlausgebildeten Organen, die nicht vom unteren Stammende ausgegangen sein konnten, als Parasiten anerkennen musste, so ist man zu einer meines Erachtens unnatürlichen Trennung zwischen Sacralteratomen monogerminalen Ursprunges und zwischen solchen durch verdoppelte Keimanlage gekommen. Eine scharfe Grenze ist nicht zu finden, auch wenn wir uns an die am bündigsten gehaltene Unterscheidung von Nasse halten, der für das Kriterium einer fötalen Inclusion ansieht, dass sie „Organe oder wenigstens erkennbare Reste von solchen enthalten muss, welche nicht von dem hinteren Leibesende des Embryo gebildet werden." Die äussere Aehnlichkeit ist, wenn wir die Abbildung der Beobachter vergleichen, zwischen Parasiten mit wohlausgebildeten Organen und solchen, in denen nur weniger weit differencirte Gewebe zu finden sind, eine ganz auffallende, sowohl der äusseren Form wie dem Sitze der Geschwulst nach. Aber auch in groben, wie in feineren histologischen Einzelheiten kehren immer dieselben Verhältnisse wieder, nur dass eben in den als Intrafötationen von jedermann anerkannten Tumoren gewisse Theile eine Fortentwickelung bis zum fertigen Organ durchgemacht haben, während in einem anderen Falle die Gewebsbildung, sei es durch räumliche Behinderung, sei es wegen Mangel an Zeit zur Entwickelung, auf einer so niedrigen Stufe stehen geblieben ist, dass wir über die Bestimmung der Theile im Unklaren bleiben. Es sind nicht Reste von Organen, die wir in manchen Intrafötationen finden, wie es Nasse nennt, sondern die unentwickelt gebliebenen Anlagen solcher. Auf der niedrigsten Stufe ihrer Differencirung aber sind die Gewebe stehen geblieben in jenen Tumoren, welche die Verteidiger des monogerminalen Ursprunges für ihre Theorie unbedingt in Anspruch nehmen.

Es ist eine nicht genug zu betonende Thatsache, dass neben wohlentwickelten Organen, wie z. B. Darm oder Extremitätenknochen, doch auch oft Geschwulsttheile gefunden werden, die sich in nichts unterscheiden von der Structur nicht organhaltiger Sacralmischgeschwülste. Das ist auch von neueren Autoren bestätigt worden. So fand Otto Beyer bei einem 1/2 Jahr alten Mädchen, dem am 4. Tage eine 30 cm Umfang haltende Geschwulst vom Ende der Wirbelsäule extirpirt wurde, neben ausgebildetem Darm und einer Extremitätenanlage, doch auch jenes eigenartige Durcheinander von Schleimhautcysten, glatter Musculatur, Nerven, Binde- und Fettgewebe, wie es die Geschwülste auszeichnet, welchen man den rein monogerminalen Ursprung zuschreibt. Derselbe Autor bezeichnet charakteristischer Weise die extirpirte Sacralgeschwulst eines anderen, 1¼ Jahr alten Mädchens als eine Combination von neugebildetem Gewebe und includirtem Parasiten, als ein Cystofibrosarcoma myxomatodes teratoides.

Auch wo man in neuerer Zeit glaubte, es mit einem deutlich erkennbaren Organ, wie z. B. Darm, Bronchien und Lungengewebe, Schädel-, Becken-, Extremitätenknochen zu thun zu haben, da war die Bestimmung doch immer nur eine relativ sichere. Sonnenburg fand in einer Cyste, frei in der Flüssigkeit schwimmend, zwei durch Gelenk verbundene phalangenartige Knochen, Kaufmann zwei grössere, die er als Tibia und Femur deutet; aber auch diese Organe waren doch in einem so unfertigen Zustande, dass von einer einwandfreien Deutung derselben nicht die Rede sein kann. Wenn man seiner Phantasie einigen Spielraum lässt, so kann man auch unter dem Mikroskop Gewebstheile finden, die man ohne Mühe ihrer Form und Lage nach als die Anlage dieses oder jenes Organes deuten kann.

Borst giebt, obwohl er unserer Auffassung abhold ist, dieser Möglichkeit selbst Ausdruck bei Beschreibung eines Sacraltumors, den er mit aller Bestimmtheit den echten monogerminalen Teratomen zuzählt.

Die Geschwulst lag in ihrer grössten Masse dem Kreuz- und Steissbein auf, hatte aber, wie sich bei der Operation (Prof. Schönborn) zeigte, einen beträchtlichen Fortsatz an der Vorderfläche dieser Knochen im retrorectalen Gewebe in die Höhe geschickt. In den Hiatus sacralis führte ein hohler Stiel, der wie eine directe Fortsetzung der Dura mater spinalis aussah, aber durch eine Scheidewand von der Höhle der letzteren abgetrennt war. Der Stiel endigte also oben blind, war aber nur durch ein verhältnissmässig dünnes, bindegewebiges Zwischenstück, das eine ringförmige Einziehung bewirkte, von dem Subduralraum getrennt. Mikroskopisch bestand der Tumor aus Binde-, Schleim-, Fettgewebe, glatte und quergestreifte Musculatur war vorhanden, Cysten mit den mannigfaltigsten Epithelbelägen, mit Platten- und Cylinderepithel, cubischem und Flimmerepithel fanden sich, ferner darmdicke Cysten und solche, die mit Darmschleimhaut ausgekleidet waren. Die einzelnen Epithelsorten gingen vielfach in den Cystenwänden ineinander über, manchmal in auffallend directer Folge, so z. B. folgte auf Darmschleimhaut in ein und derselben Cyste geschichtetes Plattenepithel. Daneben war massenhaft embryonale Nervensubstanz vorhanden mit Cysten vom Aussehen des Centralkanales. Schliesslich fand sich noch Knorpel und ein grösseres Knochenstück, das man mit einiger Phantasie für ein verkümmertes Kreuzbein hätte halten können. Die Wirbelhöhle war abnorm weit, das Steissbein rudimentär und mit der Geschwulst verwachsen, so dass es mit resecirt wurde, das Kreuzbein nach hinten und oben abgedrängt.

Wir haben es also mit einer Mischgeschwulst zu thun, die neben den vielen zu keinem bestimmten Körpertheil ausgebildeten Geweben doch auch Gebilde umschloss, die eine nahezu definirbare Form angenommen hatten. Aber es sind nicht nur Skeletttheile, die gelegentlich in den Tumoren gefunden werden, es kommen auch Organe von höherem Werth und von complicirterem Bau darin war, solche, die nicht von den Componenten des unteren Stammendes ausgegangen sein können, wie dies von Middeldorpf für die von ihm gefundene Darmschlinge angenommen wurde. Lüttkemüller, Hamel, Spöndly fanden in den soliden Theilen ihrer Tumoren Cysten, die sich durch pigmentirtes cubisches Epithel und dessen Lagerung auf der einen Hälfte ihrer kugligen Wand und durch das gleichzeitige Vorhandensein von pigmentlosem Cylinderepithel auf der anderen Hälfte als Augenanlagen charakterisirten. Hätte man darüber, besonders gegenüber der sonstigen Polymorphic des Cystenepithels, noch Zweifel hegen wollen, so lässt die interessante Beobachtung von Kümmel doch keine Einwände mehr zu: er sah eine zweiblätterige Blase, mit einer Oeffnung an dem einen Pol und den auf's deutlichste an Retinazellen erinnernden Pigmentzellen im Bereich des äusseren Blattes. Das innere Blatt war eine tiefe, becherförmige Einstülpung des äusseren.

Die Freunde der Theorie vom monogerminalen Ursprung der sacralen Mischgeschwülste, M. B. Schmidt, Aschoff, Borst, kommen, wenn sie diese Gebilde wirklich als fötale Augenblase auffassen wollen, natürlich hart ins Gedränge. So müssen sie eine neue Theorie zur Stützung der ersten heranziehen, und aus diesem Grunde sehen sie nach dem Vorgange von M. B. Schmidt, in dem Gebilde nicht eine regelrechte Augenanlage eines implantirten Keimes, wie sie eben nur von einem beschränkten Abschnitt des embryonalen Medullarrohres ausgehen kann, sondern nehmen an, dass unter abnormen Verhältnissen die physiologische Funktion der Bildung pigmentirten Cylinderepithels auch auf andere Theile dieser selben Anlage übertragen werden kann. Das heisst aber doch ganz offenbar den Dingen Zwang anthun zu Gunsten einer Theorie, der übrigens noch weitere Gegner erwachsen. Man hat bei Parasiten am oberen Stammende übrigens ganz ebensolche Augenanlagen gefunden (Breslau und Rindfleisch), und so ist kein Grund zu zweifeln, dass wir es auch in den Kreuzsteissbeingeschwülsten mit solchen zu thun haben.

Nehmen wir dazu, dass noch ein anderes nur dem cranialen Stammende eigenthümliches Gewebe gelegentlich in Sacraltumoren von sonst typischer Zusammensetzung vorkommt, nähmlich Zähne und Zahnanlagen, wie dies die Beobachtungen von Port, Krönlein, Skórczewsky lehren, so haben wir eine weitere Stütze, diese Geschwülste als implantirte Parasiten und nicht als Abkömmlinge von über die Geburt hinaus persistirenden, normaler Weise zum Schwunde bestimmten Geweben des unteren Stammendes abzuleiten. Es ist nur ein kleiner Schritt zu jener allgemein als Parasit anerkannten Geschwulst, welche Kleinwächter beschrieben hat.

Er sah eine rudimentäre Mundhöhle in einem Sacraltumor, eine von geschichtetem Pflasterepithel schleimhautartig ausgekleidete Spalte, aus welcher ein fleischiger Lappen mit pilzförmigen Papillen und speicheldrüsenartigen Bildungen heraushing. In der Schleimhaut fanden sich Lymph- und Schleimdrüsen.

Wir haben nunmehr die zahlreichen Abstufungen aller Anhänge am unteren Stammende vor unserem Auge vorüberziehen lassen, die wir als Parasiten, als Abkömmlinge einer 2. Keimanlage ansehen, vom lebensfähigen Pygopagen bis zu jenem apfelgrossen Geschwülstchen, das noch bei der Betrachtung mit blossem Auge den Eindruck einer einfachen Fettgeschwulst erweckt und bei näherem Zusehen sich doch aus so vielen Geweben zusammensetzt. Die äussere Verschiedenheit kann in der That keine grössere sein, und demnach sind sie ihrer Genese nach aufs engste verwandt. Ihre histologische Zusammensetzung spricht dafür und die lange Reihe von Uebergangsvermittlern.

Alle diese angeborenen Sacralgeschwülste im engeren Sinne sind Mischgeschwülste, welche stets Abkömmlinge aller 3 Keimblätter enthalten. Dieser Umstand eben giebt ihnen das Wundersame, das Ueberraschende in ihrer Erscheinungsform, welches sie ganz allgemein als Sacralteratome bezeichnen liess. Es war aber auch die Veranlassung, dass die Geschwülste rücksichtlich ihrer histologischen Details eine so hundertfältige Deutung und Bezeichnung erfuhren. Von dem Gesichtspunkte der doppelten Keimanlage beurtheilt, können wir in dem Durcheinander von allen möglichen Gewebsarten keine Sarkome, keine Carcinome mehr erblicken, wir sehen darin die rudimentäre Entwickelung eines 2. Individuums.

Wir können also diese Tumoren, sowie Wilms dies für die teratoiden Geschwülste des Hodens gethan hat, als embryoide Geschwülste bezeichnen. Die beiden Arbeiten von Max Wilms: „Ueber die Dermoidcysten und Teratome, mit besonderer Berücksichtigung der Dermoide der Ovarien“ (Deutsches Archiv für klinische Medicin Bd. LV, 1895) und „Die teratoiden Geschwülste des Hoden, mit Einschluss der sog. Cystoide und Enchondrome“ (Ziegler's Beitrag zur pathologischen Anatomie Bd. XIX, 1896) sind für meine Beurtheilung der Sacralgeschwülste von grösstem Einfluss gewesen. Wilms hat für die teratoiden Tumoren der männlichen und weiblichen Geschlechtsdrüsen, die bezüglich ihrer Entstehung die mannigfachste Beurtheilung bis dahin erfuhren, die Einheitlichkeit der Genese durch sorgfältige histologische Untersuchung nachgewiesen. Die Uebereinstimmung seiner Befunde mit den unseren ist in vielen Dingen eine überraschend genaue. Nur bezüglich der ursprünglichen Entstehung des Keimes kommen wir rücksichtlich der Sacraltumoren zu ganz anderer Auffassung. Uns liegt der Gedanke nahe, die embryoiden Sacralgeschwülste ganz ebenso zu erklären wie die Doppelbildungen der Kreuzsteissbeingegend. Nur nehmen wir für diese ein eigenes Amnion an, für die sacralen Tumoren ist dies nicht möglich. Diese sitzen ohne Zweifel innerhalb des Amnions des Autositen. Eine einzige Ausnahme ist bekannt geworden, der Fall von Jordan, der einen parasitären Zwillingsfötus mit exquisiter Fötalhülle sah. Neben der Geschwulst, die ein kopfähnliches, behaartes Gebilde enthielt, fand sich unter der includirenden Haut ein deutliches Amnion.

Die Regel aber bleibt, dass der rudimentäre Keim von Anfang an alle Veränderungen in Verbindung mit dem Autositen durchmacht und frühzeitig in dem Amnion desselben eingeschlossen ist. Eine Erklärung dieser Vorgänge ermöglicht die von Sobotta festgestellte Thatsache, dass die Eizelle constant eine ungleichmässige Theilung auf mitotischem Wege eingeht bei der Bildung der Richtungskörperchen. Da diese alle Elemente eines Eies enthalten, so erscheint den Embryologen die Befruchtung eines solchen für möglich. Legt man aber in diese Zeit die Entstehung einer Keimblase, so ergeben sich auch keine Schwierigkeiten mehr für die Erklärung des Sitzes innerhalb des Amnions des Autositen.

Auch die bald dorsale, bald ventrale Lage des Parasiten ist so am ehesten zu erklären. Wenn das stärkere Individuum mit seinem Schwanzende über das schwächere hinweg wächst (Schultze), so gelangt dieses bei der Krümmung des Schwanzendes leicht an dessen ventrale Fläche. So ist der verschiedene Sitz histologisch übereinstimmender Geschwülste jedenfalls ungezwungener erklärt, als durch die oben erwähnten complicirten Theorien, die auf den monogerminalen Ursprung hinauslaufen.

Die äusserlich so in das Auge fallende makroskopische Verschiedenheit der Sacraltumoren erschüttert die Lehre von ihrer genetischen Einheit keineswegs. Wir müssen, ganz wie Wilms, in der verschiedenen Entwickelung der einzelnen Keimblätter den Grund dafür suchen. Die Geschwülste erscheinen um so compacter, je stärker die Repräsentanten des mittleren Keimblattes zur Entwickelung gekommen sind. Die Production des Ecto- und Entoderms giebt ihnen den Charakter des Cystischen. Wilms nimmt für seine Tumoren ein schlauchförmiges Wachsthum für das Plattenepithel des Ectoderms und für das Cylinderepithel des Entoderms an. Diese Theorie hat viel für sich. Je nach der freieren Wachsthumsrichtung und der Secretion der Epithelien erweitern sich die Spalträume zu Cysten, und es würde, durch eine Communication des Ento- und des Ectodermschlauches, die Thatsache erklärt sein, dass wir in den fraglichen Cysten gelegentlich so verschiedenes Epithel, Pflaster- und Cylinderepithel dicht neben einander finden. Freilich wird man für gewisse Cysten auch die Entstehung aus weiter entwickelten Anlagen, z. B. aus Darm- oder Talgdrüsen und dergl. annehmen müssen. Wilms hält die Möglichkeit einer Umwandlung der Epithelformen in eine andere für ausgeschlossen; die scharfe, auch beim vorgeschrittenen Wachsthum von ihm beobachtete Grenze scheint ihm dagegen zu sprechen.

Für die Differentialdiagnose des Klinikers ist eine strenge Sonderung aller am unteren Stammende vorkommenden Geschwulstbildungen von hoher Bedeutung. Deshalb recapitulire ich noch einmal die Ergebnisse meiner eigenen Untersuchungen und die des Studiums der Litteratur über die in Frage stehenden Tumoren:

1. Man hat unter angeborenen Geschwülsten der Kreuzsteissbeingegend zu verstehen cystische Tumoren, die sich bald an der dorsalen, bald an der ventralen Seite des unteren Wirbelsäulenendes entwickeln, in ihrer Grösse sehr verschieden, von kaum sichtbarem, bis zu monströsem Umfange.

2. Man unterscheide die nicht durch doppelte Keimanlage entstehenden Geschwülste von den durch doppelte Keimanlage entstehenden.

3. Die ersteren entstehen durch Störungen im Zusammenschluss der embryonalen Componenten des unteren Stammendes. Hierher gehören die reinen Dermoide (Sacrococcygealfisteln und -cysten) und die mit Wirbelspalte, bezw. -defect verbundenen Aussackungen des Rückgratinhaltes (Spina bifida) einschliesslich der Spina bifida occulta.

4. Manche Fälle von Spina bifida sind mehrcystisch und können nur durch histologische Untersuchung von den „teratoiden" Sacraltumoren unterschieden werden. Sie und noch öfter die Spina bifida occulta kommen combinirt mit „teratoiden" Mischgeschwülsten vor.

5. Echte Schwanzbildung ist niemals mit Sicherheit beobachtet; lipomatöse oder ähnliche Anhänge können in der Steissgegend wie überall vorkommen.

6. Die Möglichkeit, dass einmal Reste des Medullarrohres oder persistirende Steisswirbel, oder der Ductus neuroentericus, bezw. postanale Darmabschnitt oder die Luschka'sche Steissdrüse zum Ausgangsort einer Geschwulst werden können, ist nicht zu leugnen, aber erwiesen ist dieser Zusammenhang in exacter Weise noch nie.

7. Die bislang so erklärten „teratoiden" Geschwülste der Sacralgegend zeigen übereinstimmend eine Zusammensetzung aus Abkömmlingen sämmtlicher drei Keimblätter; nur die Wachsthumsverschiedenheit derselben giebt den Tumoren ein makroskopisch so verschiedenes Aussehen.

8. Die Mannigfaltigkeit im Sitz, in der groben und feineren Structur, insbesondere die Andeutungen allerverschiedenster Organe, die Cystenbildung, die Verschiedenheit der Epithelform in einer und derselben Cyste erklärt sich leicht durch die Annahme einer doppelten Keimanlage. Wir nennen daher die Tumoren, wie Wilms seine Hodenteratome, embryoide Geschwülste.

9. Es giebt zahlreiche Uebereinstimmungen in der Structur der Mischgeschwülste, denen man bisher monogerminalen Ursprung zuschrieb, und der unzweifelhaften Parasiten; auch das stützt obige Annahme.

10. Die Bildung des parasitären Keimes ist zu verlegen bis in die Zeit, wo durch ungleichmässige mitotische Teilung die Richtungskörperchen entstehen. Die Möglichkeit der Befruchtung eines solchen ist Voraussetzung. So erklärt sich dann die Lage des rudimentären Parasiten innerhalb des Amnions des Autositen.

Zum Schluss genügt es, mit wenigen Worten auf die den Praktiker interessirenden Ergebnisse unserer Untersuchungen zurückzukommen. Da erweist sich zunächst die alte Ansicht als irrig, als wären die „Cystosarkome" der Sacralgegend maligne Geschwülste. Bösartig in dem gewöhnlichen Sinn, dass sie durch Hinauswuchern über ihren Standort und durch Metastasirung in fernabliegende Organe für den Träger verhängnissvoll werden, sind die embryoiden Geschwülste keinesfalls. Denn der von Frank, bezw. Chiari als „Tumor sacralis congenitus mit maligner Degeneration und Metastasenbildung" beschriebene Fall lässt doch auch eine andere Deutung zu, und er steht in der neueren Litteratur allein da. Sie werden eigentlich nur durch die erhebliche Grössenentwickelung für den Träger gesundheitsschädlich, indem sie durch ihr Gewicht die statischen Verhältnisse erheblich verschieben. Dazu kommt die bedeutende Entstellung. Nur für die umfangreichen Tumoren an der ventralen Seite des unteren Wirbelsäulenendes kommen noch andere schädliche Momente in Frage, Druck und Verlagerung der Beckenorgane, Hydronephrose u. a., wie wir oben von einigen Fällen berichtet haben. Beachtenswerth ist auch jene Beobachtung von Giglio, wo eine hinter dem Rectum entwickelte „teratoide“ Geschwulst die linke Pfannenwand ausgebuchtet und so zu einer Subluxation des Schenkelkopfes geführt hatte.

Die Sacralgeschwülste waren vielfach schon bei der Geburt so gross, dass dadurch die Entwickelung des Kindes behindert oder sogar unmöglich war. Gelegentlich hat man den Tumor durch Punktion verkleinert, ein gefährliches Unternehmen, solange man nicht weiss, ob man es mit einer Spina bifida oder einer nicht mit dem Duralsack zusammenhängenden Cyste zu thun hat. Mehrfach platzte der Sack während der Geburt (Saxtorph, Warmald nach Braune, Glogner). Leclerc musste die Embryotomie machen, um das Kind mit der monströsen Geschwulst entfernen zu können.

In der Regel aber sind die Tumoren bei der Geburt noch nicht so gross, sondern wachsen erst extrauterin zu Riesengeschwülsten an, die dann infolge der inneren Spannung leicht an den Druckstellen ulceriren. Deshalb ist es nicht immer möglich, die Extirpation dieser Geschwülste so lange hinauszuschieben, bis die Kinder mit einiger Wahrscheinlichkeit den immerhin nicht unbedeutenden operativen Eingriff vertragen. Die dorsal entwickelten Mischgeschwülste sind in der Regel leicht abschälbar; ungleich grössere Schwierigkeiten macht die Auslösung der ventralen Tumoren, so dass es nach Ritschl und Nasse gelegentlich wiederholter Eingriffe bedurfte. Die alte Behandlungsweise mit Punktion und Injection ist aussichtslos; sie war in den Fällen, die man irrthümlich als Cystosarcome diagnosticirte, die sich aber als Hydrorrhachissäcke erwiesen, gelegentlich sogar von verhängnissvollen Folgen. Eine schulgemässe Zusammenstellung der Erfolge operativer Behandlung erscheint mir unfruchtbar, da die Fälle in der aseptischen Zeit, die allein berücksichtigt werden könnten, noch allzu spärlich sind. Für den Kliniker liegt die Schwierigkeit immer noch in der Diagnose. Die dorsalen Tumoren dürften stets richtig beurtheilt werden können, aber bezüglich der zwischen Rectum und Excavatio sacrococcygea sitzenden Geschwülste wird man doch oft erst während der Operation einigermaassen über ihre Natur ins Klare kommen. Die Ablösung vom Mastdarm war nur selten schwierig, eine Verletzung desselben wäre auch reparabel. Bedeutungsvoller ist die Feststellung, ob eine Geschwulst ohne Eröffnung des Duralsackes auslösbar ist oder nicht. Nicht bloss eine Infection desselben, auch der Abfluss von Cerebrospinalflüssigkeit allein würde den Erfolg der Operation in Frage stellen. Aber frei mit dem Duralrohr communicirende Cysten kann man als solche nicht verkennen, denn Druck auf eine solche würde die Erscheinungen des Hirndruckes unzweifelhaft auslösen.

Die Combinationen von embryoiden Tumoren mit Spina bifida cystica und occulta oder abgeschnürte mit dem Wirbelkanal nicht mehr communicirende, wie wir sahen, manchmal vielcystische Hydrorrhachissäcke machen dem Operateur ebenso wie dem Diagnostiker grössere Schwierigkeiten wie die reinen „Teratome". Deren Auslösung ist auch bei Kindern in zarterem Alter in einer grösseren Reihe von Fällen mit bestem Erfolge ausgeführt worden.

Litteratur.

In dem nachfolgenden Verzeichniss führe ich nur die wichtigsten älteren Arbeiten (I) an, ferner die Publicationen über sacrale Dermoide (II) und über die sacralen Mischgeschwülste (Teratome) (III) vollständig. Bezüglich der Spina bifida, einschliesslich der Spina bifida occulta, die hier nur differential-diagnostisch berücksichtigt werden konnte, verweise ich auf die Arbeiten von Marchand in Eulenburg's Realencyclopädie (1885), von v. Recklinghausen in Virchow's Archiv. Bd. CXV. (1886), Bohnstedt in Virchow's Archiv. Bd. CXL (1895) und Borst im Centralblatt f. pathol. Anat. 1898.

I.

Wernher, Die angeborenen Cystenhygrome. Giessen 1843.
Vrolik, Tabulae ad illustrandam embryogenesin hominum et mammalium. 100 Tafeln. Amsterdam 1849.
Lotzbeck, Die angeborenen Geschwülste der hinteren Kreuzbeingegend. München 1858.
Schwarz, Beitrag zur Geschichte des Fötus in Foetu. Marburger Festprogramm zum Rectoratswechsel 1860.
Foerster, August, Die Missbildungen des Menschen. Jena 1865 (II. Aufl. (1861, I. Aufl.).
Braune, Wilhelm, Die Doppelbildungen und angeborenen Geschwülste der Kreuzbeingegend in anatomischer und klinischer Beziehung. Leipzig 1862.

II.

Veling, Essai sur les tumeurs enkystées du tronc foetal. Strassburg 1846.
Molk, Des tumeurs congenit. de l'extr. inf. du tronc. Thèse de Strassbourg 1868.
Désprès, Commun. à la soc. anat. 1874. Paris.
Lawson Tait, Vortrag. Dublin 1877.
Féré, Commun. à la soc. anat. Paris 1878.
Heurtaux, Commun. à la soc. de chir. März 1882.
Peyramaure-Duverdier, Dépressions et fistules congénitales cutanées de la region sacro-coccygienne. Thèse de Paris. 1882.
Chenantais, Tumeur de la région coccygienne (parvi d'une fistule). Bull. Soc. an. de Nantes. 1882.
Couraud, Depressions fistules congénitales cutanées et kystes dermoïdes de la region sacro-coccygienne. Thèse de Paris. 1883.
Ceci, Ciste dermoide della regione sacrale; operazione. Guarigione. Giorg. di chir. Messina 1883.
Madelung, Ueber die Fovea coccygea. Centralbl. f. Chir. 1885.
Wendelstadt, H., Ueber angeborene Hauteinstülpungen und haarhaltige Fisteln in der Sacrococcygealgegend. Dissert. Bonn 1885.

Lannelongue, Traité des kystes congénitaux. Paris 1886.
Delens-Routier, Fistule et kyste de la région sacrococcygienne; extirpation; guérison. Bull. de la soc de chir. de Paris 1888.
Desprès, Kystes dermiques congénitaux et fistule de la rainure coccygienne. Bullet. mém. de la soc. de chir. Paris 1889.
Schmidt, B. u. M. B., Zwei Fälle von Geschwülsten in der Gegend des Schwanzbeines. Arb. aus d. chir. Univ.-Poliklinik zu Leipzig. II. 1892.
Beale, E. J., Dermoid cysts of the coccygeal region. Atlanta med. and surg. Journ. 1888/1889.
Schmidt, Paul, Ein Beitrag zur Kenntniss der congenitalen Sacraltumoren. Dissert. Greifswald 1889.
Mallory, Sacrococcygeal simples, sinuses and cysts. Americ. Journ. of med sciences. CIII. 1892.
Gussenbauer, Ueber sacrale Dermoide. Prager med. Woch. Nr. 36. 1893.
Marchadier, Des kystes dermoïdes du raphé etc. Thèse de Paris 1893.
Nicaise, Des kystes dermoïdes et des fistules congén. de la région sacrococcygienne. Tribune med. 1893.
Wette, Th., Ueber Fisteln und Geschwülste in der Sacrococcygealgegend. Dermoid im Sacralkanal. Langenbeck's Archiv. XLVII. 1894.
Mermet, Des kystes congénitaux du raphé génito-perinéal. Revue de chir. XV. 1895.
Kutz, Ueber Dermoidcysten mit spec. Berücksichtigung eines Falles von Sacraldermoid. Dissert. München 1895.
Procknow, Zur Aetiologie der Hohlgänge in der Steissaftergegend. Oesterr. medic. chir. Presse. LII. 1897.

III.

Lawrence, Tumour resembling a bursa over the lower part of the sacrum. Lancet 1861. London.
Coulon, Tumeur du siège. Gaz. hebdom. 1861.
Rudolph, W. B., Beobachtungen über einen Sacraltumor mit Berücksichtigung ähnlicher Fälle. Leipzig 1862.
Virchow, Ein neugeborenes Kind mit einer mehr als faustgrossen Sacralgeschwulst. Monatsschr. f. Geburtsh. u. Frauenkrankheiten. XV. 1863.
Jacobi (New-York), Angeborenes carcinomatöses Cystenhygrom der Sacralgegend. (Amer. med. Times 1863, ref. von Gurlt in Langenbeck's Archiv. XIII.)
Paquet, Tumeur encephaloïde de la région fissière. Bull. Soc. anat. de Paris. 1864. XXXIX.
Busch (Bonn), Cystenhygrom der Steissgegend. Allgem. med. Centralztg. 1863.
Martin, Angeb. zusammenges. Kystengeschwulst der Sacroperinealgegend. Monatsschrift f. Gebk. u. Frauenkrankh. XVIII. 1861.
Derselbe, Steissdrüssencystoid. Verh. d. Ges. f. Gebh. Berlin XVI. 1864.
Senftleben, Erfolgreiche Operation eines Tumor coccygeus. Deutsche Klinik. XVII. Berlin 1865.
Breslau und Rindfleisch, Geburtsgesch. u. Untersuchg. eines Falles von Foetus in foetu. Virch. Arch. XXX.
Schlesinger, Adolf, De foetibus in foetu. Diss. Breslau 1864.
Osorio N., Remarque sur une tumeur, provenant de la substance grise céphalorachidienne. Paris 1865.
Corradi, Die una monstruosita parasitaria perineale felicemente tolta con operazione chir. Sperimentale Firenze. 1865. Ref. in Schmidt's Jahrb.
Davy, Congenital cystio tumour from coccygeae region of an infant. Tr. Path. Soc. London 1867/68.
Ellis, C., Congenital tumors of the sacral and perineal regions, containing cysts, fibrous tissue, cartilage, bone and more or less complete foetal structures. Boston m. and s. J. 1865.
Arnold, J., Ein Beitr. z. Structur der sogen. Steissdrüse. Virch. Arch. XXXII. 1865.
Sertoli, Ueber die Structur der Steissdrüse d. Menschen. Virch. Arch. XLII. 1868.
Klebs, Cystoma sacrale congenitum. Virch. Arch. XXXVIII. 1867.

Braune, K. A., Ueber die am unteren Ende des Kreuzbeines vorkommenden angeborenen Tumoren mit Beschreibung eines speciellen Falles von Myxosarcom. Halle. Diss. 1868.
Molk, A. L. C., Des tumeurs congénitales de l'extrémité inférieure du tronc. Thèse. Strassburg 1868.
Holmes, F., The surgical treatement of the diseases of infancy and childhood. London 1868.
Poincaré, Tumeur congénitale de la région sacroperinéale. Compt. rend. Soc. de méd. de Nancy 1869.
Monod, E., Appendice caudal, opéré sur un enfant de six semaines. Bull. soc. anat. de Paris. XLII. 1869.
Preuss, Ein seltener Fall von Doppelbildung. Arch. v. Reichert. Dubois Reymond. 1868.
Virchow, Ueber die Sacralgeschwulst des Schliewener Kindes. Oesterr. Zeitschr. f. prakt. Heilk. Wien 1869. XV. u. Berl. klin. Woch. 1869. VI.
Smith, T., Congenital fathy coccygeal tumour which simulated spina bifida. Tr. Path. Soc. London. XXI. 1869/70.
Kühnemann, Ein Fall von Sacralgeschwulst bei einem todtgeborenen weiblichen Fötus. Berlin 1870.
Fürst, L., Ein Fall von angeb. dermoidem Sacralhygrom bei einem 3½jährigen Kinde. Jahrb. f. Kinderhlk. Leipzig 1871/72.
Böhm, Fr., Zur Casuistik der fötalen Inclusionen in Steissbeingeschwülsten. Berl. Klin. Woch. 1872. 4.
Staude, Congenitaler Sacraltumor. Beitr. z. Gebh. u. Gyn. 1872/73.
Bumannn, Tumeurs congénitales de la région ano-coccygienne. Gaz. hebd. de méd. Paris 1873.
Freyer, Zur Casuistik der Kreuzbeingeschwülste mit fötalem Inhalt. Virch. Arch. LVIII. 1873.
Wernich, Grosser Coccygealtumor bei einem 2jähr. Kinde. Beitr. z. Gebh. u. Gyn. II. 1873/74.
de Soyre, Des tumeurs congénitales de la région sacrococcygienne. Arch. de tocol. Paris 1874.
Mason, F., Case of lymphadenoma in the sacral. region. Tr. Path. Soc. XXVI. London 1874/75.
Kolaczek, Ein Myxosarcoma perivasculare der Steissbeingegend. Arch. f. klin. Chir. XVIII. 1875.
Derselbe, Ein osteogenes Alveolarsarkom des Kreuzbeines. Ebenda.
Lüttkemüller, J., Vier Fälle von angeb. Sacralgeschwülsten. Oesterr. Med. Jahrb. 1875.
Ahlfeld, F,, Ein 2. Schliewener Kind, ein neuer Fall von unabhängigen Bewegungen in einem angeb. Sacraltumor. Arch. f. Gyn. VIII. 1875. Sectionsbericht darüber 1877. Bd. XII.
Monod, Tumeur congénitale de la région coccygienne. Bull. Soc. anat. de Paris 1877.
Monod et Brissaud, Contribution à l'étude des tumeurs congenit. de la région sacro-coccygienne. Progrès méd. V. Paris 1877.
Panas, Tumeurs cong. de la région coccyg. Bull. et mém. Soc. de chir, de Paris. III. 1877.
Raffa, Dei tumori misti congeniti della regione sacrococcygea. Gaz. med. ital. XX. Padova 1877.
Spence, Large myxomatous tumour in a child. Lancet II. London 1877.
Surmay, Tumeur congénitale de la région anococcygienne. Bull et mém. Soc. chir. Paris 1877.
Depaul, Tumeur congén. embrioplastique adhérente à la partie supérieure du coccyg; opération 48 heures après la naissance; guérison. Gaz. de hôp. Paris 1869.
Derselbe, Kyste congénital uniloculaire de la région anococcygienne; ponction suivie d'injection jodée; guérison rapide. Paris méd. 1877.
Menzel, A., Ein Fall von angeb. Sacralgeschwulst. Arch. f. klin. Chir. XXII. 1878.

Born, G., Ein Fall von Sacralgeschwulst an einem todtgeborenen fünf monatl. Fötus. Diss. Marburg 1878.
Schreiber, A., Beitrag z. Casuistik d. angeb. Sacralgeschwülste. Deutsche Zeitschrift f. Chir. XI. 1878/79.
Beumer, O., Ueber angeb. Steissgeschwulst. Zeitschr. f. Gebh. u. Gyn. IV. 1879.
Terillon, Kyste dermoide de la région anococcygienne; exstirpation avec le thermocautère. Bull. Soc. anat. de Paris. LIV. 1879.
de St. Germain, Tumeur érectile sacro-anale très-ètendue; injections coagulantes réitérées. Rev. de thérap. méd. chir. Paris 1879.
Kroner und Marchand, Meningocele sacralis anterior, ein Beitrag z. Kenntniss der Beckencysten. Arch. f. Gynäk. 1881.
Bartels, Ueber Menschenschwänze. Arch. f. Anthropol. Bd. XIII. 1879.
Hennig u. Rauber, Ein Fall von geschwänztem Menschen. Virch. Arch. CXV. 1886.
Lissner, Schwanzbildung beim Menschen. Virch. Arch. XCIX. 1885.
Fol, Sur la queue de l'embryon humain. Compt. rend. Paris 1885.
Ahlfeld, F., Die Missbildungen des Menschen. Leipzig 1880.
Neugebauer, L., Bemerk. über die Sacralgeschwulst des bekannten böhmischen Mädchens, Anna Prenosil u. s. w. Verh. d. deutschen Naturf. u. Aerzte in Danzig. LIII. 1880.
Treves, Congenital coccygeal tumours, attached foetus. Tr. Path. Soc. London 1881/82.
Shattock, Congenital sacraltumour. Ebenda.
Sonnenburg, E., Exstirpation einer angeb., extremitätenhaltigen Sacralgeschwulst. Arch. f. klin. Chir. 1881/82.
Tourneux, F., Contribution à l'histoire des tumeurs congénitales de la région sacrococcygienne. Bull. med. Lille 1881.
Paulicky, A., Mannskopfgr. Sacraltumor. Deutsche militärärztl. Zeitschr. 1882.
Péans, Des tumeurs congénitales de la région sacrococcygienne. In Leçons de chir. Paris 1882.
Rochelt, E., Sacraltumor, Exstirpation, Heilung. Wiener med. Pr. XXIII. 1882.
Kaufmann, H., Einige Beob. über angeb. Sacraltumoren. Diss. Berlin 1883.
Glogner, M., Ueber congen. Sacraltumoren. Diss. Berlin 1883.
Lachaux, E., Recherches sur les tumeurs congén. de la région sacrococcyg. Thèse. Paris 1883.
von Bergmann, E., Zur Diagnose der angeborenen Sacralgeschwülste. Berl. klin. Woch. XXI. 1884.
Renault, P., Tumeur sacrococcyg. congén. Bull. Soc. anat. Paris 1884.
Virchow, Ueber einen Fall von hygroma cyst. glut. cong. Virch. Arch. C, 1885.
Pannwitz, G., Ueber cong. Sacraltumoren. Diss. Berlin 1884.
Middeldorpf, Zur Kenntniss der angeb. Sacralgeschwülste. Virch. Arch. CI. 1885.
Beyer, O., Beitr. zur Casuistik der cong. Sacraltumoren. Diss. Halle 1885.
Philipps, H., Notes on a case of congenital sacraltumour. Med. Times and Gaz. II. London 1885.
Jastreboff, Zur Casuistik der angeb. Geschwülste in der Gegend des Kreuzbeines. Virch. Arch. XCIX. 1885.
Favell u. Jackson, Congenital coccygeal tumour; removal; necropsy. Lancet. London 1885.
Bland Sutton, J., On the origin of certain cysts ovarian, vaginal, sacral, lingual and tracheal. Journ. of Anatomy and Phys. XX. April 1886.
Leclerc, F., Sur un cas de tumeur congénitale de la région anococcygienne ayant nécessité une embryotomie. Mem. Soc. des sc. méd. de Lyon. XXV. 1886.
Tourneux et Hermann, Sur la persistance des vestiges médullaires coccygiens pendant toute la periode foetale chez l'homme et sur le rôle de ces vestiges dans la production des tumeurs sacro coccyg. congénit. J. de l'anat. et phys. XXIII. Paris 1887.
Targett, Congenital sacral tumour containing bone. Tr. Path. Soc. London. XXXVIII. 1886/87.

Zerrath, K. O., Ein Fall von Sacraltumor mit Spina bifida, Hydromyelie u. Hydrocephalus internus, Diss. Königsberg 1887.
Buzzi, F., Beitrag zur Kenntniss der angebor. Geschwülste der Sacrococcygealgegend. Virch. Arch. CIX. 1887.
Owen, E., A case of sacral tumour with anomalous appendage. Tr. Path. Soc. XXXIX. 1887/88.
Kleinwächter, L., Ueber operirte Kreuzbeinparasiten nebst Mittheilung eines einschläg. Falles. Zeitschr. f. Gbh. IX. Prag 1888.
Mc Carthy, A case of congenital coccygeal cyst in an infant. Lancet. London 1888.
Schmidt, M. B.: Ueber die Beziehungen der sogen. Steissdrüse zu den Steisstumoren. Virch. Arch. CXII. 1888.
Derselbe, Ein Fall von Tumor coccygeus. Arbeiten aus der chir. Universitätspoliklinik zu Leipzig. 1888.
Schmidt, T. R. F. A., Ein Beitrag zur Kenntniss der congenitalen Sacraltumoren. Diss. Greifswald 1889.
Kümmel, Ein Fall von congenitalem Steisstumor mit augenartigen Bildungen. Virchow's Arch. CXVIII. 1889.
Sänger, Ueber Dermoidcysten des Beckenbindegewebes und Operationen von Beckengeschwülsten durch Perineotomie. Arch. f. Gyn. XXXVII. 1890.
Ritschl, Beitr. z. Lehre von den angeb. Sacralgeschwülsten. Beitr. zur klin. Chir. VIII. 1892.
Schmidt, B. u. M. B., Zwei Fälle von Geschwülsten in der Gegend d. Schwanzbeines. Arbeit aus der chir. Universitätspolikl. Leipzig. 1892.
Nasse, Beitrag zur Genese der sacrococcygealen Teratome. Langenbeck's Arch. XLV. 1893.
Gussenbauer, Ueber sacrale Dermoide. Prager med. Woch. XXXVI. 1893.
Hofmokl, Demonstr. in d. Ges. der Aerzte. Wiener med. Pr. XIX. 1894.
Ganz, H., Zur Casuistik der cong. Sacraltumoren. Prager med. Woch. XLI. 1894.
Frank, Eduard, Ueber einen Fall von Tumor sacralis cong. mit maligner Degeneration und Metastasenbildung. Prager med. Woch. II. 1894.
Spöndly, Ueber Pigment in einem Sacalteratom. Diss. Zürich 1894.
Marchand, Ein menschlicher Pygopagus. Ziegler's Beitr. XVII. 1895.
Hildebrand, Ueber angeb. cystöse Geschwülste der Steissgegend. Arch. f. kln. Chir. 49. 1895.
Aschoff, Cysten in Lubarsch's und Ostertag's Ergebnissen. II. 1895.
Perman, Ein Fall von cystösem Sacrococcygealteratom Langenbeck's Archiv. XLIX. 1895.
Feldmann, Beiträge zur Kenntniss der Sacraltumoren. Diss. Berlin 1895.
Hamel, Ueber angeb. Sacraltumoren. Diss. München 1895.
Piper, Ein Fall von fötaler Inclusion in einer Sacralgeschwulst. Diss. Würzburg 1895.
Jordan, Ueber Sacraltumoren mit fötalem Inhalt. Diss. Leipzig 1895.
Waslé, Zur Anatomie der Sacraltumoren. Diss. Würzburg 1896.
Gsell, Ueber ein intraligamentär entwickeltes Teratom des weibl. Genitalapparates. Arch. f. Gyn. LI. 1896.
Ebkens, Zwei Fälle von Cystenhygromen. Diss. München 1895.
Meyer, Ueber Teratome der Kreuz- und Steissbeingegend. Diss. Greifswald 1895.
Russell, R., A case of removal of large sacraltumour in an infant two hours old. The Lancet. 1897.
Phocas (Lille), Deux cas de tumeurs sacrococcygiennes. Bull. et mém. de la soc. de chir. de Paris. 1896.
Petrini, Contribution à l'étude histologique des tumeurs kystiques à tissus multiples. Arch. des sc. med. 1896.
Giglio, G., Ueber einen Fall von Teratoma sacrococcygeum. ref. Centralbl. f. Chir. XXVIII. 1897.
Bechthold, Ein Fall von Tumor Sacralis bei Spina bifida. Diss. Würzburg.
Borst, M., Die angeb. Geschwülste der Sacralregion. Zusammenfass. Referat. Centralbl. f. path. Anat. Nr. 11 u. 12. 1898.

Taf. I.

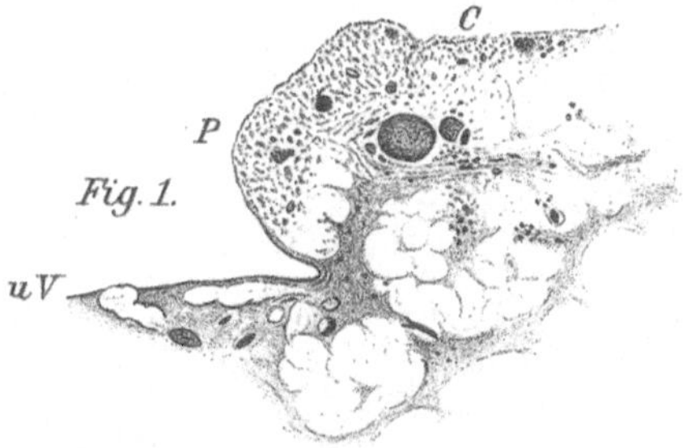

Fig. 1.

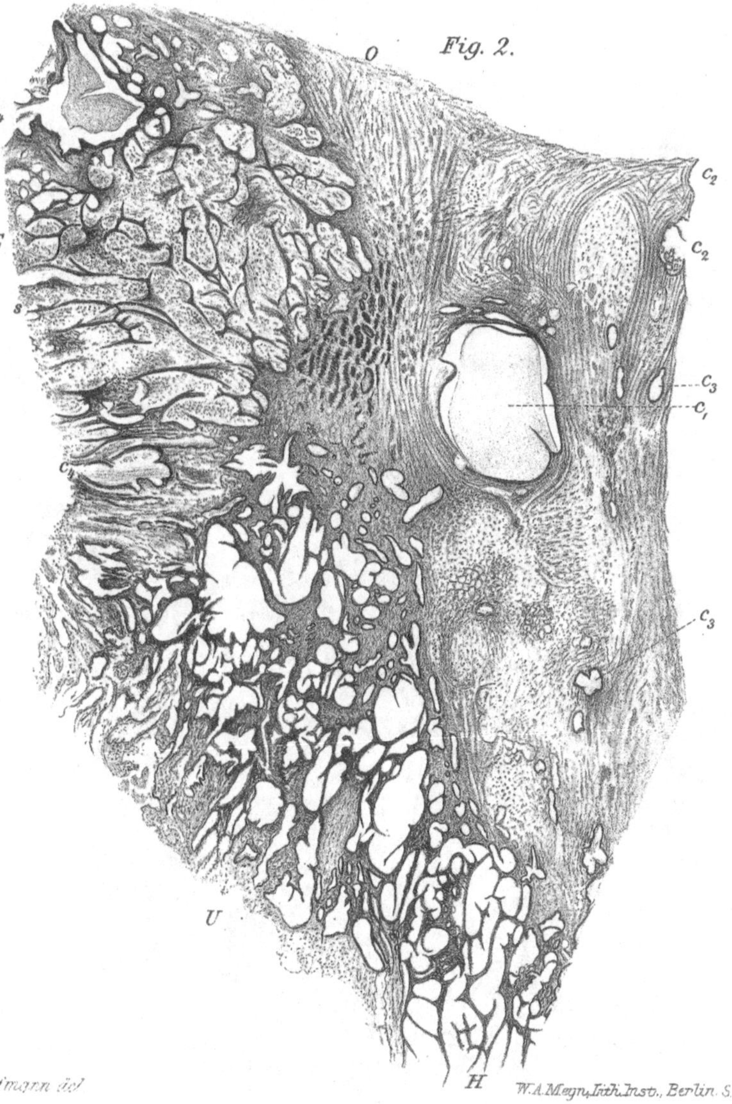

Fig. 2.

Kaufmann del.

W. A. Meyn, Lith. Inst., Berlin S.

Fig. 4.

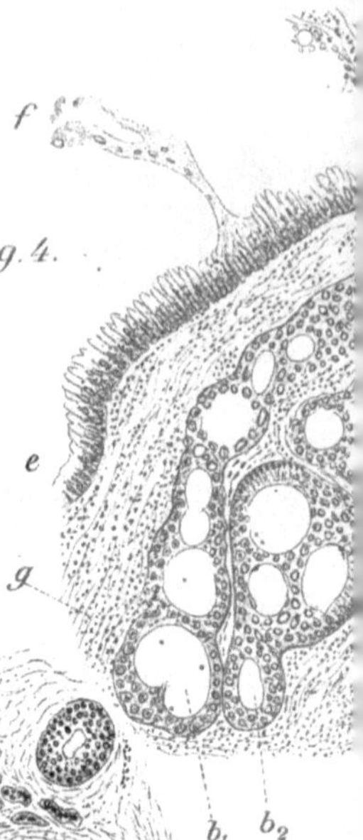

Fig. 3a.

Fig. 3b.

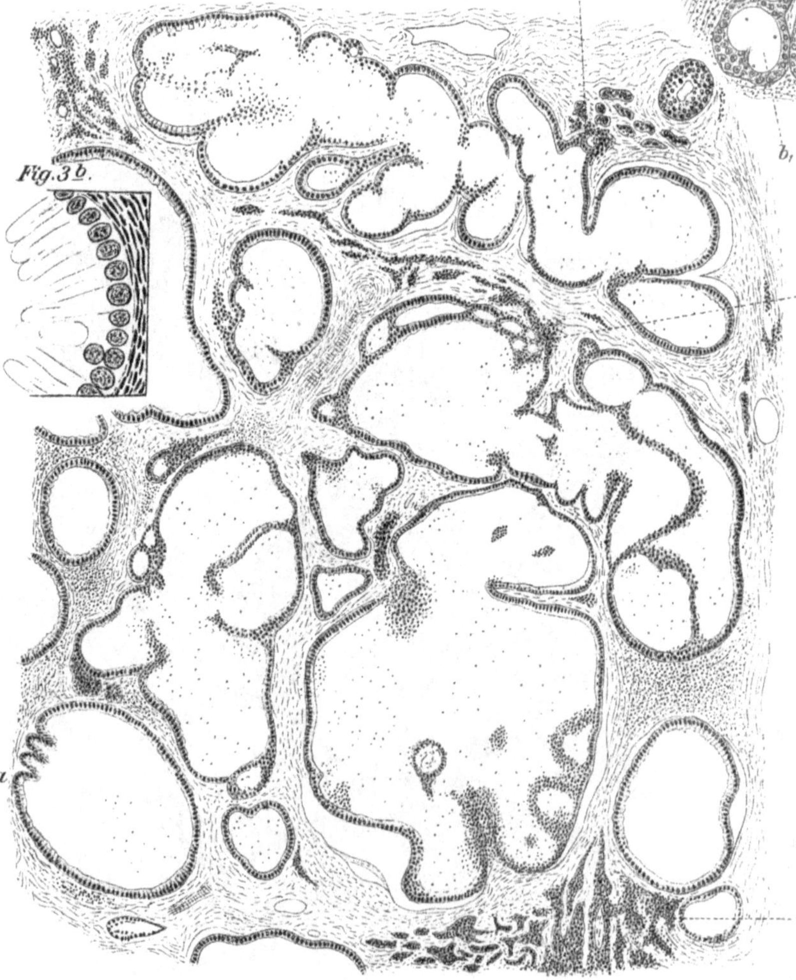

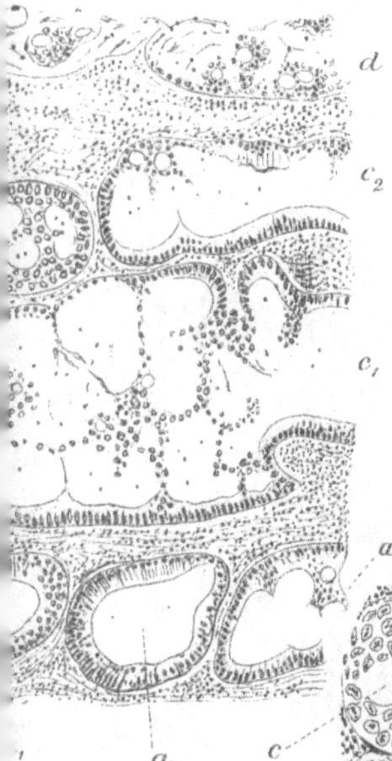

Fig. 5.

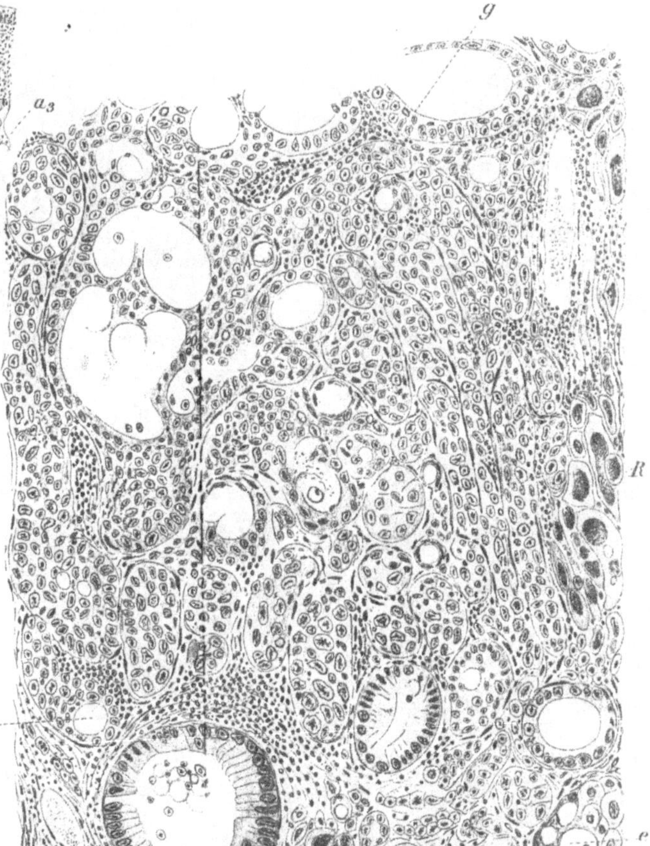

Fig. 6.

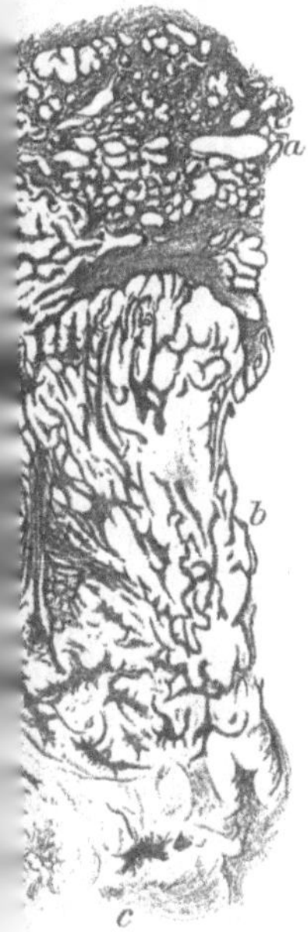

Fig. 5b.

W. A. Meyn, Lith. Inst., Berlin. S.

Taf. III

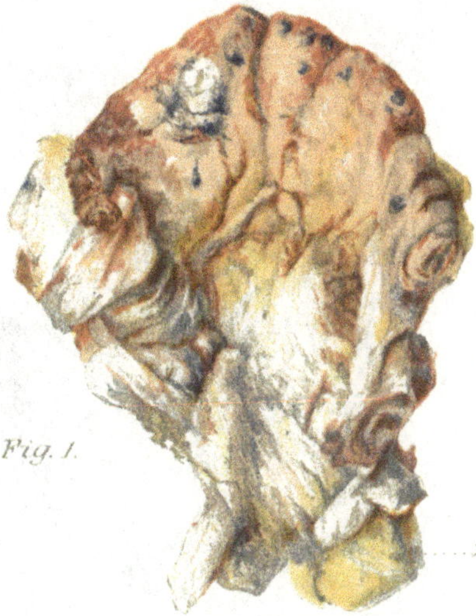

Fig. 1.

Fig. 2.

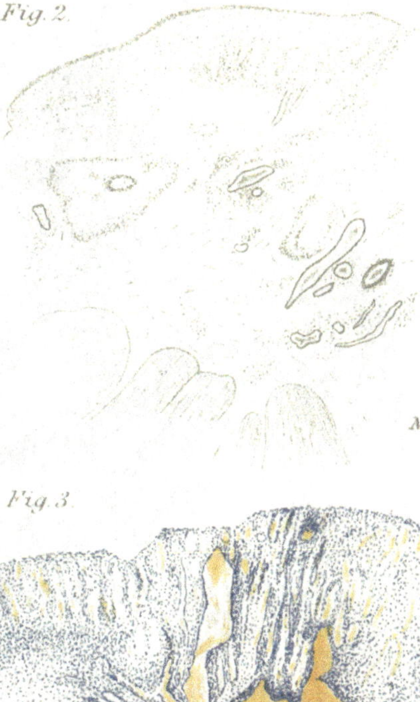

Fig. 3.

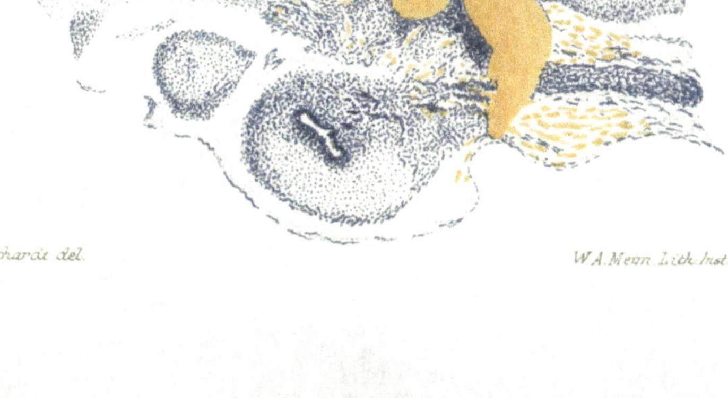

Karl Schuchardt del.

W.A.Meyn Lith.Inst. Berlin S.

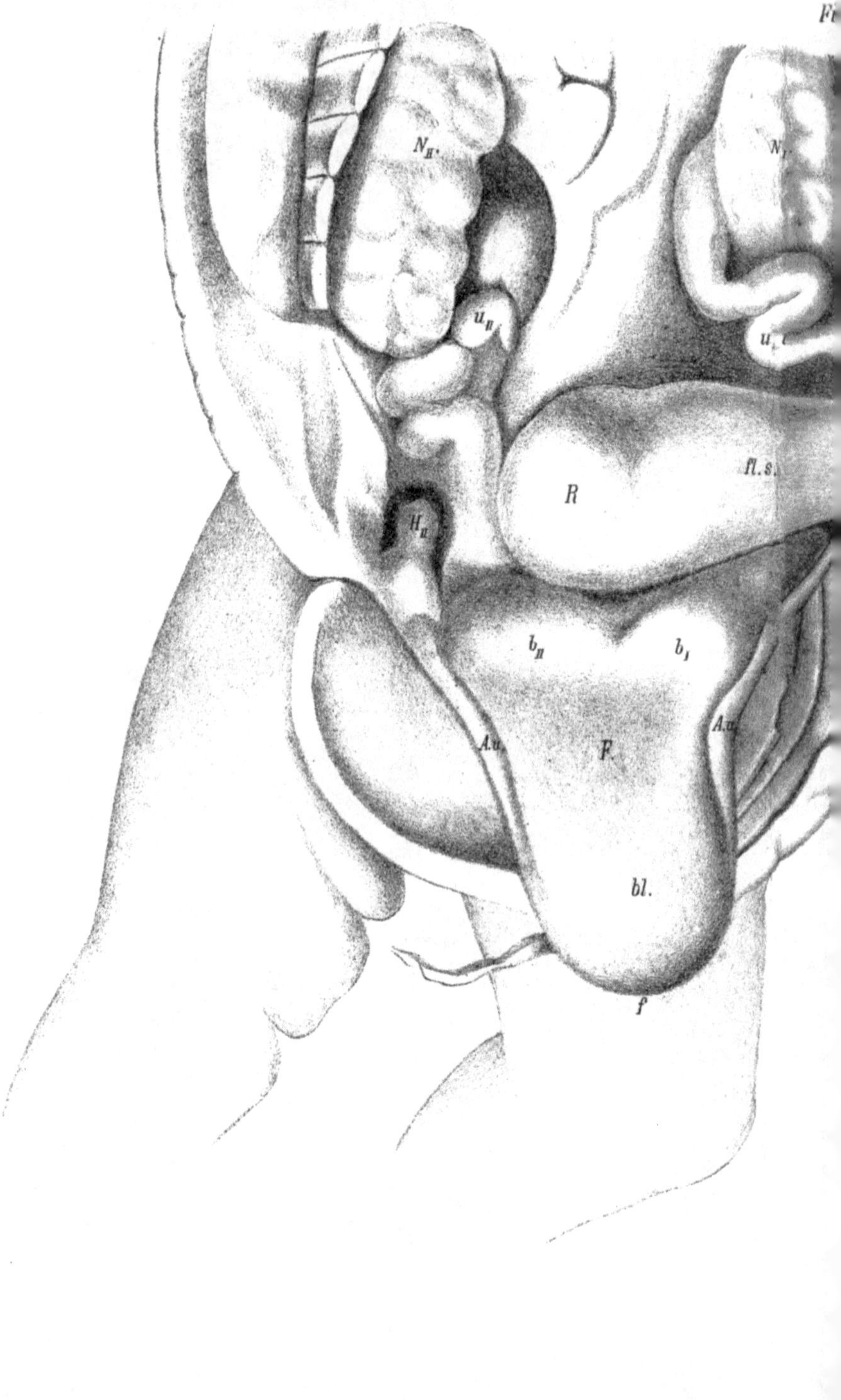
Fi
N_{II}
N_I
u_{II}
u_I
fl. s.
R
H_{II}
b_{II}
b_I
A.u.
A.u.
F
bl.
f

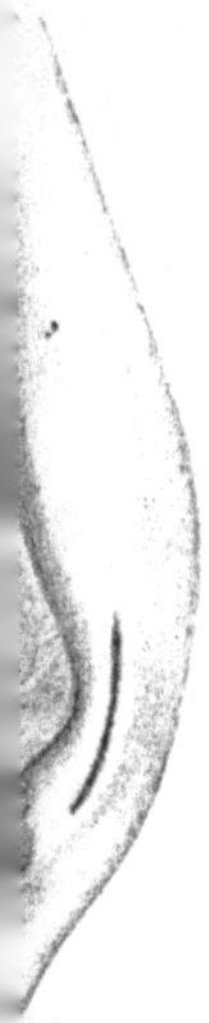

Fig. 2.

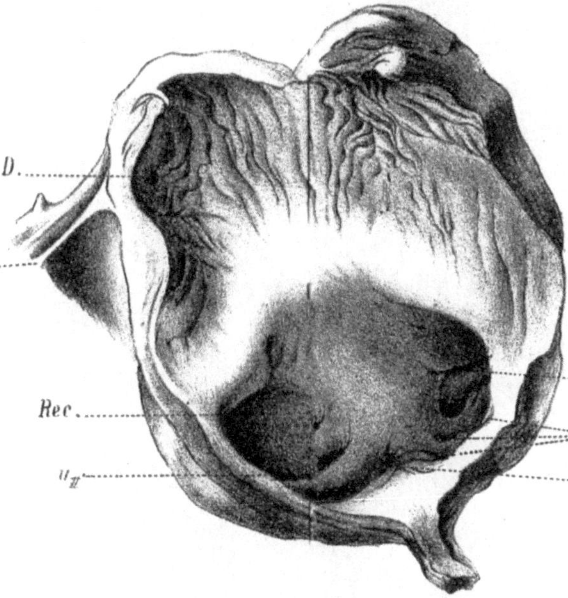

lith V. Gwira

Fig. 1

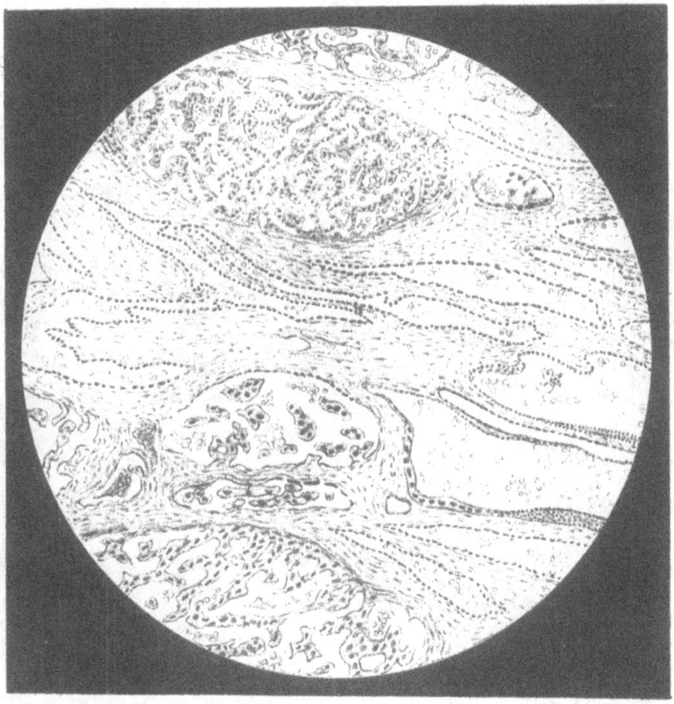

Fig. 2.

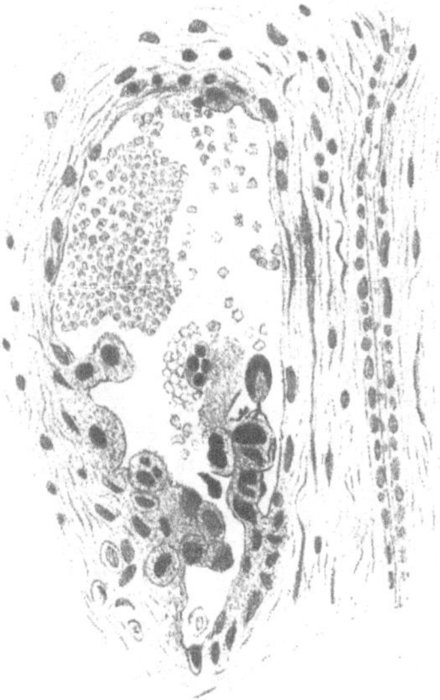

Fig. 3.

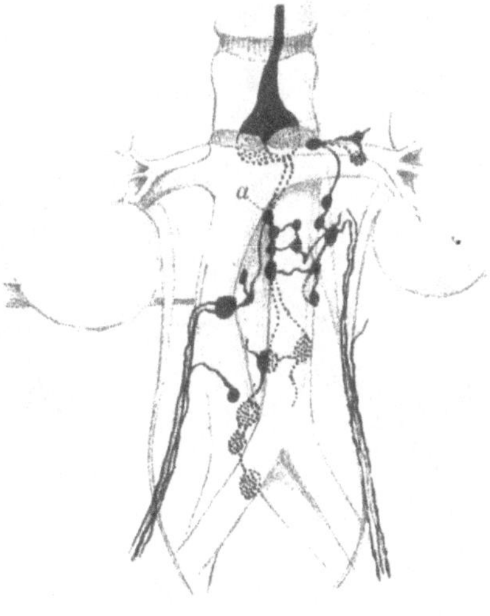

lith. V Uwira.

Fig. 1.

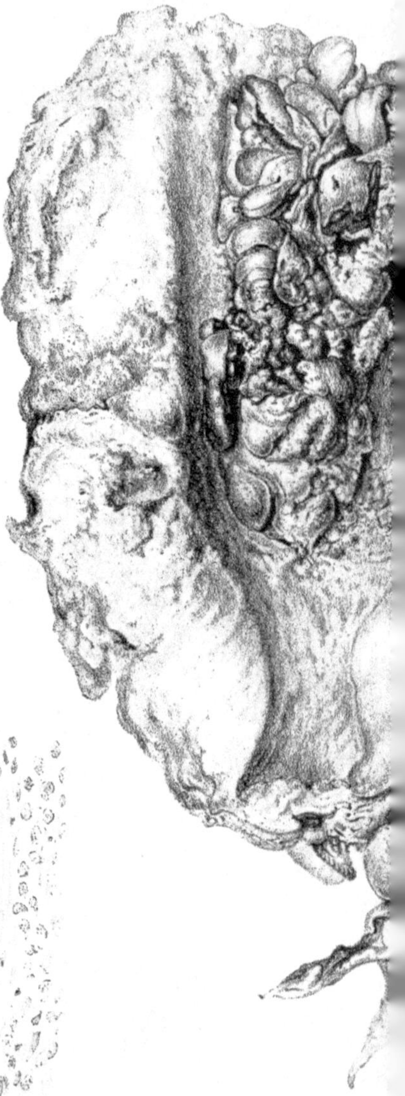

Fig. 2.

Taf. VI.

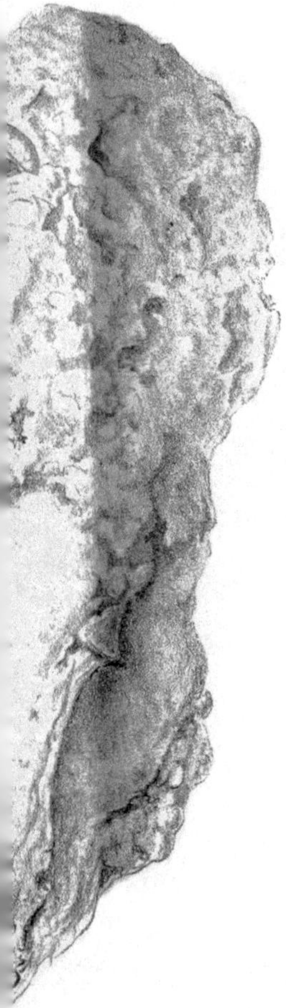

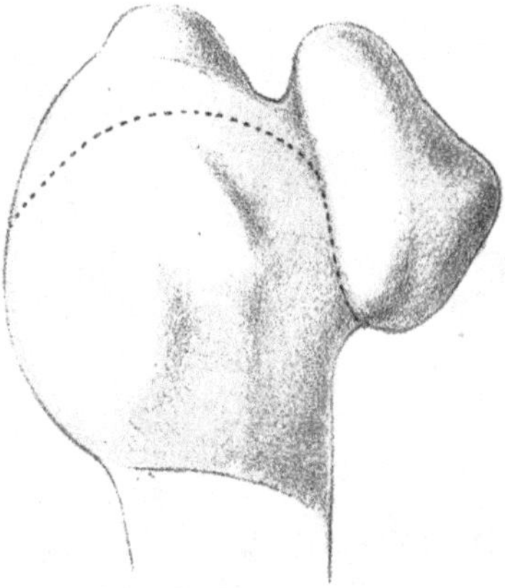

Fig. 3.

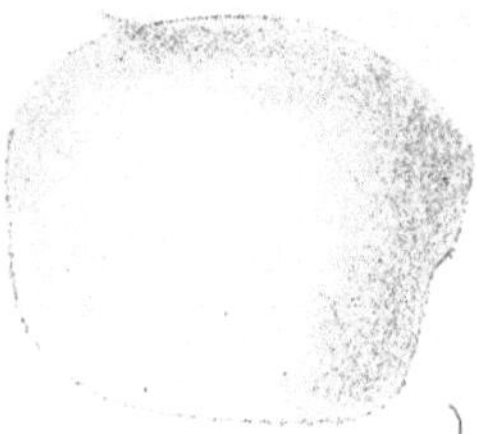

Fig. 4.

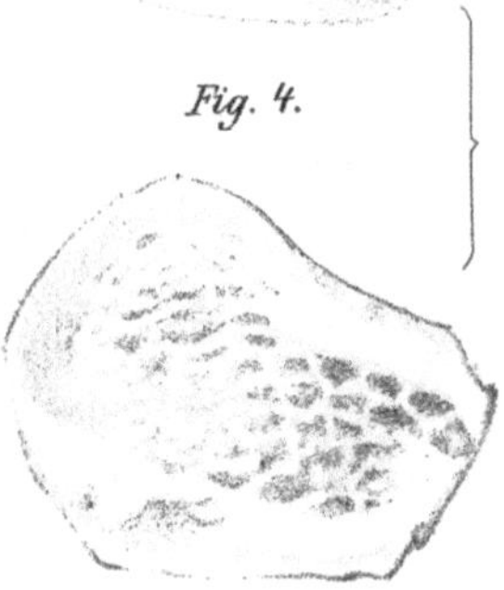

B. Laue, Lith. Inst. Berlin.

FSC
www.fsc.org
MIX
Papier | Fördert gute Waldnutzung
FSC® C083411

Kolibri 360 GmbH
Ferdinand-Jühlke-Straße 7
99095 Erfurt, Deutschland
produktsicherheit@kolibri360.de